Rafael Ceballos Atienza

DIRECCIÓN Y GESTIÓN DE RESIDENCIAS GERIÁTRICAS

[2 ª Edición]

Formación Alcalá

Se terminó de imprimir en los talleres gráficos de Editorial Zumaque en
Polígono Industrial El Retamal, calle olivo 12, Alcalá la Real (Jaén)
en mayo de dos mil veintiuno.

Su opinión es importante. En futuras ediciones, estaremos encantados
de recoger sus comentarios sobre este libro. Por favor, háganosla llegar a través
de la web: www.faeditorial.es

Pol. Ind. El Retamal. Calle olivo 12.
23680 ALCALÁ LA REAL (JAÉN)
info@formacionalcala.es / info@faeditorial.es
www.formacionalcala.es / www.faeditorial.es
Tel. 953 58 53 30
1ª Edición: Septiembre 2010
2ª Edición: Mayo 2021
ISBN: 978-84-18418-57-0
DL: J 227-2021
Imp.: Editorial Zumaque

Autor
Rafael Ceballos Atienza
Doctor en Medicina y Cirugía
Universidad de Granada.
Master en Gestión y Dirección de Residencias de la Tercera Edad.

Colaboradores
Anabel Pareja Ortiz.
Diplomada en Enfermería.
Universidad de Huelva.

Celia Expósito Medina.
Diplomada en Fisioterapia.
Universidad de Jaén.

Dionisio Siles Ortiz.
Diplomado en Enfermería.
Universidad de Murcia.

Nazaret Sáez Cuenca.
Diplomada en Nutrición Humana y Dietética.
Universidad de Murcia.

Verónica España Álvarez
Auxiliar de Enfermería
Granada.

Nuria García Enríquez.
Graduada en Enfermería.
Universidad de Jaén.

Índice

1. MARCO SOCIAL, PSICOLÓGICO, BIOLÓGICO Y ÉTICO DE LA VEJEZ.

Anabel Pareja Ortiz, Nazaret Sáez Cuenca y Celia Expósito Medina.

Las personas, como todos los organismos vivos, envejecen. Se estima que la edad máxima del ser humano se sitúa en los 115 años.

Durante el proceso de envejecimiento los diferentes sistemas del cuerpo humano experimentan una serie de cambios; estos cambios, aunque sean universales, son diferentes en cada persona, ya que cada cual envejece de forma única.

El envejecimiento es un proceso personal, idiosincrático, dinámico y fisiológico en el que un ser se acerca al final de su vida y en un determinado contexto cultural. Por tanto es un concepto que debe ser abordado desde diversas perspectivas: científico-sanitaria, psicológica, social, cultural... que nos hagan entender al anciano como una persona con un sustrato biológico, pero también con unas vivencias, unas actitudes (incluida ante el envejecimiento), con una personalidad y con unas circunstancias sociales únicas.

La OMS propone que la gerontología moderna rechace el concepto de vejez como enfermedad y proponga la variabilidad como característica básica del envejecimiento y un patrón de enfermedad particular como es la coexistencia de varias enfermedades crónicas, un rápido deterioro, una elevada incidencia de complicaciones y la necesidad importante de rehabilitación. Por consenso, en la mayoría de los países se entiende la vejez por el periodo que se inicia a partir de los 65 años, puesto que esta es la edad de jubilación para la mayoría de los países occidentales, aunque hay quien propugna establecer el inicio a los 60 años, porque es cuando estadísticamente el declive físico empieza a ser relevante. Sin embargo, la mayoría de las personas de más de 65 años mantienen un estado de salud muy similar al de los adultos.

Según la OMS, las personas de 60 a 74 años son consideradas de edad avanzada; de 75 a 90 viejas o ancianas, y las que sobrepasan los 90 se les denomina grandes viejos o grandes longevos. A todo individuo mayor de 60 años se le llamará de forma indistinta persona de la tercera edad.

MARCO SOCIAL DEL ENVEJECIMIENTO

La expectativa de vida ha ido aumentando en la mayoría de los países debido a la acentuada disminución en la mortalidad prematura por infecciones y por enfermedades crónicas y por la mejora en las condiciones sanitarias, nutricionales, médicas, etc.

El fenómeno del envejecimiento poblacional comienza a principios de siglo con el llamado *baby boom* y termina con la estabilización de la población y el acercamiento al límite real de la longevidad humana alrededor de los 120 años.

En los países desarrollados la ONU fijó en 65 años al marcador de edad que define la iniciación de la vejez. Según la División de Población de las Naciones Unidas:

En el año 2000, una de cada diez personas tenía 60 años o más. En el año 2050, una de cada 5 personas se espera que tenga 60 años o más, y en el 2150 la proporción será de una de cada 3 personas.

Evolución de la población mayor, 1900-2060

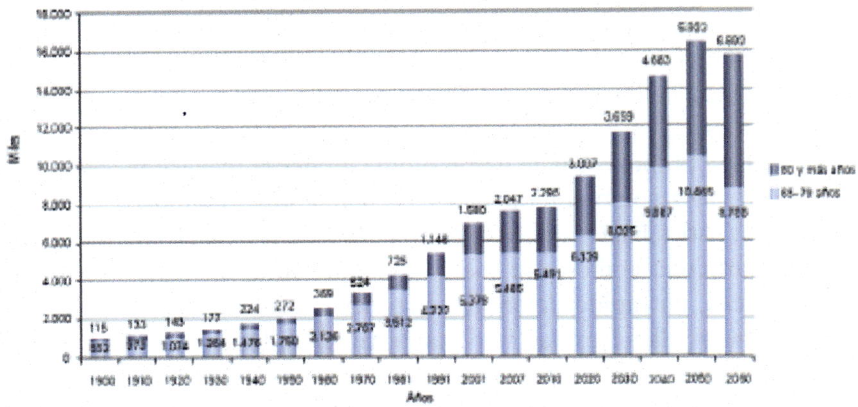

*De 1900 a 2007 los datos son reales; de 2010 a 2060 se trata de proyecciones.

Fuente:1900-2001: INE BASE: Cifras de población. Resúmenes provinciales de población según sexo y edad desde 1900 hasta 2001.

2007: INE: INEBASE: Revisión del Padrón Municipal de Habitantes a 1 de enero de 2007.

2010-2060: INE: INEBASE: Proyecciones de la población calculadas a partir del Censo de Población 2001. Escenario1. Consultado en agosto de 2009.

Según datos facilitados por el Instituto Nacional de Estadística, a fecha 1 de enero de 2020 la población mayor de 64 años en España ascendía a 9,28 millones de personas.

La población de España aumentó en 392.921 personas durante 2019 y se situó en 47.329.981 habitantes a 1 de enero de 2020.

La pirámide de población de España continúa su proceso de envejecimiento, medido por el aumento de la proporción de personas mayores, las que tienen 65 o más años. Según los datos estadísticos del Padrón Continuo (INE) a 1 de enero de 2019 hay 9.057.193 personas mayores, un 19,3% sobre el total de la población (47.026.208) (datos definitivos publicados el 27-12-2019); siguen aumentando, pues, tanto en número como en proporción.. La edad media de la población, que es otra forma de medir este proceso, se sitúa en 43,3 años; en 1970 era de 32,7. Sigue creciendo en mayor medida la proporción de octogenarios; ya representan el 6,1% de toda la población, y seguirán ganando peso entre la población mayor en un proceso de envejecimiento de los ya viejos. Los centenarios empiezan a hacerse notar; existen 16.303 empadronados. Según la proyección del INE (2018-2068), en 2068 podría haber más de 14 millones de personas mayores, 29,4% del total de una población que alcanzaría los 48.531.614 habitantes. Durante las décadas de los 30 y 40 de este siglo se registrarían los mayores incrementos, con la llegada a la vejez de las voluminosas cohortes nacidas durante el baby boom. La población total experimentó muy brevemente un ligero descenso, tras el máximo registrado en el Padrón de 1-1-2012 (46,8 millones de habitantes), a causa de la salida de parte de los inmigrados de los años previos. Ese descenso se ha detenido en 2015 y en los años posteriores se observa de nuevo un ligero aumento poblacional. De acuerdo a las citadas proyecciones, en 2068 habría 1,5 millones de habitantes más que ahora (Padrón a 1-1-2019).

Crecimiento medio anual de la población mayor. 1900-2068.

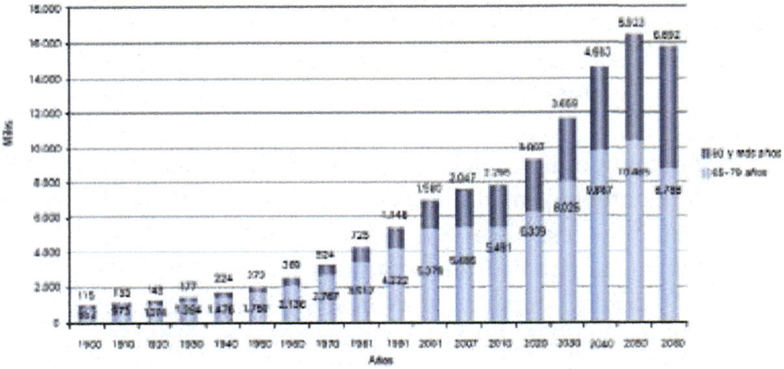

El crecimiento medio anual de la población muestra también la evolución de un siglo de nuestra demografía.

Los datos reflejan cómo la población mayor aumenta a lo largo de décadas; mientras, el crecimiento de la población total decrece en cifras porcentuales.

El incremento relativo del grupo de 65 y más años ha sido constante hasta la década de los 90, a partir de ese año esta cifra se mantiene estable en el 2,5%. La población española se prevé que crecerá en el período de 1991-2020 con una tasa anual de 0,84%, la de las personas mayores de 65 años lo hará con un ritmo tres veces mayor. En las proyecciones de 2020-2050 se establece que la población mayor crecerá ocho veces más rápido que la total.

Inversión de la tendencia demográfica, 1900-2060

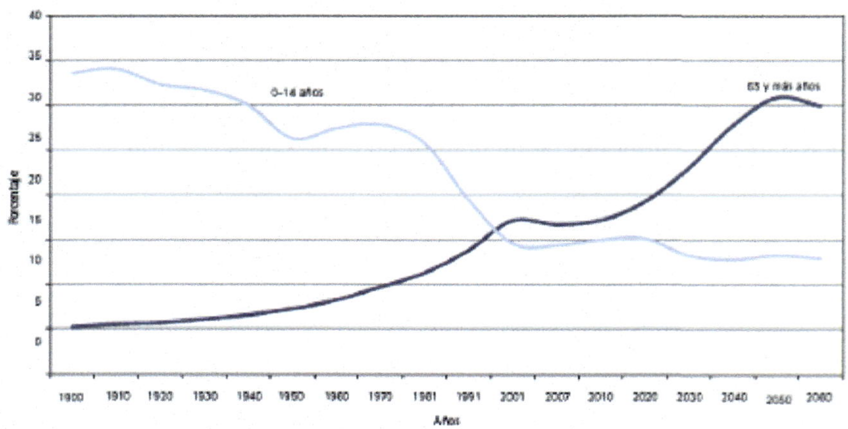

*De 1900 a 2007 los datos son reales; de 2010 a 2060 se trata de proyecciones.

Fuente:1900-2001: INE BASE: Cifras de población. Resúmenes provinciales de población según sexo y edad desde 1900 hasta 2001.

2007: INE: INEBASE: Revisión del Padrón Municipal de Habitantes a 1 de enero de 2007.

2010-2060: INE: INEBASE: Proyecciones de la población calculadas a partir del Censo de Población 2001. Escenario1. Consultado en agosto de 2009.

Un punto de inflexión en nuestra historia demográfica es el año 2001. Fue en este año cuando el porcentaje de población en edad infantil (de 0 a 14 años) fue superado por el de población de 65 y más años. A partir de ese momento, la cifra de personas mayores supera a la de niños. Esta circunstancia, además, tiende a aumentar. En la actualidad hay 2,4 puntos porcentuales más de mayores que de niños; en 2060 se prevé que esta cifra ascienda a 17.

Es evidente que tiene un problema, porque el porcentaje de niños respecto a la población total es solo del 14,63%. Su población tiene un alto porcentaje de personas mayores de 65 años, un 19,49%, se trata por tanto de una población envejecida. España tiene una tasa de natalidad muy baja, de tan solo el 7,94%.

Personas de 65 y más años en regiones desarrolladas y en desarrollo por grupos de edad, 2000-2050

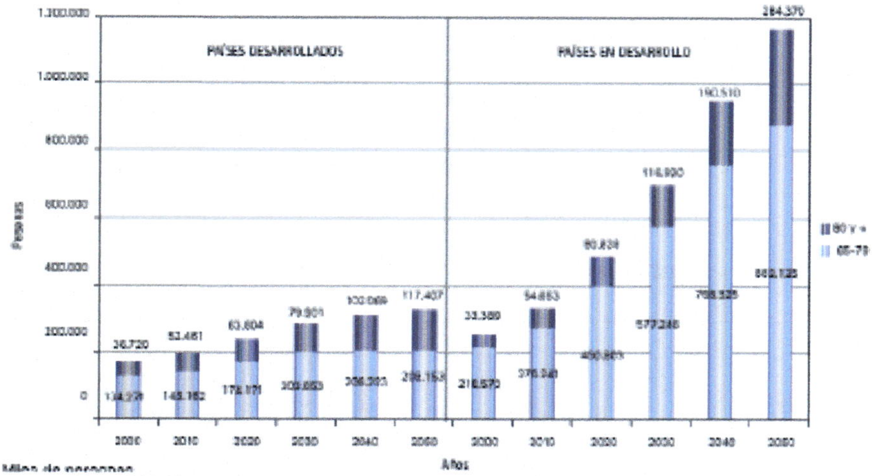

Nota: Miles de personas.
Fuente: World Population Pospects: The 2006 Revision. N.U.
Consultado en agosto de 2009

La importancia de la inversión de la tendencia demográfica, por la que hay más personas mayores que niños en nuestro país, supone un cambio en la estructura de la población que implica a todos los sectores tanto económicos como sociales.

ENVEJECIMIENTO DEL ENVEJECIMIENTO.

Debido al aumento de la esperanza de vida y a la disminución de la tasa de fecundidad, la proporción de personas mayores de 60 años está aumentando más rápidamente que cualquier otro grupo de edad en casi todos los países.

Un hecho importante en la evolución de la estructura de la población española y mundial es el incremento de personas de edad avanzada, personas que han superado los 80 años y en algunos casos hasta los 100. En los últimos años una circunstancia relevante en la orientación de nuestro futuro demográfico es el importante aumento de personas octogenarias. La llegada a edades muy avanzadas de sucesivas generaciones con sus efectivos iniciales menos mermados por la mortalidad, unida a la creciente mejora de la mortalidad a estas edades, aumenta su peso relativo incluso entre los propios mayores. Este sobre envejecimiento de la población se expresa en el aumento significativo de las cohortes de edades más avanzadas.

El incremento del número de personas mayores es un reto para las familias, los servicios sanitarios y de cuidados, y los responsables políticos.

- 9,1 Millones, personas de 65+ años, 2019.
- 46,9 Millones, total habitantes, 2019.
- 15,7 Millones, personas de 65+ años estimadas, 2050.
- 19,4 Porcentaje de personas de 65+/total, 2019.
- 31,6 Porcentaje estimado de personas de 65+/total, 2050.
- La presencia de centenarios ya no es anecdótica.
- 11,7 Miles, centenarios, 2019.
- 108,7 Miles, centenarios estimados, 2050.

Esperanza de vida al nacer por edad y sexo, 1900-2030

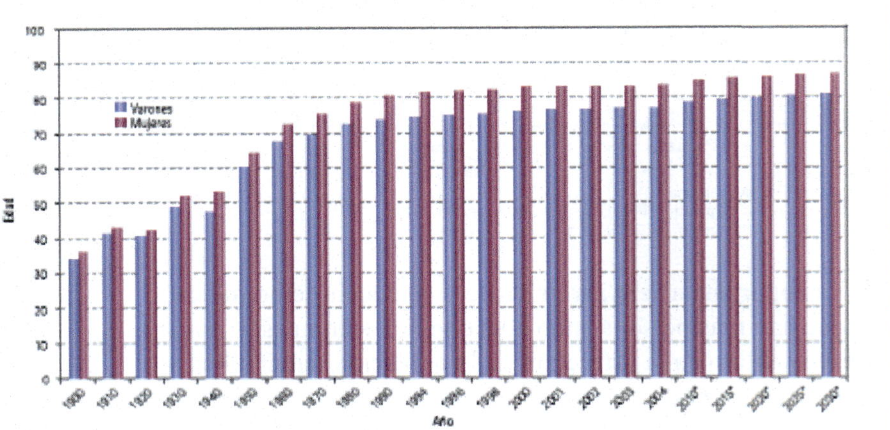

(*) Proyecciones.
Fuente: Años 1900-1998. INE. Anuario estadístico de España 2004. Demografía.
Años 2000-2004. INE. Tablas de mortalidad de la población de España.
Años 2010-2030. INE. Área de Análisis y Previsiones demográficas.
Consultado en agosto de 2009.

En cuanto a la esperanza de vida, es uno de los indicadores principales que reflejan los avances de una sanidad y es la manera clásica de aproximarse al estado de salud de la población. Pero se trata de un indicador que refleja no solo el nivel de salud, sino el nivel social, económico y sanitario de un lugar concreto.

Los nuevos datos sobre la esperanza de vida al nacer en España (promedio de años que se espera que viva un individuo desde el nacimiento hasta su muerte) posicionan a las mujeres de nuestro país en los primeros lugares de la Unión Europea. Las mujeres españolas tienen una esperanza de vida de 83,5 años, frente a los 77,0 años de los varones en la misma situación, según las cifras del Instituto Nacional de Estadística (INE).

La esperanza de vida es un indicador del estado de salud global de una población.

- 34,8 Años de esperanza de vida al nacer, 1900.
- 83,1 Años de esperanza de vida al nacer, 2017.
- 87,3 Años estimados de esperanza de vida al nacer, 2050.

MARCO PSICOLÓGICO DE LA VEJEZ.

Hay que señalar que en el envejecimiento fisiológico se produce una merma de las capacidades cognitivas aun sin que exista proceso demencial alguno al igual que ciertos cambios en las características psicológicas y las actitudes del individuo normal. Conocer estas modificaciones nos ayudará a la hora de hacer un diagnóstico diferencial con las demencias y con patología psiquiátrica, a la vez que nos da mayores posibilidades de comprender al paciente que tenemos enfrente.

Esfera cognitiva

El envejecimiento es un proceso de la vida normativo por el que tarde o temprano todos los seres humanos, quieran o no, van a pasar. En esta no solo ocurre a nivel de apariencia física sino que también se producen cambios cognitivos asociados al envejecimiento.

Para saber cuáles son los cambios cognitivos que se produce en una persona a lo largo del tiempo es necesario llevar a cabo una evaluación del nivel cognitivo de la persona. Esta evaluación puede estar sujeta a dos sesgos: por un lado, la subjetividad en la interpretación de las capacidades intelectuales, y por el otro, la poca familiaridad que tienen las personas ancianas con los instrumentos dedicados a la evaluación psicológica, lo que puede conllevar a unos peores resultados.

Existen varios *factores* que influyen en esta involución cognitiva, siendo los principales los siguientes:

- *Edad:* Es el factor más influyente, siendo mínima la diferencia en las escalas de evaluación de los ancianos de edad entre 65 y 74 años en comparación con los adultos, pero aumentando a partir de tal edad, siendo máxima a partir de los 84 años.
- *Sexo:* No existe diferencia a nivel global si se adapta el sexo con el nivel de escolarización y edad aunque sí parece haber diferencias particulares, como un deterioro más precoz en varones en funciones verbales, mientras que las mujeres lo hacen en las funciones visoespaciales.
- *Nivel de escolarización:* Existe una estrecha relación con el deterioro cognitivo, y no solo porque tengan más habilidades para realizar el test o posean mayor acúmulo de conocimientos, sino porque parece que el aprendizaje actúa de potenciador del desarrollo cerebral. Algunos estudios han encontrado relación entre menor capacidad lingüística en etapas precoces de la vida y presencia de alteraciones cognitivas en edades avanzadas.
- *Psicopatología asociada:* La depresión y los estados ansiosos disminuyen de forma transitoria la capacidad intelectiva. Existen datos contradictorios acerca de si la depresión es un factor de riesgo para el deterioro funcional (más bien parece que determinados cuadros psicopatológicos pueden ser los pródromos de una demencia).
- *Capacidad funcional y autonomía:* No hay estudios con resultados homogéneos con respecto a incapacidades en las actividades para el cuidado personal y las actividades para el mantenimiento del ambiente, aunque sí hay una relación inversa entre el estado de salud y el rendimiento intelectual.
- *Factores genéticos:* Cada vez hay mayores datos a favor de la implicación génica en las demencias y también en el deterioro del anciano sano.
- *Actividad mental:* Tanto previa como la actividad que se mantenga en este periodo. Los ancianos activos intelectualmente se deterioran más lentamente que los pasivos, y de aquí que el entrenamiento cognitivo sea una medida terapéutica para enlentecer la progresión.

- *Actividad física:* El ejercicio físico en las personas mayores tiene múltiples ventajas, no solo a nivel físico sino también mental y emocional. El poder realizar alguna actividad les ayudará afrontar esta etapa de la vida con mayor optimismo y a relacionarse con otros de forma sana e independiente. Además, existen incluso estudios que señalan que el ejercicio tiene la capacidad de retrasar el envejecimiento del cerebro y puede prevenir enfermedades neurodegenerativas de la tercera edad, como el Alzheimer u otro tipo de demencia senil.
  El ejercicio en esta etapa consiste en llevar a cabo actividades recreativas, paseos en bicicleta o caminatas, yoga, deportes de intensidad moderada como natación o golf, así como diversos tipos de gimnasia como aeróbic o bailes de salón. Una opción puede ser realizar una combinación de ambos tipos de actividades: moderadas y vigorosas.
- *Efectos generacionales:* Es posiblemente más un sesgo que un factor etiológico para el deterioro cognitivo, pero las generaciones más recientes dan mayores puntuaciones en los test.

En el terreno patológico, el *diagnóstico diferencial* del deterioro cognitivo de la senilidad hay que realizarlo fundamentalmente con:

- *Patología psiquiátrica:* Cuadros ansiosos o depresivos.
- El amplio abanico de las *demencias.*
- *Deterioro de memoria asociado al envejecimiento* (DAME). Se trata de una entidad patológica en la que se produce una disminución focal no progresiva de la memoria, sin que afecten otras funciones cognitivas ni exista alteración de la personalidad o conducta. Este cuadro está relacionado con el envejecimiento y se suele estabilizar a los cuatro años de evolución, teniendo una prevalencia del 85% en mayores de 85 años.
  No siempre es fácil distinguir entre el deterioro cognitivo *fisiológico* o los primeros signos de una demencia importante, y en la mayoría de los casos solo la evolución da la respuesta. Aún así, disponemos de *pistas* que nos pueden orientar:
- En el envejecimiento normal no se produce alteración funcional, sino que el individuo adquiere habilidades compensatorias.

- No existe repliegue social en condiciones normales.
- La velocidad de la pérdida es más lenta con tendencia a estabilizarse.
- En el envejecimiento existen quejas subjetivas, es decir, es la persona quien primero percibe el déficit, lo que no suele darse en las demencias.

A su vez, las distintas funciones cognitivas no se modifican de la misma manera, habiendo áreas que se mantienen prácticamente estables, mientras que en otras el deterioro es más precoz. Además el déficit es también muy adaptativo a la disminución de las exigencias que suelen hacerse a edades avanzadas, siendo la variabilidad cognitiva en esta población mucho mayor que en otros grupos etarios. En general, podemos decir que el lenguaje verbal, la comprensión y el razonamiento se mantienen estables, mientras que la memoria y los sistemas sensorio y motor son los más afectados.

Atención.

La atención dirigida a un elemento no suele alterarse, aunque sí disminuyen las funciones atencionales complejas como son la capacidad para seleccionar información o la atención a más de un foco.

Lenguaje.

La expresión verbal no se afecta, aunque sí es menor la capacidad para asimilar conceptos nuevos que no se puedan enlazar con información antigua, la denominación o la comprensión de mensajes largos o complejos.

Funciones visoespaciales.

Se mantienen el reconocimiento de elementos conocidos y la identificación y reproducción de figuras geométricas comunes, no así la reproducción de figuras complejas o el reconocimiento de tareas topográficas (interpretación de planos o mapas).

Razonamiento y funciones constructivas.

Existe un leve deterioro en la planificación, ejecución y evaluación de secuencias complejas (funciones constructivas) y de la capacidad de razonamiento lógico.

Capacidad para resolver problemas.

La capacidad para resolver problemas suele verse disminuida principalmente por la disminución de la capacidad para organizar la información. Por otro lado, la creatividad parece mantenerse si ya antes era una persona creativa, siendo esta variable algo muy individual.

Memoria y aprendizaje.

No todas las variantes de la memoria se afectan igual. La más menguada es la memoria reciente o secundaria (explorada con la repetición de vocablos a los cinco minutos), mientras que la memoria inmediata o a corto plazo (prueba de dígitos), la memoria circunstancial (capacidad para recordar hechos incidentales) y la memoria de trabajo (caudal de información que manejamos para otras tareas) se deterioran poco, permaneciendo casi intacta la memoria a largo plazo o remota.

Por otro lado la capacidad para aprender y manejar información nueva sí se ve claramente disminuida.

Inteligencia.

La inteligencia como tal se mantiene estable, la edad no parece ser un factor que la modifique por sí solo, aunque a veces se presenta pérdida de interés, dificultades de concentración o enlentecimiento. Este enlentecimiento puede estar causado por los cambios físicos de la vejez que, por ejemplo, disminuye el ritmo del riego sanguíneo, influyendo también al cerebro.

Algunos estudios dicen que hay un cambio en el tipo de inteligencia que se usa, siendo en la gente más joven mucho más común la inteligencia fluida (donde se sitúa la creatividad), mientras que la cristalizada (relacionada con la experiencia y la reflexión) para la gente más mayor.

Rapidez.

La rapidez no es una función cognitiva en sí, pero el enlentecimiento es la modificación más evidente del envejecimiento, y se debe a múltiples factores: cognitivos, psicológicos, motores, sensoriales...

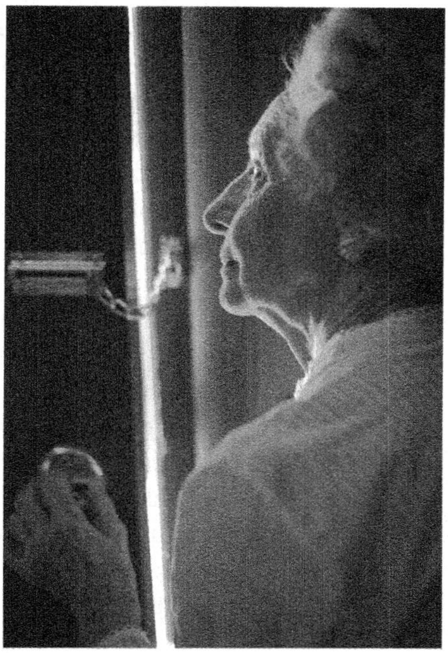

Aparatos sensoriales.

Se produce un descenso de la agudeza sensorial en los distintos aparatos sensoriales que pueden dar lugar a alucinaciones e ilusiones.

Esfera psicológica

Las principales características del envejecimiento son, por un lado la pérdida progresiva de la capacidad de adaptación que afecta no solo a nivel fisiológico, sino también en el ámbito psicológico y la enorme variabilidad interindividual, mayor que en cualquier otra etapa de la vida. La senilidad es una etapa vital a la que se llega, con una personalidad propia, con unas experiencias únicas, con un variable estado de salud, en unas condiciones sociales particulares y en un marco generacional y cultural distinto al de origen. Todo ello hace que cada ser viva su envejecimiento de una forma distinta. Si bien es verdad que en la vejez no se modifica de forma espectacular la personalidad, sí se producen algunos cambios sutiles en esta y en el estilo de afrontamiento. Las principales modificaciones van a ser la pérdida de adaptabilidad al medio, la afectividad y cambio en las habilidades de afrontamiento del estrés.

Personalidad

En relación a la personalidad, se centra mucho más en lo propio y se toma como referencia el pasado, teniendo dificultad para entender las generaciones actuales. Hay un incremento de la tendencia a conservar y almacenar cosas y aumenta la resistencia al cambio a lo nuevo. Los rasgos individuales de personalidad se ven remarcados con la edad y suelen mantenerse estables.

Otra variable que modifica la personalidad es la adaptación a la vejez, así hay personas mayor más *adaptadas* que otras. Los más adaptados se muestran más realistas con su vida y se mantienen activos, mientras que los menos adaptados suelen ser más pasivos y presentan descontento general.

Pérdida de adaptabilidad.

Existe una disminución de la capacidad del sistema psíquico para acomodarse al entorno tornándose en general más rígidos y acentuándose las características de personalidad. Acompañando a esta rigidez puede aparecer una disminución del interés por el entorno, en cuyo caso el anciano presentará una mayor tendencia a la interiorización. Pero cuando el interés y el deseo se mantienen, y ni el aparato psíquico ni el físico permiten su realización se entra en conflicto, que se resolverá según las experiencias previas, las circunstancias sociales y las variables de personalidad, pudiendo tomar diversos *caminos:*

- Con aceptación, llevando a una vejez sana.
- Adoptando un comportamiento inflexible, con escasa adaptación a lo novedoso, desembocando en una actitud conservadora. Unido a esto, se puede presentar una excesiva inclinación a la propiedad como manera de parar la pérdida de objetos pero de donde puede surgir el egoísmo, la desconfianza y el autoritarismo.

- Otra reacción frecuente es la *regresión narcisista*, que es la pérdida de la autoestima y autoconfianza derivada de una actitud negativa y derrotista ante la incapacidad.
- Reacciones de rechazo ante la evidente merma de las condiciones físicas, intelectivas y sociales. Tal lucha continua produce sentimientos de frustración y rabia que pueden desplazarse a otras personas, exigiéndoles continuamente atenciones y cuidados, cayendo fácilmente en una especie de tiranía obteniendo unos claros beneficios secundarios. También tales sentimientos de agresividad pueden ser volcados contra el propio yo teniendo alto riesgo de suicidio, que de hecho es más frecuente en estas edades.
- Instalarse en un estado depresivo, fruto de la percepción de que los deseos y expectativas ya no podrán ser logrados (*pérdida de futuro*, que es otra pérdida objetal).

Afectividad.

La afectividad es un aspecto de especial importancia durante toda la vida y más aun en la vejez. La disminución de los contactos sociales, la pérdida de seres queridos o la soledad hacen mella en esta característica de las personas mayores. Pero por otro lado se establecen nuevos lazos sociales que anteriormente por responsabilidades laborales y familiares no se habían podido establecer.

De esta forma, dentro del proceso natural y evolutivo de envejecimiento, son normales cambios tanto físicos como cognitivos, pero estos cambios pueden despertar cierta incertidumbre y frustración, ya que en definitiva es un proceso que conlleva su final.

Por lo tanto es fundamental el enfoque positivo que se tenga ante esta etapa de la vida, y por ello os queremos recordar nuestro anterior post sobre envejecimiento activo.

No obstante, nos gustaría conocer vuestra opinión al respecto y si de alguna forma este material os ha ayudado a afrontar esta etapa desde un punto de vista diferente.

Afrontamiento del estrés.

Mientras que los jóvenes tienen mecanismos de afrontamiento del estrés más activos y orientados a modificar el problema, los ancianos se vuelven más pasivos, más emocionales, más individuales que interpersonales y tienden a controlar más la ansiedad que a tratar de modificar el problema. Ejemplos de respuestas emocionales son el distanciamiento del problema, responsabilizarse del problema y reconsiderarlo más positivamente. Probablemente este cambio no es tanto una regresión como un desarrollo, puesto que la mayoría de los problemas con los que se enfrentan son irresolvibles (muerte, enfermedad...).

Motivacion

La motivación para hacer actividades satisfactorias personalmente no siempre se mantiene. Suelen realizar muchas menos actividades, pero hay que procurar que las que realicen sean más positivas para su satisfacción personal, es decir, hay que valorar más la calidad que la cantidad de las actividades que se realizan.

Existen factores que pueden aumentar o disminuir todos estos síntomas cognitivos (mejorando o empeorando la situación), como pueden ser: el estado de salud general y la ausencia de psicopatologías asociadas, el nivel cultural, la actividad física y la actividad mental, los estímulos ambientales, la existencia de intereses y las relaciones personales, etc.

Sexualidad

La necesidad de intimidad y de contacto con otras personas no decae conforme avanza la edad. En la vejez esta necesidad sigue estando. Existe la creencia errónea de que al pasar los años nuestro deseo disminuye. O que las personas mayores no quieren ni pueden mantener relaciones con otras personas.

Según la Sociedad Española de Medicina de Familia y Comunitaria, el 60% de las personas mayores afirma que mantiene relaciones sexuales de forma regular. Sin embargo, no se habla de ello.

En general se mantiene el interés y la capacidad para el acto sexual, estimándose que un 50-60% de los ancianos de 60-75 años mantienen actividad coital y asimismo lo hacen un 20-30% de los mayores de 75 años.

Los *factores* relacionados con el mantenimiento de las relaciones sexuales son los siguientes:

- Es más frecuente la persistencia del interés en hombres que en mujeres.
- El estado de salud física.
- La actividad sexual previa.
- La disponibilidad de una pareja capacitada e interesada.

Cambios que pueden repercutir en la sexualidad en la tercera edad

Cambios físicos. En la vejez, ocurren ciertos cambios fisiológicos importantes. Por ejemplo la disminución de algunas hormonas o cambios en los órganos reproductores. Unos cambios que, tomando las medidas oportunas, no afectan a la vida sexual. Sin embargo, hay que tener en cuenta que pueden aparecer problemas médicos como las enfermedades cardiovasculares que sí pueden afectar. Por ellas no debe abandonarse la vida sexual sino adaptarla a las nuevas circunstancia

Cambios psicológicos. Los problemas psicológicos que afectan a la sexualidad en la vejez normalmente están dirigidos por prejuicios, vergüenza o creencias erróneas. Conforme las personas mayores envejecen van dejando de hablar de la sexualidad o no comparten sus inquietudes con nadie. Además, las circunstancias personales, la historia de vida o las experiencias pasadas también afectarán a la sexualidad de la persona.

Repercusiones psicoterápicas.

Las distintas modalidades psicoterapéuticas pueden ser aplicadas al anciano tanto para abordar trastornos comunes a los jóvenes como más específicos de la senilidad. Los modelos basados en las teorías del aprendizaje pueden ser especialmente útiles para mejorar el control de esfínteres, las alteraciones de la marcha, deterioro cognitivo incipiente... La terapia cognitiva de reestructuración del pensamiento puede ser beneficiosa para modificar prejuicios y actitudes hacia la vejez y la involución física.

También las terapias dirigidas a la introspección pueden tener su lugar en el envejecimiento, aunque reservadas para individuos que conserven aún plasticidad psíquica y puedan obtener gratificaciones narcisistas y libidinales y no les produzca sentimientos de fracaso vital. Pueden ser útiles para elaborar los procesos de pérdidas, la aceptación física, el cambio de roles, aumentar la autoconfianza, mejorar las relaciones interpersonales.

El conocimiento de los cambios físicos, cognitivos y psicológicos del envejecimiento tienen su utilidad a la hora de establecer una relación psicoterapéutica con un anciano, ya que nos obligará a tomar una serie de *medidas* especiales:

- El déficit sensorial nos obliga a realizar un cambio en el *setting*: Sentarse más cerca, posición enfrentada, hablar más lento, vocalizar bien...

- El déficit amnésico nos exige que seamos más reiterativos con la información, recalcar los datos importantes, recordar las citas si fuera necesario, enseñar estrategias de retención de información, menor contenido por sesión...
- Las dificultades con la atención y la concentración pueden ser aliviadas disminuyendo el tiempo de sesión y no aportando mensajes innecesarios o superfluos.

En general, el terapeuta suele actuar de forma más directiva y activa que con los adultos jóvenes, y presta un mayor apoyo y flexibilidad.

Los sentimientos transferenciales que pueden surgir en la relación pueden ser variados. Desde ver al terapeuta como una figura paterna (idolatrándolo, oponiéndose, regresando...) a verlo como un hijo, hermano o incluso hijo. Por otro lado, el enfrentarse a un anciano puede producir en el terapeuta sentimientos contratransferenciales no solo referidos a figuras paternas, sino también respecto a su propia muerte o enfermedad que si no están resueltos pueden interferir en la relación.

ENVEJECIMIENTO PSICOLÓGICO. CAMBIOS PSÍQUICOS

El concepto de envejecimiento psicológico corresponde a un proceso propio del ser humano que se desarrolla de forma progresiva donde la persona sufre una disminución de sus capacidades psicológicas.

El envejecimiento en el ámbito psíquico supone cambios a nivel de autopercepción, de comportamiento y reacciones específicas frente a las nuevas dificultades. Estas modificaciones psicológicas inherentes al proceso de envejecer no son por sí mismas causantes de patología pero si podemos afirmar que predisponen su aparición, sobre todo si concurren el *desequilibrio* psicológico. Sin embargo, estas modificaciones psíquicas atribuidas a la vejez no se van a manifestar de igual modo dentro de la población anciana, ni tan siquiera cuando coinciden en la misma edad cronológica.

Durante la edad avanzada tienen lugar cambios en la mayor parte de funciones y procesos psicológicos. No obstante, a modo general podemos afirmar que estos cambios no se producen de forma equivalente en todas las personas, sino que se ven influidos de forma clave por factores como la salud física, la genética o el nivel de actividad intelectual y social.

Por todo esto podemos afirmar que existen diferencias de índole tanto intra como interindividual que intervienen en el ritmo de aparición en los cambios de las capacidades psíquicas. La afectación de las funciones psicofisiológicas no es en consecuencia uniforme y dependerá entre otros factores del medio cultural en el que se desenvuelve el individuo, del entrenamiento durante su vida, de su nivel intelectual, etc.

Las modificaciones más aparentes en este estadio de la vida en el ámbito psíquico se van a dar en el ámbito de las capacidades intelectuales y de los rasgos del carácter y la personalidad. Estos cambios se han agrupado en tres grandes *áreas:*

- Cambios *somatosensoriales.*
- Cambios *cognitivos*. Enlentecimiento global de los procesos mentales.
- Cambios de la *personalidad* (rasgos paranoides, quejas hipocondríacas).

MARCO BIOLÓGICO DE LA VEJEZ

Con el paso de los años los órganos cambian de forma gradual y progresiva, con una disminución de su función, es decir, una pérdida de la capacidad para realizar su trabajo, y con una menor reserva para realizar sus atribuciones más allá de las necesidades habituales, de manera que ante un evento estresante (enfermedad, cambios en el medio ambiente o en el ritmo de vida, etcétera) el organismo no puede dar respuesta a un aumento de las necesidades corporales. Asimismo, la recuperación del equilibrio interno del organismo se hace más difícil y requiere más tiempo.

Estos cambios pueden ser morfológicos, que afectan a la forma o al tamaño de los órganos, o funcionales, que alteran la capacidad y la eficacia de los mismos para realizar su función.

Aparato cardiovascular.

El gasto cardíaco de personas normales en reposo no resulta afectado por la edad entre la tercera y la octava década de la vida. El ritmo cardíaco disminuye y los volúmenes sistólico y diastólico final aumentan con los años. La contractilidad disminuye con la edad, esta disminución no tiene que ver con la capacidad contráctil intrínseca sino con mecanismos beta-adrenérgicos.

Las reacciones cardiovasculares a las modificaciones del volumen intravascular están alteradas; esto puede colocar al paciente anciano en una situación de riesgo ante una rápida expansión del volumen y contribuir a la mayor prevalencia de hipotensión ortostática.

Disminuye la elasticidad de las válvulas cardíacas y aumenta el colágeno de los vasos sanguíneos disminuyendo su flexibilidad.

Aparato respiratorio.

Si exceptuamos los incrementos del volumen residual, la mayor parte de los volúmenes pulmonares permanecen inalterados en los ancianos sanos no fumadores. Sin embargo, la edad reduce la eficiencia respiratoria. La distensibilidad aumenta y las vías respiratorias de pequeño calibre tienden a colapsarse a medida que desaparecen las estructuras elásticas. Se incrementan los volúmenes de cierre de tal forma que a una edad promedio de 65 años no todas las vías se abren con la respiración en posición sentada; en decúbito este fenómeno se produce ya a los 45 años. Los ancianos son más propensos a presentar atelectasias y neumonía, sobre todo si tienen que permanecer durante períodos prolongados de tiempo en posición de decúbito supino por algún motivo. Disminuye el reflejo tusígeno y la acción del epitelio ciliar bronquial.

La distensibilidad de la pared torácica disminuye de manera gradual al avanzar la edad, probablemente como consecuencia de la osificación de las articulaciones condrocostales, el incremento del diámetro anteroposterior del tórax, la cifosis y el aplastamiento vertebral.

Las respuestas a la hipoxia y a la hipercapnia disminuyen con la edad, por este motivo los ancianos son más vulnerables a la reducción de los niveles de oxígeno .

Existe una pérdida del reflejo tusígeno eficaz, esto contribuye a la propensión a la neumonía, también existe una disminución a la inmunidad humoral y celular que facilitan la infección.

Sistema endocrino.

Se asocia a la aparición de intolerancia a la glucosa. Parece ser que el defecto primario es la resistencia a la insulina, la mayor parte de los estudios confirman el aumento de insulinemia. Aún no se ha identificado la causa de este trastorno del metabolismo, el peso, la actividad y la dieta influyen sobre el mismo, aunque no son los únicos factores que actúan. Las cifras de hemoglobina glicosilada aumentan, la hiperinsulinemia es un factor de riesgo para la arteriosclerosis, y por tanto, para las enfermedades cardiovasculares.

La depuración metabólica de la hormona tiroidea desciende con la edad. Disminuye el tamaño de la glándula tiroidea y se sustituyen células activas por otras inactivas de tejido conectivo. Los cambios de las hormonas tiroideas son mínimos: T4 y TSH normal, T3 disminuye. Con las paratiroides ocurre algo similar: Disminuye el tejido activo.

La reducción de estrógenos en la menopausia altera el metabolismo óseo dando lugar a osteoporosis. Se produce un aumento de las gonadotropinas. Se puede producir atrofia en la vagina, mamas y útero. Aumentan las cifras de LDL. Las cifras de testosterona no disminuyen de forma tan brusca en el varón. La secreción de la hormona de crecimiento disminuye con la edad (Martínez Larrea et al).

Las glándulas adrenales no se ven afectadas por la edad y la concentración en sangre de hormonas adrenocorticales es casi constante. La disminución de la actividad noradrenérgica puede explicar un aumento en los niveles basales de cortisol.

Líquidos y electrolitos.

Con la edad no se producen grandes modificaciones en las concentraciones de sodio, potasio ni hidrogeniones ni en el volumen de líquido extracelular. Sin embargo se alteran los mecanismos de adaptación y las enfermedades agudas se complican a menudo por alteraciones del equilibrio de líquidos y electrolitos. La homeostasis es menos eficiente en general en los ancianos.

Existe una tendencia a la *pérdida de sodio* debido a: Pérdida de neuronas con la edad y el aumento de la carga osmótica de la nefrona, disminución de la renina, la reducción de las cifras de aldosterona. Los ancianos corren más riesgo ante una expansión de volumen. Son menos capaces de excretar una sobrecarga aguda de sal y requieren mayor tiempo para restablecer el equilibrio.

El equilibrio del potasio también se altera con la edad y se corre más riesgo de sufrir una hiperpotasemia.

La deshidratación es uno de los problemas principales de los ancianos cuando se limita el aporte de líquidos, aumentan las pérdidas u ocurren ambas cosas. La capacidad para concentrar la orina y conservar el agua está alterada al igual que los mecanismos de sed.

El problema más grave y peor identificado es la intoxicación acuosa. Es más frecuente que ciertos fármacos o trastornos del sistema nervioso o trastornos pulmonares desencadenen

SIADH (síndrome de secreción inadecuada de hormona antidiurética).

Sistema inmune.

Las enfermedades infecciosas en individuos de edad avanzada tienen mayor gravedad, debido a que el sistema inmunitario es menos sensible y más susceptible a la infección.

La involución del timo, el cual contribuye de dos formas distintas a la inmunidad: Proporciona el ambiente adecuado para que evolucionen los precursores de los linfocitos y produce una serie de hormonas que inducen a una mayor proliferación. La cantidad de linfocitos T y B en sangre se modifica. Existe una notable pérdida de la capacidad funcional de la inmunidad celular, que se pone de manifiesto por un descenso de reacciones de hipersensibilidad tardía.

También existe depresión de la inmunidad celular y suelen deberse a defectos de los linfocitos T asociados con la edad. También el reflejo tusígeno está disminuido por lo que se presdispone a la infección respiratoria. Existe una disminución de la producción de los anticuerpos.

Aparato digestivo.

No hay grandes cambios a nivel anatómico, tan solamente la reaparición del epitelio columna en la parte inferior del esófago, la aparición de varicosidades y engrosamiento de la túnica del colón.

Existe una disminución de la movilidad y de los movimientos peristalticos, la reducción del tono muscular de la pared abdominal, atrofia de la mucosa gástrica, la disminución de HCl generan en el anciano dificultades. También la disminución del tamaño, funcionalidad del hígado, la lentitud del vaciado vesicular y el espesamiento de la bilis contribuyen a aumentar estas dificultades.

Existe pérdida de piezas dentarias que dificultan la masticación y la disminución en la producción de saliva, contribuyen a la sequedad bucal y a la pérdida de la sensación gustativa.

En el colon existe atrofia e insuficiencia funcional por la disminución del peristaltismo.

Aparato genito-urinario.

El flujo sanguíneo renal, la filtración glomerular y la aclaración de creatinina disminuyen con la edad, la síntesis de creatinina también desciende. Es necesario ajustar las dosis de los fármacos que se excretan preferentemente por el riñón. La función renal no se deteriora con la edad en todos los individuos, en algunos permanece indemne, en otros se altera ligeramente y en un tercer grupo, desciende de forma notable. Por ello dedicaremos un apartado a las modificaciones fármaco-dinámicas en la excreción de los fármacos en las personas ancianas.

La próstata aumenta de tamaño lo que da lugar a problemas urinarios. En la mujer son más frecuentes las infecciones urinarias.

Disminuye la capacidad reproductora aunque no la capacidad de obtener satisfacción en las relaciones sexuales (Herrero Velasco et al).

Órganos sensoriales: Visión y audición, olfato y gusto.

Sistemas sensoriales

- *Visión:*
  - Disminuye el tamaño de la pupila.
  - Menor transparencia y mayor espesor del cristalino, lo que provoca que llegue menor cantidad de luz a la retina y empeore la visión lejana.
  - Disminuye la agudeza visual y la capacidad para discriminar colores.
- *Audición:*
  - Menor agudeza para las frecuencias altas (tonos agudos), lo que deteriora la capacidad para discriminar palabras y comprender conversaciones normales. Esta es la causa de que una persona mayor tenga más problemas en oír las voces femeninas, ya que suelen ser más agudas.
- *Gusto y olfato:*
  - Disminuye la sensibilidad para discriminar los sabores salados, dulces y ácidos, debido al deterioro de las papilas gustativas.
  - Pérdida de capacidad para discriminar los olores de los alimentos. La combinación de esos dos factores es una de las causas por la que la mayoría de los usuarios se quejan de las comidas servidas en las instituciones de atención sociosanitaria.
- *Tacto:* La piel es el órgano relacionado con la capacidad sensorial del tacto. Los *cambios* que se producen en la piel pueden observarse a simple vista, como son:
  - Aparición de arrugas.
  - Manchas.
  - Flaccidez.

- Sequedad. Todos esos cambios se producen como consecuencia de transformaciones internas, como son la disminución en la producción de colágeno y la pérdida de grasa subcutánea y masa muscular. Pero también pueden ser originados por deficiencias en la alimentación, por posibles enfermedades o por una excesiva exposición al sol sin la suficiente hidratación aplicada por vía tópica (cremas).

Piel.

La piel se vuelve más fina, menos elástica, más seca, y forma arrugas finas. Sin embargo, la exposición a la luz solar durante años también contribuye mucho a la formación de arrugas y a que la piel sea áspera y tenga manchas. A menudo, las personas que han evitado la exposición a la luz solar parecen mucho más jóvenes.

La piel cambia en parte porque el colágeno (un tejido fibroso resistente que fortalece la piel) y la elastina (que la hace flexible) se transforman químicamente y se vuelven menos flexibles; además, el cuerpo envejecido produce menos colágeno y elastina. Como resultado, la piel se desgarra con mayor facilidad.

La capa de grasa subcutánea disminuye. Esta capa actúa como un cojín para la piel, con lo cual la protege y la sustenta, y también ayuda a conservar el calor corporal. A medida que esta capa se reduce, la piel se lesiona más fácilmente, es más probable que aparezcan arrugas y disminuye la tolerancia al frío.

El número de terminaciones nerviosas de la piel también disminuye. Como resultado, las personas se vuelven más sensibles al dolor, a la temperatura y a la presión, y pueden producirse más lesiones.

El número de glándulas sudoríparas y de vasos sanguíneos también se reduce y el flujo sanguíneo en las capas profundas de la piel disminuye. Normalmente, el calor se desplaza desde el interior del organismo, por los vasos sanguíneos, hacia la superficie. La cantidad de calor que sale del organismo es menor y el organismo no puede enfriarse adecuadamente. Así, las personas mayores tienen más probabilidad de padecer trastornos debidos al exceso de calor, como golpes de calor. La piel también tiende a curarse más lentamente cuando el flujo sanguíneo es menor.

El número de células que producen melanina (melanocitos) disminuye. Por consiguiente, la piel está menos protegida contra los rayos ultravioletas (UV), como los de la luz solar. En la piel expuesta a la luz solar, aparecen manchas anchas de color marrón (manchas de la edad), probablemente porque la piel tiene, en esta etapa de la vida, menos capacidad para eliminar los productos de desecho.

La piel pierde parte de la capacidad de sintetizar vitamina D al exponerse a la luz solar; como resultado, aumenta el riesgo de carencia de vitamina D.

Aparato locomotor.

El tejido conectivo disminuye y aumenta la densidad de las fibras, lo que dificulta el paso de los nutrientes a través de las mismas. El colágeno se puede calcificar lo que produce una disminución de la flexibilidad de las articulaciones. Las articulaciones se hacen más rígidas y pierden en movilidad.

Los movimientos se encuentran enlentecidos, disminuyen en cantidad y en intensidad.

Ritmos circadianos.

Se alteran los ritmos de secreción de cortisol. El sueño es el ritmo más característicamente afectado: aumentan los episodios de insomnio, disminuye el sueño lento, disminuye el sueño REM y la latencia REM; aumenta el sueño no REM. Decrece el tiempo total de sueño aumentando los períodos de vigilia, hay un aumento de los períodos de sueño diurno; el anciano tiende a dormirse más temprano y a levantarse más temprano. Estos cambios se han relacionado con alteraciones en la vasopresina.

En algunos estudios se ha encontrado una relación altamente significativa entre la edad y la aptitud matutina: los sujetos ancianos comunicaron menos fatiga por la mañana y la acrofase del ritmo actividad mostró su pico 2 horas antes que en individuos jóvenes. La flexibilidad de los hábitos de sueño no se observó disminuida en los sujetos ancianos. Además las características circadianas son distintas en los sujetos que llevan a cabo elevados niveles de actividad física habitual y que se encuentran físicamente en forma en comparación con individuos sedentarios (Atkinson et al).

Los ritmos circadianos de la temperatura corporal, las secreciones hormonales, los parámetros hematológicos y la excreción urinaria de metabolitos están reducidos en su amplitud y se produce un aumento en la variedad de las acrofases de los ritmos (momentos del día en que se observa un valor pico) (Brock).

Envejecimiento: cambios biológicos	
Aparato cardiovascular	Disminución ritmo cardíaco y contractilidad. Mayor prevalencia de hipotensión ortostática. Disminución elasticdad de las válvulas cardíacas.
Aparato respiratorio	Reducción de la eficiencia respiratoria. Aumento de los volúmenes de cierre. Mayor frecuenciade atelectasias e infecciones.
Sistema endocrinológico	Intoleración a la glucosa e hiperinsulinemia. Disminución del tejido activo de tiroides y paratiroides. Reducción de estrógenos y hormona del crecimiento. Aumento de gónadotropinasy de cortisol.
Líquidos y electrolitos	Homeostasis y adaptación menos eficiente. Tendencia a la hiponatremia y a la hiperpotasemia. Tendencia a la deshidratación e intoxicación acuosa. Mayor riesgo de SIADH.
Sistema inmune	Aumento de la producción de anticuerpos. Disminución de las células T.
Aparato digestivo	Tendencia a la constipación y malabsorción. Disminución de la sensación de saliva y jugo gástrico.
Aparao génito urinario	Disminución del flujo sanguíneo renal, filtración glomerular y aclaración de creatinina.
Órganos sensoriales	Disminución de la agudeza visual y audición. Menor capacidad de acomodación. Disminución de la percepción vibratoria y táctil.
Piel	Palidez y sequedad, menor eslasticidad.
Aparato locomotor	Rigidicación. Enelentecimiento de los movimientos.
Ritmos cardíacos	Disminuye el sueño REM y aumenta el período de vigilia. Ritmos reducidos en amplitud y aumento en la variedad de las acrofases.

MARCO ÉTICO DE LA VEJEZ

La vejez es, a la vez, fortuna y problema. Fortuna para quienes tienen la suerte de no padecer *demasiado* las incomodidades propias de los años. Problema para quienes pesan más los achaques y las molestias que las posibilidades de gozar la vida, a lo cual, agrego, la soledad y el abandono, fenómenos cada vez más frecuentes.

A este respecto se plantean las siguientes *cuestiones:*

¿Quién está obligado a cuidar de los ancianos? ¿es el gasto de recursos en ancianos con trastornos cognitivos, enfermos terminales y diversos discapacitados, éticamente defendible cuando el uso de unos recursos escasos podría limitar los medios disponibles, por ejemplo, para atención infantil?

Respuesta: El problema de justicia reside en la forma en que se gastan los recursos en atención sanitaria para las personas de la tercera edad, o más específicamente el derroche en apoyo vital para los enfermos terminales, cuando al mismo tiempo se niegan otros servicios como los de asistencia personal y los de apoyo social que posiblemente sean cruciales para el bienestar de los ancianos mientras sus vidas no corren ningún riesgo inmediato.

Los servicios sociales y de asistencia domiciliaria deberían ser más completos para que las debilidades relacionadas con la vejez, la enfermedad terminal o la discapacidad en sus diversos grados no sean motivo de desplazamientos dramáticos ni para estos pacientes ni para las familias. No debería haber una fuerte presión, como se observa a veces en nuestros hospitales, para que estos pacientes sean internados.

La OMS, define *maltrato a los ancianos*, como *un acto único o repetido que causa daño o sufrimiento a una persona de edad, así como la falta de medidas apropiadas para evitarlo.*

La sociedad en su conjunto no debería abandonar a estos pacientes ni a sus familias para que se las arreglen solos; por el contrario, tendrían que existir servicios sociales y unidades de cuidados paliativos que proporcionen asistencia domiciliaria, transporte y apoyo en las actividades de la vida cotidiana, los cuales en su conjunto contribuirían de manera significativa a mantener la calidad de vida y el sentido de autoestima de estas personas.

La sorprendente injusticia de la sociedad y la cultura occidentales es su incapacidad para darle a la vejez un lugar que reconozca su significado. Esta situación deja patente nuestros prejuicios culturales con respecto a la senectud.

La vejez como tal no tiene mucho valor en sí misma, y esta es una situación que se debe aceptar ante cualquier explicación de la ética y de la vejez.

Como resultado, el tratamiento de la cuestión de la justicia normalmente se limita a la cuestión del uso de los recursos, en lugar de referirse a las cualidades sociales y personales inherentes al *status* del anciano. La injusticia más evidente relacionada con la vejez en nuestra sociedad, una injusticia que los meros cambios en la política social no erradicarán con facilidad, es que no logra valorar a los ancianos por lo que son, personas ancianas. Se trata de personas que han sobrevivido y vivido épocas pasadas. Si no somos capaces de aceptar esta simple verdad, nuestra sociedad seguirá sin resolver las cuestiones éticas relacionadas con la senectud.

Dado que nuestra obligación ética de cuidar y atender surge de nuestras relaciones concretas con las personas, deberíamos tener presente la idea anterior a fin de no debilitar nuestras obligaciones con las personas ancianas.

Porque nuestros ancianos creyentes y practicantes saben muy bien que el don de la vida tiene una dimensión distinta de los 'valores' hoy impuestos por una aberrante sociedad consumista, como la productividad acelerada, el ruidoso montaje técnico, la prisa estresante y las actitudes falsamente igualitarias más propensas a fabricar máquinas que a educar personas (Anales de las Hermanitas de los Ancianos Desamparados, nº 133, año 2006: 8).

BIBLIOGRAFÍA

1. Consejería de Bienestar Social de Castilla-La Mancha. *Estancias Temporales en Residencias de Personas Mayores.* http://pagina.jccm.es/social/amayores/temporales.htm.Consultado el 9/04/2010
2. STUART-SUNDEEN. *Enfermería Psiquiátrica.* 2ª Edición. Interamericana. McGraw-Hill. 2009.
3. SURIÑACH PÉREZ, M. Vejez. *Enfermera virtual.* 2020.
4. Capítulo 1: el adulto mayor. Ser abuelo es la compensación de Dios por envejecer. Edad 64.
5. FERNÁNDEZ, R. *Población de España mayor de 65 años 2002-2020.* Demografía y sociedad. Statista. 2020.
6. Cifras de Población (CP) a 1 de enero de 2020 Estadística de Migraciones (EM). Nota de prensa. Instituto nacional de estadística (INE). 2020.
7. PÉREZ DÍAZ, J ET ALL. *Un perfil de las personas mayores en España, 2020.* Indicadores estadísticos básicos. Informes, envejecimiento en red. ENR 2020.
8. *Envejecimiento.* Organización mundial de la salud. 2020.
9. España, piramide de población. Datos macro. 2020.
10. *Envejecimiento en cifras.* España. Envejecimiento en red. ENR? 2019.
11. *Cambios cognitivos asociados al envejecimiento.* Divulgación dinámica. 2017.
12. *Beneficios de la actividad física en personas mayores.* Blog. Cuideo. 2019.
13. *Sexualidad en la tercera edad, mitos y verdades.* Las mimosas. 2020.
14. FIGUEROBA, A. *Los 4 cambios psicológicos en la vejez (memoria, atención, inteligencia, creatividad).* Cognición e inteligencia. Psicología y mente. 2021.
15. QUERALT, M. *Cambios biológicos en las personas mayores. El blog de salud escrito por médicos.* Mapfre. 2016.
16. ARIÑO, M.E. *Cambios biológicos.* Adulto mayor. El proceso de envejecimiento y los cambios biológicos, psicológicos y sociales. Unidad 2. Mheducation. 2021.
17. BESDINE, R. W. *Cambios corporales relacionados con el envejecimiento.* Manual MSD. 2019.
18. KRAUS, A. *Vejez: consideraciones éticas.* Blog. Nexos. 2015

19. HARO HONRUBIA, A. *La ética del cuidado entre las personas mayores. Un estudio etnográfico en una institución residencial.* Gazeta de antropología. 2021.

2. CRITERIOS DE ORGANIZACIÓN Y GESTIÓN ASISTENCIAL.

Nazaret Sáez Cuenca, Celia Expósito Medina y Dionisio Siles Ortiz.

Haber incrementado la esperanza de vida es una gran conquista de la humanidad. Incontables esfuerzos buscan prolongar y mejorar la calidad de vida. Calidad y longevidad son meta y fruto del conocimiento; tecnología, salud, nuevos fármacos, y vivienda digna son pilares en los rubros calidad y esperanza de vida. Los esfuerzos y las advertencias para combatir la contaminación ambiental, mejorar la alimentación, fabricar productos biodegradables, disminuir los factores de riesgo asociados al trabajo y preservar áreas naturales son, también, elementos fundamentales.

Como hemos visto, la prolongación de la esperanza de vida en los últimos decenios, junto con la disminución de la natalidad, tiene como consecuencia el incremento progresivo de la proporción de personas mayores en el conjunto de la sociedad. Además, el cambio de características de la sociedad en que cada vez más a menudo todos los miembros de la unidad familiar desarrollan una actividad profesional fuera del domicilio, dificulta la atención por parte de las familias a los miembros más mayores y, por consiguiente, es preceptivo que la atención a las personas mayores se establezca a través de otros recursos. Estos recursos son ofrecidos principalmente por las *residencias geriátricas.*

Las residencias geriátricas tienen la consideración de establecimiento de carácter social. No obstante, en estos centros, y debido a las características de las personas ingresadas que presentan, en muchos casos, morbididad de tipo crónico, existe una creciente demanda de asistencia sanitaria.

CONCEPTO DE RESIDENCIA PARA PERSONAS MAYORES

Una residencia de ancianos es un centro donde viven personas mayores temporalmente o permanentemente en la mayoría de los casos, cuando son dependientes y requieren algún tiop ayuda de terceras personas.

Estos centros pasan a ser una alternativa al hogar familiar cuando confluyen una serie de circunstancias (familiares, económicas, socio-sanitarias, etc.) que desaconsejan su permanencia en el domicilio

Las residencias ofrecen servicios de integrales de alojamiento y manutencon, atención psicosocial y de rehabilitación , así como atención sanitaria y cuidados personales. En muchos casos se incluyen servicios gerontológicos, en los que un equipo de profesionales se encarga de velar por la salud de los ancianos dependientes.

Las Comunidades Autónomas o Administración que, en su caso, tenga la competencia, determinarán los servicios y programas y otras actividades de los centros para cada grado y nivel de dependencia.

En todas las residencias deberán garantizarse al menos los siguientes *servicios:*

- Alojamiento, cuidados personales y alimentación.
- Atención social y psicológica: Actividades de ocio y tiempo libre; integración y participación; comunicación con los familiares...
- Asistencia médica y cuidados sanitarios.
- Atención geriátrica y rehabilitadora.
- Otros servicios: Peluquería; Podología; Servicio de Estancias Diurnas; etc.

¿Cuándo es una opcion adecuada?

Muchas de las veces por el trabajo o las situaciones familiares, no nos podemos hacer cargo de nuestros mayores que con el paso de la edad se hacen más dependientes y necesitan de nosotros mucha más ayuda. Hay diversos *casos* para elegir una residencia como pueden ser los siguientes:

- *Necesidad de compañía*, cada vez tienen menos movimiento y un mayor grado de soledad.

- *Salud*, con estas edades cada vez tienen más problemas de salud y tienen que estar muy controlados e incluso con asistencia médica.
- *Son dependientes*, como hemos comentado en anteriores post, hay 3 niveles de dependencia, en cualquiera de estos 3 los usuarios necesitan estar atendidos una gran parte del tiempo, por lo que la mejor opción para que estén atendidos perfectamente es la residencia.

ESTRUCTURA ORGANIZATIVA FUNCIONAL Y TÉCNICA

Antes de enumerar las diferentes funciones que han de llevar a cabo el director/a de una residencia para personas mayores, se ha de tener en cuenta que existen diversos modelos de centros residenciales. En una primera aproximación podríamos diferenciar dos grandes *grupos:*

- Los centros residenciales *pequeños*, con una capacidad de hasta 30 plazas, que constituyen el grupo mayoritario respecto al número de establecimientos.
- Los centros residenciales con una *capacidad superior* respecto al grupo anterior, con una media de capacidad asistencial superior a ochenta plazas. Las funciones que han de realizarse en todo el centro asistencial son las mismas en los dos grupos; ahora bien, se tiene que señalar que en las del segundo grupo la función de gestión de tipo gerencial puede ser llevada a cabo por otra figura profesional. En este tipo de residencias, podría haber un equipo directivo formado por diferentes profesionales.

Dirección y organización

La dirección del centro, debe velar por la correcta adecuación a las diferentes normativas legales vigentes en todos los ámbitos que pudieran corresponder, en función de la actividad desarrollada, velándose por el cumplimiento de la legislación civil y penal así como por el cumplimiento de la normativa autonómica y municipal correspondiente. Los centros deben estar inscritos en el registro correspondiente a su actividad, disponer de la licencia preceptiva y la autorización administrativa correspondiente y debe disponerse de copia de estos documentos en la propia residencia y exponerlos en lugar visible.

Atendiendo a la normativa de calidad de la Comunidad Autónoma correspondiente (procesos, indicadores de calidad, manuales de buena práctica, protocolos, programas, modelos de valoración y registros, etc.), la dirección del centro deberá contar con sistemas que permitan evaluar la calidad de la asistencia y la adecuación de la cualificación del personal según la cartera de servicios de la residencia. Asimismo, el centro deberá contar con un plan de emergencias y evacuación debidamente elaborados y visados por las autoridades competentes, de acuerdo a las normativas aplicables, así como correctamente implementado.

El centro también debe cumplir la normativa establecida según la Ley Orgánica de Protección de Datos, tomándose las medidas de seguridad oportunas para asegurar el control de acceso a personas autorizadas a la información de elevado nivel de protección. De esta manera, si existieran bases de datos o ficheros informáticos, se encontrarán registrados en la Agencia de Protección de Datos autonómica o estatal. La dirección de los centros residenciales geriátricos deberán garantizar la protección legal de los usuarios, ejerciendo la guarda de hecho cuando sea necesario, y comunicándole al juez los ingresos de presuntos incapaces. En residencias privadas, concertadas y públicas (en este último caso según normativa autonómica vigente), se realiza un contrato con cada residente, en el que se detalla la relación y condiciones del servicio. Además, el centro contará con un sistema de guarda y custodia de los objetos de valor de los residentes.

Por otro lado, el sistema interno de recepción, seguimiento y resolución de quejas, debe estar organizado de tal modo que pueda quedar constancia escrita del motivo de la queja, así como de las actuaciones emprendidas para dar curso y solucionar el problema. El centro dispondrá de registro de reclamaciones con hojas numeradas, que permitan copias, las cuales se enviarán a la institución competente y serán contestadas por escrito.

Los centros contarán con los planes y libros regulados por decretos y leyes: plan de mantenimiento preventivo y correctivo, plan de aguas para prevención de legionelosis, libro de comedor colectivo, libros de reclamaciones, plan de emergencia y evacuación y deberá cumplir la normativa en relación a la identificación de todos los residuos generados en el centro y su correcto tratamiento, almacenamiento y eliminación, según las directrices de protección medioambiental.

Según la norma UNE 158004:2000 (no obligatoria pero sí recomendable) el director de residencia debería acreditar haber cursado una diplomatura universitaria, o tres años completos de una licenciatura universitaria. Unas horas a la semana el director técnico deberá estar a disposición de los residentes y familiares. En el tablón de anuncios deben aparecer esas horas.

Por otro lado, deberá existir un organigrama actualizado que indicará los puestos de responsabilidad y sus funciones y se dará a conocer a residentes, familiares y trabajadores así como un horario general (comidas, traslados y los horarios de los apoyos en AVD) y un horario de programas y actividades, detallando los residentes que asisten a los mismos.

La dirección del centro deberá participar en los programas de prevención y reducción de riesgos de lesiones y accidentes en los usuarios, personal y visitas y velará por la prestación de una asistencia de calidad que tenga en cuenta la satisfacción del cliente interno y externo, la mejora de la actuación, la vigilancia de la cualificación del personal y la eficiencia y adecuación del uso de recursos.

También se evaluará periódicamente el nivel de satisfacción de residentes, familiares y trabajadores, adoptándose las medidas necesarias para su mejora y se dispondrá de un Plan de Centro, según la normativa autonómica vigente con programación de actividades, programas, criterios de organización, planificación y funcionamiento de todos sus servicios.

Residentes

El centro deberá disponer de un reglamento de derechos y deberes de los residentes, aprobado por el órgano competente, que es dado a conocer de modo claro e inteligible, tanto a todos los residentes, como al personal del centro. A toda persona que ingrese se le entregará, en forma escrita, la normativa sobre los aspectos particulares del centro y se le explicará verbalmente para garantizar que la ha entendido.

El ingreso en una residencia geriátrica no supone la pérdida de ninguno de los derechos que, como personas tenemos todos los ciudadanos. Las leyes reconocen unos *derechos específicos* a las personas que viven en residencias que son los siguientes:

- Derecho a la información y a la participación en residencias públicas.
- Derecho a la intimidad y a la no divulgación de datos.

- Derecho a considerar la residencia como domicilio propio.
- Derecho a la continuidad en la prestación del servicio en las condiciones establecidas en el contrato, sin perjuicio de las cláusulas de actualización del precio (IPC).
- Derecho a no ser sometido a restricciones ni contenciones físicas o farmacológicas sin una prescripción y supervisión médica.
- Derecho a la tutela de las administraciones públicas.
- Derecho a no ser discriminados.

Además, si se reúnen unos requisitos especiales, tenemos derecho a ingresar en una residencia pública o a recibir ayuda de la Administración para ingresar.

Con la aprobación de la Ley de Dependencia, las personas mayores que tengan la condición legal de dependientes tienen además otros derechos reconocidos en el artículo 4 de ese texto legal.

Clasificacción de Usuarios

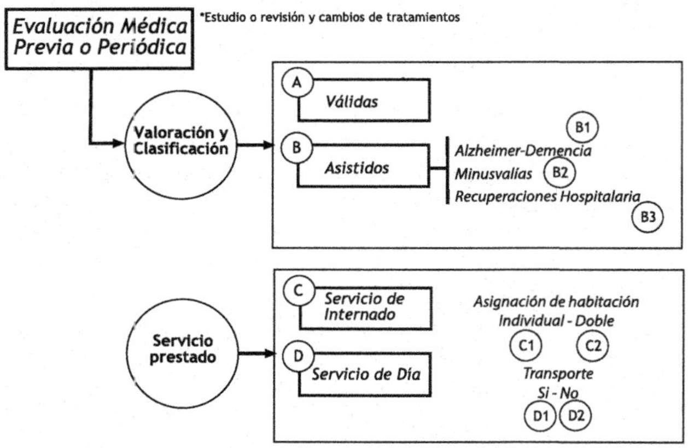

Los trabajadores del centro estarán sometidos al secreto profesional y confidencialidad de los datos personales, historia de valoración, seguimiento y expediente del usuario, así como toda la información a la que tengan acceso en el desarrollo de su labor profesional. Todos los residentes tienen derecho a la atención sanitaria que sea precisa, por los servicios propios de la residencia, los servicios del sistema público de atención primaria, hospitalaria u otros servicios ajenos o privados del residente, según su elección. Por otro lado, los residentes también deberán cumplir con sus deberes: colaborar al máximo en el cumplimiento de las normas internas del centro, tratar con respeto al personal del centro y a los otros residentes, respetar la intimidad, el reposo y la tranquilidad de los demás residentes y cuidar las instalaciones y equipos que utilice y colaborar para su mantenimiento en buen estado.

Aspectos arquitectónicos y accesibilidad

El diseño de un geriátrico ha de ser, en primer lugar, accesible a todos los usuarios, teniendo muy en cuenta las necesidades específicas de la vejez y la prevención de accidentes, pero también ha de ser un espacio que motive a la persona anciana, que le estimule a la participación y que permita las relaciones sociales.

Las instalaciones de los centros deberán cumplir con la normativa vigente de su Comunidad Autónoma y los centros, estarán diseñados teniendo en cuenta los criterios de accesibilidad, adaptabilidad, y seguridad de los usuarios, familiares y personal. El diseño del edificio debe fomentar la intimidad, facilitar la orientación, personalizar los ambientes y ofrecer un aspecto hogareño.

El centro dispondrá a su vez de servicio telefónico con el exterior, cubriendo todas las necesidades de funcionamiento normal y emergencias, tanto del centro, como de los residentes. Respecto a las habitaciones de los centros residenciales, por razones de intimidad y satisfacción de los residentes, se recomienda que el diseño de la residencia tenga un elevado porcentaje de habitaciones individuales o como máximo dobles y los baños, pudiendo ser compartidos, deben permitir el acceso desde el interior de cada habitación. El diseño del equipamiento y mobiliario tendrá en cuenta los criterios ergonómicos, cumplirá con los requisitos de seguridad para su uso por personas mayores autónomas y dependientes y tendrá un mantenimiento, conservación y reposición, permitiendo su uso en condiciones adecuadas.

Los centros deberán contar con las ayudas técnicas necesarias y con los elementos necesarios para limpieza, desinfección y esterilización.

Organigrama funcional.

Exponemos a continuación el *organigrama funcional* del centro:

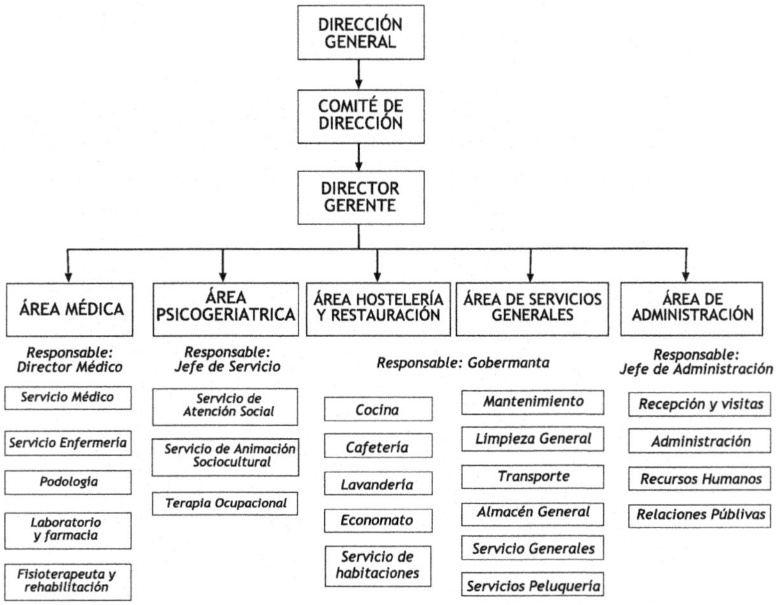

ÁREA MÉDICA

Profesionales

- -1Director médico.
- -1Fisioterapeuta.
- -12 DUES, auxiliares y cuidadores 75%.(A)
- -1 Podólogo.
- -1 Farmacéutico.

Servicio Médico	Principal operativo *Unidad de actividad: Necesidades de atención individualizadas según tipo de usuario atendiendo a su diagnóstico.*
Servicio Enfermería	Principal operativo *Unidad de actividad: Necesidades de atención individualizadas según tipo de usuario atendiendo a su diagnóstico.*
Laboratorio y farmacia	Principal operativo *Unidad de actividad: Necesidades de atención individualizadas según tipo de usuario atendiendo a su diagnóstico.*
Fisioterapia y rehabilitación	Principal operativo *Unidad de actividad: Necesidades de atención individualizadas según tipo de usuario atendiendo a su diagnóstico.*
Podología	Principal operativo *Unidad de actividad: según casuistica estimada en estadísticas*

ÁREA PSICOGERIÁTRICA

Profesionales
- -1 Jefe de Servicio Psicogeriatria.
- -12 Ats, auxiliares y cuidadores 25%.(B)
- -1 Asistente Social-Terapeuta Ocupacional (C).
- -1 Ténico en Actividades Socioculturales.

Servicio de Atención Social	Principal operativo *Unidad de actividad: según casuistica estimada en estadísticas.*
Servicio de Animación Sociocultural	Principal operativo *Unidad de actividad: según grado de aprovechamiento de los usuarios en base a las actividades ha desarrollar y limitaciones de las mismas.*
Terapia Ocupacional	Principal operativo *Unidad de actividad: Proporcionalmente al numero de usuarios totales.*

ÁREA HOSTELERÍA Y RESTAURACION

Profesionales
- -1Gobernanta(D)
- -2Cocineros.
- -4 Pinches y camareros(B)
- -8 Limpiadores, lavanderos y planchadoras(F)

Cocina	Principal Operativo *Unidad de actividad: Números de servicios prestados diariamente, se reparte en función del número de usuarios del centro sin distinción.*
Cafetería *Genera ingresos*	Principal Operativo *Unidad de actividad: Números de servicios prestados diariamente, se reparte en función del número de usuarios del centro sin distinción.*
Lavandería	Centro de Coste Auxiliar *Unidad de actividad: Repercute sus costes en base a estimaciones. El 10% a cocina, 5% cafetería, 5% para servicio médico, 15% para enfermería, 10% para fisioterapia y rehabilitación y el resto (55%) a servicios de habitación.*
Economato	Centro de Coste Auxiliar *Unidad de actividad: Repercute sus costes en base a las estimaciones. El 85%a cocina, 15% cafetería.*
Servicio de habitaciones	Principal Operativo *Unidad de actividad: Repercute sus costes sobre los residentes.*

ÁREA SERVICIOS GENERALES

Profesionales
- -1Gobernanta(D)
- -8 Limpiadoras, lavanderos y planchadoras (FyG)
- -1Peluquera.
- -2 Téc. de mantenimiento.
- -1Jardinero(H).
- -1 Director Gerente(H)

Mantenimiento	Centro de Coste Auxiliar *Unidad de actividad: Repercute sus costes entre centros principales tanto operativos como no operativos proporcionalmente.*
Limpieza General	Centro de Coste Auxiliar *Unidad de actividad: Repercute sus costes entre centros principales tanto operativos como no operativos proporcionalmente.*
Servicio de peluquería	Principal No Operativo *Unidad de actividad: Al ser un servicio general y gratuito no se imputan los costes a los portadores, solo se sacumulan.*
Transporte	Principal Operativo *Unidad de actividad: Los servicios que presta básicamente va dirigidos a los usuarios de deservicios de día con trasnsporte (D1) donde concentra un 90% de su actividad y el resto como apoyo para la realización de las actividades de Servicio de animación sociocultural aunque en este cso no lo imputamos por considerarse marginal.*
Almacén general	Centro de Costes Auxilar *Unidad de actividad: Imputa sus costes exclusivamente a Servicios Generales.*
Servicios Generales	Principal No Operativo *Unidad de actividad: Acumulamos los costes que tienen difícil asignación o imputación, como los de jardinería, dirección general, etc*

ÁREA DE ADMINISTRACIÓN

Profesionales
- -1Jefe de Servicios Administartivos
- -1Oficial Administrativo.
- -1 Auxiliar Administrativo.

Principal No operativo
Unidad de actividad: Acumulamos los costes relacionados con el area de administración pero sin imputar los productos.

Organigrama técnico.

Personal del centro sociosanitario.

Antes de diseñar lo que será el organigrama final de una residencia de ancianos, debemos comenzar por la implantación del equipo humano que configurará el centro.

Al tratarse de una actividad que depende directamente del número de residentes que ocupan la residencia, es difícil establecer el número de empleados necesarios para empezar la actividad.

Director General-Gerente del centro

La misión del director de una residencia es dirigir todos los servicios del centro, hacia la atención especializada del residente con todo lo necesario para garantizar su programación, coordinación, gestión, evaluación y control.

Director médico. Como máximo responsable de su departamento médico, cuando el centro no pueda tratar debidamente a los usuarios, ha de derivarlos a un centro hospitalario o de salud. Entre sus *responsabilidades* destacan:

- Que todos los residentes reciban atención sanitaria pública.
- Que los medicamentos estén correctamente organizados.
- Que los menús que se sirvan se ajusten a las necesidades de los residentes contenidas en sus expedientes asistenciales.
- Que los datos de los expedientes asistenciales estén actualizados.
- Que sean adecuadas las condiciones higiénicas del establecimiento, usuarios y personal.
- Que se disponga de los protocolos necesarios para la correcta atención de los usuarios.

Fisioterapeuta. Cumple un papel clave en el mantenimiento y mejora de la salud de los pacientes. Entre sus *funciones* destacan el realizar los tratamientos de rehabilitadora que se prescriban y un seguimiento y evaluación del paciente. Además es importante el asesoramiento al resto de profesionales del centro sobre las pautas de movilizaciones y los tratamientos en los que tengan incidencia las técnicas fisioterapeutas.

Enfermeros, auxiliares de enfermería y geriatría. Profesionales para la atención y cuidado de nuestros usuarios. Entre las *funciones* ha desarrollar por estos se encuentran:

- Vigilar y atender a los residentes, sus necesidades generales humanas y sanitarias, especialmente en el momento en que estos necesiten de sus servicios, prescripciones facultativas, específicamente los tratamientos.
- Tomar la presión sanguínea, el pulso y la temperatura.
- Colaborar con los médicos preparando el material y medicamentos que hayan de ser utilizados.

- Ordenar las historias clínicas, anotar los datos relacionados con la propia función que deba figurar.
- Atender al residente encamado por enfermedad, efectuando los cambios posturales prescritos, controlando el servicio de comidas a los enfermos y suministrando directamente a aquellos pacientes que dicha alimentación requiera instrumentalización (sonda nasogástrica, sonda gástrica, etc).
- Controlar la higiene personal de los residentes y también los medicamentos y alimentos que estos tengan en las habitaciones.
- Atender las necesidades sanitarias que tenga el personal que trabaja en el centro y sean de su competencia.
- Colaborar con los/as fisioterapeutas en las actividades.
- Realizar los pedidos de farmacia, analítica y radiología en aquellos centros donde no exista especialista.
- Vigilar y tener cuidado de la ejecución de las actividades de tipo físico recibida por el médico, observando las incidencias que puedan presentarse durante su realización.
- Vigilar la higiene personal del usuario.
- Dar de comer a aquellos usuarios que no lo puedan hacer por si mismos.
- Realizar los cambios de postura.
- Comunicar las incidencias que se produzcan sobre la salud de los usuarios.
- Limpiar y preparar el mobiliario, materiales y aparatos de botiquín.
- Acompaña al usuario en las salidas, paseos, gestiones, excursiones, juegos y tiempo libre en general.
- Colaborar con el equipo de profesionales mediante la realización de tareas elementales que complementen los servicios especializados de aquellos, en orden a proporcionar la autonomía personal del residente y su inserción en la vida social.
    - Enseñar a hacer la correcta higiene de manos.
    - Practicar prubas para detectar positivos.
    - Poner en cuarentena al personal afectado.
    - Llevar seguimiento de infectados.

Asistente Social - Terapeuta Ocupacional. Lleva a cabo las actividades relacionadas con la asistencia social y terapia ocupacional. Desde la perspectiva de la asistencia social será responsable de planificar y organizar el trabajo social del centro mediante una adecuada programación de objetivos y racionalización del trabajo. Además ha de realizar estudios encaminados a investigar los aspectos sociales relativos a los residentes, fomentar la integración y participación de los residentes en la vida del centro y de su entorno, coordinar los grupos de trabajo y actividades de animación sociocultural, etc. Desde la perspectiva de la terapia ocupacional tiene la responsabilidad de participar en el plan general de actividades del centro, realizar actividades auxiliares de psicomotricidad, lenguaje, dinámicas y rehabilitación personal y social a los residentes, participar en las áreas de ocio y tiempos libres del usuario del centro.

Técnico en actividades socioculturales. Es el personal técnico en actividades socio-culturales que ha de realizar su actividad en coordinación con otros/as profesionales dentro del Plan de cuidados y atención al personal usuario, interviniendo, organizando y ejecutando de forma cualificada en actividades culturales, sociales, educativas y recreativas.

Desarrollará las *funciones* que se detallan a continuación así como aquellas que le sean solicitadas y que tengan relación con las mismas y/o con su titulación o competencia profesional.

- Conocer, proponer y hacer operativos los procesos de intervención cultural en sus vertientes de gestión y educativa.
- Acceder a las fuentes de información y procedimientos para obtener recursos necesarios y poner en marcha procesos culturales.
- Ejecución y presupuestación de proyectos y programas varios, así como realización de los informes y evaluaciones pertinentes.
- Realización de programas y proyectos específicos y fomentar el desarrollo integral de los usuarios mediante la acción lúdico-educativa.
- Desarrollar y ejecutar las diversas técnicas de animación, individuales y/o grupales, que impliquen a los usuarios en la ocupación de su tiempo libre y promover así su integración y desarrollo grupal.
- Motivar a los residentes ante sobre la importancia de su participación para conseguir su integración y relación positiva con el entorno.

Gobernanta. Es la responsable de organizar, distribuir y coordinar los servicios de comedor u office, lavandería, lencería y limpieza. Supervisa la actividad de los trabajadores a su cargo, distribuye las actividades y turnos de las personas que tiene asignadas y vigilar también el buen uso y economía de los materiales, utillaje y herramientas y maquinaria a su cargo; proceder al recuento e inventario de estos.

- Supervisar la actividad de los trabajadores a su cargo, distribuir las actividades y turnos de las personas que tiene asignadas y vigilar también el buen uso y economía de los materiales, utillaje y herramientas y maquinaria a su cargo; proceder al recuento e inventario de estos.
- En coordinación con el departamento de cocina, se responsabilizará de la buena marcha del servicio de comedor, distribución de comidas, control de regímenes, servicios especiales, montaje, limpieza y retirada del servicio.
- Tener conocimiento del número de servicios diarios realizados en el departamento.
- En coordinación con el personal de enfermería y contando con el personal que tiene adscrito, llevar el control del buen estado de los alimentos que los residentes tengan en las habitaciones.
- En los centros, cuyas comidas se realicen mediante conciertos con terceros, colaborar en la confección de los menús, supervisar las condiciones sanitarias de las dependencias y alimentos servidos.
- Vigilará el cumplimiento de la labor profesional del personal a su cargo, así como de su higiene y uniformidad.
- Supervisar, cuando haya contrato de limpieza, el buen funcionamiento de los servicios contratados.
- Si por necesidades perentorias o imprevisibles, la normal actividad del centro lo requiere, colaborar en las actividades propias del personal a sus órdenes.

Limpiadoras, lavanderos y planchadoras. Es el personal que bajo la supervisión de la gobernanta realiza básicamente las siguientes *tareas:*

- Realizar las tareas propias de comedor-office, poniendo un cuidado especial en el uso de los materiales encomendados.
- Realizar las funciones propias de lavandería, lencería, uso y atención de la maquinaria, tener cuidado de la ropa de los residentes y del centro, y dar la mejor utilización a los materiales.

- Realizar las tareas propias de limpieza de las habitaciones y zonas comunes (camas, cambios de ropa, baños, ventanales y balcones, mobiliario etc.) procurando ocasionar tan pocas molestias como pueda a los residentes.
- Comunicar a su jefe inmediato las incidencias o anomalías observadas en el desarrollo de su tarea (averías, deterioros, desorden manifiesto, alimentos en malas condiciones, etc.).

Cocineros. Como responsable del departamento, se ocupará de la organización, distribución y coordinación de todo el personal adscrito a la cocina así como de la elaboración y condimentación de las comidas, con sujeción al menú y regímenes alimentarios que propondrá para su aprobación a la dirección del centro y supervisión del departamento médico.

- Supervisar los servicios ordinarios, especiales y extraordinarios que diariamente se comuniquen.
- Disponer entre el personal de cocina, el montaje de los carros con los menús elaborados.
- Vigilar la despensa cada día, mirando de suministrar los artículos de esta al almacén, vigilando su estado, que se encargará de sacar, a medida que se necesite para su confección de los diferentes servicios a realizar.
- Recontar las existencias con los administradores de las residencias, comunicar a la dirección las faltas que vea y tener en cuenta que el personal a su cargo cumpla con su actividad profesional, vigilar también su higiene y su uniformidad.
- Realizar todas aquellas funciones que, sin especificar, estén en consonancia con su lugar de trabajo y cualificación profesional.
- Supervisar el mantenimiento, en perfectas condiciones de limpieza y funcionamiento de la maquinaria y utensilios propios del departamento tales como: bandejas, hornos, freidora, extractores, filtros, cortadoras, ollas, etc.

Auxiliares de cocina, pinches de cocina y camareros: personas adecuadamente formadas para el desarrollo de la función asignada y bajo la supervisión de los cocineros.

Técnicos de mantenimiento y jardinería: personas encargadas del mantenimiento general de las instalaciones y un jardinero que se ocupa de los espacios verdes del centro. Entre sus *funciones* destaca:

- Controlar las visitas y el trabajo realizado por las firmas contratadas para el mantenimiento de aquellas instalaciones donde esté establecido.
- Realizar las operaciones reglamentarias definidas en los reglamentos de las instalaciones o en las instrucciones técnicas que las desarrollan, y que los valores correspondientes de los diferentes parámetros se mantengan dentro de los límites exigidos a estos.
- Guardar y custodiar los libros de mantenimiento, manual de instrucciones, libro de visitas establecidas en la legislación vigente. Anotar las operaciones que se realicen en las instalaciones y revisar las que ejecute personal de firmas ajenas al centro.
- Tener control del montaje, funcionamiento y desmontaje de estrados, escenarios, asientos, proyector de cine, altavoces, etc. que sean necesarios para el normal desenvolvimiento de actividades del centro.
- Tener en cuenta que el personal a su cargo cumpla con regularidad su actividad profesional y comunicar a la dirección las faltas que vea.

Jefe de administración, oficial y auxiliar administrativo. El equipo administrativo desarrolla las actividades propias de este departamento como son cálculos de estadística, transcripciones de libros de cuentas corrientes, redacción de correspondencia con iniciativa propia, liquidaciones y cálculos de nóminas de salarios, sueldos y operaciones análogas, control financiero, etc. Esta actividad se complementa con la recogida y libramiento de correspondencia, orientación al público, atención de centralitas telefónicas ocasionalmente, vigilancia de los puntos de acceso y tareas de portería.

Portero/recepcionista. Es el trabajador cuyas funciones consisten en la recogida y libramiento de correspondencia, orientación al público, atención de centralitas telefónicas ocasionalmente, vigilancia de los puntos de acceso y tareas de portería.

- Colabora excepcionalmente con el personal en aquellas tareas que, por su exceso de peso no pueda realizar este personal solo.
- Cumplimenta los partes de entrada y salida de los residentes cuando estas se produzcan por permisos o vacaciones.
- Archivará las peticiones de salida o retraso en la llegada de los residentes, según se contempla en el reglamento de régimen interior de la residencia.

- Ayuda a aquellos residentes que lo necesiten en el traslado del equipaje hasta y desde las habitaciones, ejerciendo un obligado y discreto control de los paquetes que traigan al centro las personas que tengan acceso, igualmente el control de entradas y salidas del personal.
- Mantiene el régimen establecido por la dirección para el acceso de residentes y visitantes a las diferentes dependencias de la institución.
- Se hace cargo de los partes de avería y les da traslado al servicio de mantenimiento.
- Tiene a su cargo el traslado de los residentes, tanto dentro de la institución, como en los servicios de ambulancias, autobuses, etc.

En el manual *100 Recomendaciones básicas para fomentar la calidad en residencias de personas mayores* y entre los criterios de calidad asistencial en servicios sociosanitarios para personas mayores del Grupo de Trabajo de la Sociedad Española de Geriatría y Gerontología, dedica 21 de las mismas a la *Dirección y Organización* y la divide en:

1. A. Aspectos de normativa

1. La dirección del centro debe velar por la correcta adecuación del mismo a las diferentes normativas legales vigentes en todos los ámbitos que pudieran corresponder, en función de la actividad desarrollada. Se vela por el cumplimiento de la legislación civil y penal. Se vela por el cumplimiento de la normativa autonómica y municipal correspondiente, sobre instalaciones, aspectos funcionales, plantilla, sistemas de acreditación, etc.
2. El centro está inscrito en el registro correspondiente a su actividad, dispone de la licencia preceptiva y la autorización administrativa correspondiente. Se dispone de copia de estos documentos en la propia residencia y están expuestos en lugar visible.
3. Se cumple con la normativa de calidad de la Comunidad Autónoma correspondiente (procesos, indicadores de calidad, manuales de buena práctica, protocolos, programas, modelos de valoración y registros, etc.). La dirección del centro cuenta con sistemas que permiten evaluar la calidad de la asistencia y la adecuación de la cualificación del personal según la cartera de servicios de la residencia.

4. La dirección del centro cumple con los requisitos y perfiles definidos por la normativa autonómica vigente. Todos los trabajadores deben tener la titulación exijida para cada puesto de trabajo y se regulan por el convenio del sector.
5. El plan de emergencias y evacuación se encuentra debidamente elaborado y visado por las autoridades competentes, de acuerdo a las normativas aplicables, así como correctamente implementado.
6. Se cumple con la normativa establecida según la Ley Orgánica de Protección de Datos. Se toman todas las medidas de seguridad, para asegurar el control de acceso a personas autorizadas a la información de elevado nivel de protección. Si existen bases de datos o ficheros informáticos, estos se encuentran registrados en la Agencia de Protección de Datos autonómica o estatal.
7. Se garantiza por parte de la dirección del centro la protección legal de los usuarios, ejerciendo la guarda de hecho, cuando sea necesario, y se comunican al juez los ingresos de presuntos incapaces.
8. En residencias privadas, concertadas y públicas (en este último caso según normativa autonómica vigente), se realiza un contrato con cada residente, en el que se detalla la relación y condiciones del servicio.
9. El sistema interno de recepción, seguimiento y resolución de quejas, debe estar organizado de tal modo que pueda quedar constancia escrita del motivo de la queja, así como de las actuaciones emprendidas para dar curso y solucionar el problema en que la queja se base. Este sistema debe permitir, a medio plazo, identificar las áreas, personas y actuaciones que de manera mas frecuente sean motivo de quejas. El centro dispone de registro de reclamaciones con hojas numeradas, que permitan copias, las cuales se enviarán a la institución competente y serán contestadas por escrito.
10. El centro cuenta con los planes y libros regulados por decretos y leyes: plan de mantenimiento preventivo y correctivo, plan de aguas para prevención de legionelosis, libro de comedor colectivo, libros de reclamaciones, plan de emergencia y evacuación. Se cumple la normativa en relación a la identificación de todos los re-

siduos generados en el centro y su correcto tratamiento, almacenamiento y eliminación, según las directrices de protección medioambiental.

11. El centro cuenta con un sistema de guarda y custodia de los objetos de valor de los residentes.

1. B. Funciones de gobierno

12. El centro dispone de un organigrama que indica los puestos de responsabilidad y sus funciones. Dicho organigrama está actualizado y seda a conocer a residentes, familiares y trabajadores.

13. La residencia dispone de un órgano de gobierno, según la normativa vigente en cada Comunidad Autónoma, contemplando la presencia, en todos los casos, de la dirección del centro. El centro tiene un sistema de participación democrática de los usuarios o sus representantes legales, que se reúne al menos dos veces al año con la dirección del centro.

1. C. Funciones directivas

14. La dirección del centro participa en los programas de prevención y reducción de riesgos de lesiones y accidentes en los usuarios, personal y visitas usando planos de mejoras y modernizando recursos.

15. La dirección del centro vela por la prestación de una asistencia de calidad que tenga en cuenta la satisfacción del cliente interno y externo, la mejora de la actuación, la vigilancia de la cualificación del personal y la eficiencia y adecuación del uso de recursos.

16. La dirección del centro tendrá conocimiento personalizado de los residentes, familiares y trabajadores.

1. D. Planificación, organización y gestión

17. El centro dispone de instrumentos de planificación de mejora. Toda esta información quedará reflejada por escrito. El personal y los residentes tendrán capacidad para aconsejar la introducción de mejoras. Este plan de mejora es conocido por todos los implicados en el mismo.

18. El centro dispone de los seguros pertinentes a las actividades que en él se realizan y los deberá exigir a terceros que presten actividades profesionales en el centro.

19. El centro dispone de un horario general, en el que se contemplan al menos las comidas, los traslados y los horarios de los apoyos en actividades de la vida diaria.

El centro dispone de un horario de programas y actividades, detallando los residentes que asisten a los mismos.
20. La dirección del centro evalúa periódicamente el nivel de satisfacción de residentes, familiares y trabajadores y adopta las medidas necesarias para su mejora.
21. Según la normativa autonómica, existe un plan de centro, con programación de actividades, programas, criterios de organización, planificación y funcionamiento de todos sus servicios.
22. El centro está conectando con hospitales y centro de salud que prestan atención a los residentes.

OBJETIVOS DEL CENTRO

Estos centros tienen varios *objetivos básicos:*

- Potenciar la autonomía del anciano: se debe incidir en la recuperación funcional tanto física como psicológica.
- Actuar con respeto y dignidad.
- Mejorar la calidad de vida de los ancianos a través de una buena alimentación, tratamientos individualizados que mejoren sus funciones y actividades que desarrollen su creatividad y les hagan sentirse realizados.

Según el número de plazas que haya en el centro, la *clasificación* es:

- Mini – residencias: menos de 60 plazas.
- Residencias: entre 60 y 120 plazas.
- Grandes centros residenciales: más de 120 plazas.

La edad media de los ancianos que se acogen a este servicio es de más de 80 años, y más del 50% de ellos tienen algún tipo de deterioro cognitivo.

PERFIL DE LOS RESIDENTES

El perfil básico de los clientes que solicitan plazas residenciales responde en un 70% a personas que requieren asistencia médica y cuidados especiales que no pueden recibir en su propio hogar, mientras que el 30% restante corresponde a mayores que no requieren de cuidados específicos, en su mayoría matrimonios.

Un alto porcentaje de los residentes, alrededor del 80%, son mujeres, mientras que el 20% restante son hombres. El servicio más solicitado es la asistencia sanitaria permanente en el centro las veinticuatro horas del día. Los clientes son personas mayores con grados de dependencia que difieren si se trata de un centro con plazas para válidos o asistidos.

La mayoría de las personas ingresadas en centros residenciales son pacientes pluripatológicos y polimedicados. El 66% de los residentes consume 7 o más fármacos. Además, el 53% requiere de medicación tópica o parenteral y hasta un 17% de las personas ingresadas recibe terapias para la insuficiencia respiratoria. El 77% padece incontinencia urinaria (un 44% de tipo mixto).

La mayoría de las personas ingresadas en centros residenciales son pacientes pluripatológicos y polimedicados. El 66% de los residentes consume 7 o más fármacos. Además, el 53% requiere de medicación tópica o parenteral y hasta un 17% de las personas ingresadas recibe terapias para la insuficiencia respiratoria. El 77% padece incontinencia urinaria (un 44% de tipo mixto).

En resumen, *el perfil de cliente habitual* es:

- Personas con una edad media entorno a los 80-85 años, de ámbito rural principalmente.
- Antes de incorporarse a la residencia vivían solos, en la mayoría de los casos por viudedad, soltería, ausencia de familiares cercanos.
- Son personas que necesitan un elevado grado de afectividad.
- En la mayor parte de los casos padecen enfermedades psicológicas de alteración de conducta: Alzheimer, demencia senil, Parkinson... necesitando de cuidados especiales.

El cliente no suele tomar la decisión de incorporarse al centro por sí mismo, es aconsejado por sus familiares, quienes lo acompañan en la realización de los trámites necesarios para su incorporación.

El primer contacto telefónico, o correo electrónico seguido de entrevistas y visitas al centro, e incluso, se les ofrece la posibilidad de probar varios días.

DERECHOS Y DEBERES DE LOS RESIDENTES

Aunque las personas mayores tienen, obviamente, los mismos derechos que las demás, en demasiadas ocasiones estos se vulneran, en especial cuando tienen una situación de dependencia. Esto ocurre la mayoría de las veces sin que ni profesionales ni familiares, ni la propia sociedad perciban que se están lesionando tales derechos humanos.

Algunos de los derechos que con más frecuencia se vulneran son: libertad y autonomía para tomar decisiones sobre su propia vida, control de sus bienes, derecho a la intimidad, al honor y a la propia imagen, prácticas afectivas y sexualidad, discriminación en el acceso a los servicios de salud, a la libre circulación...

Derechos de los residentes

El centro dispone de un reglamento de derechos y deberes de los residentes, aprobado por el órgano competente, que es dado a conocer de modo claro e inteligible, tanto a todos los residentes, como al personal del centro. A toda persona que ingrese se le entregará, en forma escrita, la normativa sobre los aspectos particulares del centro y se le explicará verbalmente para garantizar que la ha entendido.

1. Todos los residentes tienen derecho a mantener relaciones con sus familiares y allegados, respetando las normas del centro. Los residentes y familiares tienen derecho a ser informados de cualquier cambio que pueda originarse en la dinámica de funcionamiento de la residencia.
2. Toda persona que ingrese en una residencia tendrá derecho a una atención personalizada y un plan de cuidados individuales, respetándose sus preferencias y su capacidad de decisión. En centros con residentes en situación de dependencia se dispone de una figura de referencia para cada residente (adicional al director), que vele por sus derechos.
3. Todos los residentes tienen derecho a una atención sin discriminación por razón de edad, sexo, raza, religión, ideología o cualquier otra circunstancia personal o social, tienen derecho al máximo respeto de su persona y a recibir un trato correcto por parte del personal y otros residentes.
4. Todos los trabajadores del centro están sometidos al secreto profesional y confidencialidad de los datos personales, historia de valoración, seguimiento y expediente del usuario, así como toda la información a la que tengan acceso en el desarrollo de su labor profesional.
5. Todos los residentes tienen derecho a recibir una información clara y completa sobre su trayectoria en el

centro, sobre las condiciones y normativas del centro y toda la información que el individuo considere relevante.

6. Todos los residentes tienen derecho a la toma de decisiones acerca de todo lo concerniente a su vida e, incluso, en los momentos próximos a la muerte (siempre que no se transgredan los derechos de otros o los principios profesionales). Todos los residentes tienen derecho a una muerte digna.
7. Todos los residentes tienen derecho a estar informados de manera completa y a decidir su incorporación en estudios o investigaciones clínicas, sabiendo que pueden negarse a ello sin que esto represente ninguna clase de discriminación por parte del personal del centro o la entidad.
8. Todos los residentes tienen derecho a conocer a los profesionales del centro y derecho a conocer quién es la persona o personas a las que puede dirigir sus preguntas o solicitar informaciones sobre cuestiones relacionadas con el centro, su organización, su estancia en el, y a ser recibido en horarios convenientes para ambas partes.
9. Todos los residentes tienen derecho a la información y a la participación democrática, en los términos establecidos en las leyes y normativas al respecto.
10. Todos los residentes tienen derecho a mantener su vida cultural, social o política, salvaguardando en cualquier caso, el legítimo pluralismo de opinión.
11. Todos los residentes tienen derecho a expresar las sugerencias o reclamaciones que consideren necesarias, ante la dirección del centro.
12. Todos los residentes tienen derecho al cumplimiento en la prestación de los servicios, en las condiciones establecidas, acordadas y convenidas contractualmente, entre el residente o tutor y el centro.
13. Todos los residentes tienen derecho a considerar como domicilio propio el establecimiento residencial que lo acoge así como a ejercer sus derechos individuales, con especial alusión al ejercicio de la vida afectiva y la libertad de expresión.
14. Todos los residentes tienen derecho a la intimidad en su proceso de atención, independientemente de las condiciones estructurales del centro.

15. Todos los residentes tienen derecho a la atención sanitaria que sea precisa, por los servicios propios de la residencia, los servicios del sistema público de atención primaria, hospitalaria u otros servicios ajenos o privados del residente, según su elección.
16. Todos los residentes tienen derecho a la tutela de las autoridades públicas, para garantizar el disfrute de los derechos establecidos.
17. El residente tiene derecho a recibir la información adecuada y suficiente sobre los programas y tratamientos oportunos, incluyendo beneficios, desventajas y posibles alternativas. Cuando el usuario no se halla en condiciones de recibir información ni de tomar decisiones, el centro promueve la consulta a la familia o su tutor.

Es muy importante tener en cuenta esos derechos ya que la Ley reconoce a las personas la capacidad de acudir a los tribunales si consideran que no se protegen suficientemente.

Cuando se vive en una residencia y surgen problemas en relación a los derechos de la persona, lo más aconsejable, en primer lugar es hablar con la dirección y el equipo de profesionales del centro. Está demostrado que la mayor parte de conflictos que pueden surgir en una residencia pueden resolverse hablando. Si esta solución no funciona se puede recibir asesoramiento de la administración o de alguna asociación de usuarios.

Deberes de los residentes

1. Colaborar al máximo en el cumplimiento de las normas internas del centro.
2. Respetar las condiciones de admisión, estancia y salida del centro, recogidas en la reglamentación o contrato.
3. Debe colaborar en la vida cotidiana del centro, en su autocuidado (según sus capacidades) y en llevar una vida activa.
4. Tratar con el máximo respeto al personal del centro y a los otros residentes. Todo residente tiene el deber de respetar la intimidad, el reposo y la tranquilidad de los demás residentes.
5. Respetar y cuidar las instalaciones y equipos que utilice y colaborar para su mantenimiento en buen estado.

Principales obligaciones de las residencias

1. La residencia se responsabilizará de los bienes declarados y confiados en depósito de forma gratuita en su caja fuerte.
2. Informar y asesorar en las tramitaciones y prestar ayuda para la convivencia por el personal de la Unidad de Apoyo Personal y Social.
3. En caso de fallecimiento de un residente, el personal del centro recogerá sus enseres, custodiándolos en lugar habilitado al efecto, archivando en su expediente personal el acta del inventario de sus bienes.
4. Facilitar a los residentes la información y la participación en las actividades socio-culturales y recreativas tanto externas como internas.Fomentándose a este fin la auto-organización de los residentes.
5. La Dirección del centro pondrá en conocimiento del Ministerio Fiscal la existensia de residentes presuntamente incapaces que carezcan de familiares, o si estos no ejercen las facultades de protección que les corresponden.
6. Facilitar a los residentes libros, revistas, periódicos, material audiovisual, juegos de mesa y deportivos, etc y demás medios para la ocupación activa del tiempo libre
7. El personal sanitario prestará servicio al residente, de acuerdo a las normas y horarios fijados.
8. Controlar la salud de los residentes con revisiones periódicas y actualizar sus expedientes médicos y de enfermería.
9. Practicar el reconocimiento médico al residente manteniendo actualizado su historial médico incluído en el expediente de Ingreso.
10. Fomentar la normalización, entendida como el desarrollo de un estilo de vida similar al del entorno de referencia

Otros aspectos

1. El centro debe facilitar la adaptación del residente y sus familiares, tanto en la fase previa al ingreso, como en posteriores.
2. El centro debe disponer de un expediente individual por usuario, con historia de valoración, plan de cuidados, tratamiento, protocolos y registros de incidencias.
3. El centro debe contar con un Consejo de Mayores o Junta de Gobierno y un sistema de participación democrática de los usuarios o sus representantes sociales, que se reúna con la dirección, al menos, dos veces al año.

4. El centro debe permitir a los usuarios la personalización de los espacios privados. En cualquier caso, si existen habitaciones compartidas, el propio centro velará por no invadir los derechos de otros residentes.
5. El centro tiene definido un plan de actividades (al menos con periodicidad anual), que fomente la participación e integración de residentes y familias, teniendo en cuenta las necesidades y preferencias individuales. Dicho plan será publicado y conocido por todos.
6. Se evitan en la residencia situaciones perniciosas y no deseadas por el residente, tales como aislamiento, soledad o marginación. Se establecen por escrito los criterios de distribución de habitaciones, por perfiles de dependencia, convivencia y relación.
7. El centro cuenta con un plan asistencial, en el que se detallan al menos las áreas y criterios de intervención, servicios y modelos de valoración y seguimiento. El centro dispone de registros escritos para el control de todos los procesos asistenciales.
8. El equipo técnico del centro realiza reuniones de coordinación con una periodicidad mínima quincenal.
9. El centro tiene definidos y por escrito, los sistemas de prevención, atención e intervención sobre síndromes geriátricos y patologías que originen dependencia (síndromes demenciales, caídas, inmovilidad, úlceras, problemas afectivos, incontinencia, desnutrición, estreñimiento y polifarmacia, entre otros).

La medicación es preparada por profesional adecuado según la normativa de la CC.AA., se controla y se registra su administración y se vigila periódicamente la caducidad. Los medicamentos de riesgo se conservan bajo llave y se cumplen las condiciones de almacenamiento adecuadas. Se comunican los efectos secundarios o reacciones adversas al organismo competente.

El centro analiza periódicamente la evolución de los residentes y reestructura su proceso de intervención según los resultados.

Buenas prácticas

1. Tener ambientes adaptados que permitan el confort y bienestar del usuario. Personalizar y hacer de la habitación un espacio propio.
2. Mantener una coordinación integrada entre la persona usuaria, la familia y el equipo profesional en el Plan de atención.

3. Fomentar el uso limitado y racional adaptado a circunstancias excepcionales de las contenciones físicas y farmacológicas.
4. Promover la accesibilidad evitando barreras que dificulten la participación e integración social del usuario.
5. Potenciar en la medida de lo posible la autonomía del usuario.
6. Disponer de procedimientos de control y evaluación de los procesos y actividades en función de sus objetivos.
7. Fomentar el bienestar emocional y las relaciones personales con otros residentes, amigos y familiares.
8. Informar sobre sus derechos a los usuarios para que se ejerzan y respeten.
9. Prevenir la dependencia promoviendo actividades de independencia funcional, adaptando en cuanto sea posible la medicación para que no le dificulte las actividades.
10. Apoyar al usuario en el momento del ingreso para su plena y correcta integración y adaptación al centro y sus actividades.

Familia

1. Se entrega un ejemplar del Reglamento de Régimen Interno a los familiares o allegados designados por el residente, junto con un folleto en el que se refleja el horario de atención al familiar o allegados (con presencia física o telefónica) de los distintos profesionales.
2. Existe en la residencia una sala de visitas a disposición de los familiares para facilitar la intimidad necesaria. Las familias pueden acceder a las habitaciones de los residentes, siempre respetando la intimidad y descanso de otros residentes.
3. El equipo técnico del centro, junto con la dirección, mantiene al menos dos reuniones anuales con el residente o tutor y familia (salvaguardando la opinión del residente o tutor en los aspectos a tratar), en la que se les informa personalmente de los programas de atención individualizada y planes de cuidados.
4. Previo consentimiento del residente, la familia es informada puntualmente de incidencias importantes en el estado de salud del residente, quedando constancia por escrito de dicha comunicación en su expediente o historia.

5. El horario de visitas familiares será amplio y flexible. La residencia facilita la presencia nocturna de la familia para acompañar al residente, en aquellos casos en que este lo solicite. La residencia cuenta con un programa de apoyo y participación de las familias.
6. Los familiares deben cumplir con sus deberes civiles hacia el residente, en todos sus procesos de atención.

VALORACIÓN GERIÁTRICA Y PLANIFICACIÓN ASISTENCIAL

Valoración integral del anciano

La *valoración geriátrica integral* (VGI) se define como un proceso diagnóstico evolutivo multidimensional e interdisciplinario, diseñado para identificar y cuantificar los problemas físicos, funcionales, psíquicos y sociales que puedan presentar los adultos mayores, con el propósito de desarrollar un plan individualizado de cuidados integrales, que permita una acción preventiva, terapéutica, rehabilitadora y de seguimiento, con la óptima utilización de recursos, a fin de lograr el mayor grado de autonomía y mejorar su calidad de vida

Multidimensional, porque incluye la evaluación de varias dimensiones que determinan el estado de salud (funcional, afectiva, cognitiva, social y física), e interdisciplinario, porque requiere del aporte de varios profesionales para la evaluación y manejo de los problemas de los adultos mayores. El equipo de salud básico encargado de la evaluación y cuidado de las personas mayores debería estar conformado por un médico, un enfermero, un profesional de servicio social y un terapista físico.

Importancia de la valoración integral

En el anciano lo más característico no es la presencia de enfermedades concretas sino de grandes cuadros sindrómicos de etiología multifactorial y presentación atípica, donde la repercusión física y el estado mental va a ser en la mayor parte de las ocasiones predominante, de ahí la importancia de hacer un correcto diagnóstico basándonos en estos cuatro aspectos para poder establecer un adecuado plan de cuidados y poder ubicar al sujeto en el nivel o recurso sanitario o social que mejor respuesta de a sus necesidades.

En la mayoría de las ocasiones un cambio en la situación física o mental basal del individuo es el indicador más sensible para detectar una patología subyacente y la medida de su situación funcional suele ser más útil que un largo listado de diagnósticos médicos a la hora de planificar un tratamiento o de derivar a los diferentes recursos. Del mismo modo también permite establecer mejor un pronóstico y monitorizar resultados de intervenciones. Según Rubinstein los ancianos que más se benefician de una valoración integral son: los ancianos frágiles, los que han sufrido un deterioro funcional reciente, los que tienen riesgo de incapacidad física o funcional por enfermedad aguda, los que han sufrido lesiones, traumatismos, estrés, los que toman medicaciones que pueden alterar su función y aquellos que padecen una enfermedad que primariamente afecta a la función (ictus, fractura de cadera…).

La *valoración integral* no debe ser algo reservado a los geriatras sino a todos los profesionales que trabajan con ancianos, ya que la salud del anciano como mejor se mide es en términos de función. En relación con esta afirmación, no hemos de olvidar que cuando el sujeto sufre un proceso agudo e ingresa en un hospital, no es el momento de definir su situación basal, ya que existe un estrés y está fuera de su entorno y es la valoración de cómo una persona se desenvuelve en su medio lo que nos va a permitir introducir las modificaciones necesarias para minimizar la incapacidad que pueda existir.

Entendemos por *incapacidad* (según la OMS): Cualquier restricción o pérdida de la capacidad para realizar las actividades en la manera o rango considerado normal en el ser humano.

La VGI nos permite identificar y priorizar los aspectos negativos y positivos de la salud de las personas mayores, con el fin, no solo de prevenir y tratar la enfermedad y rehabilitar la discapacidad, sino impulsar un envejecimiento activo y saludable y que la experiencia de ser mayor sea positiva, es decir, que sea posible lograr un envejecimiento exitoso.

Prevenir o evitar la progresión de esta va a ser uno de nuestros objetivos en la atención al anciano. Se ha demostrado que con una valoración integral conseguimos (grupo *Frengley, Rubinstein*) una mejor exactitud diagnóstica, una menor estancia hospitalaria, un mejor uso de fármacos y servicios sociales, una mejoría emocional, una mejoría funcional al alta y a los seis meses de un ingreso hospitalario, menor mortalidad y un ahorro de costes importante. Así mismo nos permite diferenciar los cambios asociados al envejecimiento de los debidos a patología.

La *valoración de las funciones físicas y mentales* puede hacerse de forma subjetiva, pero el uso de escalas nos va a permitir una fácil transmisión de los datos y una mejor monitorización de los resultados.

Un instrumento o escala será útil si tiene *validez* (realmente mide lo que quiere medir) y fiabilidad (es capaz de producir el mismo resultado en aplicaciones repetidas de este, por el mismo o distinto profesional), además ha de ser *sensible* a los cambios clínicos importantes del paciente.

Así pues, al juicio clínico hemos de añadir en toda historia, la situación física y mental basal así como los cambios que se han producido, apoyados siempre en escalas validadas en nuestro medio. Del mismo modo será importante la valoración social.

Valoración médica del anciano

La valoración clínica del adulto mayor es el proceso diagnóstico multidimensional y usualmente multidisciplinario, destinado a cuantificar en términos funcionales las capacidades y problemas médicos, mentales y sociales del adulto mayor con la intención de elaborar un plan de promoción, prevención, atención y/o rehabilitación, según corresponda.

En el Centro de Salud donde se cuenta con un equipo multidisciplinario, la valoración clínica del adulto mayor puede incluir la colaboración de varios miembros del equipo. La valoración incluirá: historia clínica, evaluación de enfermería y antecedentes socioeconómicos.

La valoración debe realizarse dentro de un marco de respeto, evitando los estereotipos, tales como: la infantilización (pensamiento equivocado de que el adulto mayor es similar a un niño), la presunción de que oyen poco y hay que gritarles a todos, que están dementes, etc.

No existe una fórmula rígida para la valoración de un adulto mayor; esta debe ser centrada en la persona, reconociendo su individualidad y la heterogeneidad de este grupo de población. Hay que recordar que los adultos mayores traen con ellos una historia de vida llena de eventos, personas, ambientes e interacciones que les hacen reaccionar de una manera muy individual.

La *valoración* debe seguir una secuencia lógica y ordenada con el fin de evitar las omisiones. Al aproximarse al adulto mayor:

- Se le debe llamar por su nombre.
- Sentarse y hacer contacto visual con él.
- Se debe utilizar un lenguaje que el adulto mayor pueda entender, tratando de evitar los tecnicismos.

No existe consenso internacional sobre un modelo o guía específico para la obtención de información durante la valoración. El orden aquí presentado no necesariamente es el ideal, ni cada elemento presentado es necesario para la valoración de todos los adultos mayores, ya que ello dependerá de las necesidades y posibilidades particulares de cada situación.

Historia clínica

Siempre es conveniente oír al propio paciente aunque otros miembros de la familia nos den también su versión, ya que escuchando al enfermo nos daremos cuenta de qué le preocupa, no siempre coincide con la familia, cómo se expresa, si existe algún problema de comunicación, etc.

Hemos de dirigirnos al paciente de forma clara y despacio, con preguntas breves y sencillas. Comenzando por la enfermedad actual teniendo en cuenta que el enfermo referirá múltiples problemas que habrá que valorar de forma individualizada tanto en términos médicos como de la actitud psicológica y las circunstancias sociales. No olvidando que en la mayoría de las ocasiones la enfermedad se va a manifestar de forma atípica, con síntomas inespecíficos: Astenia, anorexia, caídas, pérdida de peso, confusión, deterioro cognitivo…

Conviene también preguntar por los hábitos tóxicos, quién prepara la comida y hace la compra, esto último para investigar el estado nutricional, etc.

Antecedentes personales: Intervenciones quirúrgicas, ingresos hospitalarios, informes médicos previos que puedan aportar algún dato. Qué medicación toma y ha tomado y desde cuándo lo hace. La mayoría de los ancianos están polimedicados y en ocasiones toman fármacos con similar efecto prescritos por diferentes especialistas, motivo por el que se deben revisar los tratamientos periódicamente.

Haga una detallada encuesta sobre los medicamentos y dosis que se están tomando. En ella hay que incluir los fármacos recetados y sobretodo los automedicados. Es recomendable que le pida al adulto mayor que traiga a la visita médica todos los medicamentos que toma incluyendo aquellos que toma ocasionalmente.

Además, en las personas de 60 años y más son particularmente prevalentes, las patologías crónicas no transmisibles. Las siguientes *afecciones* se deben buscar sistemáticamente para ser descartadas:

- Los padecimientos cardiovasculares.
- La diabetes y sus complicaciones.
- El deterioro sensorial tanto auditivo como visual.
- Las afecciones osteoarticulares.
- Los padecimientos demenciales, particularmente la enfermedad de Alzheimer.

Los *antecedentes familiares* también es conveniente recogerlos, porque en muchas ocasiones reflejan las posibles angustias y miedos del paciente.

EXPLORACIÓN FÍSICA

Nos llevará también más tiempo que en el adulto joven, y una *sistemática de valoración* puede ser:

- *Aspecto general:* Estado higiénico, nutricional, de la piel, edad biológica, cómo se moviliza; levantarse de la silla, caminar.
- *Peso y talla.*
- *TA, pulso y frecuencia respiratoria.*
- *Examen de cabeza y cuello:* Presencia de arco senil, tamaño pupilar, pares craneales, estado de la boca, hidratación de las mucosas, exploración ótica para descartar tapones como posible causa de hipoacusia.

Movilidad del cuello, presencia de adenopatías o aumento del tamaño tiroideo, latido carotídeo y presión yugular.

Tórax: Forma, deformidades que afectan a la capacidad pulmonar, y por supuesto además de la inspección hay que percutir, palpar y auscultar.

Corazón: Auscultación, sabiendo que hasta en un 60% de los casos existen soplos sistólicos, más frecuentes en foco aórtico, debidos a posibles turbulencias por estenosis.

Abdomen: Explorar ruidos, megalias, posibles masas, orificios herniarios.

Recto: Sería conveniente un tacto rectal para valorar existencia de fisuras, hemorroides, impactación fecal, masas, tamaño prostático.

Exploración articular: Valorando la presencia de osteoartrosis, limitaciones en la movilidad, rigidez, dolor.

Exploración neurológica: Fuerza, sensibilidad, reflejos, presencia de temblor, aumento o disminución del tono, cómo camina el paciente, equilibrio...

En el interrogatorio por aparatos y sistemas, asegúrese de preguntar acerca de cambios en el estado funcional a lo largo del último año, cambios ponderales, fatiga, mareo, caídas, trastornos del sueño, sintomatología cardiovascular, alteraciones en la frecuencia de la micción e incontinencia urinaria, cambios en el hábito intestinal, afecciones osteoarticulares y problemas sexuales.

Tras una adecuada historia clínica y exploración se elaborará una lista de problemas detectados que deberán ser investigados y tratados siguiendo siempre el orden de prioridad establecido.

En base a estos problemas solicitaremos las *exploraciones complementarias* necesarias (analítica, EKG, Rx tórax, etc.).

Valoración funcional física

Como hemos comentado con anterioridad, en los pacientes ancianos el preservar las funciones físicas que le permiten vivir de un modo independiente es tanto o más importante que resolver los problemas médicos.

Cambios asociados al envejecimiento (I)

SISTEMA	CAMBIOS MORFOLÓGICOS	CAMBIOS FISIOLÓGICOS
Gastrointestinal	Disminuyen las papilas gustativas, se atrofian los acinos pancreáticos, disminuye la masa hepática y las células parietales gástricas.	Disminuyen las secreciones salivares y gástricas, el flujo hepático y la actividad de las enzimas microsomales. Se modifica el metabolismo hepático por alteración de las reacciones de tipo I, conservándose las de tipo II.
Nefrourológico	Disminución de la masa renal y del número de glomérulos. Divertículos tubulares. Hipertrofia prostática. Atrofia y aumento del grosor vesical. Atrofia uretrovaginal hormonodependiente.	Descenso del flujo sanguíneo y de la tasa de filtración glomerular. Disminución de la renina basal, de la aldosterona plasmática y de la excreción de potasio. Aumento del volumen residual vesical, de las contracciones espontáneas y de la diuresis nocturna.
Genital	Atrofia vaginal. Anormalidades de las células germinales.	Disminuye la secreción y aumenta el pH vaginal, desciende el nivel de estrógenos, la secreción prostática bactericida y el líquido eyaculatorio.
Hematopoyético	Aumento de la grasa medular.	Descenso de la actividad de la médula ósea y aumento de la fragilidad osmótica de los hematíes.
Musculoesquelético	Disminución de la masa ósea, del número de fibras musculares, de los espacios intervertebrales, y del espacio articular.	Disminución de la elasticidad de la pared torácica, de la actividad de osteoclastos-osteoblastos, de la elasticidad de la matriz colágena ósea y de la absorción renal de calcio y la secreción renal de vitamina D.
Inmunidad	Involución tímica.	Disminución de la capacidad funcional de los linfocitos T. Descenso de la respuesta humoral mediada por linfocitos T y del número y avidez de los anticuerpos con aumento de autoanticuerpos.

Cambios asociados al envejecimiento (II).

SISTEMA	CAMBIOS MORFOLÓGICOS	CAMBIOS FISIOLÓGICOS
Nervioso	Disminución del peso cerebral, del flujo sanguíneo, de neuronas en *putamen y locus coeruleus, Purkinje* en la corteza cerebral, de corpúsculos de *Meissner y Pacini* y de receptores dopaminérgicos. Acumulo de lipofucsina en hipocampo y corteza frontal.	Aumento del tiempo de respuesta motora. Enlentecimiento psicomotor. Disminución de la capacidad de aprendizaje complejo, de la sensibilidad profunda, del olfato, de la respuesta miótica pupilar, de las horas de sueño y la duración de la fase REM, de la sensación de sed y de la tolerancia a la variación térmica.
Ojos	Arco senil. Disminución del volumen pupilar. Aumento del grosor del cristalino. Hiperopia.	Disminución de la acomodación de la agudeza visual, la sensación de los colores y la percepción en profundidad.
Oído	Atrofia del meato auditivo externo. Degeneración de huesecillos. Atrofia de células cocleares. Descenso de neuronas auditivas. Aumento de la obstrucción de la trompa de Eustaquio.	
Piel y tejido conjuntivo	Disminución de la vasculatura y la densidad dérmica, del recambio epidérmico y de melanocitos. Adelgazamiento de la unión dermoepidérmica. Desestructuración de la arquitectura celular. Pérdida de colágeno. Atrofia de glándulas sudoríparas.	
Respiratorio	Alteraciones del colágeno y la elastina. Aumento del diámetro traqueal y de las vías aéreas centrales. Disminución del diámetro de vías aéreas pequeñas. Reducción de la superficie de intercambio gaseoso.	Disminución de la distensibilidad de la pared torácica. Aumento de la distensibilidad del parénquima. Aumento del volumen residual. Disminución de la capacidad de difusión de CO2 y del intercambio máximo de O2. Reducción de la capacidad de aporte de O2 tisular. Disminución de la sensibilidad de los quimiorreceptores a la hipoxemia y a la hipercapnia. Disminución de la actividad ciliar y del reflejo tusígeno eficaz.

Cambios asociados al envejecimiento (III).

SISTEMA	CAMBIOS MORFOLÓGICOS	CAMBIOS FISIOLÓGICOS
Endocrinometabólico		
Tiroides	Atrofia moderada y fibrosis. Aumento de coloide. Infiltración leucocitaria.	T4 normal. T3 descendida por disminución de la conversión periférica de T4 a T3.
Hidratos de carbono		Aumento de los niveles de insulina con mayor resistencia periférica a su acción y descenso de la estimulación insulínica postingesta.
Otras hormonas		Aumento de noradrenalina, vasopresina y PTH. Descenso de la actividad renina-aldosterona, de la respuesta a la hormona del crecimiento y de la secreción de andrógenos y estrógenos
Agua y electrolitos	Disminución del agua corporal total, disminución de masa magra y aumento de la grasa.	Aumento de la capacidad de secreción de ADH y de la sensibilidad a osmorreceptores. Descenso de la capacidad renal de concentración, de la capacidad de conservación renal del sodio y de la percepción de la sed.
Proteinas sericas		Disminución de la albúmina. Aumento de la glucoproteina ácida alfa-1.

El realizar esta valoración va a ser de gran interés para todos los profesionales que trabajan con ancianos ya que va a ayudar a identificar precozmente las áreas de déficit y permite intervenir de forma precoz y con regímenes rehabilitadores individualizados.

Así mismo podemos valorar la eficacia de estas intervenciones y cómo evoluciona el paciente a lo largo del tiempo.

Nos va a permitir establecer un pronóstico y unas expectativas de resultados en base a unas condiciones, identificar ancianos de riesgo y establecer qué necesidades son las de una determinada zona, basándonos en la situación de los mayores y qué cuidados hemos de dispensarles; en este sentido creemos que esta valoración es de gran interés para establecer planes políticos de salud.

Principios de la valoración funcional

La valoración de la función adquiere una dimensión muy especial en la evaluación de los pacientes de mayor edad; su deterioro puede ser indicador precoz de la enfermedad aún antes de la aparición de los síntomas clínicos, sirve para cuantificar diferencias en el impacto de enfermedades sobre el individuo y tiene un valor especial para evaluar resultados en la terapéutica y la rehabilitación.

La situación funcional física basal no debe medirse en el curso de un problema agudo, aunque en estas circunstancias pueda ser de utilidad la medición para detectar cambios sobre la situación basal del paciente. Es en el propio entorno del paciente, donde mejor se va a poder definir su situación de base, viendo cómo se desenvuelve en su propio medio.

La forma de obtener la información va a ser hablando y preguntando al paciente o a otra persona próxima a él, o viendo cuál es la capacidad real del anciano para realizar determinadas funciones.

Del mismo modo, podemos reflejar la situación con un juicio clínico subjetivo o utilizando distintas escalas existentes que van a permitir una mejor transmisión de la información y monitorización de los cambios, utilizando un lenguaje común entre los diferentes profesionales y posibilitando investigaciones en la comunidad.

Se ha demostrado que la situación *física se relaciona con*:

Mortalidad: Diversos estudios han demostrado un aumento de la mortalidad a corto plazo en los sujetos con limitaciones en las actividades básicas. También el deterioro físico predispone a la *institucionalización, hospitalización* y el *mayor uso de servicios sanitarios.*

Actividades medidas.

Normalmente se dividen las actividades de la vida diaria en *básicas e instrumentales*. Dentro de las *básicas* se incluyen: vestirse, desplazarse, asearse, bañarse y la continencia, todas actividades básicas para el autocuidado.

Se consideran actividades *instrumentales* las que son necesarias para defenderse, adaptarse al entorno, al ambiente, a la vida en la sociedad. Son: escribir, leer, cocinar, hacer la compra, la limpieza de la casa, el lavado de la ropa o el planchado, la toma de la medicación, manejo del teléfono y del dinero, uso del transporte público...

Existen multitud de *escalas que miden la situación física del anciano*, pero las más utilizadas en nuestro medio son las que exponemos a continuación:

- Para las *actividades básicas* (ABVD).
  - Índice de Katz.
  - Escala de Barthel.
  - Escala de Incapacidad Física de Cruz Roja.
- Para las *actividades instrumentales* (AIVD).
  - Escala de Lawton.

Valoración nutricional

Pregunte sobre los hábitos de alimentación, ingesta de alcohol y hábito de fumar. Pregunte sobre la actividad física que acostumbra realizar la persona. Tome los indicadores de la composición corporal: peso y talla. La mayor utilidad del peso como medida aislada es el saber si el individuo ha disminuido o aumentado más de un 10% en los últimos 3 meses. La talla por si sola no es de gran utilidad. Para estimar la reducción que la persona ha sufrido a lo largo del tiempo, la talla actual se debe comparar con la talla que la persona alcanzó en la juventud. En estos casos existen métodos para calcular con gran exactitud la talla original del adulto mayor. Índice de masa corporal: Con el peso y la talla, ya sean reales o estimados, se puede obtener el índice de masa corporal (peso/talla2). Este constituye un indicador de adiposidad y sirve como un primer tamiz para reconocer la obesidad (valor mayor de 28, aunque para adultos mayores, no existe un consenso sobre esta cifra) o la desnutrición.

Valoración mental

Forma parte también de los cuatro pilares básicos en la valoración integral del anciano, y por lo tanto contribuye de igual modo que la valoración médica y funcional a la elaboración de un adecuado plan de cuidados.

En el área mental son dos los aspectos más importantes a valorar: El *estado cognitivo y afectivo*. En el primero es importante conocer que cambios se asocian al envejecimiento y cuáles son patológicos, y dentro de estos, diferenciar fundamentalmente los síndromes confusionales de las demencias.

La afectividad se puede ver afectada por *dos problemas fundamentales*: depresión y ansiedad.

Valoración del estado cognitivo.

Con la edad se producen una serie de cambios en las funciones superiores que podemos considerar *normales*: Disminución de la memoria inmediata y de fijación, enlentecimiento del tiempo de reacción, disminución de la percepción y de la memoria fluida con preservación de la inteligencia cristalizada y de la memoria remota.

Estos cambios se consideran dentro de la normalidad, siempre y cuando no repercutan en el funcionamiento laboral o social. En el siguiente *escalón* estarían aquellos pacientes que aquejan pérdidas importantes de memoria, pero sin afectación de otras funciones superiores, posiblemente sufran los llamados *olvidos benignos de la vejez*. El objetivo de esta valoración consiste en identificar algún deterioro cognitivo que pueda afectar la autosuficiencia del adulto mayor y así establecer estrategias de intervención de forma anticipada.

Existen diversos instrumentos de valoración de las funciones cognitivas que facilitan una exploración más exhaustiva y sistemática de las características del paciente. Aproximadamente entre 72 y 80% de los casos de déficit cognitivo leve puede pasar desapercibido si no se emplea algún sistema de detección. Las pruebas de tamizaje facilitan la detección de deterioro leve y moderado, permitiendo un diagnóstico más temprano y una intervención más eficaz. A lo largo de las últimas décadas se han diseñado diferentes herramientas de tamizaje (test del reloj y el Minimental Test de Folstein). No obstante su utilidad, cabe precisar que las pruebas de tamizaje son solo una aproximación a un posible deterioro de las capacidades cognitivas del paciente, por lo que un resultado positivo debe siempre corroborase con una evaluación neuropsicológica completa.

Las demencias son un grupo sindrómico de cuyo diagnóstico etiológico y diferencial se tratará más adelante, por lo que no entraremos en detalle, pero sí apuntar que es importante no confundir *síndrome confusional agudo* y *síndrome demencial* y que ambos vienen definidos por unos criterios diagnósticos marcados por la DSM.

Valoración del estado afectivo.

Como apuntábamos anteriormente, los *dos problemas fundamentales* a valorar son la *depresión y ansiedad.*

Una de las condiciones subvaloradas a menudo en los adultos mayores es la afectiva o emocional, siendo esta una característica determinante de la salud y calidad de vida del anciano. Se ha demostrado que la depresión se asocia con una mayor morbimortalidad: actúa negativamente sobre la situación funcional, nutricional y social del anciano, y dificulta los procesos de rehabilitación y alta de los pacientes ingresados a hospitalización. El objetivo principal de la valoración afectiva debe ser identificar y cuantificar posibles trastornos que afecten o puedan comprometer la autosuficiencia del anciano.

La detección de la depresión y la ansiedad puede resultar difícil por diversos motivos: tendencia de los ancianos a negar sus sentimientos, presentación atípica de la enfermedad en la vejez, superposición de los síntomas a causa de ciertos medicamentos, entre otros. De esta manera, se pueden emplear varios recursos, como entrevista clínica o elementos de cribado que permitan abordar adecuadamente la condición afectiva del paciente.

Sistemática de la valoración mental.

Al igual que sucede con la valoración funcional o física, podemos hacer esta de un modo subjetivo, pero el uso de escalas aumenta la sensibilidad y facilita la transmisión de la información, así como la valoración de la evolución a lo largo del tiempo.

Las *principales escalas* utilizadas en nuestro medio para valorar el estado cognitivo, son: *Minimental State Examination* de Folstein o la versión validada en nuestro país por Lobo, el *Cuestionario Abreviado sobre el Estado Mental* (SPMSQ) de Pfeiffer y la *Escala de Incapacidad Mental del Servicio de Geriatría del Hospital Central de la Cruz Roja*. Para la valoración afectiva la más usada es la *escala de Yesavage reducida*.

VALORACIÓN SOCIAL Y RECURSOS SOCIALES

En la valoración geriátrica integral un eje fundamental es la valoración social, ya que, si todas las personas están inmersas en una red de relaciones sociales más o menos intensa, con interdependencias constantes, esto es aún más cierto en el caso de las personas mayores. En ellos, el riesgo de fallo de esta red, por los cambios tanto físicos como psicológicos que ocurren en este grupo de edad, es muy alto y ocasiona graves problemas tanto de salud como de manejo social.

Las *redes sociales* se definen como el conjunto de relaciones y contactos de un individuo y es el marco estructural de acceso al soporte de ése individuo. Este conjunto de relaciones son informales (familia, amigos y conocidos) y formales (servicios sociales comunitarios y gubernamentales, ONG, etc.).

Los ancianos van a ser en los próximos años un colectivo cada vez más numeroso, a ello han contribuido las nuevas formas de vida, las nuevas pautas de alimentación e higiene, los progresos sociales y los avances científicos. Con esta pequeña reflexión se podrán de manifiesto la nueva situación social de nuestros mayores, y los nuevos retos a los que se tendrán que enfrentarse las nuevas políticas sociales.

A continuación haremos una pequeña introducción para comprender como se trabaja desde el campo del trabajo social con y para las personas mayores incidiendo en la valoración social.

Por último se abordará la importancia de los recursos sociales con una breve descripción de los más demandados así como del marco de actuación propio que los regula.

Envejecimiento de la población. Situación social de la vejez.

En los últimos años en los países desarrollados estamos asistiendo, como ya hemos dicho a un claro *envejecimiento* de nuestra población, lo que despierta un creciente interés por la planificación y gestión de servicios de atención al anciano.

LAVADO		
& No recibe ayuda (entra y sale de la bañera por sí mismo, si esta es su forma habitual de bañarse).	& Recibe ayuda en la limpieza de una sola parte de su cuerpo (espalda o piernas).	# Recibe ayuda en el aseo de más de una parte de su cuerpo o ayuda al entrar o salir de la bañera.
VESTIDO		
& Coge la ropa y se viste completamente sin ayuda.	& Sin ayuda excepto para atarse los zapatos.	# Recibe ayuda para coger la ropa o ponérsela o permanece parcialmente vestido.

USO DEL RETRETE		
& Va al retreto, se limpia y se ajusta la ropa sin ayuda. Puede usar orinal o bacinilla por la noche vaciándolo por la mañana.	# Recibe ayuda para ir al retrete, limpiarse o ajustarse la ropa o en el uso nocturno del orinal.	# No va al retrete.
MOVILIZACIÓN		
& Entra y sale de la cama. Se sienta y se levanta sin ayuda (puede usar bastón o andador).	# Entra y sale de la cama, se sienta y se levanta de la cama con ayuda.	# No se levanta de la cama.
CONTINENCIA		
& Controla completamente ambos esfínteres.	# Incontinencia ocasional.	# Necesita supervisión, una sonda vesical o es incontinente.
ALIMENTACIÓN		
& Sin ayuda.	& Ayuda solo para cortar la carne o untar el pan.	# Recibe ayuda para comer o es alimentado parcial o completamente usando sondas o fluidos intravenosos.

& Independiente.
# Dependiente.

VALORACIÓN

A: Independiente en todas las funciones.
B: Independiente en todas, salvo en una de ellas.
C: Independiente en todas, salvo en lavado y otra más.
D: Independiente en todas, salvo lavado, vestido y otra más.
E: Independiente en todas, salvo lavado, vestido, uso del retrete y otra más.
F: Independiente en todas, salvo lavado, vestido, uso del retrete, movilización y otra más.
G: Dependiente de las seis funciones.
Otras: Dependiente, en al menos dos funciones, pero no clasificable como C, D, E o F.

Escala de Barthel.

ALIMENTACIÓN
10 *Independiente:* Capaz de usar cualquier instrumento. Come en un tiempo razonable. 5 *Ayuda:* Necesita ayuda para cortar, extender mantequilla, etc. 0 *Dependiente.*
BAÑO
5 *Independiente:* Se lava completo en baño o ducha, o se aplica la esponja por todo el cuerpo. Entra y sale del baño. Puede realizar todo sin estar otra persona presente. 0 *Dependiente*
VESTIDO
10 *Independiente:* Se viste, se desnuda y se ajusta la ropa. Se ata los zapatos, se pone braguero o corsé si es preciso. 5 *Ayuda:* Necesita ayuda, pero al menos la mitad de las tareas las realiza en un tiempo razonable. 0 *Dependiente.*
ASEO PERSONAL
5 *Independiente:* Se lava la cara, las manos, los dientes, etc. Se afeita y maneja el enchufe si usa maquinilla eléctrica. 0 *Dependiente.*
DEPOSICIÓN
10 *Continente:* No presenta episodios de incontinencia. Si necesita enemas o supositorios se arregla por sí solo. 5 *Incontinencia ocasional:* Presenta episodios ocasionales de incontinencia o necesita ayuda para enemas o supositorios. 0 *Incontinente.*
MICCIÓN
10 *Continente:* No presenta episodios de incontinencia, si necesita sonda o colector atiende a su cuidado. 5 *Incontinencia ocasional:* Presenta episodios ocasionales de incontinencia. Precisa ayuda en el uso de colector o sonda. 0 *Incontinente.*
USO DEL RETRETE
10 *Independiente:* Usa el retrete, bacinilla o cuña. Se sienta y se levanta sin ayuda (aún usando barras de apoyo). Se limpia y se quita y pone la ropa sin ayuda. 5 *Ayuda:* Necesita ayuda para mantener el equilibrio, limpiarse o quitarse y ponerse la ropa. 0 *Dependiente.*
TRASLADO CAMA-SILLÓN
15 *Independiente:* No necesita ayuda. Si usa silla de ruedas lo hace independientemente. 10 *Mínima ayuda.* 5 *Gran ayuda:* Es capaz de sentarse, pero precisa mucha asistencia en los traslados. 0 *Dependiente.*

PREPARACIÓN DE LA COMIDA	
Organiza, prepara y sirve las comidas por sí solo adecuadamente.	1
Prepara adecuadamente las comidas si se le proporcionan los ingredientes.	0
Prepara, calienta y sirve las comidas, pero no sigue una dieta adecuada.	0
Necesita que le preparen y le sirvan las comidas.	0
CUIDADO DE LA CASA	
Mantiene la casa solo o con ayuda ocasional.	1
Realiza tareas ligeras tales como lavar los platos o hacer las camas.	1
Realiza tareas ligeras, pero no puede mantener un adecuado nivel de limpieza.	1
Necesita ayuda en todas las tareas de la casa.	0
No participa en ninguna labor de la casa.	0
LAVADO DE LA ROPA	
Lava por sí solo toda la ropa.	1
Lava por sí solo pequeñas prendas.	1
Todo el lavado de la ropa debe ser realizado por otro.	0
USO DE MEDIOS DE TRANSPORTE	
Viaja solo en transporte público o conduce su propio coche.	1
Es capaz de coger un taxi, pero no usa otro medio de transporte.	1
Viaja en transporte público cuando va acompañado de otra persona	1
Utiliza el taxi o el automóvil solo con ayuda de otros.	0
No viaja en absoluto.	0
RESPONSABILIDAD RESPECTO A SU MEDICACIÓN	
Es capaz de tomar su medicación a la hora y dosis correcta.	1
Toma su medicación si la dosis es preparada previamente.	0
No es capaz de administrarse su medicación.	0

Con estos datos se ha de obtener una imagen de cómo la persona anciana recibe información y consejo (ayuda cognitiva, guía en decisiones), afecto (comprensión, refuerzo y estima), estimulación (socialización, conversación, distracción), y ayudas (manejo, cuidado y economía). Se ha de establecer la afectividad, el nivel de confianza y de vínculo que haya entre la red social y el individuo, así como la estabilidad del sistema.

Uno de los factores más importantes que se han de detectar en la valoración social es el nivel de sobrecarga de los cuidadores. Esto se define por el estado subjetivo de gran incomodidad o molestia originada por la prestación continuada de cuidados, con consecuencias de tipo físico, emocional, social y financiero.

La sobrecarga, el cansancio en la administración del cuidado de una persona dependiente, puede llevar a una negligencia o incluso al maltrato o al abuso en casos extremos. Asimismo, hay que tener en cuenta el daño que sufre el propio cuidador, que de forma secundaria también padece el anciano cuidado. Por estos motivos es imprescindible la detección y el tratamiento de los cuidadores informales mediante el soporte formal.

Situación social de los ancianos.

Si analizamos de cerca la situación social de cualquier persona mayor enseguida podemos percibir muchas de las características que definen su estado y su *situación*:

- *Temor al futuro y a su involución biológica.*
- *Mayores dependencias* (a nivel físico, psíquico, funcional, etc.). Las *dependencias económicas* surgen cuando una persona pasa de ser un miembro activo económica y laboralmente hablando, a cuando pasa a formar parte de la población inactiva. La *dependencia física* supone la pérdida de control de sus funciones corporales y de interacción con los elementos físicos del ambiente. La *dependencia social* se asocia a la pérdida de personas y relaciones significativas.
- *Dependencia sensorial.* Este tipo de dependencia es la que afecta a los órganos de los sentidos, el más importante de ellos sería la vista, seguido del oído y el tacto. El hecho de que una persona no pueda ver le afectará por ejemplo, en la realización de muchas de las actividades de su vida diaria, tales como los desplazamientos, realizar las tareas domésticas, leer, etc. Una situación parecida nos encontraremos si la persona no oye o tiene problemas de sensibilidad.
- *Dependencia mixta.* Este tipo de dependencia es en realidad un mix de dos o más de las dependencias anteriores, situación que nos encontraremos bastante frecuentemente. Por ejemplo, sería el caso de enfermedades como el Parkinson, que producen una dependencia física pero asociada también a problemas sensoriales.

La *dependencia mental o dependencia psiquica* surge cuando el individuo pierde su capacidad para resolver problemas y tomar decisiones. Esta dependencia es la que se daría en casos como por ejemplo retrasos mentales.

Las dependencias deben ser entendidas desde tres *conceptos fundamentales*: *multidimensionalidad, multicausalidad, y multifuncionalidad.* La primera hace referencia como hemos dicho anteriormente a diferentes ámbitos físico, psíquico, social; el segundo concepto hace referencia a que la dependencia no es sinónimo de vejez. *Todas las personas mayores no son dependientes y además hay personas que son dependientes y que no son mayores*. Factores sociales, culturales, económicos, ambientales juegan un papel muy importante en el desarrollo y mantenimiento de las dependencias y por último el tercer concepto la multifuncionalidad hace referencia a la función adaptativa.

- *Mayor predisposición a tener problemas de salud.* Aunque hoy en día se han incrementado los niveles de salud y han descendido los índices de mortalidad todavía hoy el 50% de la población mayor de 65 años padece alguna enfermedad o presenta algún tipo de problema físico o psíquico. Los principales problemas de salud del anciano son las limitaciones sensoriales, osteoporosis, enfermedad de Parkinson, demencias y alteraciones genitourinarias (enfermedades crónicas).

Criterios de Cook.

Edad superior a 50 años.
Pérdida de memoria en la vida cotidiana.
Puntuaciones inferiores en las pruebas de memoria.
Capacidad intelectual previa normal.
Puntuación mayor de 24 en el MMSE.

Criterios DSM-IV de demencia.

A.- Desarrollo de un déficit cognitivo múltiple caracterizado por:
1.- Deterioro de memoria (incapacidad para aprender nueva información o recordar la previamente aprendida).
2.- Uno de los siguientes trastornos cognitivos:
- Afasia.
- Apraxia.
- Agnosia.
- Alteración de las funciones superiores (contenido del pensamiento, abstracción, cálculo, juicio).

B.- Los síntomas anteriores provocan un deterioro significativo de la relación social y/o laboral y representan un cambio importante respecto a un nivel funcional previo.
C.- El deterioro no se explica exclusivamente por un cuadro confusional.

- *Menos redes sociales de apoyo, reducción círculos de comunicación y actividad.*
- *Cambio en las condiciones económicas.* Las pensiones hoy en día son una garantía de unos ingresos fijos pero todavía muchas de ellas son bajas e insuficientes.

Criterios diagnósticos de síndrome confusional (DSM-III).

- Obnubilación de la conciencia (reducción de la capacidad para fijar, cambiar o sostener los estímulos ambientales).
- Al menos dos de los siguientes:
  - Trastornos perceptivos (ilusiones, alucinaciones, etc.).
  - Lenguaje incoherente en ocasiones.
  - Trastorno del ciclo vigilia-sueño.
  - Aumento o disminución de la actividad psicomotora.
- Desorientación y deterioro de la memoria
- Los síntomas se desarrollan en horas o en días.
- Evidencia de un factor orgánico causal.

Debemos tener en cuenta que la seguridad económica es un factor muy importante para la integración social. El *Plan Gerontológico* aborda las pensiones en su área inicial, el problema es invocado por las propias personas mayores como de máxima preocupación, por la incidencia que tiene en su calidad de vida. España, con su sistema público de pensiones, logra tasas de sustitución elevada que reducen el riesgo de pobreza de los mayores de 65 años hasta niveles más bajos que la media europea.

- *Viviendas reducidas y poco adaptadas a las dificultades funcionales.*
  Un alojamiento adecuado y un ambiente físico agradable son necesarios para el bienestar; se acepta que la vivienda influye en la calidad de vida. La mayoría de las viviendas son antiguas y con malas condiciones higiénico-sanitarias, no están adaptadas a las situación física del anciano, aún así la mayoría de los mayores afirman en casa mientras sea posible, *en la residencia cuando sea necesario.*
- *Cambios biológicos.* Debemos destacar los cambios o disminuciones de las capacidades sensoriales, modificaciones de la visión, audición y tacto que suponen dificultades en la percepción del mundo, de sí mismo y de los demás con la importancia que puede tener para la interpretación de la realidad.

Mini-mental State (de Folstein, McHugh, 1975.)

Orientación. Puntos.
1.-¿Qué año, estación, fecha, día, mes? (máx. 5) ....
2.- ¿Dónde estamos: Estado, región, ciudad, hospital, piso? ....
Registro.
3.-Nombrar tres objetos. Preguntárselos al paciente después de nombrarlos (máx. 3) ....
Repetirlos hasta que los aprenda y apuntar el número de ensayos.
Atención y cálculo.
4.- Restar de 7 en 7 a partir de 100. Alternativamente, deletrear mundo de atrás hacia delante (máx. 5) ....
Memoria.
5.- Preguntar los tres objetos repetidos antes (máx. 3)...............................
Lenguaje.
6.- Señalar un lápiz y un reloj y que el paciente los nombre (máx.2)..........
7.- Repetir esto: *No síes, íes o peros*...
8.- Realizar una orden en tres tiempos (coger un papel con la mano derecha, doblarlo por la mitad y ponerlo en el suelo) (máx. 3)...................
9.- Leer y obedecer esto *Cierre los ojos* (máx. 1)..
10.- Escribir una frase (máx. 1)...
11.- Copiar un dibujo (máx. 1)..

- *Cambios en las funciones cognitiva,* se aprecian una serie de características como por ejemplo, disminución de la actividad psicomotriz, disminución de la velocidad del procesamiento de la información, dificultad para solucionar problemas abstractos o complejos o disminución de la memoria a corto plazo.

- *Posible estado de frustración con altibajos.*
- *Cambios en las aptitudes psicomotrices.* Enlentecimiento de los movimientos, atenuación de los reflejos, trastornos de equilibrio, trastornos en la escritura.
- *Actitudes de rechazo de la sociedad y de la familia: mala imagen de la ancianidad.* Se puede hablar de un rechazo directo, agresivo, violento, contra los padres mayores porque suponen un estorbo a los planes de sus hijos y de un rechazo indirecto, sutil, como internar a los mayores en épocas de vacaciones o no darles participación en la vida familiar... Se han roto algunas de las redes de atención y cuidado (redes de apoyo informal), debido a los cambios en la sociedad, en las antiguas formas de cuidados, familias, trabajo, etc.
- *Cambios en el rol social*, experiencia y sabiduría de los ancianos no es un valor.
- *Soledad y aislamiento* son unos de los principales problemas desde una perspectiva psicosocial. La soledad a menudo se discute en conjunción con el aislamiento social, y los términos se usan indistintamente en el lenguaje cotidiano. Sin embargo, los investigadores han señalado que los dos conceptos deben diferenciarse. Mientras que el aislamiento social surge en situaciones donde una persona no tiene suficientes personas con las que interactuar, un estado objetivo, la soledad es la experiencia subjetiva de angustia por no tener suficientes relaciones sociales o no tener suficiente contacto con las personas. Aunque los dos conceptos pueden estar relacionados, una persona puede estar socialmente aislada pero no sentirse sola, mientras que una persona con una red social aparentemente grande puede experimentar soledad. La soledad y el aislamiento son cada vez más parte de la experiencia de envejecer. La reducción de la vida intergeneracional, la mayor movilidad social y geográfica, el aumento de los hogares de una sola persona, todas estas tendencias significan que los adultos mayores pueden estar más aislados socialmente.

- *Jubilación.* Entre los factores que inciden en la vulnerabilidad de los mayores la jubilación es la que marca el fin del uno de los deberes principales del hombre -el trabajo- que lleva a la desconexión social. Afecta al estado general tanto físico como psíquico, en parte por las vivencias del jubilado y en parte por las manifestaciones de la sociedad por dejar de ser productivo.
  Una adecuada superación de este delicado momento pasaría por *dos actuaciones*: un cambio social a través de valores y actividades sociales con mayores criterios de igualdad y solidaridad y por otro lado la recuperación del jubilado a través de programas de formación e información que le ayuden a potenciar y a reconocer los aspectos positivos de esta nueva etapa de su vida.
- *Tiempo libre:* el tiempo libre en la mayoría de las personas mayores es un ocio forzado, obligado más que una liberación para disfrutar de la vida. El nivel de ingresos junto con los factores de salud determinan la naturaleza de las actividades, el buen estado de ánimo o la superación del sentimiento de soledad son necesarias para que estén dispuestos a hacer frente a un nuevo momento.
- *Depresión.* Los trastornos depresivos presentan una mayor prevalencia en las personas mayores, el riesgo de padecerla es de dos a tres veces mayor que en otras edades. Algunas *características* que predisponen a padecer depresión son: escasez de recursos sociales, pasividad, falta de habilidades para lograr esfuerzos, desaparición de seres queridos, hospitalización, etc.

Todos estos factores afectan a la situación social de las personas mayores pero no debemos olvidar que *no son todos los que están ni están todos los que son.* Para combatir los aspectos que vulneran el equilibrio de las personas mayores hay que garantizar a todos los ciudadanos unas posibilidades políticas, culturales, económicas y sociales de intercambio y participación. Aún así debemos tener en cuenta que el camino hacia el envejecimiento comienza en el momento que nacemos, este varía según las épocas y los lugares por lo tanto se trata de un proceso biológico y al mismo tiempo de una construcción cultural y social.

Uno de los retos de las políticas sociales relativas a la tercera edad consistirá por lo tanto en asumir la necesidad de mejorar la calidad de vida y promocionar un cambio cultural que reivindique la vejez como un momento específico de la vida en lugar de concebirlo como una etapa anterior a la muerte.

En nuestra sociedad la vejez está acompañada de una serie de *estereotipos, creencias, mitos:*

- *Edad cronológica:* se basa en el calendario, es decir, el tiempo que ha pasado desde tu nacimiento.
- *Edad biológica:* es la edad de tu organismo, de tus células. Tu edad real.
- *Edad psicológica:* es la que tiene cada una de las personas según se sienten. Está determinada por los rasgos psicológicos de cada grupo de edad.
- *Edad sociológica:* Entenderemos por edad sociológica en adelante (ES), la experiencia, conducta y discurso que niños/as y adolescentes poseen, y que no son propios (o esperables) para su edad cronológica.

Actualmente esta concepción de la vejez se ha ido rompiendo y hoy en día cabe considerarla como una etapa más de nuestro ciclo con aspectos positivos que desacatar. La tendencia será que las personas mayores sean individuos más años, con mayor capacidad física y mental, con mayores niveles culturales.

Su mejor salud y mejor nivel de renta le van a permitir realizar más actividades vinculadas al ocio y su mayor esperanza de vida les permitirá afrontar nuevos proyectos de vida.

El envejecimiento no se puede prevenir ya que es un proceso unido al desarrollo del ser humano; sin embargo se pueden prevenir y retardar algunos procesos que acompañan al envejecimiento a través de una intervención integral que incluya la prevención, tratamiento y rehabilitación y participación de la tercera edad dividiendo el papel pasivo que se le solía dar y convirtiéndolos en sujetos activos de su propio proceso de desarrollo.

Valoración psicosocial

Cuando trabajamos con y para personas mayores es necesario conocer de forma sistemática de qué recursos dispone, en que situación se encuentran y cuáles son sus capacidades con el fin de poder planificar programas e intervenciones adecuadas a sus necesidades.

El proceso de valoración debe estar dirigido a un objetivo concreto centrado en una persona y no solo a la evaluación de sus aspectos negativos sino más a sus capacidades, funciones, relaciones... y siempre enmarcado dentro de un plan general de intervención que debe responder a las siguientes *características*:

- Se debe trabajar desde la perspectiva de intervención a medio-largo plazo.
- El objetivo es establecer una red de intervenciones para que la persona mayor y su familia encuentren el camino más adecuado a su desarrollo. Un camino flexible y dinámico.
- Se debe prevenir la aparición y generación de situaciones de dependencia.

El proceso metodológico que guía la intervención requiere de unos pasos, los *pasos del método básico*:

- Estudio.
- Diagnóstico.
- Planificación.
- Ejecución.
- Evaluación.

En *primer lugar* ante todo es necesario un adecuado *estudio* – preliminar para conocer la problemática con la cuál nos vamos a enfrentar, para ello debemos analizar de forma exhaustiva todo lo que rodea a la persona o al problema al que pretendemos dar respuesta, por ejemplo datos de identificación del usuario, su estado de salud, su situación económica... recursos y capacidades que pueda desarrollar para en una etapa posterior poder planificar nuestra intervención (estudio preliminar). Todo estudio comienza con la formulación del problema y se extiende por una serie de fases hasta encontrar respuesta al mismo.

En *segundo lugar* se realiza un *diagnóstico*, se trata de un juicio interpretativo de una situación personal o grupal en la que se establece una jerarquización de las necesidades para poder encontrar hipótesis de trabajo que respondan eficazmente a las necesidades (*M. Colomer*). Hay cuatro elementos que debemos identificar en un diagnóstico: el cuadro de necesidades, el cuadro de recursos, alternativas de intervención y la alternativa más factible. Un diagnostico bien hecho cumple las siguientes *funciones*:

- Informar sobre los problemas y necesidades.
- Responde al porqué de las cosas.
- Identifica recursos y medios para actuar.
- Determina prioridades y estrategias de intervención.

El diagnóstico es dinámico y debe guardar relación continua con el estudio ya que con él se descubrirán más datos que nos permitirán conocer más la realidad.

En *tercer lugar la planificación* consiste en introducir orden y racionalización a unas acciones previstas de antemano, previniendo acciones futuras y articulando los medios necesarios para conseguir un fin propuesto. Nace del hecho de que los recursos de los que disponemos son escasos y no suficientes para hacer frente a las necesidades, por lo que debemos priorizar.

La ejecución se llevará a cabo cuando los anteriores puntos hayan sido bien definidos y estudiados.

Por último la *evaluación* es un proceso crítico referido a acciones pasadas con la finalidad de constar nuestros progresos con el plan propuesto y con el fin de introducir las modificaciones precisas. La evaluación debe formar parte de todo el proceso, debe ser continua y objetiva.

El procedimiento de evaluación incluye el objetivo de la misma, esto es, con que fin se evalúa, a quién, por qué se realiza y para que va a servir. La evaluación además debe ser adaptada al grupo de edad, al nivel cultural, los instrumentos deben ser fáciles de administrar y ser susceptibles de cambios.

La persona mayor es un todo *biopsicosocial*. El proceso de valoración debe estar dirigido a un objetivo centrado en una persona por ello la *valoración geriátrica* la podemos definir como la cuantificación de todos los atributos y carencias importantes de salud, funcionales y psicosociales con el fin de elaborar una plan racional de tratamiento y utilización de recursos por ello dicha *valoración* debe incluir la clínica, funcional, mental y social:

- *Valoración clínica:* enfermedades presentes, gravedad y pronóstico. Fármacos. Carencias sensoriales auditivas y visuales. Incontinencia de esfínteres. Hábitos y factores de riesgo.
- *Valoración funcional:* se evalúan las *actividades básicas* de la vida diaria como comer, poder desplazarse, control de esfínteres (*Índice Katz*) y las *actividades instrumentales* llamar por teléfono, ir de compras, hacer las tareas del hogar (*Escala de Lawton*).
- *Valoración mental:* comprende la valoración cognitiva (*Test de Pfeiffer y Mini Mental*) y la función afectiva para la prevención de trastornos mentales y la ayuda a la resolución de crisis.
- *Valoración social:* existencia de cuidadores. Modo de convivencia y red de apoyo social. Situación económica y de la vivienda. Cambios de domicilio y/o residencia habitual.

Los trabajadores sociales al trabajar en un equipo interdisciplinar aportamos la valoración social de una determinada situación al equipo. Abordándolo así desde un punto de vista holístico tendremos una visión global para poder establecer unos planes de intervención adecuados.

Para la realización de una adecuada valoración geriátrica es fundamental que se trabaje en equipo interdisciplinar formado por un conjunto de profesionales (médicos-geriatras, psicólogos, trabajadores sociales, enfermeros, educadores, auxiliares...) encarados hacia un objetivo común, igualados en el momento de hacer sus aportaciones pero diferenciados en el tipo de información y de intervención para organizar sus actuaciones de acuerdo con las características y las prioridades del problema.

Objetivo general de la valoración psicosocial.

Promover al máximo las estructuras sociales y familiares de apoyo a los ancianos, minimizar la carga de cuidados y potenciar los recursos adecuados en cada situación para lograr una mejora en la calidad de vida.

Razones para realizar una *valoración social*:

- La evaluación del funcionamiento social puede servir para determinar los factores protectores con los que cuenta el individuo para su bienestar y los factores de riesgo que necesitan vigilancia y quizás intervención psicosocial... El funcionamiento y los recursos sociales tienen un componente subjetivo y otro objetivo.
- El componente objetivo valora, por ejemplo: la frecuencia de contactos sociales, la existencia de redes sociales, se relaciona con el tamaño de la red familiar y social, los recursos financieros, características de la vivienda, convivencia, y necesidad y existencia de cuidador, etc.
- El componente subjetivo viene dado por la evaluación del propio individuo de si su situación social es satisfactoria o no (se relaciona con el apoyo emocional, con el afecto familiar, confidentes, satisfacción con la familia, sentimientos de utilidad y de soledad, entre otros).

Aspectos a valorar.

- Recursos sociales, existentes y potenciales.
- Capacidad de establecer relaciones sociales y existencia de las mismas.

Interacción: las redes sociales son el conjunto de interacciones formales e informales creadas con el fin de satisfacer las necesidades afectivas y sociales; varían a lo largo del ciclo tanto en tamaño como en intensidad. Hay varios hechos que en los ancianos desorganizan estas redes: la jubilación, fallecimientos y disminución de salud y movilidad.

La hipótesis del efecto *buffer* hace referencia a que el apoyo social tiene un efecto protector en la persona sobre las posibles influencias negativas de los sucesos o cambios vitales de los que hablábamos anteriormente, por lo que se entiende que el apoyo social preserva la salud de la persona al minimizar el estrés.

A la hora de realizar la valoración debemos evaluar:

- Cantidad y frecuencia de las interacciones en las personas que las tengan limitadas y valorar la calidad de las mismas.
- Tamaño y homogeneidad.
- Si son necesarios cambios en las ideas que perciben las relaciones como algo problemático.
- Si las condiciones del contexto y ambiente son adecuadas para favorecer los contactos sociales, la intimidad.
- Si los mecanismos de afrontamiento de acontecimientos son los adecuados.

Es fundamental el fomento, creación, aparición y mantenimiento de redes sociales y familiares que permitan pudiendo ser la permanencia de la persona mayor en el domicilio, en su medio natural. Para ello desde servicios sociales en los últimos años se comenzaron a crear programas de estancias temporales o de respiro familiar para que las personas mayores permanezcan durante un tiempo limitado en una institución de cuidados. Estos programas son muy demandados.

Las redes de apoyo informal en las que basan los sistemas de atención parece que ha entrado en crisis, cada vez más los familiares, allegados dejan de realizar las tareas que hasta entonces venían cubriendo. Dos son los factores principales de declive del apoyo informal: el potencial cuidador constituido por mujeres entre 45 y 69 años ha disminuido; la incorporación de la mujer al mundo laboral.

- *Medios económicos y materiales.* Desde una perspectiva económica, los ingresos monetarios de las personas mayores se pueden clasificar fundamentalmente en dos categorías: rentas relacionadas con la situación laboral (salarios, pensiones, subsidios…) y rentas no relacionadas con la actividad laboral (rendimientos derivados del ahorro/inversión acumulado a lo largo de su ciclo vital).

- *Bienestar subjetivo, necesidades percibidas:* el grado de adaptación a la realidad, la felicidad, la esperanza son conceptos difíciles de medir desde un punto de vista totalmente objetivo pero que es preciso tener en cuenta en toda intervención, ¿Cómo se siente? ¿Qué espera en el futuro? ¿Hay algo en su vida que no le hace feliz? ¿Se encuentra con fuerzas para afrontar el problema? Estas son preguntas que debemos plantear siempre ya que el bienestar y las necesidades percibidas por cada usuario no siempre coinciden con las demandas o con las necesidades expresadas y además porque el grado de satisfacción es importante para que pueda enfrentar la situación o el problema de una forma adecuada.
- *Impacto ambiental.* Hace referencia a la interacción entre el individuo y su entorno con el objetivo de emitir las indicaciones adecuadas para lograr una adecuada compatibilidad entre ambos. Con la valoración del ambiente se pretende identificar las variables ambientales relevantes, tanto de tipo específico como la colocación del mobiliario o las ayudas a la movilidad como aquellas más genéricas relativas a la organización de los centros geriátricos.
- *Determinar factores de riesgo, como son:*
  - Edad avanzada, viudedad, sexo femenino.
  - Aislamiento social, antecedentes de maltrato doméstico, cambios frecuentes de domicilio y centro de salud.
  - Empeoramiento reciente de la salud, deterioro físico o cognitivo, demencia.
  - Trastornos del comportamiento: agitación, incontinencia.

Aspectos básicos a valorar.

- Necesidades percibidas.
- Cuál es su estado de salud a nivel físico y psíquico.
- Cobertura familiar.
- Valoración funcional.
- Cómo es la vivienda en la que residen.
- De qué recursos dispone.
- Potenciales a desarrollar.

Instrumentos.

- *Cuestionario Oars-Social Resource Scale.* Instrumento de valoración multidimensional que analiza las siguientes dimensiones estructura familiar, patrones de amistad, disponibilidad de un confidente o de una persona que pueda prestar ayuda en caso de necesidad.

- *Cuestionario Philadelphia Geriatric Center.* Instrumento de valoración multidimesional que recoge el bienestar subjetivo del anciano: actitud ante el envejecimiento, optimismo, no satisfacción en soledad, nerviosismo.
- *Cuestionario Apgar-Familiar (Smikstein 1978).* Instrumento de *sreening* que recoge la salud familiar desde la perspectiva de cada miembro de la familia. Analiza *seis categorías*: adaptación, vida conyugal, crecimiento, afectividad y resolución.

Perspectivas de futuro. La atención sociosanitaria

La *atención sociosanitaria* puede describirse como el más nuevo y amplio de los sectores de bienestar social.

Presta una atención más amplia, duradera y continuada ocupándose fundamentalmente de recuperar la calidad de vida del individuo y de la familia. Lo sanitario y lo social forman un continuo, visto desde está concepción, los problemas sociales condicionan o determinan los problemas sanitarios y viceversa.

Es posible hablar de un *espacio socio-sanitario* donde ambas vertientes social y sanitaria se presentan de forma inseparable e interrelacionada; el reto del futuro será la atención integral al colectivo de personas mayores.

Los *principios básicos* sobre los que se sustenta la atención socio-sanitaria son:

- *Credibilidad:* la nueva organización debe ser creíble en sus propuestas y en sus acciones. Los usuarios deben tener confianza en los profesionales.
- *Prevención:* la atención sociosanitaria es un instrumento de prevención tanto primaria como secundaria.
- *Interdisciplinariedad:* la atención debe ser prestada por un equipo formado por un conjunto de profesionales con un objetivo común.
- *No maleficiencia:* obligación de no lesionar con nuestras prácticas asistenciales la integridad física o psíquica de un usuario.
- *Integralidad:* la atención debe estar dirigida a la persona en su conjunto, abordando todas sus esferas, social, mental, clínica...
- *Personalizada:* los únicos y auténticos protagonistas son los propios usuarios, su núcleo familiar y grupal.

- *Flexibilidad:* la toma de decisiones, los programas y objetivos no deben ser rígidos deben adaptarse a las situaciones que vayan surgiendo.
- *Universal:* dirigido a cualquier ser humano.

Desde la firma del Convenio de colaboración para la atención socio-sanitaria de las personas mayores el 14 de diciembre de 1993 se reconoce el progresivo envejecimiento de la población y la necesidad de desarrollar una estrategia de coordinación para garantizar una continuidad en los cuidados y una mejora en la calidad de vida.

Valoración cognitiva

Puntos clave

Las valoraciones funcional y cognitiva son dos áreas geriátricas que se benefician de la valoración mediante *escalas*; el médico de familia debe ser prudente en su elección y en su interpretación.

- El índice de Barthel es una de las mejores escalas para valorar la funcionalidad en acciones básicas (actividades básicas de la vida diaria, ABVD).
- No se dispone de adecuadas escalas para valorar las actividades instrumentales de la vida diaria (AIVD). A pesar de ello, el índice de Lawton y Brody sigue siendo una de las más empleadas.
- Las dos pruebas de ejecución más utilizadas son el *test de la marcha* y el de *levántese y ande*.
- Aunque las pruebas de ejecución son sencillas y valoran un área concreta (movilidad, marcha, equilibrio), se relacionan bien con otras medidas de funcionalidad, concretamente las que valoran las AIVD.
- El cuestionario de Pfeiffer y el set-test de Isaac son dos buenas pruebas de rápida valoración o de cribado del deterioro cognitivo.
- Para valorar más en extensión la función cognitiva, se recomienda el mini-examen cognoscitivo (MEC), o la traducción y adaptación al español del original Minimental test de Folstein (MMSE).
- Emplear más de dos pruebas en una misma área incrementa el potencial diagnóstico y el valor predictivo.
- Independientemente de la puntuación final, deben registrarse los componentes de la prueba en los que el paciente ha fallado.

Consideraciones generales

La función cognitiva de un individuo es el resultado del funcionamiento global de sus diferentes áreas intelectuales, incluyendo, orientación, atención, percepción, fijación, memoria y juicio.

Un gran número de procesos frecuentes en el anciano (infecciones, procesos degenerativos, neoplásicos, enfermedades sistémicas, toma de fármacos, etc.) pueden alterar tales funciones de forma parcial o global (demencia o delirium), así como de forma aguda o crónica, dando lugar a diferentes síndromes que se engloban bajo el término *deterioro cognitivo.*

El deterioro cognitivo presenta una alta prevalencia en el anciano y condiciona no pocas situaciones de grave incapacidad con una seria problemática socioasistencial; basta recordar que la demencia senil tiene una prevalencia de un 20% por encima de los 80 años y es el substrato más adecuado para que múltiples procesos agudos incidan sobre ella (infecciones, deshidratación, confusión), así como complicaciones en línea con los denominados síndromes geriátricos (caídas, inmovilidad, incontinencia, impactación fecal, úlceras por presión, etc.). Además, los pacientes con deterioro cognitivo requieren una mayor supervisión por sus cuidadores, tienen un peor pronóstico rehabilitador, su alta hospitalaria es más difícil y utilizan un mayor número de recursos socio-sanitarios. Por ello, conocer la situación cognitiva del paciente geriátrico es importante a la hora de planificar sus cuidados y tomar decisiones, ya que un apropiado manejo puede mejorar sustancialmente la calidad de vida y reducir el desarrollo de complicaciones.

Con elevada frecuencia, las alteraciones cognitivas son atribuidas erróneamente al proceso de envejecimiento; otras veces, es el propio paciente con un deterioro cognitivo leve o moderado el que ofrece una imagen lúcida e intacta desde el punto de vista intelectual y su deterioro pasa desapercibido para la familia e incluso para el personal sanitario, por lo que la prevalencia del deterioro cognitivo puede infravalorarse.

El objetivo de la valoración cognitiva dentro de la valoración geriátrica exhaustiva es fundamentalmente identificar la presencia de un deterioro cognitivo que pueda afectar a la capacidad de autosuficiencia del anciano y generar la puesta en marcha de estudios diagnósticos clínicos, neuropsicológicos y funcionales que traten de establecer sus causas e implicaciones y, por último, establecer estrategias de intervención de forma precoz.

Sistemática de la valoración cognitiva del anciano

Signos y/o síntomas de sospecha de deterioro cognitivo.

1. Pérdidas de memoria que afectan las capacidades en el trabajo (citas, nombres, números de teléfono).
2. Dificultades en realizar tareas familiares (preparación de comida, manejo de dinero, teléfono, control de medicamentos).
3. Problemas de lenguaje (olvidos y sustitución de palabras).
4. Desorientación en tiempo y lugar (olvido de la fecha, perderse).
5. Pobreza de juicio (vestidos inapropiados, conductas anómalas).
6. Problemas del pensamiento abstracto (olvido del significado del dinero, problemas en evaluar semejanzas, en interpretar refranes).
7. Perder cosas importantes o ponerlas en lugares inadecuados (plancha en la nevera).
8. Cambios en el humor y conducta (cambios frecuentes e inesperados del estado de ánimo).
9. Cambios de personalidad (cambio reciente: suspicacia, temor).
10. Pérdida de iniciativa (pasividad y necesidad de estímulos constantes).

No existen evidencias para recomendar el cribado sistemático de la demencia, mediante cuestionarios en la población general ni en personas ancianas, según los principales expertos.

A pesar de ello, la *Society of General Internal Medicine American* y otros expertos recomiendan hacer cribado en pacientes mayores de 75 años, institucionalizados mayores de 65 años, y en aquellos que tengan dificultades para realizar actividades instrumentales de la vida diaria (AIVD).

Una vez que sospechemos deterioro cognitivo la primera pregunta que debemos plantearnos sería: *¿Qué se debe hacer ante la sospecha de un deterioro cognitivo?*

Debe realizarse una valoración cognitiva que incluye dos *formas*:

- *No estructurada:* Basada en la observación directa y la entrevista con el paciente y la familia. Incluiría una anamnesis, y una exploración física general y neurológica.
- *Estructurada:* Mediante test y cuestionarios cumplimentados por el entrevistador, el cuidador o el propio paciente.

Algunos de las más usados

- *Test de las fotos o fototest:* es el test cognitivo breve más estudiado en España en la detección de deterioro cognitivo. Consta de una tarea de denominación, una de fluidez verbal y una de recuerdo libre y facilitado de seis fotografías, siendo apto para ser aplicado a sujetos iletrados. Su brevedad, facilidad de uso e interpretación por parte del médico y su aceptabilidad por el paciente lo convierten en uno de los más recomendables y útiles en AP tanto para el cribado de DCL como de la demencia.

- *Test de alteración de la memoria (T@M):* incluye ítems relacionados con el recuerdo libre y facilitado, orientación temporal y, en menor proporción, ítems de memoria remota/semántica. Estas características le convierten en una herramienta especialmente adecuada para la distinción de las quejas subjetivas de memoria y el DCL.
- *Eurotest:* evalúa lenguaje, memoria, cálculo, capacidad de abstracción y función ejecutiva. Puede aplicarse sin modificación alguna en todos los países de la zona euro, por lo que es aplicable a pacientes extranjeros.
- *Test episódico:* es de reciente creación y validado en una muestra de pacientes para DCL amnésico y EA. Evalúa la memoria episódica exclusivamente mediante preguntas relacionadas con el pasado reciente.
- *Test del reloj:* evalúa el área o capacidad visuoespacial y las funciones ejecutivas. Es muy sensible al daño cortical parietal derecho y resulta de gran ayuda como complemento de otros test breves, especialmente cuando no se detecta un rendimiento anómalo en pruebas de memoria.
- *Mini-Cog:* incluye las áreas que más frecuentemente se ven alteradas al inicio del deterioro cognitivo. Une para ello una prueba de aprendizaje de tres palabras similar a la del test Mini-Mental State de Folstein (memoria episódica) y el test del reloj. Su puntuación tiene un rango con poca sensibilidad para la detección del deterioro cognitivo. Presenta las mismas confusiones que el anterior.

Valoración no estructurada.

Anamnesis.

¿Cómo y dónde realizarla? Es conveniente, si la situación lo permite, en una consulta programada con un informador allegado o, si este no puede acompañarle, obtener un test del informador cumplimentado correctamente puede servirnos de gran ayuda.

Es de especial interés cuidar el clima de escucha, el entorno y disponer de tiempo. En los casos en que detectemos negación de los síntomas, hostilidad o suspicacia en el paciente o queden datos por esclarecer, el abordaje del informador a solas puede facilitar la información necesaria.

Cuestionario del informador

Son instrumentos, en general, sencillos y cómodos de administrar, que ofrecen una perspectiva (longitudinal y del informador) complementaria a la de los test cognitivos. El test del Informador (TIN o SS- IQCODE) es el cuestionario más estudiado. Proporciona una información muy útil al recoger datos de estos informadores sobre los cambios cognitivos observados en el paciente a lo largo de los 10 últimos años y facilita una perspectiva longitudinal del declive cognitivo. Añade valor a la detección del DCL si se asocia a test cognitivos breves. Su rendimiento para la detección del deterioro cognitivo es menor que para demencia.

Es útil iniciar la entrevista juntos y después completarla con ambas partes por separado, no necesariamente el mismo día.

Las *preguntas* a realizar en una anamnesis inicial serían:

1. *¿Tiene dificultades para recordar el nombre de algunas cosas (encontrar las palabras adecuadas)?* Así se valora el lenguaje (*disnomias*).
2. *¿Le cuesta recordar con frecuencia el nombre de algunas personas, lo que hizo el día antes, qué comió, a dónde fue o dónde dejó sus cosas?*

   Es importante conocer si los olvidos son frecuentes o esporádicos, si las personas son conocidas o no. Valoramos la memoria (a corto, reciente y largo plazo (remota)).
3. *¿Le cuesta opinar, tomar decisiones, organizar actividades o afrontar situaciones nuevas?* Valoramos la capacidad de juicio, razonamiento y funciones ejecutivas.
4. *¿Sabe dónde se encuentra ahora? ¿Se ha perdido alguna vez?*

   Determinar si es por las calles conocidas o en lugares poco conocidos. Se valora la orientación.
5. *¿Se encuentra triste, desesperanzado, sin interés ni disfrute por las cosas o mal humorado, nervioso o con problemas de sueño?* Se valora el *estado de ánimo* depresivo/ansioso.
6. *¿Ha habido cambios en su personalidad y comportamiento habitual?, ¿se encuentra extraño, raro o ausente?* Se valora si existe *ideación delirante, alucinaciones o ilusiones*.

7. *¿Se maneja bien con el dinero sin ayuda?* Se debe comparar con situaciones previas a notar déficit.
8. *¿Puede realizar las mismas tareas domésticas, laborales y sociales de la vida diaria sin ayuda (usar transporte, teléfono, cuidados de la casa, manejo de asuntos económicos)?* Las *actividades instrumentales* son las que primero se afectan en la demencia.
9. *¿Puede caminar, lavarse vestirse, ir al WC o alimentarse sin ayuda?* Valora las *actividades básicas de la vida diaria. ¿Quién suele hacer la demanda?*

La conciencia de enfermedad es un dato que orienta en el diagnóstico. En la mayoría de casos de *deterioro cognitivo patológico* la demanda de atención inicial suele establecerse a través de un familiar o persona allegada que se ha dado cuenta de los déficit, debido a la escasa percepción de enfermedad del paciente. En los casos en que la demanda sea expresada por el propio paciente, es más probable que se trate de un *trastorno depresivo o ansioso* y si fuera una *demencia* sería en la mayoría de los casos de grado incipiente que es cuando existe una conciencia de enfermedad.

¿Cuándo se profundiza en la anamnesis?

Se debe hacer por personal cualificado. Si ante las preguntas de anamnesis inicial se sospecha un deterioro cognitivo se intenta extraer:

1. *Antecedentes familiares:* Demencia, epilepsia, ACVA, enfermedades psiquiátricas.
2. *Antecedentes personales:*
   - Nivel educativo y capacidad funcional y social previos.
   - Tóxicos laborales.
   - Enfermedades de transmisión sexual y VIH.
   - Neoplasias.
   - Traumatismos craneales.
   - Trastornos psiquiátricos.
   - Endocrinopatías.
3. *Enfermedad actual:*
   - Fecha aproximada de los síntomas.
   - Modo de instauración.
   - Progresión.
   - Conciencia de enfermedad.
   - Síntomas asociados (caídas, incontinencias, depresión, etc).

4. *Fármacos anticoagulantes y con toxicidad cognitiva:*
   - Anticolinérgicos.
   - Antidepresivos.
   - AINES.
   - Benzodiacepinas.
   - Corticoides.
   - Litio.
   - Cimetidina.
   - Antihistamínicos y otros.
5. *También debe incluir aspectos como:*
   - Apariencia: Si está descuidado/a en el vestido, o es inadecuado. Expresión facial o postura.
   - Sentidos: Si ve u oye bien o mal.
   - Lenguaje: Ritmo, cómo articula, si tiene dificultad para nombrar objetos (anomia).
   - Ánimo: Sentimientos de tristeza, culpabilidad, cambios inadecuados de humor.
   - Síntomas somáticos de enfermedad mental.
   - Pensamiento: Ideas delirantes o pensamientos que nos se ajustan a la realidad.

Este punto es de especial importancia para el personal dedicado al cuidado-manejo de dichos pacientes (auxiliares, etc.). La historia clínica de los auxiliares debe recoger todos los aspectos reseñados en el punto 5 además de todos los ya habituales.

Exploración física.

Puede orientar hacia el diagnóstico de la causa de deterioro cognitivo.

Exploración general:

1. Temperatura.
2. Tensión arterial.
3. Frecuencia cardíaca.
4. Saturación.
5. Talla y peso.
6. Auscultación cardíaca.
7. Pulsos periféricos.
8. Palpación del tiroides.
9. Piel y mucosas.
10. Abdomen (si hay sospecha de impactación fecal, retención urinaria).
11. Extremidades.
12. Red venosa.

6. Antedecentes de alcoholismo, tabaquismo y drogadicción.

Debe recomendarse a los pacientes que fuman que dejen de hacerlo y, si continúan, que no lo hagan en la cama porque los ancianos tienen más probabilidades de quedarse dormidos mientras fuman.

Hay que buscar signos de enfermedades asociadas con el consumo de alcohol (que suelen subdiagnosticarse en los ancianos). Estos signos incluyen confusión, ira, hostilidad, aliento a alcohol, trastornos del equilibrio y la marcha, temblores, neuropatía periférica y deficiencias nutricionales. Los cuestionarios sistematizados y las preguntas para determinar la cantidad y la frecuencia del consumo de alcohol pueden ser útiles.

Exploración neurológica:

- Nivel de conciencia.
- Lenguaje.
- Signos de liberación frontal.
- Signos focales motores.
- Pares craneales.
- Fondo de ojo.
- Signos extrapiramidales.
- Alteración de la marcha.

7. Antedecentes nutricionales.

Debe determinarse el tipo, la cantidad y la frecuencia de la alimentación. Los pacientes que consumen ≤ 2 comidas al día presentan un riesgo elevado de desnutrición. Los médicos deben formular las siguientes *preguntas:*

- Dietas especiales (p. ej., hiposódica, con bajo contenido de hidratos de carbono) o dietas muy hipocalóricas autoprescritas.
- Ingesta de fibras en la dieta y vitaminas que se venden bajo receta o de venta libre.
- Pérdida de peso o cambios en la forma que le queda la ropa.
- Cantidad de dinero que gasta el paciente en alimentos.
- Accesibilidad a los alimentos y artefactos adecuados para cocinar.
- Variedad y frescura de los alimentos.

Hay que evaluar si el paciente es capaz de comer (p. ej., masticar y deglutir). Esto puede verse comprometido en aquellos con xerostomía o problemas dentales, lo que es habitual en los ancianos. La reducccción del gusto o el olfato puede disminuir el placer por la comida, y hacer que el paciente coma menos. Aquellos con compromiso visual, artritis, inmovilidad o temblores pueden hallar dificultades para preparar la comida e incluso quemarse o lastimarse mientras cocinan. Los individuos preocupados por la incontinencia urinaria pueden reducir su ingesta de líquido y, como consecuencia, también comer menos.

Instrumentos o escalas de valoración o tipo de test.

Existe una gran variedad de instrumentos de valoración de las funciones cognitivas en las personas de edad avanzada.

El uso de dichos instrumentos o escalas facilita una exploración más exhaustiva y sistemática de las características del paciente y permite comparar resultados entre examinadores, y en diferentes lugares, y para el mismo examinador con el paso del tiempo.

Por tanto es fácilmente comprensible que cada vez se generalice más la realización de ellos en el ámbito sanitario (médicos de Atención Primaria, geriatras, enfermeros, auxiliares, etc.).

Las escalas de evaluación neuropsicológica que se usen en la práctica cotidiana deben reunir una serie de *cualidades* que las harán más o menos útiles:

- Deben ser de *administración sencilla y rápida* para que su uso pueda ser generalizado y llevado a cabo por diferentes miembros del equipo asistencial.
- Debe conocerse su *validez* (la capacidad de medir aquello que pretenden evaluar).
- Debe conocerse su *fiabilidad* (que sus resultados no dependan de la persona o el momento en el que se administre la escala).

Así, de la gran cantidad de test, instrumentos o escalas existentes en la literatura especializada, solo unos pocos gozan de una implantación y aceptación generalizadas, consecuencia probablemente de su mayor calidad.

La evaluación neuropsicológica aunque se realice mediante tests breves de cribado, no es fácil, ya que pueden plantearse dificultades tanto en la realización de las pruebas como en la interpretación de los resultados o en la propia utilización de un punto de corte.

De entre todos los test analizados, el *mini-examen* del estado mental o *mini-mental* es el más usado en el mundo. Se tarda unos diez minutos y evalua las capacidades cognitivas de los pacientes.

La realización de los tests neuropsicológicos puede estar afectada por múltiples *factores*:

- Los factores *sociodemográficos* tienen gran importancia ya que muchos rendimientos dependen especialmente del grado de escolaridad y de la edad de los pacientes. En las demencias el gran problema es, en general, el impacto del envejecimiento en los resultados de los tests la escolaridad y los factores emocionales.
- Otro problema es la *anosognosia* y la *falta de colaboración de algunos pacientes*. Los trastornos sensoriales como la hipoacusia o la pérdida de agudeza visual pueden contribuir a situaciones muy difíciles de evaluar. De la misma manera, el reconocimiento y la denominación de figuras pueden presentar alteraciones por trastornos perceptivos visuales periféricos. Las alteraciones de la atención y la presencia de una distractibilidad más o menos importante pueden dar lugar a bajos rendimientos en distintos subtests neuropsicológicos.
- Los *factores psicológicos, psiquiátricos y de personalidad* pueden tener una influencia capital en los rendimientos de los tests y dar lugar a falsas interpretaciones sobre la realidad del estado funcional cerebral de los pacientes. Dentro de este ámbito se ha de destacar la frecuente patología ansiosa y depresiva. En este punto serán fundamentales los datos de la historia clínica y el que se cumplan o no los criterios diagnósticos de las entidades relacionadas con los trastornos de ansiedad y depresión.

Los cuestionarios representan solo una ayuda en el proceso de valoración del paciente. Además, son útiles para la monitorización de la evolución del paciente así como para programas de despistaje de deterioro cognitivo, tanto en el medio hospitalario como comunitario.

Disponemos de dos *niveles de evaluación cognitiva* según su extensión y dificultad: Evaluación breve o de cribado cognitivo y evaluación extensa o completa.

La *evaluación breve* puede ser realizada por cualquier profesional de la salud mínimamente entrenado y con conocimientos de cómo se realizan las distintas preguntas, qué miden y cómo se puntúan. Por lo general el tiempo de realización de estas pruebas no suele ser superior a los 10-15 minutos. Mediante estas pruebas o tests breves de *screening* únicamente podemos determinar la existencia o ausencia de déficit cognitivo en el paciente, no podremos, por tanto, hacer una interpretación pormenorizada de las funciones alteradas o del grado de disfunción ya que esto requiere una evaluación más extensa y especializada. Dichos tests breves son así mismos útiles para realizar el seguimiento del posible deterioro cognitivo del paciente (evaluación cada 6-12 meses, según evolución), a fin de determinar la progresión o no de los déficits.

Las *escalas de mayor brevedad* son: el *Test mental abreviado de Hodkinson (1972), el Cuestionario del estado mental (MSQ) de Kahn (1960) y el Cuestionario portátil corto del estado mental (SPMSQ) de Pfeiffer (1975).* Estos tres tests son de muy similar construcción y constan cada uno de 10 preguntas sobre orientación, memoria y cálculo sencillas. El primero de ellos ha sido recomendado recientemente como de elección para el proceso de valoración geriátrica integral por la *British Geriatric Society* por tratarse, probablemente, del test de uso más extendido con este fin en el Reino Unido. El más utilizado en nuestro medio por su brevedad y facilidad de ejecución es el *Test de Pfeiffer* que presenta en su versión original una buena validez con el diagnóstico clínico de demencia (sensibilidad = 68%, especificidad = 96%, valor predictivo positivo = 92% y valor predictivo negativo = 82%), con buena reproductibilidad intraobservador (0.82-0.83). Su principal *problema* es que no detecta deterioros leves, ni cambios pequeños en la evolución.

El *Test de los siete minutos* (T7M) es una mini batería de test que incluye el *Test de orientación temporal de Benton*, el anteriormente mencionado *Test de Buschke*, un test de fluidez categorial semántica de animales y el *Test del Reloj*.

Planificación en la intervención social

Hablamos de planificación en intervención social al referirnos al acto de racionalizar una acción dirigida al planeamiento general de una intervención. Al hablar de programación en intervención social nos referimos a la fase técnica de elaboración de planes, programas y proyectos.

La planificación de las intervenciones se presenta como una característica fundamental en la moderna intervención social. La ordenación de los recursos para alcanzar unos objetivos en base a criterios de racionalidad, da origen a todo el proceso planificador, en sus diferentes niveles y fases, tratados todos en estas páginas. Además, aparecen también recogidos los componentes imprescindibles de un proyecto, así como recomendaciones de cara a enfocar la redacción de un proyecto. Por último, se trata la naturaleza y conveniencia de diseñar planificaciones integrales, de acuerdo con la realidad compleja con la que se interviene.

El ejercicio de la planificación, se desarrollada en su plenitud en los dominios económicos (empresa y estado), se comienza a aplicar al campo de lo social con la profesionalización y la adquisición de un estatus técnico por parte de los trabajadores de la intervención social.

En España, es a raíz del desarrollo del sistema público de servicios sociales, en la década de los 80 sobre todo, es cuando las administraciones comienzan a desarrollar intervenciones planificadas en el terreno social. Actualmente, se puede decir que planificación y programación son herramientas básicas dentro de cualquier proceso de intervención social, con la que todas las actuaciones que se llevan a cabo en torno a los servicios sociales, desde cualquier administración o institución, cobran sentido y se dotan de coherencia y unidad. El Servicio de Ayuda a Domicilio, como una de las prestaciones básicas del Sistema Público de Servicios Sociales, no escapa a esta lógica, y basa sus actuaciones en una ejecución planificada.

Según la Real Academia de la Lengua Española, *planificar* es hacer un plan o proyecto de acción. La planificación tiene mucho que ver con prever y con prevenir (anticiparse a un inconveniente, dificultad u objeción).

Aunque existen muchas definiciones y conceptualizaciones de planificación todas hacen referencia a un proceso de ordenación y organización de unos recursos materiales y humanos para conseguir unos resultados esperados. Definiciones más exhaustivas incluyen conceptos como la detección de necesidades, temporalidad, racionalidad, eficacia y evaluación.

Planificar significa decidir dónde se va a intervenir, qué es lo que se va a hacer, quién lo va a hacer, cómo, cuándo, con qué recursos y cómo se van a medir los resultados obtenidos, teniendo en cuenta que la realidad en la que trabajamos está en constante cambio y que las actuaciones deben ir adaptándose a las nuevas situaciones generadas.

La cada vez mayor presencia de la planificación en los procesos de intervención social obedece a varias *razones*:

- *Necesidad de rentabilizar los recursos.* Las actuaciones planificadas parten de la escasez de recursos y de la necesidad de asignarlos de forma racional, dependiendo de las actuaciones a llevar a cabo y los cambios requeridos.

- *La planificación proporciona un conocimiento real de las necesidades y de los recursos con que se cuenta*, dirigiendo las acciones de forma eficaz (guía de las intervenciones).
- *Permite sacar el máximo rendimiento del trabajo interdisciplinar*, que proporciona una irrenunciable visión global de las situaciones sociales, organizando intervenciones de carácter integrador.
- *Sistematiza los procesos de intervención*, pero también los de evaluación y de medida de los logros obtenidos, facilitando así la toma de decisiones para próximas planificaciones.

La planificación consiste en buscar, anticipar, prever, reducir e intentar vislumbrar que va a desarrollarse y aplicarse en el futuro. Las *fases* son: plan, programa y proyecto.

No obstante, en ocasiones encuentran programas o proyectos que no sirven a los criterios de racionalidad de los que emana la planificación. Así, para que la planificación sea eficaz es necesario que cumpla con una serie de *requisitos* entre los que cabe destacar:

- *Claridad.* El proceso planificador tiene la función de ser guía y base para la acción. Su formulación debe ser de fácil comprensión, e interpretación.
- *Sencillez.* Es necesario prescindir de todos los elementos innecesarios que solo aporten confusión.
- *Lógica y racionalidad*, en lo que se refiere a la sucesión de fases y acciones.
- *Realismo.* Tanto los objetivos como los recursos y tiempos deben ajustarse a la realidad.
- *Precisión.* Las acciones a desarrollar deben estar definidas de forma precisa, evitando ambigüedades y juicios interpretativos.
- *Continuidad.* Todas las actuaciones deben de tener conexiones y preservar la idea de globalidad.
- Unidad. No debe haber incongruencias entre sus distintas partes.
- *Elasticidad.* La planificación debe poder adaptarse a cambios en la realidad en la que se interviene sin perder eficacia.

- *Estabilidad.* Debe estar sujeta a adaptaciones, pero no a continuas correcciones, interrupciones o abandonos.
- *Economía.* Es necesario adaptarse a criterios económicos reduciendo costos inútiles, sin que esto suponga una merma de eficacia.
- *Adecuación.* La planificación tiene que responder a las exigencias de la situación.
- *Aceptación.* Debe ser apoyada por aquellos que deban ponerla en marcha, así, se intentará en lo posible su participación en su elaboración, o al menos informarle de su finalidad para evitar resistencias.

Además de estos requisitos, y en cuanto a la planificación de intervenciones de carácter social se refiere, la participación de la comunidad o de la población con la que se va a intervenir en el diseño de las actuaciones, es un aspecto esencial, no tenido en cuenta de forma suficiente hoy día. Muchas intervenciones cuentan, con la comunidad únicamente en el momento de la ejecución de lo programado por técnicos en el mejor de los casos bienintencionados, poniendo de manifiesto el sustrato tecnócrata que prevalece en los servicios sociales. De una participación real, democrática, depende en muchos casos el que lo planeado se ajuste a la realidad en la que se van a llevar a cabo las actuaciones, además de favorecer la aceptación por parte de la comunidad de la puesta en marcha del proyecto o programa concreto, eliminando resistencias que podrían hacerlo fracasar. En las instituciones públicas, la participación es el principio básico dentro de un funcionamiento democrático real, y las de la creencia de que la comunidad es un ser y pasivo, incapaz de ver y resolver sus problemas. Esto recordaría más a prácticas del *Despotismo Ilustrado* de otros siglos (todo para el pueblo pero sin el pueblo), que a las intervenciones sociales de sociedades democráticas del nuevo milenio.

Niveles de la planificación

La planificación se lleva a cabo en diferentes lugares dentro del organigrama de una organización. Dependiendo del nivel donde esta se realiza, de su alcance o perspectiva y de su grado de concreción y operatividad, distinguiremos cuatro *niveles básicos* en la planificación, que se organizan de forma jerárquica integrándose unos en otros. A saber:

1. Planificación general. Este es en un terreno puramente político, que hace referencia a leyes y a grandes orientaciones. El nivel de concreción es bajo y, con respecto a la temporalización, con vistas a medio y largo plazo. En esta planificación se recogen todos los *elementos*: fines, objetivos, metas, medios, instrumentos, recursos, evaluación... y el conjunto de programas que deben llevarse a cabo para alcanzar los fines que se buscaban y cumplir los objetivos. En el caso de las administraciones públicas, es el nivel que desarrollan gobiernos y ministerios, abarcando normalmente el territorio nacional. Se plasma en políticas generales y en leyes; marca, por ejemplo, la filosofía de un determinado sistema de protección social.

2. Planificación estratégica. Muy relacionada con el nivel normativo, aún con un importante nivel de abstracción importante; marca, ateniéndose a la normativa, grandes fines y el sentido de las actuaciones. Se plantean las prioridades de acción y las alternativas de acción, en un horizonte a largo plazo (5 a 10 años). En las administraciones públicas hablaríamos de un nivel ministerial o de comunidad autonómica y en algunos casos de entes locales. Necesita de gente político-técnica (personas que pertenecen a la ideología en el poder pero que además tienen algunos conocimientos técnicos) como requisito fundamental, aunque apoyados por técnico-políticos, (personas fundamentalmente técnicas pero que no van a ir en contra de la ideología establecida). Este nivel se plasma en el *plan de acción*, que por lo general suelen ser planes integrales.

3. Planificación táctica o específica. Concreta más el nivel estratégico. En este nivel, los grandes fines que persigue el plan se concretan en objetivos generales. De estos surgen los objetivos específicos. Se habla también de la organización de los recursos necesarios, de los tiempos y lugares y de la necesaria coordinación. Nos movemos ahora en el terreno típicamente técnico-político. Se correspondería con las actuaciones que hacen los ayuntamientos para aplicar los planes de la comunidad autónoma o del ministerio. También seria el nivel donde se mueven los centros y las instituciones de tamaño medio. Las actuaciones se programan con vistas a medio plazo y se adecuan a su territorio y población bien delimitados. Este nivel se plasma en el plan de programa o simplemente programa.

4. Planificación operativa o planificación concreta dentro de la planificación. Es el nivel máximo de concreción. Surge de los objetivos específicos determinados en un programa y para lograrlos establece objetivos operativos. Especifica las tareas, los responsables, los plazos y los procedimientos específicos de actuación, concretándose al máximo los detalles. Aquí nos movemos a un nivel exclusivamente técnico, correspondiendo a las actuaciones concretas de los diferentes centros o equipos municipales. Las actuaciones se programan a corto plazo y se plasman en el plan de operaciones o proyecto (así pues, entenderemos que la diferencia básica entre programa y proyecto radica en el nivel de operatividad y concreción alcanzada, de tal forma que varios proyectos concretan un programa).

El siguiente esquema puede resultar clarificador resaltando el encardinamiento de los diferentes niveles y la relación de unos con otros.

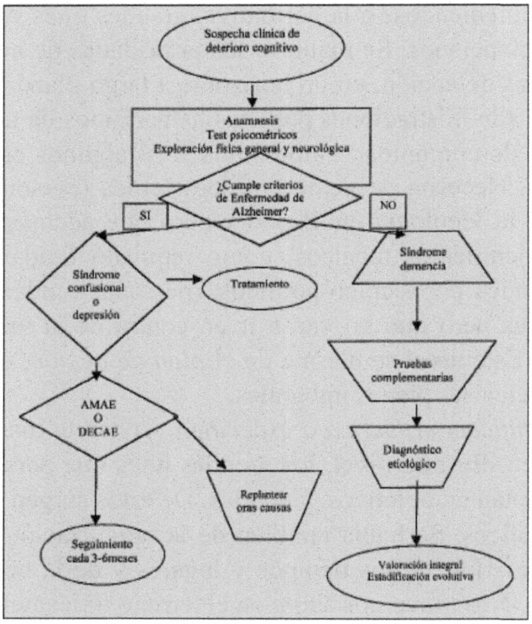

AMAE o DECAE: Procesos asociados a la edad.

Esta estructura de árbol es la que hay que remontar hasta sus orígenes en el momento de la evaluación de los resultados obtenidos. Es decir, el grado en el que se han alcanzado los objetivos de los diferentes proyectos que componen su programa, dará la medida del éxito de ese programa. Así mismo, los logros obtenidos por los diferentes programas, darán el grado con el que un plan ha sido alcanzado, que dirá a su vez en qué medida se está cumpliendo una determinada política o una determinada normativa legal.

Fases de la planificación

Supone especificar qué se quiere hacer, cómo, dónde, cuándo y con qué medios, qué personas, grupos o instituciones lo van a hacer, dirigir, coordinar y supervisar. La planificación significa tomar una serie de decisiones sistemáticas para alcanzar de la forma más eficaz posible un conjunto de objetivos durante un período de tiempo determinado.

A la hora de diseñar un proyecto o un programa de intervención social, se ha de hacer frente de forma progresiva a una serie de etapas que de forma genérica van de la determinación de actuar sobre la realidad, a la medición de los efectos provocados por nuestra actuación. De forma genérica, las *fases* que debemos cubrir para elaborar un programa serian las siguientes:

- *Análisis del entorno social:* Esta fase diagnóstica está orientada a obtener una visión e interpretación sobre las necesidades, dificultades, problemas, fortalezas y oportunidades de las políticas de bienestar social del territorio, concretadas en las leyes planes, programas, servicios, prestaciones existentes, más directamente vinculadas al Plan. Antes de emprender ninguna acción, es absolutamente necesario conocer el terreno en el que nos movemos, identificar déficit y potencialidades, conocer las necesidades y las resistencias. De forma básica, debemos *investigar* en tres direcciones:
    - *Identificación de necesidades:* Existen varios modelos de evaluación de necesidades, pero en cualquier caso se trata de detectar posibles aspectos sobre los que intervenir y ponderarlos en lo posible para tomar decisiones.
    - *Análisis de variables estructurales de la población:* Se puede estudiar por ejemplo, la estructura sociocultural de una zona determinada. Suele ser relativamente fácil obtener índices generales de la población a partir de los padrones municipales.
    - *Conocimiento de los equipamientos y recursos con los que cuenta la población:* Es necesario hacerlo a diferentes niveles: social, educativo, cultural, sanitario y asociativo; además de su inventario, sería conveniente conocer datos de utilización, accesibilidad, calidad del servicio, etc.
- *Establecimiento de las prioridades:* Se trata de seleccionar las áreas prioritarias de actuación en base al estudio

previo del entorno social. Aquí entrarán otras variables en la toma de decisiones que no son estrictamente técnicas, tales como las prioridades políticas o la ideología de las personas o instituciones responsables de marcar las prioridades. Aún así, a nivel técnico aquí se pueden aplicar modelos de tomas de decisiones y métodos para ponderar las diferentes posibilidades.

- *Diseño del programa o proyecto de intervención:* Es la fase de la elaboración del documento donde se recogen los aspectos sobre los que se va a intervenir, cómo, dónde, quién y con qué. Se trata de definir y organizar su conjunto de acciones y recursos para alcanzar los objetivos de cambio en los aspectos que fueron marcados como prioritarios. En este momento también se define el proceso de evaluación, tanto de la ejecución del programa, como de los resultados por él alcanzados. En el próximo apartado aparecen todos los elementos que componen un proyecto y la forma en la que deben tratarse.
- *Implementación del programa o proyecto:* Se trata de actuar y poner en marcha lo programado en la fase anterior. Hay que advertir que debido a la interacción dinámica y a las turbulencias de los entornos, a lo largo de la vida del plan, es preciso estar atentos a los cambios que puedan generarse en las siguientes fases de evaluación y propuesta de mejora, introduciendo acciones en el diseño que se aplican en esta fase. Conlleva la implementación, centrada en monitorizar el diseño del Plan, así como la realización de las medidas contempladas en cada una de las estrategias.
- *Evaluación de los resultados:* Aunque son muchos los posibles juicios evaluativos que genera una intervención social (algunos de ellos se realizan antes de la fase del diseño del programa, otros durante y otros a posteriori), solo nos referimos aquí a la evaluación formativa (ya mencionada), y a la evaluación sumativa o evaluación de resultados, ya que el tema de la evaluación de las intervenciones sociales es tan amplio que merece otro tema a parte. En lo que se refiere a la evaluación de resultados, decir que se trata de la medición de los cambios que ha generado la intervención en la realidad de la que partíamos. Aquí también se pueden evaluar diferentes

aspectos, siendo fundamental conocer la eficacia (relación entre los objetivos marcados y los conseguidos), la pertinencia (relación entre el grado de consecución de los objetivos y los medios utilizados), y la eficiencia (relación entre los resultados y los medios).

En el siguiente cuadro aparecen ordenadas las *fases de la planificación.*

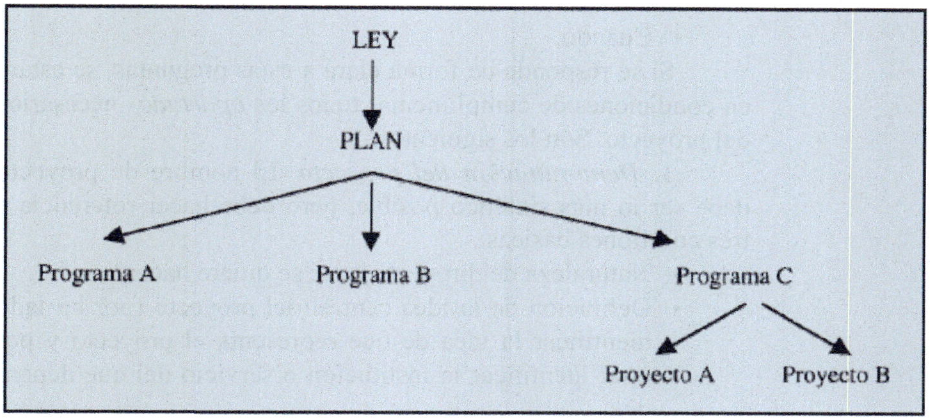

DISTRIBUCIÓN DE PROGRAMAS Y RESPONSABILIDAD

A la hora de diseñar un proyecto de intervención social es necesario tener en cuenta una serie de elementos imprescindibles para que aquel sea comprensible y racional. El proyecto, a veces llamado *Plan de proyecto* cuando se hace referencia al documento donde se plasman todos estos elementos necesarios, es útil en la medida que sirve de guía para las actuaciones que se han de llevar a cabo, revelándose así como un instrumento básico de la intervención social comunitaria.

Dependiendo del autor o autores de referencia, se verá que estos componentes varían de uno a otro. Sin embargo, suele haber acuerdo en unos elementos comunes indispensables. A continuación se hará referencia a cada uno de ellos y se darán algunas recomendaciones que pueden ayudar a la hora de dar forma y plasmar sobre papel un proyecto determinado. La primera puede ser recomendar la utilización de la *técnica de las nueve cuestiones o de las nueve preguntas* en los pasos previos a la redacción del proyecto. Esta técnica ayudará a clarificar y a tener en cuenta previamente todos los elementos que se van a necesitar en los siguientes pasos. Consiste en responder a las siguientes *preguntas*:

- Para qué es necesario intervenir.
- Para qué (objetivos a alcanzar).
- El qué se va a hacer.
- Para quién.
- Cómo.
- Con quién.
- Con qué medios.
- Dónde.
- Cuándo.

Si se responde de forma clara a estas preguntas, se estará en condiciones de cumplimentar todos los *apartados* necesarios del proyecto. Son los siguientes:

1. *Denominación del proyecto.* El nombre de proyecto debe ser lo más sintético posible, pero debe hacer referencia a tres cuestiones básicas:

- Naturaleza del proyecto ¿qué se quiere hacer?
- Definición de la idea central del proyecto (por un lado identificar la idea de que representa el proyecto y por otra, identificar la institución o servicio del que depende).
- Origen de la idea del proyecto; necesidad que la origina.

Un ejemplo imaginario: Proyecto de Servicio de Ayuda a Domicilio en el Mancomunidad del Guadajoz (Córdoba).

2. *Fundamentación/Justificación del proyecto.* Cualquiera de las dos formas es válida.

¿Por qué se quiere hacer?

- Especificar los antecedentes que detectó el diagnóstico o fase previa de estudio (detección de necesidades o problemas).
- Datos estadísticos.
- Previsiones futuras sobre la intervención y / o la no intervención.

También es el momento de hablar del desarrollo normativo y legal que fundamenta la intervención, así como su relación con programas o planes más amplios, del modelo teórico que guiará la acción, de otras experiencias e investigaciones, las cuales justifiquen la puesta en marcha del proyecto.

3. *Ámbito territorial de actuación.* En este apartado se concreta y define la zona donde se va a intervenir. Primero se localiza la zona con relación al municipio, mancomunidad, comunidad autónoma y país si fuera necesario. Posteriormente se hará una breve descripción de la zona y de sus características físicas, condiciones sanitarias, sociales, económicas, características culturales, etc.

4. *Población diana/colectivo de atención/usuarios.* Se trata de definir el grupo o sector protagonista de la acción (ancianos, jóvenes y transeúntes). Es conveniente elaborar el perfil del grupo (socioeconómico, cultural...), así como los criterios de selección, exclusión (tener una determinada edad) y el número aproximado de usuarios o bien de beneficiarios directos e indirectos.

5. *Objetivos.*

¿Para qué se quiere hacer?

- Logros que se quieren conseguir con la ejecución de las actividades que lo integran.
- Dan coherencia y sentido a la acción.
- Expresión cualitativa de lo que se quiere conseguir con la realización del proyecto.
- Deben ser: claros, realistas, flexibles y limitados.
- Requisitos: concretos, promocionales, jerarquizados.
- Hay objetivos de tipo general (son los que expresan los propósitos más amplios) y de tipos específicos (formulados en términos de comportamientos o conductas observables; identificando claramente la realidad a cambiar).

A la hora de redactar los *objetivos* debemos tener en cuenta lo siguiente:

- Deben ser claros y concisos. Hay que evitar las vaguedades. Suelen comenzar con un infinitivo.
- Deben ser pertinentes, relacionados con el marco teórico del proyecto y con la problemática que le da origen.
- Deben ser coherentes, entre ellos y con las acciones que se vayan a emprender.
- Tienen que ser realistas, tanto con los medios disponibles como con los procesos de cambio.
- Los objetivos son interdependientes y secuenciales. Dependiendo de sí el objetivo cubre la totalidad del proyecto o tan solo una parte y de la dependencia o no de otros objetivos, se hace referencia a objetivo general, objetivos específicos y objetivos operativos básicamente.

Los *objetivos generales* de un proyecto se corresponden con los estados o comportamientos esperados en la *población diana* al finalizar la intervención y como consecuencia de la misma. Conforman el marco de referencia del trabajo, y van a guiar el diseño del resto de los elementos. Si el proyecto formara parte de algún programa, los objetivos generales del primero se corresponderían con los objetivos específicos del segundo.

Los *objetivos específicos* son el desarrollo lógico de los objetivos generales, de tal forma que son capaces de descomponerlos en estados o comportamientos de la población necesarios para alcanzar lo definido en los objetivos generales. De un objetivo general, surgen varios objetivos específicos (en ocasiones puede surgir solo uno).

Los *objetivos operativos u operacionales* hacen referencia a las actividades y actuaciones concretas que se han de llevar a cabo. Son el nivel de concreción máxima al que llegan los objetivos.

A continuación aparece un cuadro donde se observa de forma clara la naturaleza secuencial de los objetivos.

En cuanto a las metas, mencionar que es un término ambiguo, que por algunos autores es considerado a un nivel de abstracción superior al de los objetivos generales (nivel de planificación estratégica), y por otros (quizás sea más mayoritaria esta interpretación), como la expresión cuantificada de los objetivos específicos. Además, algunos autores hablan también de *metas administrativas*, entendiendo por estas la concreción de las metas de cada una de las actividades propuestas.

6. Metas.

¿Cuánto se quiere hacer?

- Elementos cuantificadores y calificadores de los objetivos.
- Consiste en indicar cuantitativamente un objetivo, precisando el tiempo, lugar y especificando el resultado.

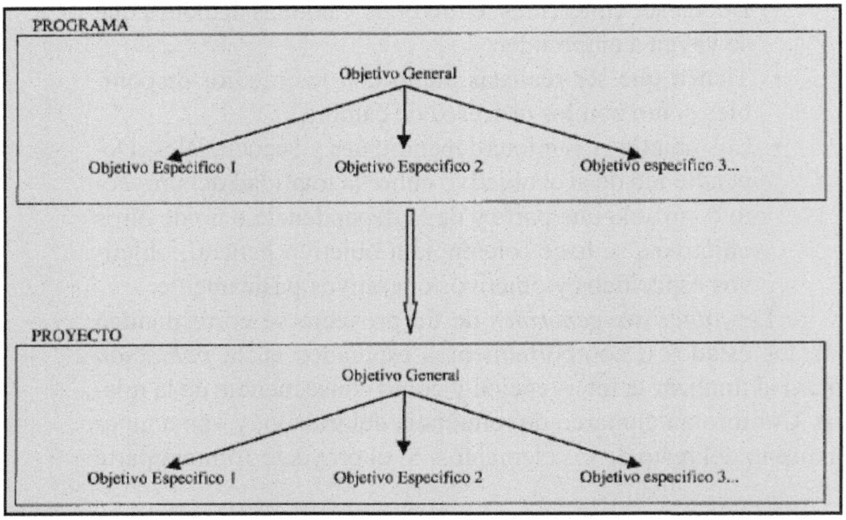

- Deben ser claras, concisas y coherentes con los objetivos.
- En cada objetivos le corresponde una o más metas.

7. *Destino y metodología.*

¿A quién va dirigido?

- Especificar a quien va dirigido el proyecto.
- Especificar características y requisitos que deben reunir para su participación en el proyecto.

¿Cómo va a hacerse?

- Consiste en explicar y desarrollar los modos de llevar a cabo la acción para la consecución de los objetivos propuestos.
- Diseño de actividades a realizar; su organización, orden y coordinación en tiempo y espacio.
- Diseño de las técnicas e instrumentos a utilizar.
- Diseño de las intervenciones (directas, indirectas, grupales, familiares, individuales).
- Evaluación de los elementos y resultado final (memoria).

8. *Cronograma de ejecución/temporalización.*

¿Cuándo va a hacerse?

- Concretar los plazos para llevar a cabo las diferentes actividades.

Su sentido es mostrar la secuencia del proyecto de la forma más sencilla posible. Se trata de proyectar las actividades en el tiempo. Existen formas gráficas muy eficaces a la hora de hacer el cronograma. Para la mayoría de los proyectos de intervención social bastará con un *diagrama de Gantt* parecido al del ejemplo siguiente:

Para proyectos o programas de cierta complejidad en cuanto a las tareas, la distribución de recursos y su temporalidad, se pueden utilizar los *métodos de camino crítico o el método PERT*, que ofrece una estimación realista de los tiempos necesarios para realizar un proyecto, así como la señalización de las tareas donde más pueden rentabilizarse la asignación de recursos.

9. *Recursos necesarios.*

¿Con qué va a hacerse?

Para esto tenemos que tener claro las cosas que necesitamos.

En este apartado se detallaran al máximo todos los recursos que necesitamos para poner en marcha el proyecto, independiente-mente de su origen. Se tendrá que hacer referencia obligadamente a los siguientes *apartados*:

- *Recursos humanos.* Es necesario fijar el número de personas que necesita el proyecto, su profesión o cualificación, las funciones, su dedicación temporal, así como su retribución y seguros sociales. Especificar el personal voluntario con el que se cuenta así como las funciones que asumirá. En el caso de que se cuente con un equipo de profesionales predefinido, seria conveniente adjuntar al proyecto un breve curriculum vitae de cada uno de ellos (dependiendo siempre de a quién se vaya a presentar el proyecto).
- *Recursos materiales.* En este punto, se mencionarán todos los medios necesarios para llevar a cabo la acción. En algunos cosos este apartado sé explícita por actividades, pero lo más común es que se exprese según los siguientes *apartados*: instalaciones e inmuebles, equipamiento, y materiales (fungibles). En este punto es importante hacer un cuadro en el que se explicite la procedencia de os recursos necesarios, sin necesidad de cuantificar en dinero.
- *Recursos financieros.* Dada su importancia, a veces se presenta en un apartado independiente bajo el epígrafe presupuesto. En cualquier caso, se trata de presupuestar atendiendo a los diferentes elementos que originan el gasto y a las fuentes de financiación. En cuanto a lo primero, conviene diferenciar los siguientes tipos de *gastos:*
  - *Gastos corrientes.* Pierden su valor una vez efectuado el gasto (personal, material fungible, gastos de mantenimiento, dietas...).
  - *Gastos de inversión.* No pierden su valor una vez efectuado el gasto (adquisición y mejora de inmuebles, equipamientos,...).
  - *Gastos de gestión y administración.* Son los que la entidad responsable del proyecto necesita para el funcionamiento de la misma. Este gasto no suele superar el 10% del total.
  - En cuanto a la *fuente de financiación* es conveniente hacer un cuadro resumen donde aparezca el presupuesto distribuido según estas fuentes.

9. *Evaluación.* El sistema de evaluación que se va a utilizar para conocer los cambios generados por la intervención debe estar definido desde un principio, ya que a lo largo de toda la ejecución del proyecto deberán ir recogiéndose datos que sean de utilidad para este fin. En el documento del proyecto debe aparecer con el máximo detalle el sistema de evaluación, cuándo se van a recoger los datos, cuáles, qué instrumentos de recogida de información y qué indicadores se van a utilizar, además de qué juicios evaluativos se van a tener en cuenta, tanto con relación al proceso (calidad, grado de actividad...), como al resultado (cobertura, eficacia, efectividad, eficiencia...).

10. Final de la intervención. Requiere un común acuerdo entre trabajador/a social con usuario/a, considerando la evaluación de resultados, los cambios y objetivos conseguidos.

Es importante hacer referencia a este modo de planificar, que responde de forma clara a los requerimientos de la realidad en la que se mueven los servicios sociales. Se trata de la planificación de actuaciones integrales.

Por un lado se hallan los servicios sociales enmarcados en un contexto donde, con ellos, coexisten diferentes redes de protección social: sistema público de salud, sistema educativo, empleo... Todos estos sistemas intentan garantizar que el ciudadano disfrute de los derechos reconocidos en las leyes. Hay entonces, diferentes instituciones interviniendo en temas relativos al bienestar social de forma fragmentada, sectorizada, como si de compartimentos estancos se tratase, olvidando que tanto las personas como las familias y las comunidades no son una mera suma de facetas, sino que son un todo integrado, y que la intervención en un aspecto concreto tendrá repercusiones en todo el resto del conjunto.

Si se plantea el objeto de intervención desde una perspectiva integral, lo mismo se debe hacer con las intervenciones, superando la cómoda pero irreal parcelación y planteando actuaciones integradas.

La integración de las intervenciones de los diferentes sistemas de Protección Social, daría lugar un mejor aprovechamiento de recursos, mejorando la coordinación y evitando solapamientos, además de dificultar la aparición de *lagunas* o necesidades que nadie cubre, argumentando fallos en el resto de los sistemas. Además, sería el Sistema Público de Servicios Sociales el que se encuentra en una mejor posición para hacer de eje coordinador de estas *actuaciones integradas*. Esto se debe, principalmente a lo siguiente:

- Los Servicios Sociales durante mucho tiempo han asumido como propio el trabajo que generaban las dificultades propias de los otros sistemas, (empleo, vivienda, etc), por lo que es seguramente el que tiene una visión más amplia de los demás y del conjunto del bienestar social.
- Es el sistema de protección social municipal por excelencia, más cercano a los ciudadanos y a la comunidad, siéndole más fácil el implicar a la población en la superación de sus situaciones de partida.

Una forma interesante de afrontar esta planificación seria la propuesta por *López Cabanas y Gallego Gallego*, en la que las actuaciones se articulan en torno a *tres ejes básicos*:

- Situaciones de necesidades objeto de los Servicios Sociales.
- Sector de población.
- Sistema Público de Protección Social.

Con este sistema surgen multitud de puntos de intersección que se convierten en interacciones entre los sistemas, las necesidades y los sectores, de forma que pueda saberse qué actuaciones lleva tal sistema para cubrir las necesidades de tal sector.

Aunque aún en Servicios Sociales la mayoría de las actuaciones se articulan en torno a situaciones de necesidad o a sectores de población exclusivamente, debemos plantearnos la conveniencia de implantar actuaciones integrales también a niveles micro, de proyecto, ya que parece estar asumida su conveniencia para niveles macro (planes).

En virtud de seguir contribuyendo con una sociedad vulnerable, es de suma importancia destacar que el trabajo que se realice dentro de esta área específica, deberá promover y fortalecer los procesos de cambio para poder valorar los impactos generados por los procesos de intervención

BIBLIOGRAFÍA

1. Consejería de Bienestar Social de la Junta de Castilla la Mancha.http://pagina.jccm.es/social/forma/pdf/inquietudes/2.pdf. Consultado el 14/04/2010.
2. KRISTEN L. MAUK. *Enfermería Geriátrica. Competencias Asistenciales.* Madrid. McGraw Hill. 2008.
3. MILLAN CALENTI. *Principios de Geriatría y Gerontología.* Ed. McGraw Hill-Interamericana. Madrid. 2006.
4. GUILLÉN LLERA, F. Y PÉREZ DEL MOLINO MARTÍN, J. Síndromes y cuidados en el paciente geriátrico. Masson 2007.
5. SÁNCHEZ SALGADO, C.D. *Trabajo Social y Vejez.* Editorial Humanitas. Buenos Aires. Consultado el 07/04/2010.
6. ALFREDO BOHÓRQUEZ RODRÍGUEZ. Grupo de trabajo criterios de calidad asistencial en servicios sociosanitarios para personas mayores de la SEGG. *100 recomendaciones básicas para fomentar la calidad en residencias de personas mayores.* 2010.
7. JAVIER GONZÁLEZ GALLEGO. *Proyecto Desarrollo de una batería de test para la valoración de la capacidad funcional en las personas mayores (VACAFUN-ancianos) y su relación con los estilos de vida, el bienestar subjetivo y la salud.* Dpto. de Ciencias Biomédicas. Universidad de León. IMSERSO. 2009.
8. MERCÈ PLANAS. *Valoración Nutricional en el anciano. Recomendaciones prácticas de los expertos en geriatría y nutrición.* SENPE (Sociedad Española de Nutrición Parenteral y Enteral) y SEGG (Sociedad Española de Geriatría y Gerontología). Patrocinado por NOVARTIS. 2010.
9. KRAUS, A. *Vejez: consideraciones éticas.* Blog. Nexos. 2015
10. *¿Que es una Residencia de ancianos?* Lares. Comunidad Valenciana. 2018
11. *Perfil de los directores de residencias de tercera edad.* Comité de expertos en formación en materia de servicios sociales de Cataluña. Inforesidencias. 2021.
12. *Como es el organigrama de nuestra residencia geriátrica.* Geriatel. Residencia para personas mayores. 2017
13. MARTÍ, J. *Derechos de los residentes de residencias geriátricas.* Inforesidencias. 2021.

14. SERRANO, V. *Funciones del/de la TASOC en instituciones de atención a personas dependientes.* Instituciones, domicilios y teleasistencia. 2019
15. *Perfil sanitario de las personas ingresadas en centros residenciales.* Fundación instituto edad y vida. 2015
16. VILA MANCEBO, A. ET ALL. *Estudio Nº6: Derechos y deberes de las personas mayores en situación de dependencia y su ejercicio en la vida cotidiana.* Fundación pilares. 2019
17. Defensor del usuario de residencias. Más mayor legal. 2021.
18. GÁLVEZ-CANO, M. ET ALL. *Utilidad de la valoración geriátrica integral en la evaluación de la salud del adulto mayor.* Revista peruana de medicina experimental y salud pública. Vol. 33. Nº 2. 2016
19. *Valoración clínica del adulto mayor.* Módulo 1. Organización panamericana de la salud, oficina regional de la Organización muncial de la salud. 2021.
20. QUERALT, M. *Valoración social. El blog de salud escrito por médicos.* Mapfre. 2021.
21. CAPDEVILA, M. *Tipos de dependencia en ancianos.* Gestión sanitaria. Deusto salud. 2019
22. *Cambios cognitivos asociados al envejecimiento.* Divulgación dinámica. 2017
23. *Aislamiento y soledad: enemigos silenciosos.* Cenie, centro internacional sobre el envejecimiento. 2018
24. ¿Qué es la edad biológica, por qué es importante conocerla y cómo la podemos saber? Life length. 2019
25. ROMERO MIRANDA, A. *La Edad Sociológica: Una Mirada de la Infancia desde el Adelantamiento y la Acumulación de Experiencia.* Señales. Año, 9. Nº 14. 2015
26. *Economía y personas mayores. Colección estudios, serie personas mayores.* Instituto de Mayores y Servicios Sociales (IMSERSO). 2021.
27. QUERALT, M. Factores de riesgo. El blog de salud escrito por médicos. Mapfre. 2021.
28. MORALES, E. *¿Por qué formarte en Atención Sociosanitaria a Personas Dependientes en Instituciones Sociales?* foco consultores. 2018
29. MARTÍN LESENDE, I. *Escalas y pruebas de valoración funcional y cognitiva en el mayor.* Actualización en medicina de familia. 2021.

30. ARRIOLA MANCHOLA, E. ET ALL. *Deterioro cognitivo leve en el adulto mayor.* Documento de consenso. Sociedad española de geriatría y gerontología. 2017
31. BESDINE, R. W. *Evaluación del paciente anciano.* Manual MSD. 2019
32. PELTA, C. *Test neuropsicológicos de cribado para la detección de demencias.* El blog de la neurociencia computacional. Investigación y ciencia. 2017

3. PRINCIPIOS DE ORGANIZACIÓN. INSTRUMENTOS PARA LA GESTIÓN.

Nazaret Sáez Cuenca, Anabel Pareja Ortiz y Verónica España Álvarez

Actualmente la sociedad de la mayoría de los países desarrollados es una sociedad de muchas organizaciones, donde la mayor parte de las obligaciones sociales es confiada a organizaciones, a diferencia de hace 80 años en donde las organizaciones eran pocas y pequeñas.

La organización ha estado bastante influenciada por sus concepciones antiguas, tal como la organización militar y la eclesiástica por lo que se ha desligado totalmente del pasado, abarcando el establecimiento de la estructura y de la forma, siendo por lo tanto, estática y limitada.

CONCEPTO DE ORGANIZACIÓN

Una organización es un sistema social, formado con el fin de alcanzar un mismo objetivo en común. Como todo sistema, este puede contar con subsistemas internos, que tengan asignados tareas específicas.

La organización, consta de un grupo de personas enfocadas en un objetivo en común a lograr. Esta organización solo puede funcionar y ser real si, entre las personas que la componen, existe la comunicación y la intención de actuar coordinadamente hacia las metas u objetivos a cumplir. Se plantean normas, las cuales la organización adopta y ayudan a lograr la misión.

Es muy importante que las organizaciones cuenten con determinados recursos para poder alcanzar los objetivos planteados de la manera más satisfactoria. Estos pueden ser recursos económicos, recursos humanos, recursos tecnológicos, los recursos inmuebles, los naturales o los intangibles.

La técnica de la organización puede ser descrita como la técnica de correlacionar actividades específicas o funciones en un todo coordinado.

Todo organismo, para que pueda existir como tal, necesita de los siguientes *elementos:*

- Partes diversas entre sí: ningún organismo se forma de partes idénticas.
- Unidad funcional: estas partes diversas tienen un mismo fin.
- Coordinación: para lograr ese mismo fin necesitan complementarse entre sí, no importa que sus funciones sean diversas.

Organizar es la función de crear o proporcionar las condiciones y relaciones básicas que son requisito previo para la ejecución efectiva y económica del plan. Organizar incluye, por consiguiente, proveer y proporcionar por anticipado los factores básicos y las fuerzas potenciales, como están especificados en el plan.

Organizar trae por resultado una estructura formal que debe considerarse como marco que encierra e integra las diversas funciones de acuerdo con el modelo determinado por los dirigentes el cual sugiere orden, arreglo lógico y relación armónica. Se piensa en la *organización* como:

- La identificación y clasificación de las actividades requeridas.
- El agrupamiento de las actividades necesarias para lograr objetivos.
- La asignación de cada agrupamiento a un administrador con la autoridad necesaria para supervisarlo (delegación).
- Las medidas para coordinar horizontalmente (en el mismo nivel organizacional o en uno similar) y verticalmente, o sea, en la estructura organizacional.

Hay tres formas fundamentales de organización empresarial: la propiedad individual, la sociedad colectiva y la sociedad anónima.

La organización tiene tres objetivos, que pueden ser intercalados o ser independientes entre sí: el crecimiento, la estabilidad y la interacción. El último objetivo se refiere a las organizaciones que existen principalmente para proveer un medio para la asociación de sus miembros con otros.

Fases de la organización

- *Fase pionera:* es la fase inicial de la organización por sus fundadores o empresarios. Con los pocos procedimientos preestablecidos, la capacidad de la empresa para realizar innovaciones es muy elevada.

- *Fase de expansión:* es la fase en que la organización crece y expande sus actividades, intensifica sus operaciones y aumenta el número de sus participantes.
- *Fase de reglamentación:* con el crecimiento de las actividades de la organización, esta se ve obligada a establecer normas de coordinación entre los diversos departamentos o sectores que van surgiendo, como también definir rutinas y procesos de trabajo.
- *Fase de burocratización:* con el desarrollo de las operaciones y de acuerdo con su dimensión, la organización comienza a necesitar una verdadera red de reglamentación burocrática.
- *Fase de flexibilidad:* fase de readaptación a la flexibilidad de reencuentro con la capacidad de innovación perdida a través de la introducción consciente de sistemas organizacionales flexibles.

ORGANIZACIÓN FORMAL E INFORMAL

En cuanto a las estructuras de las organizaciones, solo tenemos dos *tipos:*

- *Organizaciones formales.* Que intentan de manera deliberada establecer un patrón de relaciones entre sus componentes, el que conducirá al logro eficaz del objetivo, y por otro lado.
- *Organizaciones informales.* Que surgen espontáneamente en las actividades e interacciones de los participantes.

Organización formal

Organización formal significa casi siempre la estructura intencional de papeles en una empresa formalmente organizada. Si el administrador organiza bien, la estructura debe proporcionar un ambiente en el que el desempeño individual, tanto actual como futuro, contribuya con la mayor eficacia a alcanzar las metas del grupo.

La *organización formal* es la determinación de los estándares de interrelaciones entre los órganos o cargos, definidos lógicamente a través de las normas, directrices y reglamentos de la organización, para el logro de sus objetivos. La estructura organizacional es un medio del cual se sirve una organización cualquiera para alcanzar eficientemente sus objetivos. *Fases de la organización formal:*

- División de trabajo.
- Especialización.
- Jerarquía.
- Distribución de la autoridad y de la responsabilidad.
- Racionalismo de la organización formal.

Organización informal.

La *organización informal* se puede describir como una red de relaciones personales y sociales no establecidas ni requeridas por la organización formal pero que se producen espontáneamente a medida que las personas se asocian entre si.

Las *organizaciones informales* podrían conceptuarse como redes de alianza o esferas de influencia, que existen aunque no se hayan tomado en cuenta en el organigrama formal. La imposición de una estructura formal y de canales de comunicación formal puede alterar gravemente la productividad y la cooperación.

PRINCIPIOS DE LA ORGANIZACIÓN

El diseño de organizaciones implica fundamentalmente establecer la interrelación que presentan los principios de organización al desarrollo del nuevo sistema. *Los principios de organización se dividen en:*

- *División del trabajo:* Consiste en la designación de tareas específicas a cada una de las partes de la organización.
- *Autoridad y responsabilidad:* La autoridad es el poder derivado de la posición ocupada por las personas y debe ser combinada con la inteligencia, experiencia y valor moral de la persona.
- *Unidad de mando:* Una persona debe recibir órdenes de solo un único superior. Es el principio de la autoridad única.
- *Unidad de dirección:* Principio según el cual cada grupo de actividades que tienen un mismo objetivo, debe tener un solo jefe y un solo plan.
- *Centralización:* Se refiere a la concentración de autoridad en la cima jerárquica de la organización.
- *Jerarquía o Cadena escala:* Debe hacer una línea de autoridad, del escalón más alto al escalón más bajo de la organización.

Se definirán con claridad los deberes y responsabilidades de cada miembro encargándonos de que todos conozcan su papel. Las funciones deben estar establecidas en un organigrama junto al cual planificaremos un sistemas de comunicación eficiente y organizado.

Las funciones relacionadas se agruparán y las que no, se separarán. Los grupos de trabajo deben ser las unidades básicas de la empresa.

La finalidad de estos principios ha sido guiar a los demás en la organización y en la forma de crear sistemas de organización óptimos. Las *principales guías* para el establecimiento de una correcta organización son:

- La organización debe ser una expresión de los objetivos.
- La especialización individual, el desarrollo de funciones particulares debe ser requerida en lo posible.
- La coordinación de personas y actividades y la unidad en el esfuerzo, son propósitos básicos de la organización.
- La máxima autoridad debe descansar en ejecutivo, el jefe más alto con líneas claras de autoridad para cada uno dentro del grupo.
- La definición de cada puesto, sus diferencias, autoridad, responsabilidad y relaciones, deben ser establecidas por escrito y puestas en conocimiento, de todos los miembros del grupo.
- La responsabilidad del superior por lo que respecta a la actuación de sus subordinados, es absoluta.
- La autoridad debe tener una responsabilidad correspondiente.
- Por lo que respecta a la capacidad de control, ninguna persona debe supervisar más de cinco.
- Es esencial que las distintas unidades de organización se mantengan en proporción a su autoridad y responsabilidad.
- Toda organización exige una continuidad en su proceso y estudio y en nuevas técnicas o aplicaciones.
- Tener claro los recursos con los que cuenta.

FUNCIONES DEL DIRECTOR Y HABILIDADES DIRECTIVAS

La misión del director de una residencia es dirigir todos los servicios del centro residencial, hacia la atención especializada integral del residente con todo lo necesario para garantizar su programación, coordinación, gestión, evaluación y control.

El método más importante para dividir el trabajo y que todas las organizaciones lo utilizan es la *división por funciones.* Agrupar actividades relacionadas facilita la supervisión, porque disminuye la cantidad de conocimientos que el jefe de un departamento debe de dominar al fin de supervisar eficientemente.

Cuando una empresa se inicia la estructura de la organización se basa en realidad en la respuesta a la pregunta: ¿qué funciones principales tendrá que llevar a cabo la empresa?

Antes de enumerar las diferentes funciones que han de llevar a cabo el director/a de una residencia para personas mayores, se ha de tener en cuenta que existen diversos modelos de centros residenciales. En una primera aproximación podríamos diferenciar dos grandes *grupos:*

- Los *centros residenciales pequeños*, con una capacidad de hasta 30 plazas, que constituyen el grupo mayoritario respecto al número de establecimientos.
- Los *centros residenciales con una capacidad superior* respecto al grupo anterior, con una media de capacidad asistencial superior a 80 plazas.

Las funciones que han de realizarse en centros residenciales son las mismas en todos, pero en los centros residenciales con una capacidad asistencial superior a 80 plazas la función de gestión de tipo gerencial puede ser llevada a cabo por otra figura profesional. En este tipo de residencias, podría haber un equipo directivo formado por diferentes profesionales.

El Comité de Expertos en Formación de Recursos Humanos en el ámbito de servicios sociales, con funciones de asesoramiento en la definición de programas de formación de los profesionales de los servicios sociales, ha de incidir en la regulación de la capacitación profesional de los directores y directoras de los centros residenciales o de los coordinadores asistenciales de atención social a las personas mayores con tal de favorecer la calidad de la atención y la garantía de los derechos de los usuarios.

A continuación se definen las *funciones generales y mínimas* que debe alcanzar el director/a de los centros residenciales para personas mayores, entendiendo que las funciones correspondientes a la gestión de personas y gestión económica las puede asumir o no el director o directora asistencial.

Funciones en relación con la organización del centro

- Planificación, dirección y supervisión de todos los servicios y actividades de la residencia.
- Elaboración de objetivos de trabajo concretos a partir de la planificación general de gerencia, determinando, si es necesario, el calendario, los responsables y un correcto seguimiento.
- Responsabilización y coordinación de las diferentes áreas de atención del centro residencial.
- Dentro del marco establecido por la entidad titular, si es necesario, responsabilización de la gestión económica y financiera de la residencia.
- Valoración anual del grado de calidad de los servicios y del grado de satisfacción de los usuarios.
- Actualización de la documentación oficial del centro y de la información correspondiente a los usuarios, cuidando del cumplimiento de los requisitos legales establecidos.
- Coordinación de la atención de los usuarios que se tengan que realizar en servicios e instituciones afines.

Funciones en relación con el personal del centro

- Ejercer las funciones de jefe de personal cuando por las características del centro no haya otra figura que las asuma.
- Seguimiento de la formación continuada y el reciclaje de todo el personal, favoreciendo las relaciones interpersonales del equipo.

Funciones en relación con las personas atendidas

- Atención integral de calidad, con confort y seguridad, para todos los residentes, garantizándola durante las 24 horas del día y todos los días del año.
- Cuidado en el respeto de los derechos de los residentes y su libre voluntad de ingreso o permanencia de las personas atendidas en la residencia.
- Valoración de la atención y las necesidades de las personas atendidas así como de los cambios que se puedan presentar.
- Fomentar y facilitar las relaciones personalizadas con los residentes y con la familia de los usuarios.
- Potenciación de la participación de la familia del residente en la planificación de las actividades de la residencia.

- Solución a las quejas y/o sugerencias que puedan presentar los residentes o sus familiares.

PERFIL DE LOS DIRECTORES / RAS DE CENTROS RESIDENCIALES PARA PERSONAS MAYORES.

Cada comunidad autónoma establece cual debe ser la titulación y o experiencia y aptitudes que tiene que tener los candidatos a dirigir una residencia para personas mayores.

Perfil profesional.

El director/a asistencial ha de tener una titulación mínima de diplomado universitario de grado medio, preferentemente en el ámbito de las ciencias humanas y sociales. En el caso de personas que no dispongan de la titulación antes mencionada pero que puedan acreditar experiencia actual en las funciones descritas, esta ha de servir como aptitud suficiente.

Tanto la titulación de grado medio como la experiencia profesional se complementaran con una formación especializada en este ámbito.

Perfil aptitudinal.

Se considera que las personas que asuman la responsabilidad de dirección de una residencia de personas mayores han de tener unas características personales que faciliten de entrada la buena realización de las funciones propias de este puesto de trabajo. Si bien muchas de estas *características* se pueden adquirir, potenciar y mejorar durante la formación, tanto inicial como continuada, siempre es conveniente tener en cuenta el perfil personal previo al inicio de la formación.

- *Con relación a la organización del centro:*
  - Capacidad para resolver problemas y tomar decisiones de forma ágil y eficaz.
  - Capacidad de planificación y coordinación.
  - Capacidad para establecer las relaciones interpersonales de forma positiva.
  - Capacidad para optimizar los recursos humanos.
- *Con relación al personal del centro:*
  - Capacidad motivadora del equipo humano.
  - Capacidad dinamizadora, de innovación, de escucha, así como también de adaptación a nuevas situaciones.

- *Con relación a la atención de las personas atendidas:*
  - Capacidad para promover el bienestar integral de todos y cada uno de los residentes.
  - Capacidad para escuchar y de seguimiento de las personas atendidas, estableciendo unas relaciones interpersonales que favorezcan la comunicación, el afecto y la confianza.

LIDERAZGO SITUACIONAL. CONTROL POR RESULTADOS

Las tareas que el proceso de organización ha determinado son realizadas por personas, integradas a través de la dirección de recursos humanos de cada empresa. Estas personas tienen diferentes necesidades y objetivos. Lograr que los trabajos diseñados y las personas seleccionadas se conviertan en medios de desempeño eficaz y eficiente exige que el directivo ejerza la actividad de liderazgo. Al ejercer el liderazgo, el directivo va más allá de las disposiciones estructurales y de las personas, involucrando a todos con los que se relaciona en la tarea fundamental, la búsqueda de lo mejor para la organización en que se trabaja.

Cada empresa debe conocer los tipos de liderazgo que existen y elegir el más adecuado. El liderazgo es la habilidad de un jefe para influir en su equipo y gestionarlo. Su objetivo ha de ser maximizar los beneficios y alcanzar los objetivos marcados. Sin embargo, no todas las formas de liderar son adecuadas para todas las empresas ni para todos los empleados.

Es innegable que la actuación personal influye en las actuaciones de las organizaciones. Son innumerables los casos conocidos de cambio radical en la trayectoria de las organizaciones, para bien o para mal, tras el cambio de la persona que regía los destinos de la misma. También es evidente que la adecuación de la forma de actuar a las peculiaridades de cada situación es la clave del éxito en la dirección.

Un buen o mal liderazgo tendrá su reflejo directo en el rendimiento de la compañía. Una forma de dirigir a los empleados es positiva cuando se amolda a los ideales y a la filosofía del grupo. Además, un buen liderazgo se traduce en mayor rendimiento, empleados motivados, mayor competitividad y, en última instancia, incremento de los beneficios.

Por el contrario, un liderazgo es negativo cuando dificulta conseguir los objetivos fijados por la empresa. Un mal ambiente de trabajo, un deterioro de la imagen de la compañía o una reducción de las ventas son algunas de las señales de que la jerarquía de mando no está funcionando.

Concepto de líder

Etimológicamente, el término *líder* proviene de la palabra inglesa *leader*, que significa jefe, caudillo o cabecilla. Por tanto, un líder es un integrante del grupo que por sus características personales, carisma, circunstancias, etc.; establece los objetivos y retos a alcanzar, y dicta las normas y pautas a seguir.

La característica fundamental del liderazgo es que crea una relación de dependencia entre dos o más personas. Al ser líder quien conduce el grupo hacia unas metas, recoge el reconocimiento y apoyo del resto de los integrantes. Quienes acatan sus órdenes con el fin de obtener los objetivos planteados.

7 características de los buenos líderes

- Seguridad. Un buen líder tiene que tener confianza en sí mismo.
- Empatía. Una de las características que la gente más valora en un buen líder es la capacidad de conectar con los demás, la capacidad de ponerse en el lugar del otro.
- Responsabilidad.
- Optimismo.
- Honestidad.
- Determinación.
- Inspiración.

Existen distintos *tipos de liderazgo* para definir el estilo de un jefe o jefa a la hora de dirigir a sus subordinados. La clasificación se realiza en función del clima social que crea el líder en la empresa y en función de la actitud del jefe en la toma de decisiones.

Cada grupo de trabajo y cada situación económica responderán mejor ante un tipo de liderazgo. Los responsables de la corporación deben ajustar el modo de gestión de sus directivos para dar con el más adecuado en cada momento. Por ello, es importante también saber determinar cuándo ha llegado la hora de cambiar el liderazgo en beneficio de la empresa.

Funciones de un líder

Las funciones de un líder se pueden dividir en dos grandes *grupos:*

Funciones esenciales:

- *Estratégicas:* planificar y coordinar los objetivos.

- *Organizativas:* propone y genera los métodos y procedimientos de trabajo.
- *Operativas o línea:* implica y manda ejecutar los trabajos a los miembros del grupo.
- *Técnicas:* debe ser experto en la realización de las tareas propias de su equipo.
- *Representativas del grupo:* defiende los intereses y sentimientos del grupo, y mantiene contacto y relación con otros grupos.
- *Fuente de recompensas y castigos:* es el encargado de premiar y castigar a los miembros del grupo.
- *Labor mediadora:* concilia los diversos intereses de los miembros del grupo.

Funciones complementarias:

- *Símbolo*: es la imagen del grupo.
- *Sustituto de la responsabilidad individual*: sobre él recaen las acciones del grupo.
- *Ideólogo*: transmite las premisas, las pautas y las normas que imperan en el grupo.

Teorías o enfoques sobre el liderazgo

Aún formándose para ser un buen líder, algunos tipos de liderazgo resultan ser más exitosos que otros. Algunos de ellos logran mejores resultados con sus equipos y empresas, y otros simplemente sobrellevan su rol.

Esto se debe a diferentes motivos. Por un lado la persona puede necesitar una formación más profunda sobre sobre las características que debe alcanzar como buen líder o bien su personalidad no permite llegar a ella de manera más eficaz. Por otro lado, algunos líderes pueden alcanzar el éxito y otros no debido a la naturaleza interna de la empresa. Recordemos que la cultura institucional puede ser también un limitante del éxito del líder.

Reconocer las diferentes teorías de liderazgo puede ayudarnos a comprender los tipos de líderes que las empresas demandan en los tiempos modernos y aprender a diferenciar las habilidades que debemos potenciar o poner en práctica en una u otra situación que, como líderes, nos toca atravesar.

Se destacan *3 teorías de liderazgo:*

- *Teoría situacional:* en ella, los líderes deben ajustarse a la situación de su equipo y cambiar su forma de actuar de acuerdo a cómo se sucede dicha situación. Es decir, deben modificar los incentivos, las formas de motivación que emplean, las exigencias que promueven entre los empleados, las formas de tomar decisiones, entre otras.

- *Teoría participativa:* este tipo de teoría contempla el papel del otro en el proceso de toma de decisiones, sin afectar la posición del líder aunque buscando siempre la contribución de los demás por sobre la imposición de formas de acción. El objetivo que buscan estas teorías es que los liderados se sientan valorados y comprometidos.
- *Teoría de relaciones o transformacionales:* esta es, sin lugar a dudas, la teoría que más favorece a los líderes. En ella, lo importante no es únicamente el rendimiento del grupo, sino el máximo desarrollo del potencial de cada integrante. Un líder transformacional será aquel que consiga combinar el interés del grupo con el interés de cada individuo que lo integra. Para ello, busca ganarse la confianza de los mismos mediante una relación sólida de inspiración y cooperación mutua.

Los distintos enfoques o teorías de liderazgo vienen marcados por los siguientes aspectos: los rasgos personales del líder, la conducta personal del líder y la situación por la que atraviesa el líder o su grupo de referencia.

Teoría de los rasgos personales.

Este enfoque pretende demostrar que existen algunos rasgos que, por sí solos o interrelacionados, determinan la manera de ser o actuar de una persona, lo que puede convertirla en un líder potencial.

Entre los *factores* que pueden asociarse al líder caben destacar:

- *Rasgos físicos:* energía, apariencia, estatura y constitución.
- *Rasgos psicológicos de aptitud:* alto índice de inteligencia, fluidez verbal, habilidad y capacidad.
- *Rasgos de personalidad:* adaptabilidad, agresividad, confianza en sí mismo, responsabilidad, autodominio, entusiasmo, etc.
- *Rasgos sociales:* posición social, don de gentes, participativo, cooperativo, comunicativo, habilidades directivas, etc.
- *Rasgos relacionados con el trabajo:* persistencia, tenacidad, rendimiento, iniciativa, actitud, vocación de logros, etc.

En la *teoría de los rasgos* se integra la *teoría del gran hombre*. Este enfoque aseguraba que los grandes líderes nacen líderes (no se hacen) y que no están condicionados por el entorno en el que se desenvuelven.

Teoría de la conducta personal o de la malla gerencial.

Esta teoría pretende analizar los líderes no por sus rasgos específicos sino por sus comportamientos o formas de actuar.

El modelo de malla gerencial fue creado por Blake y Mouton (1969), quienes ofrecieron un sistema esquemático a través del cual se muestran las actitudes hacia las posiciones en relación con las tareas a realizar y las personas involucradas.

Su teoría se basa en la malla 9x9 para la cual se encargaron de crear una manera muy objetiva de representar gráficamente el punto de vista bidimensional de los estilos de liderazgo. Así pues, para Blake y Mouton existen dos dimensiones básicas de liderazgo efectivo.

Estos autores parten del hecho demostrado de que los directivos centran su liderazgo en una de estas dos *direcciones:*

- *Orientan su conducta hacia la consecución de las tareas:* supervisión y control de los subordinados a lo largo de todo el proceso productivo, verificando los niveles de calidad, servicios, producción, etc., como único sistema para alcanzar los objetivos programados.
- *Orientan su conducta hacia las personas:* intentan satisfacer los objetivos personales de los trabajadores en su puesto de trabajo.

Estas dos opciones son independientes entre sí, por lo que un directivo puede alcanzar una mayor puntuación en una tendencia que otra.

Teoría situacional

La teoría del liderazgo situacional hace referencia a aquellos líderes que adoptan distintos estilos de liderazgo en función de la situación y el nivel de desarrollo de los miembros de su equipo.

Transformacional

El líder transformacional se centra en el capital humano. Para él, la transformación de una empresa solo puede llegar a través de los empleados. Por ello, mantiene una comunicación constante con su grupo para contrastar ideas y definir estrategias compartidas. Este tipo de jefes sabe motivar a su equipo e inspirarlo. Y sabe cómo premiarlo para maximizar su creatividad y su productividad.

No obstante, este tipo de líderes se centra en cualidades intangibles (ideas, valores...); en definitiva, incide sobre todo en el ambiente laboral. Por ello, puede resultar ineficaz en situaciones de crisis; su forma de dirigir el grupo le impide conseguir resultados rápidos.

Dentro de esta teoría destaca el *enfoque de Blanchard*, quien afirma que no existe un único y óptimo sistema de liderazgo, sino que este se adaptará a la situación concreta por la que atraviesa una empresa, una división o un departamento. Por tanto, no se puede hablar de buenos o malos estilos, sino de enfoques eficaces o ineficaces en una situación determinada. Así los *aspectos* de los que parte la teoría del liderazgo situacional son:

La existencia de dos *modalidades de liderazgo por excelencia* (orientación hacia la consecución de las tareas-orientación hacia las personas). Estas dos tendencias interrelacionadas dan lugar a un cuadro en el que se manifiestan cuatro *tipos diferentes de liderar*, según se marquen más las tintas sobre las tareas o sobre el apoyo:

- Estilo de control.
- Estilo de supervisión.
- Estilo de asesoramiento.
- Estilo de delegación.

El nivel de *desarrollo de los subordinados*. Este grado de desarrollo de los trabajadores dependerá de:

- La competencia, o el *saber* hacer del trabajador.
- La dedicación, o el *querer* hacer.

Cuando Blanchard habla de competencia y dedicación en relación con una tarea concreta a realizar, quiere poner de manifiesto que un trabajador puede ser competente para hacer una tarea, pero no estar motivado a realizarla; o que puede ser competente en algunas tareas relacionadas con su puesto de trabajo, pero carecer de habilidad y experiencia para realizar otras.

De esta manera pueden distinguirse las siguientes *situaciones:*

- *Nivel de desarrollo 1* (no sabe, sí quiere): son personas que desean realizar sus tareas pero no están capacitadas para ello; por tanto, no pueden asumir esa responsabilidad.
- *Nivel de desarrollo 2* (no sabe, no quiere): son personas que no asumen su responsabilidad y que se encuentran en una situación límite.
- *Nivel de desarrollo 3* (sí sabe, no quiere): son personas que no están dispuestas a tomar responsabilidades.

- *Nivel de desarrollo 4* (sí sabe, sí quiere): son personas con una gran madurez y capaces de asumir responsabilidades.

Estilos de liderazgo

Liderazgo autocrático

El liderazgo autocrático es una forma extrema de liderazgo transaccional, en las que los líderes tienen un poder absoluto sobre los trabajadores. Las personas que forman parte del staff tienen la oportunidad de ofrecer sus sugerencias, incluyendo si estas son para el bien del equipo o de la empresa. Muchas personas se sienten mal al ser tratadas de esta forma. El liderazgo autocrático presenta diferentes niveles de ausentismo y rotación de los trabajadores. Para muchos trabajos sin calificación, el estilo autocrático puede ser efectivo, porque las ventajas del control superan las desventajas.

Liderazgo burocrático

Todos los líderes burocráticos hacen todo según viene predefinido en un libro. Siguen todas las reglas de forma rigurosa y se aseguran de que todo lo que hagan sus seguidores sea preciso. Es un estilo de liderazgo muy apropiado para trabajar cuando existen muchos riesgos en cuanto a seguridad o cuando se entra en juego altas cantidades de dinero.

Liderazgo carismático

El liderazgo carismático es muy parecido al liderazgo transformacional, ya que todos los líderes de la organización inspiran entusiasmo en los equipos y son demasiado energéticos al conducir a todos los empleados.

De todas formas los líderes carismáticos tienen a creer mucho más en sí mismo que en los equipos de trabajo que los rodean, esto supone que se generen problemas, y un proyecto en una organización puede llegar a colapsar el día que el líder abandone el barco. Es por esto, que las personas que integran el equipo tienen en mente que sin el líder carismático no se alcanza el éxito.

Liderazgo participativo o democrático

El líder democrático es el que toma la última decisión, los líderes participaríamos invitan a otras personas que integran el equipo a que contribuyan durante el proceso de toma de decisión. Esto no solo incremente la satisfacción por el trabajo sino que favorece el desarrollo de nuevas habilidades. Los miembros del equipo se sienten en control de su propio destino así que se encuentran motivados a trabajar duro, más que por una recompensa económica.

Como la participación democrática necesita de mucho tiempo, abordarlo puede durar bastante tiempo pero a menudo se logra un excelente resultado. El estilo de liderazgo puede adoptarse cuando resulta esencial realizar un trabajo en equipo y cuando la calidad es mucho más importante que la velocidad o la productividad.

Liderazgo 'laissez-faire'

La expresión *laissez-faire* es francesa y significa *déjalo ser*, se utiliza para describir a los líderes que dejan a los miembros que forman el equipo trabajar por su propia cuenta.

Puede resultar bastante efectivo si los líderes monitorean lo que se está consiguiendo y lo comunican al equipo de forma regular. De forma regular el liderazgo laissez-faire es efectivo cuando los trabajadores cuentan con una larga experiencia y tienen iniciativa propia. El tipo de liderazgo puede darse solo, cuando los altos mandos no ejercen el suficiente control.

Liderazgo orientado a las personas

Es un opuesto al liderazgo orientado a la tarea. Con el liderazgo orientado a las personas, todos los mandatarios se encuentran completamente orientados en organizar, hacer de soporte y desarrollar los equipos. Es un estilo participativo, y tiende a empoderar al equipo y a fomentar la colaboración creativa. A la hora de llevarlo a la práctica la gran mayoría de líderes se usan tanto el liderazgo orientado a la tarea y el liderazgo orientado a las personas.

Liderazgo natural

El término describe al líder que no se encuentra reconocido de manera formal. Cuando alguien en cualquier otro nivel de una empresa lidera de forma simple la satisfacción de las necesidades de un equipo, se describe como un líder natural. Otras personas lo llaman líder servil. Este tipo de liderazgo es un liderazgo democrático, ya que el equipo participa del proceso de toma de decisiones. Las personas que apoyan el modelo de liderazgo natural dicen que es una buena forma de trabajo en el mundo en el que los valores son cada día más importantes. Otras personas opinan que en situaciones de elevada competencia, los líderes naturales pueden perder peso ya que otros líderes usan diferentes estilos de liderazgo.

Liderazgo orientado a la tarea

Los líderes que se encuentran orientados en la tarea, focalizan su trabajo en lo que se haya cumplido y pueden considerarse algo autocráticos. Los líderes son muy buenos para definir el trabajo y los roles necesario, ordenar, planificar, organizar y controlar. Pero no tienden a pensar mucho en el bienestar de su equipo, por lo que se presentan problemas para motivar y retener a los colaboradores.

Liderazgo transaccional

Este estilo de liderazgo nace de la idea de que los miembros de equipo llegan al acuerdo de obedecer en todo a su líder.

La forma de pago es a cambio de esfuerzo y la aceptación hacia diferentes tareas que les da su líder. El líder tiene derecho a castigar a quien considere que el trabajo se encuentra como él líder lo desea.

El liderazgo transaccional es un tipo de management, no un verdadero estilo de liderazgo, ya que es un principio hacia la ejecución de las tareas que se deben realizar a corto plazo.

Liderazgo transformacional

El liderazgo transformacional es considerado el verdadero liderazgo por la gran parte de los teóricos del liderazgo. Se basa en la inspiración de los equipos de trabajo de forma permanente, y le transmiten su entusiasmo al equipo. A la vez que estos líderes necesitan sentirse apoyados solo por ciertos empleados. Es una ida y vuelta, por lo que muchas empresas tienen que funcionar tanto con el liderazgo transformacional como el liderazgo transaccional.

Liderazgos basados en el grupo o la ruptura de los liderazgos

En los años sesenta y setenta Lickert aportó una nueva visión sobre la importancia del equipo como herramienta de liderazgo, y, por ende de dirección.

Su propuesta fue modificar el tradicional binomio superior / subordinado, por el de grupo de dirección superior/ grupo de dirección subordinado.

Se trata de crear una cadena concatenada, donde el superior del grupo subordinado actúe de bisagra entre su grupo y el superior, transmitiendo a su equipo las órdenes y los procedimientos necesarios para desarrollar el trabajo encomendado, y comunicando al grupo superior las aspiraciones, problemas, objetivos etc., de su propio grupo.

Likert establece cuatro *sistemas de liderazgo:*

Sistema de explotación-autoritaria: las decisiones son tomadas por la cúpula superior, sin tener en cuenta al resto del personal. La comunicación es escasa entre los estamentos, y exclusivamente descendente.

Sistema benevolente-autoritario: Las decisiones siguen siendo de uso exclusivo de la dirección, pero esta es más condescendiente. El sistema de transmisión de información es similar al del sistema de explotación-autoritaria, aunque permite en algunos casos la comunicación ascendente como algo excepcional, no como herramienta de gestión.

Sistema de consultas: Este sistema abre canales de comunicación tanto ascendentes como descendentes; las decisiones siguen tomándose en la cúpula gerencial, pero se permite a los subordinados tomar decisiones secundarias o derivadas. Este sistema favorece la delegación y descentralización en lo niveles medios e inferiores.

Sistema participativo-grupal: Las decisiones se toman de forma consensuada, y el equipo de trabajo es la base de la estructura organizativa. La comunicación es fluida y en todas las direcciones, ya que el trabajo en equipo necesita de este tipo de redes para transmitir la información.

Likert apuesta por unos directivos y líderes que trabajen hacia un sistema participativo en la toma de decisiones si desean maximizar la cantidad y calidad del desempeño de sus equipos.

DIRECCIÓN POR OBJETIVOS (APO)

La dirección por objetivos o DPO es una herramienta para evaluar el desempeño, que integra los objetivos individuales y organizacionales, formando también parte de la planificación estratégica de la organización.

En la DPO la relación entre los objetivos del individuo y las metas comunes de la organización es algo de vital importancia.

Principios de la DPO

Los dos *principios básicos* en los que se basa la dirección por objetivos son:

- La *dirección centrada en resultados* previamente definidos en términos de objetivos, más que en el cumplimiento de tareas, actividades u órdenes.La motivación y el compromiso de las personas cuando conocen previamente lo que se espera de ellas en términos de resultados.
- La *dirección por objetivos* es una técnica de planificación a través de un sistema en el que los objetivos específicos se determinan de forma conjunta por los diferentes niveles de la organización, se revisa de forma

periódica el progreso hacia los mismos y se conceden premios con base en dicho progreso. Su principal finalidad es asegurar que los objetivos marcados mejoren la eficiencia de la organización a través de dos variables fundamentales: la evaluación del resultado y la motivación del empleado.

De forma esquemática, se plantea el siguiente resumen de las *diferentes etapas a seguir en la dirección por objetivos:*

Etapa 1: Fijación de objetivos

Primero se debe definir la misión y los objetivos generales, así como el medio de comunicación de los mismos. Estos objetivos deben estar basados en las metas que la organización desea alcanzar.

Para ello se debe realizar una revisión y análisis crítico del propósito fundamental de la empresa.

En todo este proceso hay que dar respuesta a las siguientes *cuestiones:*

- *¿Qué se debe hacer*? Es necesario en esta primera etapa fijar los objetivos, las tareas a realizar para alcanzarlos y los recursos técnicos, físicos y financieros de los que se dispone.
- *¿Cómo se miden los resultados*? Es necesario fijar las unidades de medida para cada objetivo (tiempo, recursos consumidos, actos administrativos dictados,...). En los casos donde la medición no es posible, hay que buscar las formulas de evaluación del comportamiento y acciones del empleado.
- *¿Cuál es la fecha para el logro de los objetivos*? Los objetivos deben ser alcanzados en el corto plazo.
- *¿Cuál es la importancia relativa de los objetivos*? Hay que establecer un ranking en función de la importancia que tiene para la organización cada uno de los objetivos fijados.
- *¿Cuál es la dificultad de los objetivos*? Los objetivos deben constituir un reto para el empleado, pero ser factibles, no irrealizables.

Las *características esenciales* de los objetivos son:

- Específicos.
- Medibles.
- Alcanzables.
- Realistas.
- Fijados en el tiempo.

Etapa 2: Instrumentalización

Los subordinados deciden el *procedimiento a seguir* para conseguir el resultado:

- La autonomía de los empleados no es plena, está limitado a por la disponibilidad de recursos y por la necesaria coherencia de la actuación que debe presidir la organización.
- El respeto a los límites anteriores se consigue mediante la instrumentalización, que debe ser periódicamente establecida, revisada y discutida por la organización.

Se deben desarrollar los objetivos específicos que se van a lograr en un departamento determinado que reflejan el rendimiento de la organización global.

Etapa 3: Retroalimentación

Fijación de un calendario de reuniones periódicas entre superior y subordinado para evaluar resultados y corregir desviaciones.

Entre los principales factores favorables que nos encontramos ante la utilización de *técnicas* como las planteadas se encuentran las siguientes:

- Mejora de la evaluación del rendimiento de los subordinados a través de la comparación de los resultados obtenidos con los objetivos fijados.
- Mayor motivación de los trabajadores: conocen previamente el resultado a lograr, y han participado en la fijación de objetivos lo que supone que estén más involucrados.
- Control más efectivo: el sistema ayuda a determinar los puntos de control.
- Delimita mejor las áreas de responsabilidad.
- Evita la trampa de la actividad.

Una de las mayores características de la DPO consiste en que permite sustituir la dirección mediante el capital desde arriba por la dirección mediante autocontrol.

Etapa 4: Analisis

Análisis del cumplimiento de los objetivos definidos en los tiempos establecidos durante el proceso y, en consecuencia, evolución de la eficacia de la dirección y de la eficiencia organiz ativa alcanzada a través del sistema de objetivos.

Se trata de identificar actuaciones incorrectas pero, sobre todo, las causas que las generan. Es recomendable que, de forma periódica, se lleven a cabo las verificaciones entre el directivo y las personas que de él dependen, haciendo un seguimiento detenido de cada una de las metas y objetivos que fueron señalados.

Asimismo, se debe hacer una evaluación anual de los resultados con el fin de revisar y evaluar lo que se ha hecho. La revisión anual es similar a las periódicas pero con una mayor amplitud y con un enfoque integrado de toda la empresa.

Etapa 5: Medidas

Formulación y aplicación conjunta de medidas o acciones correctoras, estableciendo las formas efectivas de ejercitar el autocontrol para aquellos trabajadores o grupos que desempeñan las tareas y afectan a la obtención o no de los objetivos previstos.

En definitiva la realización de estas fases de manera sucesiva permite analizar la dirección por objetivos como un sistema de planificación y control organizativo. El diseño de modelos de DPO bajo la concepción de sistema, permite integrar etapas y mejorar la eficacia y eficiencia de la organización.

No obstante, no podemos olvidar que no estamos ante teorías infalibles, presentando también una serie de desventajas, entre las que destaca su desconocimiento por parte de los ámbitos directivos, lo que puede suponer una errónea aplicación. Por otro lado, la planificación a través de la DPO corre el riesgo de concentrarse en el corto plazo, descuidando el cumplimiento de los objetivos a largo plazo.

Por último, es necesario enumerar, por un lado, los factores condicionantes del éxito o fracaso de la aplicación de estas técnicas, y por otro lado, mencionar la existencia de algunas *fuentes de conflicto y errores principales* que pueden plantearse:

Factores condicionantes del éxito o fracaso

- Compromiso de toda la organización para aceptar la APO.
- Espíritu de superación e innovación: los objetivos establecidos deben constituir un reto y una innovación.
- El sistema de incentivos debe estar vinculado a la planificación realizada, lo que aumentará la motivación del empleado.
- Fijar claridad de metas.
- Planificar cuidadosamente el tiempo y los recursos que serán consumidos.

- Diseño a medida: el plan debe diseñarse para cada persona y función.
- Retroalimentación.
- Proceso de revisión.
- Sistema de control y seguimiento: debe realizarse un seguimiento del cumplimiento del nivel de referencia fijado y describir con precisión los motivos de los incumplimientos.

Fuentes de conflicto

- La asignación de recursos puede suponer una fuente de competencia entre los diferentes departamentos de la organización.
- Resultado financiero vs resultado estratégico.

Errores principales

- Fijar objetivos no SMART (no realistas, fáciles de alcanzar, rutinarios, que no dependan exclusivamente de la organización,…).
- No priorizar adecuadamente.
- Fijar demasiado rápido el plan de objetivos, sin considerar toda la información.

Ventajas de la DPO

Ventajas de la dirección por objetivos para el trabajador

- Al estar enterado e informado de cuáles son los resultados que se esperan de él, toma conciencia de lo que realmente debe de hacer. Es decir, tiene claro qué es lo que tiene que hacer y por qué lo va a hacer.
- Para alcanzar las metas establecidas puede elegir cómo actuar y de qué modo alcanzarlas, porque lo importante es llegar al objetivo; el cómo llegar no es importante.
- Su trabajo es medible de una manera objetiva, ya que se basará en los logros obtenidos.
- Al participar en la definición de objetivos junto con sus superiores puede dar su opinión al respecto.
- Al existir una evaluación de desempeño periódica, ese feedback le permitirá conocer su evolución profesional.

Ventajas de la dirección por objetivos para los directivos

- Involucra a todo el equipo en la consecución de los resultados. Todos son responsables de lograrlos o no.
- La evaluación de los colaboradores toma un carácter objetivo ya que se basa en la consecución de los objetivos y no en el trabajo realizado.

- En los equipos todos tienden a alcanzar el mismo nivel de desempeño.
- Se mejora la comunicación entre directivos y sus colaboradores, siendo esta más fluida y productiva, ya que es tenida en cuenta la opinión de todos respecto a las metas que se deben alcanzar.
- Al tener datos medibles y objetivos es más fácil tomar decisiones en cuanto a ascensos, gratificaciones, etc.

Ventajas de la dirección por objetivos para la organización

- Todo el mundo tiene claros los objetivos, se evita la dispersión de los esfuerzos y queda claro lo que tiene que hacer cada uno.
- Las responsabilidades quedan definidas y se fomenta una mayor delegación de tareas.
- Aumento de la motivación y mejora del clima laboral.
- Integra a todos los miembros de la organización, puesto que todos van a remar en la misma dirección, la de los objetivos de la empresa.
- Propicia el trabajo en equipo.

BIBLIOGRAFÍA

1. BODENHEIMER, T. *The movement for improve quality in health care.,* M.D. The New Enfland Journal of medicine. February 11, 2009.
2. CHERRY RL. *Agents of nursing home quality of care: Ombudsman and staffratios revissed.* The gerontologist 2009, 21 (2): 302-308.
3. Generalitat de Cataluña. Departamento de Bienestar Social. *Consideraciones con respecto a la definición de un modelo estructural de calidad de residencia asistida.* Documento de soporte servicios nº 3. 2010.
4. Generalitat de Cataluña. Departamento de Bienestar Social. *Evaluación externa de calidad de los centros del ICASS (Instituto Catalán de Asistencia y Servicios Sociales).* Área de servicios: Residencias asistidas para mayores. Indicadores de evaluación de calidad. 2010.
5. Generalitat de Cataluña. Departamento de Bienestar Social. *Evaluación externa de calidad de los centros del ICASS (Instituto Catalán de Asistencia y Servicios Sociales).* Recomendaciones para la elaboración de los planes de mejora continua de residencias asistidas para mayores. Indicadores de evaluación de calidad. 2010.
6. GIFFORD D, PATRY G, SILVERMAN L. *Public reporting of nursing home quality indicators.* Med Health R I. 2009 Jun; 85 (6):188-9.
7. SÁNCHEZ GALÁN, J. *Presupuesto.* Coomipedia. 2019
8. CERQUERA, K. *Tipos de sistemas logísticos. Software de logística.* Logimov. 2020
9. TORRES, I. *15 Ejemplos de procesos de una empresa.* Gestión empresarial. Ive consultores. 2020
10. RAFFINO, M. E. *Concepto de presupuesto.* 2020
11. VERA HERVÁS, L. *Presupuesto maestro: definición y subsecciones.* Recursos pyme. El País Economía. 2021.
12. MÁXIMA URIARTE, J. *10 características de un presupuesto.* 2020
13. RODRIGUEZ, J. *Los 8 tipos de presupuestos y sus características.* Gestión empresarial. 2020
14. *¿Como llevar la gestión económica de la empresa?* Gestión económica. Circulantis. 2020
15. *¿Qué es una residencia de ancianos?* Lares comunidad valenciana. 2018

16. WESTREICHER, G. *Contrato de servicios.* Conomipedia. 2020
17. Prestadores de Servicios: *Responsabilidades Básicas y Como Contratarlos.* Consejos para negocios. 2021.
18. Contratos Asistenciales. Norma básica. Geriatricarea. 2019
19. SÁNCHEZ VINADER, M.L. *La habitación geriátrica, lo que debe tener y cómo hacer que resulte útil y cómoda.* Blog de ortopedia de ortoweb. 2018
20. *Como crear una habitación acogedora en una residencia para ancianos.* Ancianos.es. 2018
21. *¿Como debe ser una adecuada alimentación en las residencias de ancianos?* Geriatricarea. 2017
22. *Protocolos asistenciales en residencias de mayores.* Servicio regional de bienestar social. Consejería de familia y asuntos sociales. Comunidad de Madrid. 2021.
23. *¿Cuánto cuestan las residencias de ancianos?* Rango de precios. Cronoshare. 2020
24. NAVARRO GARZÓN, M. *Normativa sobre centros residenciales de personas mayores.* Consejería para la igualdad y bienestar social. Junta de Andalucía. 2021.
25. PIÑA, D. *Como cumplir con la protección de datos en las Residencias de Mayores.* Umbra abogados. 2019
26. SEMINARIO, M. *Como adaptar las residencias de ancianos al RGPD.* Grupo ático 34. 2018
27. *Se puede ingresar a un anciano en una residencia sin su consentimiento.* Senior sur. 2019
28. ALBERT, P. *Participación de los residentes en el día a día de la residencia.* Residencias obreras de la cruz. 2019
29. NAVARRO- MICHEL, M. *El ingreso involuntario en residencia geriátrica y la autorización judicial.* Revista de bioética y derecho. Nº 45, 2019

4. GESTIÓN ECONÓMICO-FINANCIERA DE RESIDENCIAS GERIÁTRICAS

Verónica España Álvarez, Anabel Pareja Ortiz y Nazaret Sáez Cuenca.

CONCEPTOS GENERALES

La gestión económico-financiera es un conjunto de procesos dirigidos a planificar, organizar y evaluar los recursos económico-financieros al objeto de lograr la consecución de los objetivos de la empresa de la forma más eficaz y eficiente.

Los *principios* que han de seguirse en la gestión económico-financiera de una empresa son:

- *Eficacia:* conseguir los mayores resultados posibles sin considerar los recursos empleados.
- *Eficiencia:* conseguir los mayores resultados posibles al menor coste posible.
- *Economía:* hacer las cosas al menor coste posible, lo que implica que los recursos se dispongan en el momento adecuado con el menor coste posible, en la cantidad adecuada y con la calidad requerida.

Las instituciones sean privadas o públicas cuentan con recursos económicos los mismos que deben ser administrados de manera eficiente para lograr los objetivos y cumplir con la misión asignada.

En el caso de las instituciones públicas, los recursos económicos, a través de un presupuesto, son distribuidos en diferentes objetivos, metas, y partidas siguiendo los lineamientos de la administración pública. En el caso de las empresas privadas, el presupuesto normalmente sigue un orden contable.

En economía, un presupuesto se refiere a la cantidad de dinero que se necesita para hacer frente a cierto número de gastos necesarios para acometer un proyecto. De tal manera, se puede definir como una cifra anticipada que estima el coste que va a suponer la realización de dicho objetivo.

Un presupuesto deber ser visto como *una herramienta que nos permite medir el desempeño de una gestión.* A su vez cuantifica los planes de tal manera de poder evaluar en que medida se van cumpliendo estos.

La teoría administrativa nos explica que *un presupuesto maestro es aquel que resume las actividades que han sido planificadas en una organización tales como ventas, producción, distribución y finanzas, convirtiéndose así en una expresión formal y cuantitativa de los planes de la empresa.*

También *el presupuesto involucra todas las actividades de la empresa a través de la coordinación, es decir, integra a la organización y ayuda al cumplimiento de las metas y objetivos, y por ende, de la misión.*

En relación al periodo de tiempo del que estemos hablando, es posible hacer una clasificación de los diferentes tipos de presupuestos entre planificaciones a corto (propias de proyectos cotidianos y de mayor rapidez) y a largo plazo (más habituales en la actividad de las grandes empresas o en las políticas económicas de los países).

Si la administración de los recursos económicos de una institución solamente se lleva a cabo con una visión diaria, el cumplimiento de las metas y objetivos se verían afectados. El volumen de trabajo diario y la responsabilidad de las empresas pueden crear distorsiones y alejar a los responsables de la gestión de una visión futura lo que podría ocasionar un alejamiento sistemático del esfuerzo que conlleve al cumplimiento de las metas y objetivos de la dependencia.

La cadena de producción

La cadena productiva puede definirse como *un conjunto estructurado de procesos de producción que tiene en común un mismo mercado y en el que las características tecnoproductivas de cada eslabón afectan la eficiencia y productividad de la producción en su conjunto.* De esta manera, la cadena productiva podría caracterizarse como el conjunto de firmas integradas alrededor de la producción de un bien o servicio y que van desde los productores de materias primas hasta el consumidor final . Las cadenas productivas se subdividen en eslabones, los cuales comprenden conjuntos de empresas con funciones específicas dentro del proceso productivo.

Un concepto interesante que enriquece la gestión presupuestal es el de la *cadena de producción.* Martín Christopher desarrolla este concepto de manera didáctica y pragmática de tal manera de aportar un esquema tanto de análisis como de trabajo en los procesos relacionados con la logística y el flujo de recursos. El autor define la *cadena de producción* como *la red de organizaciones relacionadas en los diferentes procesos y actividades que producen valor en forma de productos y servicios entregados al consumidor.*

Este concepto marca la diferencia con los sistemas logísticos clásicos en el sentido que considera al sistema como una entidad y no relega la responsabilidad a las áreas funcionales como compras, producción, distribución y ventas.

En cuanto a la *producción* es un *objetivo compartido de todas las funciones de la cadena y es de un significado estratégico en vista de su influencia en los costes económicos...*

En adición nos explica el autor que *la cadena de producción proporciona un nuevo enfoque de los sistemas: la integración y no solo la interconexión.*

Christopher explica que la cadena de producción ha evolucionado en el tiempo. Hace una comparación muy interesante entre los sistemas clásicos y los modernos, los mismos que incluyen al mercado, proveedores y clientes: *La gestión de la cadena de producción difiere significativamente del clásico control de materias primas y producción en cuatro aspectos*. Primero, contempla la cadena de producción como una única entidad antes que relegar la responsabilidad fragmentada de varios segmentos de la cadena de producción a áreas funcionales como compras, producción, distribución y ventas. El segundo rasgo distintivo de la gestión de la cadena de producción fluye directamente del primero: requiere – y en último término depende de ello – tomar una decisión estratégica. La *producción* es un objetivo compartido de prácticamente todas las funciones de la cadena, y es de un significado estratégico particular debido a su impacto sobre los costes generales y la cuota de mercado. Tercero, la gestión de la cadena de producción proporciona una perspectiva distinta de la existencias que son utilizadas como mecanismo de equilibrio de último, no primer, recurso. Finalmente, la gestión de la cadena de producción requiere un nuevo enfoque de los sistemas: la integración, no simplemente la interconexión, es la clave.

Según Martin Christopher:

Las empresas individuales ya no compiten como entidades independientes, sino como cadenas de suministro. Ahora estamos entrando en la era de la 'competencia en red' donde los premios serán para aquellas organizaciones que puedan estructurar, coordinar y gestionar mejor las relaciones con sus socios en una red comprometida con relaciones mejores, más rápidas y más cercanas con sus clientes finales.

Todos estos rasgos y todos los retos del entorno comercial que se hallan en pos de avanzar hacia la gestión de la cadena de producción apunta en un mismo sentido: hacia la cima. Solo la dirección general puede asegurar que los objetivos funcionales en conflicto a lo largo de la cadena de producción se reconcilien y equilibren; que las existencias adopten su papel adecuado como mecanismo para ocuparse de los inevitables desequilibrios residuales sistemas que reduzca el nivel de vulnerabilidad comercial. Los directores de logística y materias primas seguirán teniendo un papel importante, pero solo la dirección general puede esperarse que tenga la perspectiva necesaria para reconocer el significado de la gestión de la cadena de producción, y solo la dirección general puede proporcionar el ímpetu necesario para adoptar este nuevo enfoque.

La evolución de los conceptos sobre la relación que debe existir entre las partes que conforman un sistema logístico, tiene una tendencia hacia la integración total. Christopher da énfasis en el concepto de la integración que lo diferencia de manera importante de la interconexión. Este último concepto se relaciona más con una organización funcional donde cada parte del sistema logístico asume solamente su responsabilidad dentro de su área lo que podría ocasionar que no exista una responsabilidad compartida. En este caso, la dirección general es la llamada a desarrollar una política clara sobre como deben coordinar las diferentes funciones.

Teniendo en consideración que cada una de las partes, asumiendo que son procesos relevantes, influyen en el valor del producto final, que a final de cuentas, es el objetivo más importante de todos los procesos en su conjunto, se hace necesario que la dirección general haga los esfuerzos para lograr la integración de las diferentes funciones.

Es incuestionable que las herramientas tecnológicas ayudan a que una organización agilice y mejore tanto en sus procesos operativos, como en los administrativos y en la actualidad, para que una empresa pueda sobrevivir en el mercado y logre tener una propuesta de valor que la ponga por encima de sus competidores, debe innovar y ofrecer productos diferenciadores, que se acomoden a las necesidades específicas de cada cliente, sin dejar de lado las mejoras en la calidad del servicio, todo esto, a un precio lo más cómodo posible, para el bolsillo de los usuarios. En virtud de lo expuesto anteriormente, el departamento logístico debe contar, al menos con un componente TIC, que brinde soporte a cada operación de gestión y organización de la cadena de suministro.

En este sentido, los diferentes procesos intervienen en la creación de valor al producto final a lo largo de la cadena de producción, es decir, la materia prima va adquiriendo valor a través de todos los procesos hasta convertirse en un producto final listo para ser ofrecido al mercado y a su vez al consumidor. Cabe destacar que el valor del producto se concreta cuando es colocado en el punto de venta o cuando está en manos del consumidor.

En otras palabras, la materia prima va adquiriendo un valor potencial que se vuelve valor efectivo cuando el consumidor lo valora y lo adquiere para satisfacer una necesidad. Aquí la expectativa de la empresa juega un papel importante en el sentido que el objetivo es satisfacer necesidades de los consumidores lo que conllevará a uno de los objetivos estratégicos de la empresa, que es la creación de riqueza.

Sin embargo no debemos olvidar que existen empresas sin fines de lucro, donde la rentabilidad es distribuida en el pago de los factores de producción. En este caso, no existe la creación de riqueza financiera mas sí de una riqueza de otro tipo, en el sentido que, dependiendo del servicio que ofrezca esta empresa, la sociedad se verá favorecida.

También la expectativa del consumidor es de vital importancia pues este espera un nivel de satisfacción de sus necesidades cada vez que consume un producto donde finalmente toma la decisión de volver a consumirlo o no. Si decide consumirlo nuevamente, significa que las expectativas han sido colmadas. Caso contrario, es porque las expectativas de satisfacción de necesidades no coinciden con las obtenidas.

Un caso que merece ser señalado es el de las instituciones públicas, as instituciones públicas son aquellas que funcionan con los recursos del estado, de tal forma que toda su gestión está administrada por el estado de un país, por lo que sus recursos e ingresos son parte del fondo monetario del país. Las mismas que producen y ofrecen bienes y servicios públicos, respectivamente, los cuales son consumidos por la población en general.

Muchas veces estos bienes y servicios públicos ocasionan externalidades positivas para las empresas privadas, lo cual no solamente benefician a estas sino también benefician al consumidor en vista que las empresas pueden colocar productos más baratos toda vez que las inversiones, en muchos casos, relacionadas a servicios públicos como carreteras, agua, electricidad, telefonía, seguridad interna, las ha efectuado el Estado.

Así la *cadena de producción*, definida por Christopher, es una integración externa que integra a tres instancias: proveedores, a la cadena de producción interna y, a los clientes. En otras palabras la cadena de producción enlaza dos mercados, primero, el de consumibles, segundo, el de consumo; en el primero se encuentran los proveedores, y en el segundo, los consumidores o usuarios finales.

En este sentido, el esfuerzo debe ser dirigido a la integración y no solamente a la interconexión. Este último es necesario pero no suficiente. Sin embargo, la integración requiere de una buena definición de los procesos relevantes para lograr la eficiencia.

El autor nos explica que la dirección general sería la encargada de convencer a la empresa que los objetivos funcionales se relacionan con los objetivos estratégicos. Es decir, los diferentes directores deben coordinar de tal manera que todos los procesos den valor a la producción final.

También la dirección general debe encargarse de disminuir la rivalidad que pueda originarse bajo un enfoque totalmente funcional en el sentido que normalmente se forman especies de *islas* entre las diferentes funciones lo que queda claro toda vez que no coordinan y no están convencidos sobre la importancia de la influencia que tiene su función en la creación de valor del producto o servicio ofrecido al cliente y en adición, al logro de los objetivos estratégicos.

Procesos

Un *proceso* es una secuencia de tareas que se realizan de forma concatenada, es decir de forma seguida una detrás de la otra para alcanzar un objetivo o un fin concreto.

En una organización, la suma de muchos procesos tendrá como resultado la entrega de un producto o servicio al cliente.

Es importante saber que los procesos que seguro que tienes en mente de una empresa son los procesos operativos, es decir, los que representan la producción de las organizaciones.

Pero existen otros procesos que dan soporte o están relacionados a estos procesos operativos. En general podemos dividir los *procesos* en:

- Procesos estratégicos.
- Procesos operativos.
- Procesos de apoyo.
- Procesos de gestión.

Lo ideal en una organización es tener dibujado un mapa de procesos para a partir del cual tener bien claro qué proceso se considera operativo, qué proceso se considera de apoyo, procesos estratégicos, etc.

Este mapa de procesos además es la antesala a tener un enfoque basado en procesos dentro de cualquier organización.

Procesos de una empresa

En cualquier organización, y hablando en términos generales, estoy seguro que existirán estos procesos operativos comunes para todas las empresas:

- *Proceso comercial:* en el cual un cliente solicita un servicio o producto a la organización.
- *Proceso análisis de la solicitud petición del cliente:* en el cual se estudia lo que hay que entregar, cómo entregarlo y cuando lo necesita el cliente.
- *Proceso de producción:* en el cual se prepara el servicio o producto que se va a entregar al cliente.
- *Proceso entrega del producto/servicio:* en el cual se entrega el servicio o producto al cliente.
- *Proceso postventa:* en el cual se ofrece un soporte para las dudas, sugerencias, quejas o reclamaciones que puedan existir una vez entregado el servicio/producto.

A grandes rasgos estos son cinco grandes procesos operativos desde que un cliente solicita un producto/servicio hasta que se entrega y es común para cualquier organización.

Eso es evidente porque dentro de esos cinco grandes procesos operativos existen a su vez *subprocesos.*

Por ejemplo, si te sitúas dentro del primer grupo de los cinco grandes procesos de arriba dibujados, es muy probable que para que un cliente solicite un servicio o producto, este deba cumplimentar una toma de datos, formulario o algo similar para que, la organización pueda saber qué es lo que quiere ese cliente, cómo lo quiere y cuándo lo quiere.

Además también influirá el tipo de actividad a la que se dedica una organización y otra para definir y establecer sus procesos y procedimientos.

Análisis y diseño de sistemas

Una vez desarrollado el concepto general de un presupuesto, de la cadena de producción y de los procesos, se incluye la importancia de contar con un sistema de gestión presupuestal, capaz de controlar la administración del presupuesto asignado a los diferentes niveles de las empresas o de las instituciones públicas, así como proporcionar la información en tiempo real para el análisis de la eficiencia y efectividad en el gasto.

Es un conjunto o disposición de procedimientos o programas relacionados de manera que juntos forman una sola unidad. Un conjunto de hechos, principios y reglas clasificadas y dispuestas de manera ordenada mostrando un plan lógico en la unión de las partes.

En cuanto a la esencia del análisis y diseño de sistema: *Se podría decir que el propósito del análisis y diseño es, al menos, evitar que se caiga el proyecto, y lo óptimo, que articule completamente las necesidades del negocio con base en una comprensión de sus problemas actuales y que se encuentre la solución que mejor satisfaga las necesidades y se ajuste a la restricción presupuestal de recursos y tiempo impuestos por el propio negocio.*

En cuanto a la importancia de efectuar el análisis tenemos que: *El análisis es el proceso de determinar qué se necesita hacer, antes de decidir cómo debe hacerse. El diseño es el proceso de determinar cuál de muchas posibles soluciones es la mejor para lograr lo que se necesita hacer, respetando las restricciones tecnológicas y de presupuesto del proyecto. El diseño es el arte del compromiso.*

De acuerdo a las citas anteriores, una gestión relacionada a la utilización de recursos, como es el caso de la ejecución de un presupuesto, el análisis de un sistema es muy útil toda vez que permite detectar las necesidades relacionadas a los procedimientos y procesos inherentes a la administración de recursos. El análisis será luego una herramienta poderosa para detectar problemas en el seno de la organización y plantear soluciones sobretodo en la comunicación entre las partes de la organización, el flujo de información y las coordinaciones rutinarias y especiales.

Ahora bien, el diseño de un sistema, bajo el enfoque citado, nos ayuda a entender con mayor precisión el *que* se hará y *cómo* se logrará, respectivamente. Sin embargo, existirán muchas maneras de lograr soluciones a los problemas de comunicación, de coordinación y del flujo de información teniendo en consideración la tecnología disponible. Estos conceptos se relacionan con la eficiencia en la asignación de los recursos.

Supongamos que en el mercado se cuenta con dos tecnologías de la información, la primera, una tecnología de punta, donde cierta empresa tiene restricciones de presupuesto para su implementación; segundo, tecnologías que no son de punta pero que se encuentran disponibles en el mercado y que la empresa si puede acceder dada su capacidad financiera. En este caso, el diseño se efectúa teniendo en consideración la restricción presupuestal y la tecnología. En otras palabras surge un problema económico que debe resolverse con eficiencia y eficacia, *maximizar una producción sujeto a dos restricciones, la presupuestal y la tecnológica.*

La producción comprendería *la cantidad de información a ser tratada y la eficacia en las transacciones propias de la gestión presupuestal;* la restricción presupuestal incluiría *los recursos económicos y capacidad de endeudamiento*, y la restricción tecnológica abarcaría *las limitaciones en conocimiento y aprendizaje para acceder a la mejor tecnología disponible en el mercado para el diseño del sistema.*

Si bien es cierto, lo óptimo es contar con la tecnología punta, más no se hace necesario para lograr niveles altos de eficiencia y eficacia. Esta situación no sucede si el producto obtenido está sujeto a una competencia galopante que empuja a las empresas a adoptar tecnologías que rindan economías de escala; pero si la competencia se caracteriza por tener tecnologías que generen costes unitarios homogéneos, estas pueden competir.

En síntesis, el producto, la restricción presupuestal y la tecnología disponible, serán los elementos comprendidos en el diseño e implementación del sistema. Sin embargo, como el análisis se relaciona con el *que se puede hacer*, nos lleva a dar rienda suelta a la imaginación en el ordenamiento de los procesos sin tener en consideración la tecnología y la restricción presupuestal, concepto muy parecido al utilizado en la administración estratégica, *la visión de la organización.*

EL PRESUPUESTO

Conceptos básicos de un presupuesto maestro

El presupuesto se relaciona con los planes de producción de una empresa y en adición es una herramienta que nos permite medir el desempeño de una gestión. A su vez cuantifica los planes de tal manera de poder evaluar en que medida se van cumpliendo los objetivos.

El presupuesto es un documento que prevé los gatos y ganancias de un determinado organismo, empresa u entidad, sea el mismo privado o estatal, en un lapso de tiempo determinado.

Los presupuestos oficiales deben cumplir con cuatro requisitos, por un lado la elaboración, luego debe ser aprobado por el organismo correspondiente, se ejecuta y por último debe existir un control. Cuando se trata de presupuestos estatales los mismos son regulados por la ley.

Los objetivos centrales de los presupuestos es realizar controles acerca de las compras, ventas y cuantificar ingreso y los gastos del dinero. Tienen además como finalidad prevenir y corregir errores y por último realiza los controles financieros del ente.

Los presupuestos pueden ser clasificados de diferentes maneras según criterios como el tiempo que cubre, estas pueden ser planificaciones a corto o largo plazo. Los segundos son utilizados por las grandes empresas y por los estados.

Por otro lado pueden ser flexibles o rígidos, estos últimos no permiten realizar modificaciones a pesar de los cambios que puedan darse en la realidad. También pueden ser clasificados según el sector de la entidad en el que será aplicado.

El *presupuesto maestro* es aquel que resume las actividades que han sido planificadas en una organización tales como ventas, producción, distribución y finanzas, convirtiéndose así en una expresión formal y cuantitativa de los planes de la empresa. El presupuesto maestro involucra todas las actividades de la empresa a través de la coordinación, es decir, integra a la organización y ayuda al cumplimiento de las metas y objetivos.

Las *ventajas principales de un presupuesto* son las siguientes:

- Al formalizar las responsabilidades de los administradores en la planificación, se ven obligados a pensar en el futuro.
- Proporciona expectativas definitivas que son el mejor marco de trabajo para juzgar el desempeño subsiguiente.

- Ayuda a los administrativos a coordinar sus esfuerzos de tal manera que los objetivos de la organización en conjunto sean congruentes con los objetivos de sus partes.
- Si la administración de la organización solamente se lleva a cabo con una visión diaria, el cumplimiento de los objetivos se dificulta. Sin embargo, dada la responsabilidad diaria de la organización, en muchos casos se pierde el concepto de la gestión futura y por tanto el esfuerzo sufriría una distorsión con respecto a las metas y objetivos trazados por la empresa. En tal sentido, se hace necesario tener claro los objetivos y por tanto las políticas que conduzcan al cumplimiento de estas.
- La gestión de presupuesto permite en la organización la comunicación en los diferentes niveles jerárquicos, en el sentido de coordinar los objetivos y el cumplimiento de estos. Luego la gestión traerá como consecuencia que la organización en su conjunto sea más eficiente y eficaz en la asignación de los recursos y en logro de los objetivos, respectivamente.
- Las diferentes actividades de la organización se integrarán a través de sus planes de tal manera que el esfuerzo sea conjunto y no aislado por actividades. El administrador no solamente visualiza su departamento sino todos lo demás pudiendo de esta forma tener una visualización global de todas las actividades y departamentos de la organización. Siendo así, las decisiones de asignar recursos no crearán conflictos entre los departamentos y actividades en vista que el presupuesto ha sido coordinado con una visión general de la organización.

Para una gestión de presupuesto efectiva se hace necesaria la proyección precisa de las ventas y de los costes de operación.

Una vez realizado y ejecutado un presupuesto es conveniente realizar un seguimiento exhaustivo a medida que va avanzando el tiempo, y se van conociendo los datos reales de lo que se había presupuestado. Por otro lado resulta muy útil registrar posibles movimientos del capital que no habían sido contemplados inicialmente.

Además es recomendable mantener al tanto a las personas que trabajan en este ámbito. También se sugiere realizar informes sobre los presupuestos para todas las personas y áreas que lo requiera la organización. El objetivo es mantenerlos al tanto de los datos reales a medida que avanza el tiempo en los presupuestos.

Un pronóstico y un presupuesto de ventas no son lo mismo. El pronóstico se efectúa teniendo en consideración unas condiciones dadas en el mercado, es decir, se asumen supuestos. El pronóstico es una predicción de las ventas, en cambio un presupuesto de ventas es básicamente una decisión para crear condiciones de ventas. En base a varios pronósticos, para diferentes condiciones de mercado, se diseña un presupuesto de ventas.

En el presupuesto de ventas se toma en cuenta las opiniones del personal de ventas, administradores, funcionarios y personal que de alguna manera contribuyan a enriquecer la información que permita tomar la decisión de presupuestación; también se considera el análisis de la información estadística disponible tal como la correlación entre las ventas y las condiciones del mercado (investigación de mercado).

La comparación entre los resultados reales y la gestión de presupuesto permitirá evaluar el desempeño de los funcionarios. Los resultados reales se relacionan con el logro de los objetivos de manera cuantificada. Sin embargo la diferencia entre los objetivos reales y el presupuesto que cuantifica los planes y los objetivos, puede deberse a muchos factores de mercado. Estas diferencias harán las veces de retroalimentación al sistema lo que permitirá replantear, si fuese necesario, los objetivos.

La gestión de presupuesto en muchos casos no es bien vista, sobre todo en el caso de los administradores de nivel medio en vista que es visualizada como un elemento limitador del gasto. Este caso se podría presentar en las instituciones públicas donde el presupuesto no nace de un esfuerzo de ventas y por el contrario, es asignado de manera mensual y en donde la gran parte de la organización no participa en el diseño del presupuesto ni del gasto de esta. Una forma de contrarrestar esta actitud negativa hacia la gestión de presupuesto es que existan canales de información donde se detalle la importancia y la necesidad de contar con un presupuesto eficiente y sobre todo cómo influye en el éxito de la organización, en base a la eficiencia en la asignación de los recursos y a la eficacia en el logro de los objetivos.

A menudo, el administrador está más concentrado en la parte técnica contable del presupuesto pero algunas veces no considera que tan importante es que las actividades y los departamentos deben estar integrados tanto para la formulación del presupuesto como para el gasto respectivo. En la gestión presupuestal se deben integrar las actividades y departamentos de tal manera que la participación sea plena en toda la organización.

Solo así la organización en su conjunto aceptará un presupuesto y su debida importancia para el logro de los objetivos. Esta forma de presupuestar es más eficiente que la vertical, pues, esta última es rígida y solo parte de la organización contribuye en el diseño del presupuesto.

El presupuesto maestro engloba todas las áreas de una empresa, por lo tanto se puede considerar como la culminación del proceso de planificación, donde tienen cabida distintos aspectos como son la producción, ventas o las compras.

Tenemos otro enfoque para la formulación del presupuesto maestro, *en esencia hay dos extremos en el desarrollo del presupuesto maestro: 1) el enfoque de la alta gerencia y, 2) el enfoque de la base de la organización.*

En el *enfoque de la alta gerencia*, los principales funcionarios, como los altos ejecutivos de ventas, producción, finanzas y administración, pronostican las ventas con base en su experiencia y conocimiento de la compañía y de la industria. *En el enfoque de la base de la organización*, el pronóstico empieza desde abajo con cada uno de los vendedores. En la mayor parte de las empresas, el enfoque que realmente se adopta se encuentra en algún punto de los extremos, probablemente más cerca del enfoque de la base de la organización y la gerencia emplea los beneficios de ambos enfoques generales. La ventaja principal del enfoque de la alta gerencia está en que es más rápido y automáticamente tiene el respaldo de la alta gerencia. Una desventaja importante es que la gerencia media, la gerencia baja y otros empleados claves no participan en las decisiones presupuestarias y por tanto no es probable que brinden la cooperación y energía necesaria para que el presupuesto tenga éxito. La ventaja principal del enfoque de la base de la organización radica en que todos los niveles de la compañía participan de alguna manera en el desarrollo de la estimación presupuestal y, por consiguiente hay mayor probabilidad de que acepten el presupuesto y sienten la responsabilidad de operar dentro de los límites establecidos.

Un presupuesto tiene una serie de *funciones* principales:

- *Control financiero.*
- *Control de gastos.* Un registro comparativo de los gastos actuales con los anteriores y los resultados obtenidos permite corregir errores y confirmar logros.
- *Minimizar riesgos.* Anticipar los ingresos y gastos evita realizar inversiones demasiado grandes para resultados previsiblemente escasos.

- *Planificación.* Elaborar planes de acción de manera efectiva solo es posible si se sabe con antelación que existirán los recursos necesarios para llevarlo a cabo en su totalidad.

Como conclusión, un presupuesto formaliza los objetivos de la organización y los pasos que permitirán lograr los mismos. Inicialmente se proyectan las ventas y luego los costes de producción. También se hace necesario incentivar la participación de los diferentes niveles de la organización a menudo en los niveles medios de la empresa, quienes verían la gestión presupuestal como un elemento limitador del gasto. Por último, un buen presupuesto contribuirá en la evaluación de la gestión y en que medida se han cumplido con los objetivos.

PRESUPUESTO Y ENFOQUE ECONÓMICO

En el mercado las empresas venden sus productos y obtienen un ingreso monetario. Descontando los costes económicos nos quedamos con la rentabilidad económica. Los costes económicos deben considerar los recursos que la empresa necesita para que opere y produzca, es decir, la adquisición de consumibles, materiales y requerimientos en general. Estos costes pueden ser organizados como un presupuesto el mismo que puede ser visualizado en dos fases: antes y después de la producción. Si es antes, estamos en el caso de un *proyecto*, si es después, estamos en el caso de un *presupuesto ejecutado.*

El presupuesto económico es la cuantificación del plan desde el punto de vista de lo devengado y por lo tanto se nutre de los otros presupuestos pero articulado como un estado de resultados proyectado.

Con esta información tendríamos estadísticas, las mismas que permitirían analizar y evaluar la gestión presupuestaria, así como comparar las acciones planificadas y en que medida se han llevado a cabo. Sin embargo es necesario resaltar que existen muchos factores externos e internos que influyen en la empresa.

Existen factores externos que afectan a las empresas como es el caso del entorno macroeconómico. En general son muchas las variables macroeconómicas que afectarían a la empresa, tales como la inflación, recesión, fuga de capitales, crisis de balanza de pagos, caída de la actividad económica internacional, aumento de los precios internacionales de los consumibles, etc.

El entorno microeconómico puede ser analizado por el lado de la demanda y de la oferta. En el primer caso, es importante conocer el posicionamiento del producto en los diferentes segmentos del mercado. La elasticidad de la demanda y la cantidad de productos sustitutos influyen en las ventas. La capacidad adquisitiva cumple un rol importante al igual que los gustos y preferencias. En el segundo caso, la estructura del mercado influye en la estrategia que adopte la empresa dada la competencia.

Si la estructura del mercado se asemeja a la competencia perfecta, los precios los fija el mercado y no la empresa. La rentabilidad se convierte en una variable endógena. Si la estructura del mercado es de competencia imperfecta, la empresa tendría alguna capacidad para fijar el precio de sus productos sin embargo siempre dependerá de la demanda que representa la preferencia de los consumidores.

Los *8 tipos de presupuestos* que existen:

1. Presupuesto maestro.
2. Presupuesto de operación.
3. Presupuesto de ventas.
4. Presupuesto de producción.
5. Presupuesto de compras.
6. Presupuesto de flujo de caja.
7. Presupuesto de tesorería.
8. Presupuesto de marketing.

Ahora bien, la elaboración del presupuesto incluye la proyección de las ventas y por tanto el conocimiento de la demanda del producto a ser colocado en el mercado a través de los determinantes de la misma. En algunos casos se hace necesario contar con técnicas estadísticas que nos permitirían, en base a información acumulada en el tiempo, investigar, analizar y obtener resultados interesantes de causalidad entre variables del entorno micro y macroeconómico.

También se hace necesario conocer las características del mercado, es decir, identificar a las empresas proveedoras si es que se desenvuelven en un mercado competitivo, monopólico u oligopólico. En el primero de los casos, el proveedor no tendrá poder de fijación del precio de los productos que coloca en el mercado, en cambio en los dos siguientes casos, si lo tendrá. Si es así, se hará necesario negociar con los proveedores teniendo en consideración el poder de estos.

El gasto presupuestal es un ejercicio dinámico y diario e implica constantes comparaciones entre ventas y gastos. Se hace necesario tener el control de los costes económicos lo que significa conocer el mercado de los consumibles. Este mercado también tiene su demanda y oferta y por tanto podría haber fluctuaciones en los precios de los consumibles.

Existen muchos factores influyentes en la elaboración de un presupuesto. Sin embargo se hace necesario plantear que el objetivo de la empresa es lograr un nivel de producción pre-establecido y minimizar los costes. La empresa conoce la demanda del producto el mismo que estaría posicionado en determinado segmento del mercado y por tanto organiza su producción en base a los pedidos de sus clientes o al consumo regular de los mismos. Así la empresa tendrá una racionalidad de minimizar costes económicos.

En una empresa las ventas podrían oscilar por cambios en la demanda del producto, viéndose afectada la rentabilidad. Ante esta situación, el presupuesto también cambiaría dependiendo de la oscilación de los ingresos. En este caso es difícil tener un objetivo de producción estable quedando la alternativa entre minimizar costes o definir un presupuesto reducido para cubrir costes económicos por la caída de las ventas y tratar de producir lo máximo que se pueda.

En economías estables, asumiendo un negocio eficiente, las ventas serían relativamente constantes, mientras que en una economía inestable, las empresas se verán afectadas al no poder proyectar ingresos económicos.

También es importante resaltar el caso de las instituciones públicas. En estas últimas los ingresos no provienen de un esfuerzo de ventas sino de un presupuesto fiscal el cual habrá que administrarlo con ciertos criterios. Entonces la pregunta será ¿cómo administrar un presupuesto que se obtiene sin efectuar venta alguna? ¿qué tipo de empresa es?

Los presupuestos deben ser administrados con criterios económicos y no solo contables. La teoría microeconómica nos explica algunos de los criterios a ser adoptados en la utilización de un presupuesto. Un concepto muy importante es el coste relativo de los consumibles. Se basan en los costes de oportunidad de cada uno de estos, es decir, cuanto de un recurso se sacrifica si elegimos el uso de otro. Esta información se puede lograr vía el ratio de precios relativos.

En cuanto a los costes económicos, estos incluyen los costes contables y de oportunidad, pudiéndose establecer que en muchos casos una rentabilidad contable puede ser realmente un coste económico. Los costes contables serían aquellos en que se incurren en el proceso productivo. Los costes de oportunidad son aquellos que pudiendo ser una ganancia no lo son, es decir, lo que se deja de ganar.

Otro concepto interesante es la capacidad de las empresas en la sustitución de un recurso por otro, dada la tecnología. Pueden existir procesos intensivos en tecnología de punta los cuales no se encuentran disponibles en el mercado local, y su adquisición requiere un gran esfuerzo tanto por razones financieras como por la preparación del personal para su uso respectivo. Sin embargo es importante proyectar los beneficios en el tiempo que se lograrían al efectuar la inversión respectiva, lo cual implica el estudio de la demanda del producto a ser colocado en el mercado.

Otras tecnologías pueden estar disponibles en el mercado pero algunas empresas tendrán las mismas limitaciones indicadas en el párrafo anterior. Por último, las tecnologías que no son de punta ni son las más modernas y están disponibles en el mercado, cuyos procesos no dejan de ser eficientes si el producto es de calidad y si la competencia, considerando la tecnología, es bastante homogénea. La disponibilidad de recursos y de las tecnologías, así como la posibilidad de su adquisición en base a los objetivos planteados se convierte en un reto.

La administración de un presupuesto es importante para lograr los objetivos de la empresa, ya sea minimizando costes o maximizando la producción.

GESTIÓN ECONÓMICA PRESUPUESTAL

La gestión económica de una empresa es el *conjunto de procesos destinados a planificar, organizar y evaluar los recursos económicos para alcanzar los objetivos marcados de la forma más eficiente...* Los objetivos principales de la gestión económica son: Definir y controlar todos los ingresos y gastos.

Podemos establecer que toda empresa o institución tiene objetivos, y debe administrar un presupuesto de manera eficiente y eficaz para cumplir con su misión.

Los *objetivos principales de la gestión económica* son:

- Definir y controlar todos los ingresos y gastos. Especialmente, los que repercuten en cobros y pagos reales según la fecha de vencimiento de cada uno.
- Establecer la estructura patrimonial adecuada –balance contable– para evitar riesgos financieros.

- Gestionar con eficacia todos los recursos económicos y financieros de la organización.

Contar con un presupuesto significa tener disponibilidad de un monto de dinero, el mismo que debe ser gastado de tal manera de lograr los objetivos y cumplir con la misión, que finalmente es la razón de ser de la institución. En este sentido, el presupuesto es una herramienta y no el objetivo en si, pero al analizarse la gestión de presupuesto como una parte importante dentro de la organización, esta se convierte en un objetivo intermedio para lograr los objetivos que forman parte de la misión de la organización.

El presupuesto se debe relacionar con los objetivos planteados y con la misión. El no tener la visión clara de los objetivos dará lugar que el gasto administrativo y operativo sea desordenado y por impulsos los mismos que dependerán de criterios con poco rigor profesional. Sin embargo, los objetivos no siempre pueden medirse de manera exacta, es decir, no puede cuantificarse fácilmente. En este caso, los objetivos se pueden cumplir de manera excelente, buena, regular o no cumplirse.

Si nos basamos en el coste tan solo, tenemos que tener en consideración que lo más barato es lo menos duradero. Por tanto las adquisiciones deben ser efectuadas con eficiencia lo que significa utilizar los recursos de tal manera de lograr los objetivos minimizando costes económicos, lo que no necesariamente significa adquirir lo más barato. La desventaja de comprar lo más barato es que puede crear una distorsión en el logro de los objetivos. La distorsión consistiría en hacernos de bienes y servicios que solo contribuyan al logro de los objetivos de manera limitada.

En otras palabras, los bajos precios pueden crear una ilusión adquisitiva, lo cual afecta la objetividad que debe existir al relacionar las adquisiciones con el logro de los objetivos. En tal sentido, deberán existir estándares a ser usados como política de la empresa. Estos dependerán de la dirección de la misma. Un estándar importante sería la calidad de los bienes, pues habrá que tomar una decisión que consistiría en definir los niveles de calidad en las adquisiciones lo que a su vez se relaciona con los objetivos y el horizonte de tiempo de duración de estos. En este aspecto toma relevancia si la dependencia brinda servicios al cliente, y más aún si son servicios públicos como por ejemplo la salud y la educación.

¿Podemos relacionar los recursos económicos disponibles y su uso con el logro de los objetivos? Si el gasto está planificado

de acuerdo a los objetivos, podríamos relacionar el uso y la asignación de los recursos con el logro de los objetivos. Sin embargo siempre existirán algunos gastos que no contribuyan directamente con el logro de los objetivos lo que no necesariamente dará lugar a ineficiencia. En este caso es importante poder detectar y medir en qué magnitud se presenta este tipo de gasto. Surgiría la cuestión en qué nivel la institución es intensiva en gastos productivos, relacionados directamente con la producción, o con la gestión administrativa. En este sentido, se hace necesario crear estándares de intensidad entre los tipos de gastos anteriormente mencionados.

¿La Dirección o Gerencia de la institución puede tener la información sobre los montos gastados por objetivos y los respectivos saldos de tal manera que si se requiere efectuar un gasto la decisión sea rápida y óptima? El jefe de la institución puede o no delegar dicho control dependiendo de la complejidad de la gestión administrativa, sin embargo siempre se hará necesario tener actualizada la información en vista que la toma de decisiones, en cuanto a adquisiciones se refiere, debe ser desarrollada de acuerdo a los objetivos planteados.

Al efectuarse el gasto respectivo es muy probable que aparecerían sobregiros en determinadas cuentas y lo preocupante sería que no se tenga el conocimiento de tal situación lo que acarreará que el esquema y plan de gasto, en términos generales en un breve plazo se vea truncado y tenga que formularse nuevamente lo que a su vez creará costes de transacción y de oportunidad de tiempo (horas hombre en el cuadre de cuentas así como bienes y servicios dejados de adquirir), más allá de crear problemas a la institución por gastar de manera desequilibrada. Este desequilibrio traerá como consecuencia que algunos *objetivos* tengan que *financiar* a otros *objetivos* que tuvieron un gasto desequilibrado, lo que a su vez ocasiona que los recursos no sean gastados de manera óptima, toda vez que el gasto no será equilibrado de acuerdo a lo planificado.

Supongamos que las adquisiciones se efectúan en base a los requerimientos del día y sin seguir un esquema y plan de gasto. En otras palabras, si se adquiere o se contrata servicios sin un orden establecido. El principal problema es que la Dirección o la Gerencia no tendrá disponibles los saldos actualizados en las cuentas de los objetivos no pudiendo, controlar en que medida se gasta y se cumplen los objetivos. Asimismo, se deberá nuevamente diseñar el esquema de gastos, en vista que el anterior habrá perdido vigencia.

¿Se tiene el control si las adquisiciones han sido pagadas a los proveedores? Este control se hace necesario en vista que si queremos mantener proveedores eficientes y que atiendan cuando más se les necesita, debemos cumplir con una política de pagos. En tal sentido, deberá crearse un nuevo estándar de ciclo de pago, es decir, medir el tiempo del proceso de internamiento de los bienes hasta que se efectúe el pago respectivo. Si mantenemos la información actualizada podemos observar si estamos cumpliendo con los estándares del ciclo mencionado.

En el caso que no podamos ajustarnos al tiempo establecido tendremos la oportunidad de investigar y detectar las causas que nos impiden estar dentro de las normas de eficiencia establecidas.

Podrían existir dos causas que impiden cumplir con el ciclo de pago, por un lado, puede haber ineficiencia en la gestión administrativa lo que conlleva a demoras en los trámites respectivos, y por otro lado, una velocidad mayor en el gasto en comparación con los ingresos económicos. El caso contrario a este último es la falta de capacidad de gasto donde los ingresos se acumulan sin un esquema de definido. Es muy probable que en los procesos administrativos existan barreras que impidan la eficiencia en el ciclo de pago.

Por ejemplo, la morosidad en la rendición de cuentas internas es el típico caso que ocasiona demoras en la tramitación de la obtención de fondos para efectuar los pagos a los proveedores. Los proveedores intuyen la ineficiencia en los pagos lo cual puede traer como consecuencia un aumento en sus precios de venta y por tanto en los costes para la institución, lo que podríamos definir como altos costes de transacción.

CONTRATACIÓN DE SERVICIOS SOCIALES EN RESIDENCIAS PARA MAYORES

Es preciso indicar, antes de introducirnos en la exposición y análisis jurídico de la contratación de los servicios sociales, que las Comunidades Autónomas son los entes administrativos que tienen asumida en el Estado Español las competencias de servicios sociales, lo que supone estar en presencia de diecisiete sistemas jurídicos diferentes, uno por cada Comunidad Autónoma, en los que sin dudas existes concordancias regulatorias pero también diferencias jurídicas apreciables.

Las residencias ofrecen servicios de integrales de alojamiento y manutencon, atención psicosocial y de rehabilitación, así como atención sanitaria y cuidados personales. En muchos casos se incluyen servicios gerontológicos, en los que un equipo de profesionales se encarga de velar por la salud de los ancianos dependientes.

A efectos de simplificación de la exposición en nuestra análisis nos vamos a referir a la normativa que esta vigente en la materia en la Comunidad de Madrid, y en concreto a la Ley 11/2.003, de 2 de marzo, de Servicios Sociales de la Comunidad de Madrid y la Ley de Ordenación de la Actividad de los Centros y Servicios de Acción Social y de mejora de la calidad en la prestación de servicios sociales en la Comunidad de Madrid. 383/2003.

La segunda de las precisiones a las que nos queremos referir es la definir el objeto de la contratación que vamos a estudiar: los *servicios sociales*. Se define en la citada Ley 11/2.003 de la Comunidad de Madrid, en los siguientes términos:

Las residencias pueden ofrecer una gran variedad de *servicios*, pero los más importantes para el bienestar de las personas mayores son los siguientes:

- *Manutención de los residentes*, se les dará todo lo necesario para que tengan una vida digna, como es la comida, compañía, atención y los cuidados necesarios para que pasen el resto de sus días lo mejor posible.
- *Estimulación de las capacidades funcionales*, de esta forma conseguimos que estén activos el máximo tiempo posible y más estimulados.
- *Dinamización sociocultural*, con la creación de actividades los usuarios estarán más integrados y por lo tanto más cómodos en el centro.
- *Atención sanitaria*, para los residentes más dependientes y que más cuidados médicos necesitan.
- *Ayuda a la integración social*, muchos de los residentes no tienen recursos ni familias, de esta forma entrando en el centro, se sociabilizan y no están en soledad.
- *Terapia ocupacional*, para mantener la salud y capacitar a las personas mayores para conseguir el mayor grado de independencia.
- *Servicio médico, de enfermería*, velando por el cuidado y prevención de patologías.

- *Atención psico-social* para ayudar en todo momento a los usuarios.
- *Transporte de los residentes*, por si fuese necesario trasladarlos al hospital.
- *Administración de fármacos*, para que estén atendidos como es debido y puedan mantener la salud.

Los servicios sociales engloban las acciones administrativas destinadas a contribuir al bienestar social mediante la prevención, eliminación o tratamiento de las causas que impidan o dificulten el pleno desarrollo de los individuos o de los grupos en que los mismos se integran.

El objetivo de los servicios sociales es el de asegurar el derecho de las personas a vivir dignamente durante todas las etapas de su vida, teniendo cubiertas las necesidades sociales, es decir las derivadas del derecho de la persona a realizarse como ser social en el ámbito convivencial, interpersonal y familiar, y en el relacional, entre el individuo y su entorno social.

Y por último, la tercera de las precisiones previas es la indicación de que la actividad de prestación de servicios sociales a personas mayores no es una actividad que se pueda desarrollar libremente por la iniciativa empresarial privada, la única que es objeto de consideración en esta exposición, quedando fuera del estudio tanto la actividad que desarrollan la propia administración publica como la llevada a cabo por entidades sin ánimo de lucro, sino que es una actividad que requiere la previa obtención de una autorización general de la Comunidad Autónoma para poder desarrollarla legalmente.

Es posible ya, tras las anteriores precisiones, pasar a analizar cada una de las características de la contratación de servicios sociales en residencias de mayores.

Partes del contrato

El contrato de servicios es un acuerdo entre dos partes por el cual una de ellas se compromete a desarrollar un trabajo. Esto, a cambio de una prestación económica.

Al ser un contrato de prestación de servicios sociales las partes contratantes son el prestador de servicios y el usuario de los mismos.

I.- El prestador de servicio.

Un prestador de servicio es una persona física o moral que presta un servicio intangible y autónoma a otra persona física o moral a cambio de un pago.

Como hemos indicado solo nos vamos a referir al prestador de servicios empresario privado con ánimo de lucro, y este puede encontrarse fundamentalmente en *tres posiciones contratantes:*

- Empresario privado que gestiona en régimen de contratación administrativa, una residencia cuyo titular es la propia Comunidad Autónoma.
  En esta situación jurídica el empresario privado carece de capacidad real para negociar el contenido del contrato de hospedaje, pues el contrato que regula la estancia del mayor en la residencia de la Comunidad Autónoma es el contrato que la propia Comunidad titular de la residencia establece, derivado del régimen de contratación administrativa en la que el empresario se encuentra.
- Empresario privado que desarrolla su actividad empresarial en una residencia para mayores, de su propiedad, o que explota por cualquier otro titulo como puede ser el arrendamiento de industria, para lo que cuanta con la oportuna autorización general de la Comunidad Autónoma.
  En este caso el empresario privado si tiene facultad de regular el contenido del contrato que va a formalizar con el usuario persona mayor para la estancia en la residencia que privadamente explota.
  La normativa de cada Comunidad Autónoma establece algunos límites al contenido del contrato en orden a posibles fianzas en garantía del pago del precio del contrato a exigir al usuario, reclamaciones de los usuarios, existencia de Reglamento de Régimen Interior de la Residencia, etc.
- Empresario privado que gestiona mediante concierto con la Comunidad Autónoma, en la residencia privada que explota empresarialmente, un determinado numero de plazas concertadas.
  El empresario privado en esta actividad empresarial ocupa una posición dual dado que en cuanto desarrolla en su residencia una parte de su actividad de forma totalmente privada podrá formalizar los contratos con los usuarios en los términos que hemos expuesto en el caso número dos, y en cuanto que gestiona plazas concertadas con la Comunidad Autónoma, los contratos a aplicar a los usuarios que ocupen una de dicha plazas concertadas se-

rán los que se deriven de dicha concertación con la Administración Autonómica, dado que son plazas publicas ubicadas en una residencia privada.
Esta posición empresarial supone una dificultad administrativa en la actividad empresarial, dado que tiene que gestionarse una misma residencia bajo dos sistemas administrativos diferentes.

El prestador de servicios debe de tener la libertad de desarrollar las actividades para las que fue contratado en la forma y tiempos que desee, siempre y cuando, cumpla con los plazos de entrega y características que de común acuerdo pacten las partes.

El *contrato de prestación de servicios* debe de contener lo siguiente:

- *Datos generales:* nombre completo del prestador y la persona que recibe el servicio, dirección de referencia, lugar y fecha de firma.
- *Descripción del servicio:* cuáles son las actividades que realizará el prestador de servicios.
- *Obligaciones:*
  - Por parte del prestador de servicios: tiempos de entrega, responder por la calidad del servicio, guardar confidencialidad de la información que recibe o a la que tiene acceso, no competencia, por mencionar algunas.
  - De quien contrata los servicios: brindar al prestador la información necesaria para prestar el servicio, entre otros.
  - Remuneración: cantidad a pagar al prestador de servicios, es importante establecer la fecha de pago, método de pago, si la cantidad a pagar incluye impuestos y gastos.
  - Causas de rescisión y consecuencias de incumplimiento: es importante establecer los motivos por los que cualquiera de las partes puede dar por terminado el contrato, así como establecer lo que sucedería en caso de que alguna de las partes incumpla sus obligaciones.

II.- El usuario del servicio

Con carácter general se puede definir al *usuario del servicio* como la persona física mayor de 65 años, con capacidad jurídica, y que libre y voluntariamente decide ocupar una plaza en una residencia de mayores, para fijar en ella su domicilio de una forma estable, temporal o prolongada.

Debemos precisar que en algunas Comunidades Autónomas el concepto de persona mayor a estos efectos se complementa además de con las personas mayores de 65 con aquellas otras personas pensionistas mayores de 60 años.

Pero el elemento determinante sobre el que debemos fijar nuestra atención es el de que la persona mayor tenga capacidad jurídica para formalizar el contrato y además decidir libre y voluntariamente la fijación de su domicilio en la residencia.

La capacidad jurídica de las personas de acuerdo con lo que dispone el Código Civil viene determinada por su capacidad de discernimiento sobre su persona y bienes, de modo que si carece de esta facultad la misma serán incapaz jurídicamente hablando y deberá entrar en funcionamiento todo el sistema jurídico preservador de los derechos de la persona incapaz a través de la intervención de los Tribunales de Justicia y el nombramiento de tutores, que será la persona encargada de velar por el incapaz.

En principio ningún mayor incapaz podrá formalizar el contrato de hospedaje de ninguna residencia para mayores.

La realidad es muy diferente a la que nos puede imponer la legalidad vigente y debemos indicar que muchas personas carente de discernimiento sobre su persona y bienes figuran como parte contratante en los contratos a que nos referimos, y no solo en residencias privadas sino, y en un mayor número, en residencias públicas.

En estas situaciones de residentes incapaces, sin que se haya instado la incapacitación y nombramiento de tutor, se produce un problema añadido para la residencia, sea pública o privada, y es que el Director de la residencia se convierte en un guardador hecho del incapaz residente, con las consecuencias legales que ello conlleva.

Esta situaciones son notificadas al Ministerio Fiscal a los efectos de que insten ante los Tribunales los nombramientos de Tutores, y desde el Ministerio Fiscal en la mayoría, por no decir en la totalidad de los casos denunciados, nada se hace dado el inadecuado sistema de protección del incapaz establecido en el derecho español, que desde luego no esta pensado para solventar las incapacitaciones venidas por el siempre transcurso del tiempo, que con bastante asiduidad, se producen en las personas mayores.

La segunda de las consideraciones que indicábamos es que el usuario de la residencia consienta libre y voluntariamente en ingresar y fijar su domicilio en la residencia.

Si no existe esa libertad y voluntariedad de ingreso no es posible la permanencia de ningún mayor en una residencia, y para que ello ocurra deberá producirse un internamiento en la residencia que requiere la intervención judicial.

El internamiento forzoso de un mayor contra su voluntad en una residencia, requerirá en todo caso, si se produce por vía de urgencia, que el Director de la residencia ponga en conocimiento del Juzgado competente el hecho, debiendo acompañar Informe de facultativo, sobre la situación del ingresado contra su voluntad, y el Juzgado en un término perentorio deberá ratificar el ingreso forzoso o resolver sobre la no permanencia en la residencia en contra de la voluntad del usuario.

El objeto del contrato

El objeto del contrato es la prestación por parte de la residencia al usuario de los servicios sociales que se contratan. Sobre el documento de contrato asistencial, debe existir y por tanto es condición la existencia de una clausula de resolución de contrato, una vía de *escape* para ambas partes. Debemos recordar que los firmantes lo hacen de forma voluntaria por ello es necesaria la existencia de una clausula que prevea la resolución contractual, en el siguiente sentido:

- *Cuando el usuario pretenda resolver el contrato*, deberá revisar si en el propio contrato existe algún preaviso para su resolución (forma y tiempo).
- *Cuando el centro pretenda resolver el contrato*, deberá detallarlo en sus condiciones contractuales, por ejemplo, la falta de pago o el incumplimiento de las normas de Reglamento de Régimen Interno (RRI), obligaciones que sino se cumplen dará pie a la resolución contractual del servicio.

Dentro de los servicios sociales se entienden incluidas las siguientes *prestaciones:*

Habitación

El usuario a partir de la vigencia del contrato establecerá su residencia y domicilio en el Centro.

La habitación tendrá las características constructivas requeridas en la Comunidad Autónoma de su ubicación, pues sin ellas no habría obtenido el centro residencial su autorización general para su apertura.

Las habitaciones que se contrata pueden ser individuales o compartida con otro residente; esta circunstancia como es natural tiene implicaciones en el precio.

Es obligación del prestador de servicios que dicha habitación permanezca en estado de conservación y mantenimiento tales que haga a la misma habitable.

Dicha habitación es el lugar donde el derecho a la intimidad del residente adquiere su mayor dimensión, de ahí que en algunos contratos se permita que el usuario pueda introducir en la misma algunos muebles, cuadros e incluso equipos tecnológicos o electrónicos personales, recuerdos familiares, etc.

En las habitaciones existen normalmente sistema de control o aviso con el personal de la residencia para ser utilizados por los usuarios en caso de necesidad, cuyo funcionamiento y atención es obligación del prestador del servicio.

Habitación inteligente

Lo último con respecto a la habitación geriátrica es la llamada *habitación inteligente*. Se trata de una habitación monitorizada con sensores, cámaras, etc. Mediante una tablet se controla la temperatura, la humedad, la luz, el aire, el ruido, los períodos de sueño, etc. También se utiliza una pulsera inteligente para vigilar las constantes del anciano.

Condiciones necesarias en la habitación

- Es recomendable que la habitación tenga una buena fuente de luz natural. La luz solar produce un efecto de bienestar en el estado de ánimo. Una habitación con luz natural transmite alegría. Y además, también aumenta la sensación visual de amplitud en el dormitorio. Ingredientes que mejoran la calidad de vida del mayor.
- En una residencia de ancianos podemos observar zonas comunes y otros espacios individuales. De este modo, es muy positivo que el familiar observe su dormitorio como un espacio de intimidad en el que disfrutar de sus instantes de soledad. De este modo, la residencia, al igual que el hogar, tiene ámbitos de reunión y encuentro con los demás, pero también una zona de descanso totalmente personalizado.
- Podemos hablar con los profesionales de la residencia para informarnos sobre si podemos personalizar con algún detalle la habitación para crear ese clima de hogar. Por ejemplo, podemos poner alguna fotografía familiar

decorando la estancia. Además de ello, en caso de que la habitación no tenga incorporada una televisión, podemos consultar si podemos encargarnos de colocarla. Ya que la televisión ofrece compañía y entretenimiento a nuestro ser querido, al igual que ocurre en la propia casa. Del mismo modo, es recomendable colocar una radio para que pueda disfrutar de los contenidos semanales. Y si lo consideramos necesarios, también podemos facilitar a nuestro familiar un ordenador portátil para que pueda entretenerse con contenidos online.

- Para decorar la habitación de la residencia es recomendable que previamente analicemos cuáles pueden ser las necesidades específicas de nuestro familiar. De este modo, una vez elaborado este catálogo de necesidades, podemos tomar las decisiones más adecuadas para solucionar estos puntos de vulnerabilidad.
- En una residencia de mayores, las habitaciones pueden ser dobles o individuales. Sin embargo, incluso aunque se trate de una habitación compartida, nuestro familiar debe tener su propia zona de uso personal a través de una distribución eficaz del espacio.
- El baño incorporado en la habitación debe ofrecer un servicio geriátrico, es decir, debe tener todas las comodidades necesarias para tratar a aquellos pacientes que tienen algún problema de movilidad.
- Podemos observar la calidad de las vistas de la habitación, ya que para el mayor es un placer asomarse a la ventana y disfrutar del horizonte. La calidad de las vistas depende, en gran medida, de la estética del lugar.
- Otro de los aspectos esenciales para hacer sentir a la persona mayor como si estuviera en su propia casa es el mobiliario ergonómico que se adapta a las necesidades corporales del mayor. Por ejemplo, es especialmente recomendable que la habitación tenga una cama articulada. Además, el mobiliario debe estar colocado de tal modo que no obstaculice las zonas de paso para que pueda pasear.
- Nuestro familiar necesita un espacio de almacenaje para guardar la ropa, libros, recuerdos y objetos personales que quiera tener en la habitación. Por esta razón, el armario, la mesilla y los cajones son esenciales para ofrecer este servicio. De este modo, la persona puede disfrutar de su habitación como un lugar en el que gozar de

actividades propias como, por ejemplo, leer una novela o una revista.

- Los colores de un entorno producen un efecto anímico a partir de la colorterapia. Por esta razón, también podemos añadir pequeñas notas de color a través de detalles sencillos, por ejemplo, algún cojín.

Alimentación

La alimentación es otra de las prestaciones incluidas en el concepto del servicio social del mayor. Esta debe ser adecuada a las necesidades nutricionales del mayor residente en el centro, si bien existe en residencias privadas la posibilidad de elección entre varios menús en la comida principal y la cena.

Las personas mayores constituyen un colectivo particularmente vulnerable a la malnutrición. Prevenir la desnutrición es una obligación socio-sanitaria que debe iniciarse con el cuidado de la alimentación, tanto en las residencias de ancianos como en el ámbito casero, por su impacto en el ámbito biológico, psicológico y social.

La alimentación en las residencias de ancianos, así como en otros lugares, actualmente los profesionales de salud, específicamente los dietistas-nutricionistas deberán de seguir unas serie de normativas, tales como las del nuevo Reglamento (UE) nº 1169/2011 del Parlamento Europeo y del Consejo, sobre la información alimentaria facilitada al consumidor, que entró en vigor el 13 de diciembre de 2014, en el que es obligatorio que el consumidor pueda tener acceso a la información sobre los ingredientes de obligada declaración en TODOS los alimentos, envasados o no, incluidos los puestos a su disposición.

Así como también la Ley 17/2011, de Seguridad Alimentaria y Nutrición, una norma que refuerza la seguridad de los ciudadanos en materia alimentaria y promociona hábitos de alimentación saludables para prevenir enfermedades.

El número de veces en que se da alimento al residente con carácter general suele ser el de cinco veces a lo largo del día. Existe igualmente, junto al menú ordinario los menús de régimen, derivados de las patologías de los residentes.

Es muy importante la textura de los alimentos y el uso correcto de espesantes. Esto debe estan bien adaptado a los ancianos con problemas de deglución.

Asistencia y cuidado

La obligación principal del prestador del servicio es junto con la de habitación y alimentación velar por las personas mayores residente en su Centro, para lo que deberá desarrollar un diligencia adecuada por medio de su personal.

Debe señalarse por ello que en el momento de formalizarse el contrato de hospedaje el usuario debe facilitar al prestador de servicios su situación médica y social a los efectos de determinar las prestaciones necesarias a dicha situación.

Así es tradicional la calificación de los usuarios como validos, es decir persona que son capaces de valerse por si mismos para los actos rutinarios de la vida (asearse, vestirse, comer, etc.) de aquellos otros, los asistidos, que precisan de la atención de sus cuidadores, al ser incapaces de valerse por si mismos, existiendo determinadas clasificaciones y baremos en orden a la determinación de esa asistencia requerida. Dentro de esta prestación se encuentra la asistencia sanitaria primaria, no se trata de prestación de servicios médicos en la residencia, pues en estas lo que se presta son servicios sociales, y no servicios médicos.

Es preciso pues llamar la atención sobre esta cuestión dado que existe la creencia popular de que en las residencias de mayores son también residencias médicas, y ello no es así.

Es cierto, que dada la edad de las personas residentes, en los centros de mayores son todas ellas, salvo excepciones usuarios de los servicios médicos, dada su edad y patología, por ello que para facilitar su estancia en las residencias se cuente con un servicio sanitaria primaria de seguimiento de la situación de los residentes, pero también es cierto que las consultas médicas que deban efectuarse, las intervenciones, médicas o la hospitalización de las personas mayores, no se realizan nunca en la propia residencia, sino que estas se efectuarán donde tenga concertado el residente sus servicios médicos (Seguridad Social o sociedades médicas) y su coste, junto con el de los medicamentos que precisan, son en todo caso por cuenta del residente.

Un punto a tener en cuenta

Actividades preventivas.

Estas no solo implican la mera prevención de la enfermedad, como podría ser el tratamiento preventivo de algunas patologías que podría llegar a padecer un individuo mediante, por ejemplo, las vacunaciones, sino también la prevención y reducción de la dependencia, la promoción de la salud y la autonomía, mediante la educación sanitaria destinada a que los pacientes conozcan y sean conscientes de los principales factores de riesgo que más probablemente podrían afectar a su salud. Es importante la búsqueda sistemática de enfermedades prevalentes en período presintomático y en las cuales una intervención precoz puede mejorar el pronostico funcional en el anciano.

Junto a estas prestaciones principales las residencias suelen ofrecen a sus residentes una serie de servicios no facultativos, cuyo importe no esta incluido en el precio, como pueden ser peluquería, pedicura, cafetería, masajes, etc.

Precio

La titularidad del centro influye en el precio: no es lo mismo un centro privado que uno público o concertado. Para calcular el de una residencia pública o concertada se resta a la capacidad económica del usuario una cantidad para gastos personales. Así la administración se asegura de que todos los usuarios tengan una cantidad mensual asegurada. Suelen tener lista de espera.

Los precios van a variar también en función de la ubicación de la residencia. En las grandes ciudades y su periferia el precio puede superar hasta en un 20% el de una residencia ubicada en una localidad pequeña.

En los contratos de las residencias privadas el precio mensual se fija libremente en el contrato entre el prestador de servicios y el usuario considerando dos factores: la habitación a ocupar y las condiciones físicas y psicológicas del usuario.

El precio normalmente se revisa a principio de cada año con carácter general considerando dos índices el precios al consumo, y el de incremento del gasto laboral como consecuencia de la aplicación de nuevos convenios colectivos en la residencia.

Junto a esta cláusula de revisión de precios, debe señalarse que para la personas asistidas, normalmente se establece una revisión trimestral o semestral, rara vez con carácter anual de las condiciones psico-físicas del usuario, y si de la comprobación de las mismas resulta un mayor grado de dependencia, según la escala pactada contractualmente, se producirá un incremento en el precio en el mes siguiente a la verificación de dichas condiciones.

Suelen incluirse en los contratos garantías para el cobro del precio de los servicios, mediante la inclusión de fiadores solidarios en los contratos, que garantizan el pago de los servicios junto con el usuario.

También es importante saber qué servicios están incluidos en el precio fijado y cuáles no. Algunos, como peluquería o podología, suelen cobrarse aparte. Incluso el servicio de enfermería

24 horas puede pagarse de forma independiente en algunas residencias.

El pago del precio suele hacerse en los primeros días del mes, tendiéndose cada vez más a domiciliar el pago de los servicios en cuenta bancaria.

Cuando en la residencia privada se tienen precios concertados con la administración, el prestador de servicios cobra el precio por cada plaza que tiene concertada de la Comunidad Autónoma que se lo tiene contratado, sin que en estos casos los usuarios de la residencias incluidos en tal sistema tenga que satisfacer precio alguno por su estancia en la misma, salvo el pago de los servicios voluntarios que hubiera utilizado, y que no estén incluido dentro del precio concertado.

El precio no es el mismo en todas las Comunidades Autónomas. El más alto lo tiene el País Vasco y los precios más económicos los encontramos en Castilla-La Mancha.

A continuación te ofrecemos una tabla con los precios (del más barato al más caro) de las residencias en las diferentes Comunidades Autónomas. Incluimos directamente el precio medio final, con el IVA ya sumado:

Precio de residencia por comunidad autónoma

Comunidad Autónoma	Precio
Castilla-La Mancha	1420 €
Extremadura	1450€
Comunidad Valenciana	1586 €
Castilla León	1645 €
Aragón	1648 €
Andalucía	1748 €
Asturias	1770 €
Murcia	1787 €
Galicia	1914 €
Islas Baleares	1992 €
Cataluña	2014 €
Cantabria	2036 €
Madrid	2045 €
La Rioja	2121 €
Navarra	2225 €
Canarias	2233 €
País Vasco	2496 €

Estos precios son orientativos.

Duración

La duración que se pacta es por un año, fijándose normalmente prorrogas automáticas con carácter indefinido. Esta regla general suele tener determinadas *excepciones*:

- Dada la peculiaridad de los servicios a prestar, se suele establecer un periodo de prueba en orden a determinar si el usuario se acostumbra a encaja en la residencia que se transforma en su nuevo domicilio, considerando el transcendental cambio que para este supone.
  Durante este periodo de prueba, cuya duración se fija entre uno y tres meses, cabe la posibilidad de que cualquiera de las partes contratantes resuelva unilateralmente el contrato.
- La duración originariamente pactada no es exigible en caso de fallecimiento del usuario con anterioridad a que transcurra el plazo de duración contractualmente establecido.

Reglamento de régimen interior

La normativa específica de los servicios sociales establece con carácter general en cada Comunidad Autónoma, tanto para las residencias públicas como para las privadas, la obligatoriedad de que en todas las residencias para mayores exista un *Reglamento de régimen interior (ver tema 10 para ampliar información).*

Este documento, que cuenta con la aprobación de la Comunidad Autónoma, forma parte del contrato de hospedaje en las residencias, por lo que a todos los efectos tiene una enorme importancia jurídica.

Existirá un Reglamento de régimen interior que deberán cumplir tanto los centros con plazas dependientes del Sistema para la Autonomía y Atención a la Dependencia, así como los privados acreditados, cuya finalidad será la de recoger con claridad y precisión el conjunto de normas que regulan el funcionamiento del centro. Asimismo existirá un documento contractual que se implantará en los centros con plazas dependientes del Sistema para la Autonomía y Atención a la Dependencia.

En el Reglamento de régimen interior se suele regular las siguientes *materias:*

- Derechos fundamentales de los usuarios o residentes.
- La figura del director de la residencia, sus funciones y su facultades.

- Normas comunes de funcionamiento de la residencia, en cuanto a horarios, salidas de los residentes, visitas, comidas, cultos, ocio, etc.
- Derechos y deberes de los usuarios o residentes.
- Causas de extinción del contrato por actos contrarios a la convivencia (agresividad, alcoholismo, drogodependencias, etc.).

Protección de datos personales.

El prestador de servicios, dados los datos de carácter personal que conoce de los residentes y que afectan fundamentalmente a su salud, a sus creencias religiosas, a su situación familiar y económica, esta obligado a mantener los ficheros informáticos o manuales, donde los mismos se recojan, con arreglo a lo que se dispone en la Ley Orgánica de Protección de Datos de Carácter Personal 3/2018, de 5 de diciembre (*ver anexos para ampliar información*).

El principal riesgo de protección de datos en las residencias de mayores deriva del tratamiento de categorías especiales de datos personales como son los datos de salud (enfermedades, patologías, etc.), respecto de los cuales deben tener especial diligencia y un mayor nivel de protección.

Otra de las especialidades con la que nos encontramos en las residencias de ancianos es que muchos de ellos no tienen plena capacidad de obrar o tienen su capacidad modificada judicialmente. En estos casos, sería el representante legal del residente el encargado de obrar en nombre de este y a quien deberán dirigirse las debidas informaciones.

La residencia debe realizar un análisis de riesgos para identificar los tipos de riesgos y amenazas a los que están expuestos los datos personales, y establecer controles y medidas de seguridad adecuadas que minimicen esos riesgos y garanticen la confidencialidad.

La *normativa* que se debe tener presente:

- Reglamento (UE) 2016/679 del Parlamento Europeo y del Consejo de 27 de abril de 2016 relativo a la protección de las personas físicas en lo que respecta al tratamiento de datos personales y a la libre circulación de estos datos.
- Ley Orgánica 3/2018, de 5 de diciembre, de Protección de Datos de Carácter Personal y Garantía de Derechos digitales (LOPDGDD).

- Real Decreto-Ley 5/2018 de medidas urgentes para la adaptación del Derecho español a la normativa de la Unión Europea en materia de protección de datos.
- Ley 34/2002, de 11 de julio, de servicios de la sociedad de la información y de comercio electrónico.

Se debe tener en cuenta también la legislación propia de este sector. La Constitución Española recoge como competencia exclusiva de cada Comunidad Autónoma la Asistencia Social, por tanto cada Comunidad Autónoma asume dicha competencia.

UNA APROXIMACIÓN SOCIAL AL CONTRATO DE INGRESO EN RESIDENCIA

El contrato de ingreso ¿acuerdo entre dos partes?: conciencia de ser sujeto de derechos y voluntariedad. En el tema 10.3. podrá ampliar la información que aparece a continuación.

Los residentes no son ciudadanos de segunda categoría obligados a renunciar a una serie de derechos.

¿Qué derechos?

- Dignidad.
- Autonomía.
- Intimidad.
- Elección.
- Información.
- Satisfacción.
- Participación.

Son *derechos de las personas usuarias:*

- Derecho a la intimidad y a la no divulgación de los datos personales que figuren en sus expedientes o historiales de acuerdo con la Ley Orgánica 15/1999, de 13 de diciembre, de Protección de Datos de Carácter Personal y al apartado d) del artículo 4 de la Ley 39/2006, de 14 de diciembre, de Promoción de la Autonomía Personal y Atención a las Personas en Situación de Dependencia.
- Derecho a la integridad física y moral y a un trato digno tanto por parte del personal del centro como de las demás personas usuarias.
- Derecho a no ser discriminadas por razón de edad, nacimiento, raza, sexo, religión, opinión o cualquier otra condición o circunstancia personal o social.
- Derecho a la información y a la participación.

- Derecho a una atención individualizada, acorde con sus necesidades específicas.
- Derecho a la igualdad de trato y a gozar de todas las prestaciones y servicios que ofrezca el centro, independientemente de la forma de financiación de la plaza residencial que ocupe.
- Derecho a acceder a servicios de calidad, conforme dispone la Ley 39/2006, así como la Ley Orgánica 2/2007, de 19 de marzo, de Reforma del Estatuto de Autonomía de Andalucía y el resto de la normativa vigente.
- Derecho a la asistencia sanitaria y farmacéutica.
- Derecho a mantener relaciones interpersonales, así como a recibir visitas, promoviéndose las relaciones con sus familiares, persona de referencia y/o representante.
- Derecho a cesar en la utilización de los servicios o en la permanencia en el centro por voluntad propia, salvo en los casos previstos por la normativa que resulte de aplicación, así como derecho a ausencias temporales por necesidades familiares u otras circunstancias debidamente justificadas, conforme a lo dispuesto en el artículo 24 de este Reglamento de Régimen Interior.
- Derecho de las personas usuarias a ser protegidas por Ley, tanto ellas como sus bienes y pertenencias, cuando a consecuencia de la pérdida de sus facultades mentales, tengan mermada su capacidad de autogobierno.
- Derecho a exponer sus sugerencias, quejas y desacuerdos, mediante el Libro de Sugerencias y Reclamaciones o las pertinentes hojas de reclamación, según se dispone en el Decreto 171/1989, de 11 de julio, para los Centros y Servicios de la Administración Pública o Privados Acreditados.
- Derecho a solicitar el servicio de orientación jurídica, de acuerdo con lo dispuesto en la Ley 1/1996, de 10 de enero, de Asistencia jurídica gratuita y su normativa de desarrollo. En estos casos se establece una atención preferente, conforme a lo dispuesto en el artículo 14 del Decreto 23/2004, de 3 de febrero, por el que se regula la protección jurídica a las personas mayores.

¿De qué forma se reflejan estos derechos en el contrato de ingreso, y cómo se ven afectados?

- Acuerdo entre dos partes: director/usuario o representante legal (ser protegido por ley).
- El ingreso en el centro se realiza libre y voluntariamente: Autonomía y elección.
- El centro garantizará la atención integral del residente derechos prestacionales. Han de recogerse los servicios mínimos incluidos:
  - Manutención.
  - Atenciones asistenciales: puede afectar a la intimidad y la dignidad.
- Desarrollo de actividades planificadas: satisfacción, participación, ocio, tiempo libre.
- Régimen de visitas, salidas y comunicaciones con el exterior: afectará a los derechos de autonomía, intimidad, satisfacción, elección.
- Hojas de reclamaciones: derechos como consumidor.
- Causas de rescisión del contrato.
  - Derecho a cesar en la permanencia en el centro por voluntad propia.
  - No respetar las normas del centro: todo reconocimiento de derechos conlleva obligaciones.

Deberes de los usuarios

Son *deberes* de las personas usuarias los siguientes:

- Participar, en su propio beneficio, en todo aquello que se le requiera, tanto en lo relativo a la atención y cuidado de su salud, como en lo destinado a favorecer y promover su autonomía.
- Observar una conducta inspirada en el mutuo respeto, tolerancia y colaboración, encaminada a facilitar una mejor convivencia entre las personas usuarias, así como con el personal que presta servicios en el centro.
- Respetar los derechos de las demás personas usuarias.
- Cumplir las normas que rijan el funcionamiento del centro, haciendo un buen uso de todas las instalaciones del mismo.
- Participar en la financiación del servicio, según el sistema establecido.
- Facilitar correctamente los datos que les puedan ser solicitados en relación a la prestación o servicio.

- Cumplir los requerimientos específicos que formulen las Administraciones Públicas competentes.

El *contrato de ingreso en un centro residencial*, como tal documento, recoge el acuerdo entre dos partes. Esto que parece tan evidente, no lo es tanto en el caso de algunas personas mayores que hoy en día ingresan y residen en centros residenciales, ya que:

- Hay usuarios de centros residenciales que no tienen conciencia de ser sujetos de derechos (no se sienten con capacidad para pedir, exigir o reclamar). Es esta una situación heredada en la actualidad de los llamados *asilos*, centros con tintes de beneficencia por parte de quien prestaba este servicio asistencial, servicio que no se concibe como un derecho de quien lo recibía; aunque hoy en día la tendencia es a que las personas mayores usuarias de los servicios dirigidos a este colectivo son sujetos conocedores de sus derechos y exigentes de un servicio de calidad.
- Por otro lado ha de ser garantía de la voluntariedad del ingreso, es decir, la firma del mismo por una persona mayor ha de significar que decide por sí misma su ingreso y está capacitada para ello. Pero actualmente, en visitas realizadas por la inspección de centros, se detectan casos de personas mayores ingresadas en centros residenciales cuyo contrato no ha sido firmado por ellos mismos, teniendo capacidad para ello, sino por un familiar.

Estas situaciones vulneran los derechos de las personas mayores, y no solo me refiero a los derechos que tienen en su condición de residentes, sino también a los inherentes a su condición de ciudadano.

El ingreso en un centro no convierte a los residentes en ciudadanos de segunda categoría obligados a renunciar a una serie de derechos como son su dignidad, intimidad, autonomía, etc. (los residentes siguen teniendo los mismos derechos que antes de su ingreso y deben tener la posibilidad de ejercerlos).

Estos no son derechos abstractos, con un contenido puramente declarativo, desligados de la realidad, sino que pueden y han de plasmarse en la realidad, por lo que es fundamental que se recojan de forma explícita (e implícita) en el contrato de ingreso y en el reglamento de régimen interior que regula las normas de funcionamiento y convivencia en el centro.

¿De qué derechos hablamos?

- *Dignidad:* reconocimiento del valor intrínseco de la persona, independientemente de cuáles sean sus circunstancias, respetando su individualidad y sus necesidades personales, y dándole un trato respetuoso. Es un valor inherente por el hecho de ser persona. La dignidad nunca se pierde ni se deteriora. Por motivos de especial vulnerabilidad la dignidad debe ser igualmente protegida si cabe con más fuerza.
- *Autonomía:* posibilidad de actuar o de pensar de forma independiente, incluida la disposición a asumir ciertos niveles de riesgo calculado.
- *Intimidad:* derecho de las personas a estar solas y a no ser molestadas, libres de intromisiones en sus asuntos.
- *Elección:* posibilidad de elegir libremente entre un abanico de opciones diferentes.
- *Información, conocimiento y defensa de sus derechos:* una condición imprescindible para el ejercicio y el disfrute de todos los derechos es que sus titulares tengan un conocimiento de los mismos.
- *Satisfacción:* realización de las aspiraciones personales y desarrollo de las capacidades de cada persona en todos los aspectos de la vida cotidiana.
- *Participación.* estos derechos han de llevarse a la práctica desde el primer contacto con la persona mayor que ingresa en un centro residencial, informándole de todo lo relacionado con las condiciones de ingreso y convivencia en el centro, proporcionándole una buena acogida, recibiendo un trato respetuoso y acogedor por parte del personal.

Requisitos para el ingreso en el centro

Son *requisitos* para el ingreso en el centro residencial, los que a continuación se indican:

- Cumplir lo establecido en el artículo 1 del Decreto 28/1990, de 6 de febrero, por el que se establecen las condiciones para ingreso y traslado en residencias para la tercera edad. Ninguna persona podrá ser ingresada sin su consentimiento, salvo que sea suplida su capacidad por tutor legal. En los casos de incapacidad presunta o declarada, en los que no sea posible tal consentimiento, se requerirá la autorización judicial para el ingreso.

- Cumplimentación de Documento contractual de ingreso.
- Presentar la siguiente documentación:
  - Documento Nacional de Identidad o, en su caso, tarjeta de residente.
  - Copia de la sentencia de incapacitación, donde conste la persona nombrada tutor/a del declarado incapaz, o auto judicial de internamiento involuntario, en los supuestos en que así proceda.
  - Tarjeta Sanitaria de la Seguridad Social u otro documento acreditativo de la cobertura de la asistencia sanitaria.
  - Seguro de decesos, en su caso.
  - Resolución de la Consejería para la Igualdad y Bienestar Social, en su caso, en la que se determine el ingreso.

El Decreto 23/2004 de 3 de febrero por el que se regula la protección jurídica de las personas mayores, aprobado en el ámbito de la Comunidad Autónoma Andaluza, establece que *los centros residenciales deberán informar expresamente a las personas mayores sobre los derechos y obligaciones que tienen como usuarios de dichos centros de la existencia de condiciones generales en el contrato que suscriban con ocasión de su ingreso, haciéndoles entrega de una copia de los mismos y del reglamento de régimen interior.* Esta norma hace referencia de forma expresa y clara a que el usuario o su familiar ha de ser informado con anterioridad al ingreso de cuáles son las condiciones del mismo, de sus derechos y obligaciones, de las normas de convivencia en el centro y de que el contrato de ingreso habrá de ser firmado como condición previa al ingreso.

REUNIDOS de una parte el Director del centro residencial_____, y por otra parte_____; INTERVIENEN el primero de ellos en representación de la entidad______, y el segundo de ellos en nombre propio y derecho o como representante legal.

¿De qué forma se reflejan estos derechos en el contrato de ingreso?

Si desglosamos un contrato de ingreso en centro residencial, se puede entresacar los siguientes *apartados y expresiones:*

Este acuerdo entre dos partes es firmado, por un lado, por el director/a del centro residencial, y por otro, el usuario en nombre propio y derecho, esto es, la persona mayor firma como sujeto de derecho y esto ha de implicar conocimiento de sus derechos y obligaciones y de cuáles son las condiciones.

No se puede ingresar a un anciano en una residencia sin su consentimiento. Solo un juez puede dictaminar el ingreso de un anciano en una residencia contra su voluntad. No obstante, primero hay que determinar que es contra su voluntad.

En su caso, firman el Director/a y el representante legal (precisándose también autorización judicial de ingreso). Las personas mayores tienen derecho a estar protegidas por ley para prevenir situaciones de abuso en supuestos de pérdida de sus facultades mentales o físicas. La incapacitación se concibe como un mecanismo jurídico de protección. Declarar la incapacidad de una persona significa dotarle de unos medios de protección, de los que carece en principio, y a partir de ahí propiciar el cumplimiento y disfrute de la totalidad de los derechos que le son inherentes.

- *El ingreso en el centro se realiza libre y voluntariamente*. Alude a los derechos de *autonomía y de elección* (La persona mayor, como persona que actúa y piensa de forma independiente, elige libremente ingresar).
- *Periodo de adaptación.*
  - Se establecerá, en el momento de ingreso de la persona usuaria en el centro residencial, un período de adaptación y observación máximo de un mes que podrá ser ampliado, excepcionalmente, hasta un máximo de otro mes.
  - Cuando la persona usuaria no supere este período de adaptación, será la Comisión Técnica de Seguimiento del centro residencial la que propondrá al órgano competente el traslado de la misma, debiendo ello motivarse suficientemente.
- *El centro garantizará la atención integral del residente en el conjunto de sus necesidades básicas de alimentación, higiene personal y cuidados generales dispensado por profesionales debidamente cualificados*. Hacen referencia a *derechos prestacionales*. En el contrato de ingreso han de recogerse los servicios mínimos incluidos en el coste de la plaza, esto es, alojamiento, manutención, atenciones asistenciales, lavandería, desarrollo de

actividades planificadas. En relación a la *prestación de estos servicios* hay que tener en cuenta que:

- Han de prestarse por profesionales que estén cualificados para ello.
- El derecho de la persona mayor a una atención individualizada acorde con sus necesidades específicas.
- La forma en la que se presten estos servicios redundará en los derechos de la persona. Por ejemplo:

• *Atenciones asistenciales:* el aseo del residente, un cambio de pañal… hay situaciones que requieren especial cuidado por parte del personal para que no se vulneren los derechos a la *intimidad y a la dignidad*, muy especialmente en casos de demencia.

• *Manutención:* en relación a esta, hay residencias que ofertan la posibilidad de escoger entre dos menús (favorecen de este modo ejercer el derecho a la *elección*).

• *Desarrollo de actividades planificadas recogidas en la programación anual,* destinadas a:
  - Dinamización e integración.
  - Ocio y tiempo libre.
  - Mantenimiento o recuperación e las actividades básicas de la vida diaria (AVD).
  - Mantenimiento y mejora de las condiciones físicas, de las funciones mentales y motricidad manual.

Este servicio es importante para garantizar los derechos de *satisfacción y participación, ocio y tiempo libre.*

La Sociedad Española de Geriatría y Gerontología en el llamado *Decálogo del envejecimiento* indica: *la actividad es la mejor vacuna vital contra la aparición de indeseables problemas físicos, psíquicos o sociales. Estimularla debe ser un derecho de los mayores y objetivo fundamental de los profesionales de los centros residenciales. Los mayores deben ser cada día más participativos y utilizar ese derecho básico, pues además, participar es vivir.*

El Plan de Inspección de Centros de Servicios Sociales aprobado en Andalucía para el 2020-2021, hace especial hincapié en la necesidad de planificar y ejecutar actividades desde los centros. La inactividad provoca en la persona un rápido deterioro. Es necesario que desde los centros se potencie la participación activa de los residentes en actividades que les ayuden a realizarse personalmente, contando además con la participación de ellos mismos en la planificación de sus propias actividades.

No basta con suministrar asistencia y cuidados. De esta forma los centros no se limitan a ser *lugares de acogida y de curación* creando un ambiente de *encuentro y realización.*

Por ejemplo, en cuanto al *régimen de visitas* afecta a la autonomía y a la intimidad en la medida en que el horario de visitas sea más o menos flexible.

- Las personas usuarias podrán recibir visitas todos los días, en las dependencias destinadas a tal efecto y en el horario establecido. Se podrá acceder a las habitaciones, previa autorización de la Dirección del centro o persona en quien delegue esta función, si bien habrá que salvaguardar la intimidad de las personas usuarias con las que se compartan la habitación, así como el normal desarrollo del funcionamiento del centro residencial.
- En el supuesto de personas usuarias con alto nivel de dependencia, que compartan o no habitación, la Dirección del centro establecerá normas particulares al respecto. Se facilitará el acceso de los familiares o personas que así lo soliciten para el acompañamiento de la persona usuaria en horario nocturno, cuando las circunstancias así lo aconsejen.

Estos *derechos* se verán garantizados:

- Con un horario flexible que solo limite el acceso en la medida en que pueda verse afectado el derecho a la intimidad de los residentes, o que interfieran en el descanso de los mismos.
- Adoptando las medidas necesarias para que los residentes puedan recibir visitas en privado.
- Ofreciendo a los residentes la posibilidad de invitar a comer a familiares o amigos.

Según la Ley 6/1999 de 7 de julio de Atención y Protección a las Personas Mayores, aprobada por el Parlamento Andaluz, los residentes tienen derecho a *mantener relaciones interpersonales, incluido el derecho a recibir visitas siendo obligaciones de la dirección de los centros promover las relaciones periódicas con sus familiares, tutores o curadores.*

La existencia o no de estas relaciones afecta a la satisfacción de la persona.

En ocasiones se dan situaciones de falta de implicación de los familiares.

Desde el centro se propiciará la relación entre el residente y sus familiares, promoviendo las condiciones que favorezcan el mantenimiento y fortalecimiento de las mismas. Así mismo, el centro fomentará las relaciones periódicas entre los profesionales y los familiares para el intercambio de información relacionada con el residente (siempre y cuando esto no contradiga la voluntad del mismo, respetando el derecho a elegir si desea o no que se le proporcione información a determinado familiar).

En relación al *régimen de salidas*: afecta a la *autonomía y a la satisfacción*.

- Las personas usuarias podrán salir del centro, solas o acompañadas, siempre que sus condiciones físicas o psíquicas lo permitan.
- Las personas usuarias que salgan del centro deberán notificarlo al mismo, donde quedará constancia de la salida por escrito.
- Mediante comunicación expresa al centro podrán los familiares, persona de referencia o representante legal, acompañarlos en sus salidas, siendo los mismos responsables de los daños y perjuicios por accidentes o percances sufridos por la persona usuaria fuera del centro.
  Ausencia temporal. En caso de que la persona usuaria, con motivo de circunstancias familiares u otras causas debidamente justificadas, deba ausentarse temporalmente del centro, lo comunicará con la mayor antelación posible a la Dirección del mismo.

Se garantizan:

- Cuando las salidas de los residentes sea libre y sin ningún tipo de restricción por parte del centro (si la persona no está afectada por un deterioro cognitivo, aunque no sea aconsejable por el médico su salida, no se le puede negar o impedir la misma).
- Se han de adoptar las medidas organizativas necesarias para acompañar en sus salidas al exterior a las personas que necesiten ayuda para hacerlo, debiendo idearse fórmulas de supervisión y acompañamiento de las personas para las que salir solas a la calle conlleva un riesgo no asumible. Ofrecer un servicio de acompañamiento a los residentes que así lo deseen, facilitando contacto con los voluntarios o con personal remunerado.

En cuanto a las *comunicaciones con el exterior* se ha de preservar la intimidad, garantizando que los residentes puedan llamar en privado y siempre que lo deseen, habilitando una cabina accesible y ofreciendo la posibilidad de hablar desde su habitación o desde una sala reservada (el teléfono inalámbrico es una buena solución cuando no existen conexiones telefónicas en las habitaciones).

Se trata de garantizar el *Derecho a la calle*: las residencias no se pueden constituir como *un todo cerrado* al exterior.

Las personas usuarias podrán tener acceso a las comunicaciones, que se ubicarán en un lugar que permita la intimidad. Asimismo dispondrán, si fuera necesario, de ayuda de carácter personal para hacer efectivas las citadas llamadas. El coste de las llamadas será a cargo de la persona usuaria. El comité tiene por ley regulada los *horarios:*

- Se establecerán los siguientes horarios:
  * Horario de apertura y cierre.
  * Horario de comidas.
  * Horario de salidas y de visitas.

  (En el supuesto de existir otros servicios -peluquería, podólogo, biblioteca, cafetería, etc.- se procederá a la regulación expresa de los mismos).
- El centro permanecerá abierto los trescientos sesenta y cinco días del año.
- Se recomienda puntualidad en los horarios acordados para todos los servicios, con el fin de garantizar un mejor funcionamiento del centro.

• *El centro cuenta con Hojas de Reclamaciones a disposición de los usuarios y sus familiares.* Se expresa su existencia en el contrato de ingreso como obligación por parte del centro. Dicha obligación se regla en la normativa:
  - El Decreto de Protección Jurídica anteriormente referido, establece que desde los centros se ha de informar sobre cuál es el procedimiento ante una Reclamación.
  - No hay que olvidar los derechos que como consumidor tiene la persona mayor.

• *Causas de rescisión del contrato.*

Entre ellas, la rescisión unilateral por parte del usuario. Como derecho recogido en la Ley del Mayor (Ley 6/1999), *a cesar en la utilización de los servicios o en la permanencia en el centro por voluntad propia.*

Pero también contempla como una de las causas de baja del residente el incumplimiento de las obligaciones de este. Es decir, estamos hablando de derechos, pero todo reconocimiento de derechos conlleva unas obligaciones.

Son *obligaciones del residente* (según la Ley reseñada):

- El incumplimiento del pago del coste de la plaza en sus períodos correspondientes.
- Facilitar correctamente los datos que puedan dar lugar al derecho a la prestación o servicio.
- Observar una conducta inspirada en el mutuo respeto, tolerancia y colaboración, encaminada a facilitar una mejor convivencia entre los usuarios y el personal que presta sus servicios en el centro.
- Respetar el derecho de los demás usuarios.
- Cumplir las normas que rijan el funcionamiento del centro.

Entre las obligaciones del residente, está pues, cumplir las normas de los centros residenciales, respetando la actividad del personal y los derechos de los demás usuarios. Es causa de baja del residente el que este no respete las normas de régimen interior del centro. El reglamento de régimen interior regula los derechos y deberes de los usuarios y las reglas de funcionamiento del centro. Ha de definir un marco de convivencia, lo cual no ha de significar someter a todos los residentes e idénticas pautas de atención y formas de vida, pero sí es necesario definir algunos aspectos de la vida residencial, por ejemplo, para impedir que los mismos residentes vulneren los derechos de otros residentes (el reglamento de régimen interior tiene como objetivo básico la regulación de la vida colectiva y, por tanto, es absolutamente necesario. Sin embargo, conviene que limite los derechos individuales solo en lo imprescindible y que sea lo más flexible posible en su aplicación).

Los residentes tienen derecho de ser informados en su ingreso de cuáles son estas normas, de conocer el reglamento de régimen interior. Se suele hacer referencia en el contrato de ingreso a que *el residente o su representante legal conoce y acepta el reglamento de régimen interior del centro, haciéndose entrega de un ejemplar en el mismo acto de formalización del contrato, debiéndose explicar verbalmente para garantizar que se ha entendido.*

Es más, desde el centro se ha de implicar a los residentes, conocer su opinión sobre cualquier propuesta de organización y funcionamiento que afecte a su estilo de vida en la residencia. Un canal adecuado para garantizar la participación de los residentes en aspectos del funcionamiento cotidiano es a través del órgano de participación constituido por los residentes del centro. En el centro ha de existir un sistema de participación de los usuarios, o en su caso, de los tutores, que ha de regularse en el reglamento de régimen interior. La persona mayor ingresada en un centro sigue teniendo derecho a la *participación*, participación en la vida política, cultural y social, pudiendo canalizar este derecho al igual que una persona mayor que no esté en un centro a través del asociacionismo (es decir, perteneciendo a alguna asociación), voluntariado y órganos de participación institucional (como son Consejos de Mayores en distintas entidades territoriales) o a través de los existentes en el ámbito residencial.

La Orden de 4 de febrero de 2005, de la Conselleria de Bienestar Social, por la que se regula el régimen de autorización y funcionamiento de los centros de servicios sociales especializados, para la atención de las personas mayores, contempla en su Anexo V, el Régimen de Participación y establece que, *Los centros residenciales para personas mayores desarrollarán en sus Reglamentos de Régimen Interior el régimen de participación de los usuarios en el Centro...*

El Reglamento de Régimen Interior y el contrato de ingreso son dos documentos que están interrelacionados y el conocimiento de su contenido por el residente y los familiares es de vital importancia.

La firma de un contrato de ingreso en un centro residencial por una persona mayor es una firma trascendental en su vida, y la otra parte ha de ser consciente de ello. Ambos han de poner los medios necesarios para que esa *ruptura* de la que se suele hablar en la vida de una persona al ingresar en un centro no sea tal (proporcionando un trato individualizado, velando por los derechos y cumpliendo sus respectivas obligaciones).

ASPECTOS JURÍDICOS DEL PROTOCOLO DE INGRESO EN UNA RESIDENCIA PRIVADA DE ASISTIDOS

El ingreso de una persona mayor en una residencia geriátrica solo puede hacerse con su consentimiento expreso. Si la persona mayor ha perdido su capacidad cognitiva, el ingreso exige autorización judicial. Este trabajo tiene por objeto analizar los requisitos necesarios para la legalidad del ingreso, teniendo en cuenta las tres sentencias del Tribunal Constitucional de 2016. El criterio constitucional es que la autorización ha de ser previa al ingreso y, si ya se ha producido, no cabe ratificación posterior por incumplimiento del plazo de 24 horas y de la urgencia; debe solicitarse la autorización a través de un proceso de modificación de capacidad. Ello es contrario al Convenio sobre los derechos de las personas con discapacidad. El trabajo termina con algunas reflexiones sobre el papel que juegan las voluntades anticipadas en el ingreso voluntario que se torna involuntario con la pérdida de la capacidad cognitiva, y en el control judicial posterior del mismo.

Introducción

Nuestro sistema sociosanitario está en la era del servicio social especializado (SSE).

- Al igual que en otras sociedades *desarrolladas*, existe un importante crecimiento de la *cohorte* de población mayor de 65 años. Esta cohorte se caracteriza por la longevidad pluripatológica, lo que ha originado el nacimiento de la categoría del *paciente geriátrico*: nuestros padres viven más que nuestros abuelos pero con patologías crónicas.
- Son generalmente *dependientes* por razón de deterioro físico y cognitivo.
- Tienen cobertura sanitaria pública pero no asistencial: los recursos sociosanitarios públicos son *insuficientes* en cantidad y calidad para atender la demanda.
- La oferta de recursos es privada: *el negocio residencial*, que ha encontrado además una *veta* en equipamientos sociosanitarios de gran calidad a los cada vez más abundantes ciudadanos no dependientes mayores de 55 años.
- No obstante su crecimiento, el negocio residencial carece de la protección *privilegiada* que posee el sector público. No puede estar a expensas de una buena relación con las Administraciones. Necesita de un *blindaje* protocolario que le proporcione *seguridad.*
- Se ha fomentado la *sensibilización* en todos los aspectos relacionados con los mayores. Se demanda profesionalidad.
- Se ha vuelto usual la utilización del término *Dependencia.*
- Será normada como institución jurídica de cobertura de supuestos de personas dependientes, no solo mayores.

- Socialmente será el Cuarto Pilar del Estado del Bienestar.

Libertad de decidir el ingreso en residencia geriátrica

El proceso de envejecimiento de la población es un fenómeno creciente y generalizado, pues las personas cada vez viven más años y cada vez viven mejor. Sin embargo, algunas personas mayores sufren enfermedades neurodegenerativas que afectan a su capacidad cognitiva y/o están en una situación de deterioro físico que les impide cuidar de sí mismas, y necesitan ayuda para las actividades de su quehacer diario. Tradicionalmente, la familia se ha ocupado de sus miembros a medida que pierden sus facultades, físicas y/o mentales. Pero si la persona anciana carece de familia o si, teniéndola, esta no puede o no quiere asumir los cuidados necesarios, surge la necesidad de ayuda externa, sea a través de la contratación de terceras personas, sea ingresando al anciano en una residencia geriátrica. La residencia puede ser privada o pública, y para obtener una plaza en esta deberá cumplir los requisitos de acceso, tras la valoración del grado de dependencia. Los modelos de alojamiento alternativo para personas mayores tienen una implantación escasa, como los pisos tutelados, viviendas y apartamentos para mayores, etc.

El deterioro físico, la dependencia funcional, no conllevan siempre ni necesariamente deterioro mental. Si el anciano conserva la capacidad para tomar decisiones, deberá consentir personalmente el ingreso en residencia geriátrica. Si la persona mayor no puede decidir por falta de capacidad, su internamiento resulta involuntario. Es importante aclarar que el ingreso es involuntario no solo cuando hay un rechazo u oposición, sino también en aquellos casos en que la persona no puede decidir por sí misma, por falta de capacidad. La pasividad del anciano, cuando carece de capacidad para decidir, no es consentimiento. No cabe, en este ámbito, consentimiento tácito o presunto que permita deducir, de la ausencia de oposición, un consentimiento del afectado. El consentimiento de la familia o del tutor no es suficiente, puesto que el ingreso involuntario en régimen cerrado afecta al derecho fundamental a la libertad individual. Por tanto, solo cabe internamiento involuntario con autorización judicial (previa o ratificación posterior), para evitar privaciones de libertad arbitrarias.

El derecho a la libertad está reconocido, como es sabido, en instrumentos internacionales y europeos: en la Declaración universal de derechos humanos de las Naciones Unidas (1948), en el Convenio para la protección de los derechos y de las libertades fundamentales del Consejo de Europa (1950), y en la Carta de los derechos fundamentales de la Unión Europea (2007). En España, el art. 17 CE dispone que *toda persona tiene derecho a la libertad y a la seguridad.*

El derecho a la libertad incluye la libertad deambulatoria y el derecho a decidir libremente el lugar de residencia, y está reconocido con alcance general, y de forma especial, en varios grupos de normas. En primer lugar, por algunas de las leyes autonómicas dedicadas específicamente a la protección de las personas mayores, que señalan que ninguna persona mayor podrá ser ingresada en un centro, sin que conste fehacientemente su consentimiento, como la Ley 6/1999, de 7 de julio, de atención a las personas mayores de Andalucía (art. 45), y la Ley 5/2003, de 3 de abril, de atención y protección a las personas mayores de Castilla y León (art. 13). En segundo lugar, por las normas autonómicas sobre servicios sociales, al regular los derechos de los usuarios de centros residenciales. Y, finalmente, está previsto también en las normas de protección de las personas con discapacidad, aunque está claro que no todas las personas ancianas son discapacitadas. La Convención de Naciones Unidas sobre los derechos de las personas con discapacidad, hecho en Nueva York, el 13 de diciembre de 2006, obliga a los Estados firmantes a reconocer el derecho de las personas con discapacidad a elegir su residencia (art. 18), y a asegurar que no se vean privadas de su libertad de forma ilegal o arbitraria, y en ningún caso la existencia de una discapacidad puede justificar una privación de libertad (art. 14). En España, la Ley 39/2006, de 14 de diciembre, de promoción de la autonomía personal y atención a las personas en situación de dependencia, recoge específicamente entre los derechos y obligaciones de las personas en situación de dependencia el derecho *a decidir libremente sobre el ingreso en centro residencial* (art. 4.2.g).

El art. 17 CE continúa diciendo que *nadie puede ser privado de su libertad, sino con la observancia de lo establecido en este artículo y en los casos y en la forma previstos por la ley*. La necesidad de obtener autorización judicial para el internamiento por trastorno psíquico fue introducida por la Ley 13/1983, de 24 de octubre, de reforma del Código civil en materia de tutela, que modificó el art. 211 CC. Sin embargo, el incumplimiento de esta exigencia resultaba generalizado. La Fiscalía General del Estado ya puso de manifiesto las *graves y generalizadas irregularidades en los ingresos, especialmente en los Centros en régimen de internado* en su Instrucción 3/1990, de 7 de mayo, de régimen jurídico que debe de regir para el ingreso de personas en residencias de la tercera edad. Concretamente, denunciaba la práctica habitual de efectuar el ingreso sin el consentimiento del anciano, y solo acordada entre los familiares del interno y el centro residencial, *llegando incluso a pactarse el régimen de internamiento, restringiendo o excluyendo la libertad personal al convenirse el régimen de salidas al exterior e incluso comunicaciones telefónicas o postales, lo que puede resultar gravemente atentatorio a derechos constitucionales básicos y a la dignidad de las personas.*

El art. 211 CC fue derogado por la Ley 1/2000, de 7 de enero, de Enjuiciamiento Civil, cuyo art. 763 LEC lo sustituye. Tanto el art. 211 CC como el 763 LEC fueron declarados inconstitucionales, por sentencias de 2 de diciembre de 2010 (STC 131/2010 y STC 132 /2010, respectivamente), por regular una materia, privación de libertad, que solo puede ser regulada por ley orgánica (art. 81 CE). La inconstitucionalidad no llevó aparejada la nulidad de los preceptos, pues ello hubiese creado un vacío indeseable en el ordenamiento jurídico, máxime teniendo en cuenta que el contenido material de las normas no había sido cuestionado. El legislador atribuyó, en 2015, carácter orgánico al art. 763 LEC.

Es preciso hacer alguna observación sobre la regulación autonómica que afecta a derechos fundamentales. Los artículos del Código Civil de Cataluña que regulan el tema que nos ocupa (arts. 212-4 a 212-6 CCCat) no tienen el rango normativo adecuado, puesto que no han sido aprobados por Ley Orgánica. Agotado el plazo para interponer recurso de inconstitucionalidad, cabe la posibilidad de que se plantee una cuestión de inconstitucionalidad por el juez que tenga que aplicarlos. De todos modos, como generalmente coinciden con lo dispuesto en la LEC, el problema que se plantea es más formal que real, pues bastará la cita de los artículos en la ley procesal, con los que coinciden, en lo esencial, las normas catalanas en esta materia.

Objetivos

El negocio residencial puede verse sometida a riesgos como cualquier otra actividad lucrativa. A estos riesgos los llamaremos *puntos críticos*. Podemos señalar los principales:

La exigencia de responsabilidades por parte de usuarios *consumidores*; y, los denominados *internamientos*.

Así como existen extensos trabajos jurídicos en torno a la práctica de la medicina, no ocurre así aún con la actividad del sector sociosanitario privado.

Hay que decir que el nivel de litigiosidad en España en torno a la prestación de servicios sanitarios y sociosanitarios no ha alcanzado el común en los Estados Unidos lo que ha motivado la ausencia de protocolos y normas de *práctica defensiva*.

Considerábamos que la respuesta del ordenamiento jurídico español es distinta según el SSE sea público o privado. Esto tiene efectos desde el momento que exigimos responsabilidades como usuarios del centro. Esta afirmación no es gratuita:

Residencia pública

- Si el personal que trabaja en la misma tiene una relación de carácter estatutario con el servicio, la imputación de la responsabilidad de la actuación del personal lo es a la Administración, salvo que la actuación no tenga nada que ver con la función y sea de extrema gravedad.
- La reclamación se efectuará por medio de escrito dirigido a la Administración a fin de principiar un expediente de responsabilidad patrimonial.

Residencia privada

- La responsabilidad por la actuación de los empleados de la residencia se imputa a la empresa.
- El profesional trabaja para la empresa y la relación con el residente es extracontractual.
- Se puede exigir responsabilidad mediante una acción civil o penal independientemente de la responsabilidad disciplinaria exigida por la Administración supervisora.

El *punto crítico* de mayor riesgo para el centro es el llamado *internamiento de residentes.*

En la actualidad se emplea como cobertura normativa de los llamados internamientos el artículo 763 de la Ley 1/2000 de 7 de enero de Enjuiciamiento Civil (LEC).

Pretendemos pasar por el *tamiz* de las necesidades del negocio residencial el acopio de elementos de índole jurídica que han de ser aportados en la confección de un protocolo sociosanitario, en concreto y para acotar el trabajo, el protocolo de ingreso en una residencia privada de asistidos, que es sin duda el más importante protocolo tanto para la vida del residente como para la marcha del centro como negocio residencial.

El término *protocolo* es ajeno al mundo del Derecho pero no a los SSE con residentes asistidos y/o gravemente afectados, donde se elaboran y aplican ordinariamente protocolos y programas sociosanitarios (ingreso, aseo masculino, etc.). La finalidad del protocolo, tal y como hemos visto en este tema, es la de hacer accesible a un grupo de trabajo en el que participan profesionales de variada preparación un procedimiento de actuación fácilmente comprensible y ejecutable en circunstancias ordinarias de gran carga de trabajo.

El ingreso involuntario y la necesidad de autorización judicial

La autorización judicial para el ingreso involuntario puede obtenerse a través de dos vías. Una de ellas es el procedimiento establecido en el art. 763 LEC, que prevé la solicitud de autorización judicial previa al ingreso, o la ratificación judicial posterior del ingreso urgente realizado sin autorización judicial previa. La otra es mediante la adopción de una medida cautelar (art. 762 LEC) o definitiva (art. 760 LEC) en un proceso de modificación de la capacidad instado según los trámites del art. 756 y ss LEC.

Incluso si una persona ya tiene modificada judicialmente su capacidad, el tutor también deberá obtener la autorización judicial para el ingreso en centro residencial, por exigencia del propio 736.1 LEC, y el art. 271.1 CC, para el Derecho estatal. También en Cataluña, puesto que el art. 212-4 CCCat no distingue en función de si la capacidad de la persona ha sido modificada judicialmente o no, y, por otra parte, el art. 222-37.3 exige autorización judicial para ingresar al menor en un centro de educación especial.

El artículo 763 LEC y su aplicación a las residencias geriátricas

La única norma aplicable a nivel estatal a los internamientos involuntarios es (aún hoy) el art. 763 LEC, aunque referido a un supuesto de hecho distinto: el ingreso por razón de trastorno psíquico, con finalidad curativa y con carácter temporal. La norma está concebida para someter a control judicial los internamientos involuntarios de personas que padecen una enfermedad mental y necesitan con urgencia un tratamiento médico. El ingreso de ancianos en residencia geriátrica es algo distinto, y habrá que ver si se aplica esa norma procesal a esta situación.

En primer lugar, el precepto no menciona las residencias geriátricas específicamente, sino que se refiere a *centro*. Esta referencia genérica no permite excluir aquellas de su ámbito de aplicación. En segundo lugar, el precepto señala como causa de justificación del ingreso la necesidad de aplicar un tratamiento médico a la persona que sufre un trastorno psíquico. Las personas ancianas no padecen necesariamente trastorno alguno, sino pérdida de capacidad de autogobierno que no siempre requiere recibir tratamientos médicos, sino tan solo medidas asistenciales, de cuidado. En tercer lugar, la norma procesal contempla el carácter temporal del internamiento, frente al carácter indefinido que suele tener el ingreso en residencia geriátrica pues la ancianidad, como tal, *no se cura*.

En realidad, lo decisivo no es tanto el tipo de centro (sanitario o asistencial) ni las medidas a aplicar al ingresado (tratamiento médico o cuidados asistenciales), ni siquiera el carácter temporal o indefinido del ingreso; lo esencial es que la persona carece de capacidad para consentir el ingreso en dicho centro. Es la imposibilidad de la persona de prestar por sí misma válidamente el consentimiento lo que determina la necesidad de un control judicial. No hay que olvidar que se trata de internamientos en régimen cerrado, que comportan la afectación de la libertad ambulatoria; la persona no puede entrar y salir del establecimiento según su voluntad y conveniencia. Cualquier modalidad de privación de libertad deambulatoria cae dentro del ámbito del art. 17 CE, que no está limitado a la detención preventiva o prisión provisional.

La doctrina considera que el art. 763 LEC es aplicable a los internamientos en centros geriátricos cuando la persona no tiene capacidad para consentir. En la jurisprudencia existe disparidad de criterios, pues no todos los tribunales exigen autorización judicial al ingreso en residencia geriátrica, aunque cada vez son más las que sí lo exigen. A partir de las sentencias del TC no puede quedar duda alguna. Según la STC 13/2016, una residencia geriátrica puede ser el *centro* al que se refiere el art. 763 LEC, siempre que, además de cumplir con todos los requerimientos legales y administrativos para su funcionamiento, se halle en condiciones de cumplir con esas condiciones imprescindibles para el tratamiento psiquiátrico.

Esta posible duda sobre la necesidad de autorización judicial del ingreso geriátrico involuntario ya había sido despejada en las dos CCAA con Derecho Civil propio que habían regulado expresamente esta cuestión. Para Cataluña, *el internamiento en un establecimiento especializado de una persona por razón de trastornos psíquicos o enfermedades que puedan afectar a su capacidad cognitiva requiere la autorización judicial previa si su situación no le permite decidir por sí misma, cualquiera que sea su edad.* Cabe valorar positivamente la referencia a un *establecimiento especializado*, lo que permite incluir el ingreso en centro sanitario así como en residencia geriátrica (art. 212-4 CCCat). En Aragón, *para internar a una persona contra su voluntad en un establecimiento de salud mental o de educación o formación especial o en un centro residencial que comporte privación de libertad, se necesita autorización judicial. Nadie podrá ser obligado a permanecer internado, salvo si media autorización judicial en este sentido* (art. 36 del Código del Derecho Foral de Aragón). Exigen igualmente autorización judicial para el internamiento involuntario las dos comunidades autónomas que tienen una ley especial de protección de las personas mayores, Andalucía y Castilla y León, como hemos visto. Todas estas normas son anteriores a las STC.

Garantías del artículo 763 LEC

La autorización judicial se puede obtener en un proceso autónomo, desvinculado de un proceso de modificación de la capacidad de la persona, siguiendo las garantías procedimentales del art. 763 LEC. La autorización judicial legitima el ingreso, pero no obliga a ello. La decisión es, fundamentalmente, médica, que el juez controla para evitar las detenciones ilegales (art. 163 CP). No es necesaria autorización judicial para dar de alta al ingresado, aunque debe ser comunicada al juez.

La solicitud se presenta ante el juzgado del lugar de residencia de la persona afectada por el internamiento. El juez necesariamente deberá examinar por sí mismo a la persona afectada por la medida de internamiento y oír el dictamen de un médico facultativo por él designado (el médico forense). El juez deberá oír al Ministerio Fiscal, y a cualquier otra persona cuya comparecencia estime conveniente. El juez, además, puede realizar otras pruebas, solicitadas por la persona interesada, el Ministerio Fiscal, o de oficio (752 LEC). La persona afectada puede disponer de abogado y procurador, aunque si no solicita su designación (porque no lo desea, o porque no es capaz de comprender lo que se le dice), el Ministerio Fiscal asumirá su defensa, siempre que no haya sido promotor del procedimiento, en cuyo caso se le designará un defensor judicial para que le represente (art.

758 LEC). La autoridad judicial examina si las condiciones del ingreso son ajustadas a la legalidad y, si considera que el ingreso es una medida necesaria y proporcional, lo autoriza. Incluso en aquellos casos en que el ingreso se produce voluntariamente, pero después se produce una pérdida de capacidad cognitiva, el centro deberá comunicarlo a la autoridad judicial para que pueda autorizar la continuación de la medida.

Una vez autorizado, el internamiento queda sujeto a control judicial. Según el art. 763.4 LEC la resolución que acuerda el internamiento debe mencionar la obligación de los facultativos que atiendan a la persona internada de informar periódicamente al tribunal sobre la necesidad de mantener la medida, sin perjuicio de los demás informes que el tribunal pueda requerir cuando lo crea pertinente. Los informes periódicos serán emitidos cada seis meses, a no ser que el tribunal, atendida la naturaleza del trastorno que motivó el internamiento, señale un plazo inferior. Recibidos los informes periódicos, y tras acordar las pruebas que estime conveniente, el tribunal acordará la continuación o no del internamiento. La regulación catalana es algo distinta, aunque no en lo esencial. Según el art. 212-5.4 CCCat el deber de comunicar la situación de la persona internada recae en el director del establecimiento, y los informes se han de presentar con una periodicidad bimensual, salvo que el tribunal señale un plazo inferior. El director del centro puede solicitar que los informes sucesivos se emitan en intervalos superiores, nunca superior a 6 meses.

Internamiento urgente

El art. 763.II LEC permite el internamiento involuntario sin autorización judicial previa cuando existan *razones de urgencia* que lo justifiquen. En este caso el control judicial de la necesidad se produce con posterioridad, mediante ratificación del internamiento ya producido. Si se trata de enfermedades degenerativas, surge la duda de si realmente hay una urgencia que impida la obtención de la autorización judicial previa, puesto que la degeneración se produce de forma progresiva.

El responsable del centro debe comunicar al tribunal competente el internamiento, en un plazo de 24 horas desde el ingreso. Este plazo tan breve resulta problemático en aquellos partidos judiciales que no cuentan con un juzgado especializado en internamientos, que son la inmensa mayoría El juez competente es el del lugar en que radica el centro donde se ha producido el internamiento, y se tramita como un proceso especial de naturaleza contenciosa.

El juez debe ratificar o dejar sin efecto el internamiento en un plazo máximo de 72 horas, desde que llega a conocimiento del tribunal. Este plazo empieza a contar desde la entrada en el Decanato, sin que se pueda descontar el tiempo que media desde que se comunica al Decanato hasta que este reparte el asunto al juzgado correspondiente. En esas 72 horas deben practicarse las mismas pruebas necesarias (exploración de la persona afectada por el juez y el médico forense), y debe comunicarse al director del centro la resolución judicial, pues en caso contrario este debería alzar el internamiento para no incurrir en una detención ilegal. Es cierto que el plazo es muy breve, pero según el TC no puede ampliarse, puesto que es el que fija el 17.2 CE para las detenciones extrajudiciales, y no opera con carácter exclusivo en el orden penal (como aclara en las STC 141/2012, de 2 de julio (FJ5) y STC 182/2015, de 7 de septiembre (FJ 3), entre otras) .

Tres sentencias del tribunal constitucional

En el año 2016 el Tribunal Constitucional (TC) se pronunció de forma contundente en tres ocasiones sobre la necesidad de obtener autorización judicial para el ingreso en un centro residencial de una persona mayor que sea incapaz de prestar su consentimiento. Veamos.

STC 13/2016, de 1 de febrero

El supuesto de hecho del que parte la sentencia es el siguiente: dos trabajadoras del Samur Social, después de recibir una llamada acerca de la posible situación de riesgo en la que podía encontrarse una mujer, se trasladaron a su domicilio para entrevistarse con ella. La mujer, de 72 años, con síndrome de Diógenes, presenta extrema delgadez y posible deterioro cognitivo. Las trabajadoras sociales valoran la situación como de alto riesgo y solicitan una plaza de emergencia en una residencia geriátrica, a la que trasladan a la afectada para garantizar su bienestar. Tres días después, solicitan la ratificación judicial del ingreso, sin presentar informe médico. El 25 de febrero de 2014 el Juzgado de Primera Instancia (JPI) de Madrid ratificó el ingreso no voluntario por razón de trastorno psíquico, que la Audiencia Provincial (AP) confirmó.

El recurso de amparo, presentado por la defensa de la mujer internada, se centra en la inobservancia de dos de los presupuestos y garantías del internamiento urgente: el incumplimiento del plazo de 24 horas y la falta de informe médico que motive la procedencia de la medida, y alega vulneración de los arts. 17

(libertad personal) y 24 (tutela judicial efectiva) CE. El TC reconduce las vulneraciones procedimentales del art. 763 LEC al ámbito de la lesión del art. 17 CE, y no del art. 24 CE (FJ 3º).

El TC considera que se produjo un incumplimiento del trámite de comunicación al juzgado, por dos motivos. El primero, por rebasar el plazo improrrogable de 24 horas. Este no es un plazo fijo, sino máximo, y empezó a computarse desde el momento en que se produjo materialmente el ingreso del afectado en el interior del recinto y contra su voluntad. El segundo, porque la comunicación no se hizo por quien tenía el deber de hacerlo. Es el responsable del centro donde se ha producido el internamiento quien debe comunicar al juzgado ese ingreso y los motivos que lo justifican. La delegación de funciones carece de validez a efectos de la tutela del derecho a la libertad. Aunque el traslado al centro lo hagan otras personas, sean agentes policiales, personal de ambulancias, trabajadores sociales, la familia, amigos o conocidos, el deber de comunicar el ingreso corresponde al responsable del centro, en todo caso (FJ 3).

En cuanto al informe médico, el TC recuerda que es un requisito indispensable para acreditar el trastorno psíquico y la necesidad del tratamiento, y que no es suficiente a estos efectos el informe del Samur Social. La existencia de un trastorno psíquico, sea transitorio o permanente, es una cuestión que debe ser objeto de diagnóstico clínico, *sin que en ningún caso puedan considerarse como expresión de trastorno o enfermedad mental la discrepancia del afectado con los valores sociales, culturales, políticos o religiosos imperantes en la comunidad*, como ya afirmaba la STC 141/2012. Llevar una vida más o menos bohemia o desordenada no es motivo suficiente para privar a nadie de libertad. Si bien el responsable del centro está facultado para tomar inicialmente la decisión de internar a la persona, queda condicionado a que consten acreditadas la necesidad y proporcionalidad de la medida.

El TC no reprocha al Samur Social la remisión de su informe, pero sí al JPI el haberlo considerado suficiente, y a la AP, que se limita a dar por buena la resolución impugnada. Y señala que los hábitos de la mujer ingresada pueden requerir ayuda de asistentes sociales, pero no su internamiento forzoso en una residencia. Admitido el amparo, el TC acuerda la puesta en libertad inmediata de la mujer, sin perjuicio de lo que haya podido decidirse respecto de su situación personal en el proceso de incapacitación ya iniciado, bien sea como medida cautelar o incluso como medida definitiva.

STC 34/2016, de 29 de febrero

Esta sentencia parte del caso de una mujer de 80 años, afectada de una demencia, que sufre depresiones. Una resolución administrativa de septiembre de 2012 reconocía su gran dependencia por el deterioro cognitivo grave y la necesidad de supervisión las veinticuatro horas al día, así como el derecho a la prestación de atención residencial, conforme a la Ley 39/2006. En diciembre de 2013 fue ingresada en un centro residencial. La fiscalía tuvo conocimiento del ingreso el 12 de febrero de 2014 (no consta quién informa de ello a la fiscalía) y solicita autorización para el internamiento involuntario el 7 abril 2014.

El 20 de mayo de 2014 el JPI de Las Palmas de Gran Canaria desestima la solicitud, por falta de los presupuestos necesarios: la autorización judicial ha de ser previa al internamiento, lo que no ocurre aquí pues la mujer fue ingresada en diciembre de 2013, o posterior, ratificando el internamiento previo acordado por razones de urgencia. La situación que se presenta *es una situación nacida o producida extramuros de la regulación legal, y la regularización que se postula ahora vendría a dar cobertura legal o apariencia de legalidad a una situación que ni es ni lo fue ab initio, porque el legislador no quiso que, salvo en los supuestos de urgencia, se produjeran internamientos no voluntarios sin la preceptiva y previa autorización judicial.*

La Fiscalía recurre alegando que lo solicitado no es la ratificación judicial del ingreso involuntario ya producido, sino la autorización judicial del ingreso a partir del momento de la solicitud, *a fin de regularizar la situación de efectiva privación de libertad en la que se encuentra sin control judicial alguno.* La Audiencia lo desestima, por falta de encaje en los supuestos del art. 763 LEC, y manifiesta su preocupación por que se acuerden sistemáticamente ingresos de personas con demencia al margen de la legalidad, que el Ministerio Fiscal no corrige cuando debería hacerlo, pues tiene la misión de velar por el exacto cumplimiento de las leyes, plazos y términos. Explica que cuando a una persona le asignan un recurso de atención residencial y está en lista de espera (en este caso, desde noviembre del año anterior), no se entiende que no se solicite entonces la autorización judicial previa al ingreso.

La AP afirma que, vencido el plazo improrrogable de 24 horas, *no desaparece la facultad del juez para ordenar el internamiento, pero si este se adopta deberá serlo estando el afectado en libertad. Otra interpretación llevaría a vaciar de contenido el límite previsto, confundiría lo que es una dilación procesal indebida con la lesión injustificada del derecho a la libertad e introduciría un abanico indefinido de flexibilidad, a todas luces peligroso e inconveniente.* Las resoluciones impugnadas entienden que el control judicial es posible, pero a través del cauce procesal oportuno, que no es el 763 LEC, como alega la fiscalía, sino un procedimiento de incapacitación, sea como medida cautelar (art. 762.1 LEC) sea como medida ejecutiva en la sentencia (art. 760 LEC). El Ministerio Fiscal presenta recurso de amparo por vulneración del art. 17 CE de la persona internada, y señala que cualquier respuesta que no sea admitir la vía del internamiento urgente equivale a una falta de control judicial y a sumir a la afectada en un *limbo jurídico.*

El TC centra el debate en dos cuestiones. La primera de ellas es si cabe la posibilidad de regularización de internamientos involuntarios de personas por causa de trastorno psíquico, que se descubren materializados desde tiempo antes. Y concluye que no resulta posible hablar de la *regularización* de un internamiento involuntario que se prolonga durante días, semanas o meses sin autorización del Juez, sea en un hospital, centro sociosanitario o en su caso residencia geriátrica [...]. No cabe *regularizar lo que no es mera subsanación de formalidades administrativas, sino directa vulneración de un derecho fundamental (art. 17.1 CE).* (FJ 5)

La segunda cuestión gira en torno al cauce procesal oportuno para obtener la autorización judicial que permita internar a una persona que presenta un cuadro de enfermedad mental degenerativa y lleva ya un tiempo prolongado recluida en un centro asistencial. Para el Fiscal, es el previsto en el art. 736 LEC; para las resoluciones impugnadas, es el proceso de modificación de la capacidad de la persona. La aplicación del art. 736 LEC exige o bien solicitud previa, o bien ratificación posterior, cuando existe una situación de urgencia y se comunica en el plazo de 24 horas. El debate se centra, pues, en la urgencia. El fiscal invoca una *urgencia sobrevenida*, que funda en el deterioro cognitivo de la paciente detectado por el médico forense en la exploración realizada como prueba dentro del procedimiento judicial, el 14 de mayo de 2014. Pero como mantiene el TC, *tal sintomatología no entraña sin embargo un padecimiento nuevo (sobrevenido), sino a lo sumo la comprobación de la persistencia o irreversibilidad del mal que ya tenía. En fin, no puede reputarse urgente la auto-*

rización del internamiento porque el mismo se haya prolongado durante meses sin control judicial y se pretenda evitar así que tal situación continúe. No se trata de convalidar un internamiento ilícito (FJ 6).

Las resoluciones judiciales han vulnerado el art. 17 CE, pero no por el motivo que alega la fiscalía, sino porque no han adoptado ninguna decisión sobre la situación personal de la internada. Lo que procede es poner en libertad a la afectada e inmediatamente proveer a su protección a través del proceso de modificación de la capacidad de los arts. 756 y ss LEC. Por tanto, el TC declara la nulidad parcial de los autos impugnados por no resolver sobre la situación personal de la mujer ingresada, y acuerda la retroacción de las actuaciones para que el juez adopte las medidas de protección adecuadas en el marco de un proceso de incapacitación.

STC 132/2016, de 29 de febrero

En este asunto, la directora de la residencia solicita al juzgado la ratificación judicial del ingreso de una mujer de 95 años, que padece deterioro cognitivo y dependencia absoluta para las actividades básicas de la vida diaria. El ingreso se produce el día anterior (por tanto, cumplimiento del plazo de 24 horas), pero el JPI de Telde inadmite a trámite la solicitud porque el ingreso no tiene el carácter de urgente. El Ministerio Fiscal recurre: la otra alternativa, solicitar la medida de internamiento en un proceso de incapacidad, no es la adecuada, puesto que la ingresada no está en una situación de desprotección.

El debate es sustancialmente idéntico al planteado en la STC anterior. Y el TC insiste ahora: el JPI y la AP vulneran el derecho fundamental a la libertad personal de la ingresada por no resolver sobre su situación personal. Y la protección de sus derechos pasa por promover la demanda de modificación de la capacidad, acordando la medida de internamiento como medida cautelar.

Realidad del negocio residencial.

El planteamiento que el autor citado hace de la aplicación de la norma es el habitual (o al menos el deseado por la Fiscalía) en los Juzgados. Es interesante conocerlo puesto que permite identificar los aspectos a tomar en consideración a la hora de confeccionar el protocolo de ingreso de la residencia privada de asistidos. No obstante, su exégesis no tiene en cuenta la *mecánica real de los centros privados*, que no es que se sustraigan al cumplimiento de la norma, sino que presentan unos rasgos distintos.

La confección del protocolo. Modelos

I. En el término *internamiento* existe una connotación de *coacción* (El *Código Penal* trata los delitos *contra la libertad* en el mismo Título: amenazas, coacciones y detenciones ilegales. Para nuestro interés reproduzco dos artículos, el *163* (*el particular que encerrare o detuviere a otro, privándole de su libertad, será castigado con la pena de prisión de cuatro a seis años*) y el *165* (*Las penas de los artículos anteriores se impondrán en su mitad superior, en los respectivos casos, si la (...) víctima fuere incapaz*) ajena a un procedimiento ordinario de ingreso en un Centro, donde la *lex inter partes* es la *autonomía de la voluntad* sometida a requisitos de forma establecidos por la Administración competente (contrato de estancia y asistencia). Los autores utilizan el término *internamiento* para referirse al *ingreso* efectuado en un Centro asistencial *no constando de manera fehaciente el consentimiento del residente.* El término es intercambiable con el de *ingreso involuntario.*

Concurre muchas veces en los ingresos de personas mayores una circunstancia decisiva: la *presunta incapacidad.* Si un elemento esencial del contrato es el *consentimiento*, y este no puede ser emitido por un incapaz, ¿cómo ingresa pues un mayor presuntamente incapaz?

Hemos de señalar que por *incapaz* solo se entiende a aquellas personas afectadas por *causas* (enfermedades o deficiencias persistentes de carácter físico o psíquico) *que impidan a la persona gobernarse por sí misma.* Una ceguera por si misma no incapacita aunque haga dependiente. La persona ciega puede seguir optando, eligiendo, decidiendo. Otrosí, la incapacidad solo puede ser declarada judicialmente por medio de resolución judicial y en el curso de un procedimiento establecido.

II. Podíamos recurrir fácilmente a lo que Josep de Martí menciona en su trabajo acerca de lo que sucedió en Cataluña cuando entró en vigor el *Decret* que citábamos: dar cuenta de todos los ingresos a la Fiscalía. El resultado: inundar los Juzgados y tener resoluciones judiciales contradictorias, a veces desafortunadas para todos.

El negocio residencial no puede verse sometido al *término* que supone esperar una autorización judicial que en ningún caso es de quince días como se afirma. ¿Cómo proceder sin merma del derecho personalísimo a la libertad?

Desde el punto de vista empresarial ¿cómo allegar residentes que presentan deterioros a un establecimiento ideado para ellos? La solución es la *confección de un correcto protocolo de ingreso y su ejecución impecable.*

III. Los *pasos a seguir* para confeccionar un protocolo de ingreso actualizado serían:

- La Dirección convoca al Comité Directivo formado por el Responsable Médico, Responsable DUE, Responsable Servicio Psicosocial, Supervisor de Gerocultores y Responsable de Recepción.
- La Dirección posee información actualizada de la normativa vigente en materia de ingresos de incapaces.
- La Dirección posee copia del informe social emitido por la TS del Centro tras la entrevista con la familia de la posible residente. Examinado el supuesto y ante la nueva regulación marco, se decide modificar el protocolo de manera permanente de en los siguientes *aspectos:*

Protocolo general de ingreso

Objetivo: Regir el ingreso en el centro de nuevos residentes vigilando el bienestar de los mismos, su integración y la seguridad de los profesionales que trabajan en él.

Destinatarios: Servicio médico y enfermería; Servicio psicosocial; Supervisor; Recepción (...)

Se incorporan los siguientes párrafos al protocolo general de ingreso:

· (...) *Cuando un particular solicite información del centro al objeto de planificar un ingreso para un familiar, se le requerirá para que manifieste si a su juicio es capaz de firmar el contrato de estancia y asistencia y si no, si ha solicitado ya la autorización judicial. No es suficiente con ser tutor del residente.*

· *En caso de que la respuesta negativa sea en el sentido que no sabe si es capaz y que no ha solicitado autorización alguna, se le informará que, de acuerdo a la normativa vigente, si su familiar una vez examinado por el médico y el psicólogo del centro tras el ingreso es encontrado presunto incapaz, el ingreso habrá de ser puesto en conocimiento del Juzgado competente al efecto de obtener autorización judicial, quedando el residente bajo la guarda de hecho de la Dirección en los términos acordados en el contrato, estando obligado el familiar a costear su estancia.*

· Si examinado el ingresado por el médico y el psicólogo se sospechara de su incapacidad, se comunicará a Dirección que, tras informar a la familia -y si deciden que el ingresado permanezca en el Centro-, lo pondrá en conocimiento del Juzgado conforme al modelo X.

· Si el ingresado continuara como residente hasta que se resuelva la autorización judicial, pasará a integrarse en el centro, siendo del familiar que lo ingresó la responsabilidad de subvenir a su estancia y asistencia.

- Por tanto desde la fecha de la reunión del Comité Directivo y comenzando con el ingreso de la residente del supuesto, los Responsables de cada Servicio del Centro formarán a sus componentes en reuniones sectoriales para que se conozcan el protocolo en lo referente al ingreso de incapaces, por las responsabilidades que puedan derivarse en su actuación como profesionales.
- Ingresada la residente del supuesto sin mediar autorización judicial deberemos poner el mismo en conocimiento del Fiscal o del Juzgado. La alternancia tiene una explicación nacida de la experiencia: en pequeñas poblaciones el Fiscal no acude todos los días al Juzgado y permanece en la sede de la Audiencia.
- El modelo de comunicación al Juzgado, si optamos por esta vía, podría ser el siguiente:

Residencia Geriátrica Asistida...
Le comunico que en el día de la fecha ha quedado ingresada en nuestro Centro Dª... habiendo sido solicitada ante el Juzgado... de la localidad la pertinente autorización judicial a los efectos del Decreto 23/2004 de la Junta de Andalucía.
Firmado:...
Director
SERVICIO DE INSPECCIÓN DE LA DELEGACIÓN...

- Practicada esta comunicación al Juzgado bien *podría* practicarse via fax o burofax otra comunicación al Servicio de Inspección de la Delegación de Bienestar en los siguientes términos:

Como vemos, se trata en todo momento de, cumpliendo los preceptos normativos, dar satisfacción a las necesidades de los residentes y sus familias y cobertura a la actividad del negocio residencial.

Las sentencias citadas aclaran las posibles dudas sobre el ingreso involuntario en residencia geriátrica y confirman, hoy por hoy, el *cauce a seguir:* o petición única a través del proce-

MODELO X

Al Juzgado que por turno de reparto corresponda (o al Juzgado Decano)
D..., con D.N.I. número..., Director de la Residencia Geriátrica Asistida...
comparece ante este Juzgado y como mejor proceda en Derecho

MANIFIESTA

Primero.-
Que en el día de la fecha se ha procedido a ingresar por sus familiares directos, hermanos D... y D... en el Centro que dirijo a Dª..., soltera, de... años, con D.N.I. ...
Segundo.-
Que examinada por los facultativos del Centro referenciado existen severas sospechas de la capacidad de la ingresada para prestar su consentimiento al ingreso.
Tercero.-
Que no obstante lo anterior, teniendo en cuenta el estado de deterioro degenerativo que sufre la ingresada se hace aconsejable su estancia en el Centro, mostrando su parecer favorable la familia a la que se ha informado de la normativa vigente.
Por lo anterior,

SUPLICO

De V.I. se sirva admitir el presente escrito y darle el curso que de acuerdo a la Ley de Enjuiciamiento Civil sea procedente.
... a ... de ... de 2010.
Firmado:
Director de... que de acuerdo a la Ley de Enjuiciamiento Civil sea procedente.

dimiento del art. 763 LEC o vinculada a un proceso de modificación de la capacidad de la persona siguiendo los trámites del 762 LEC. El procedimiento independiente tiene unos contornos muy rígidos cuando, como ocurre normalmente, no se solicita la autorización de forma previa. El estrecho margen de maniobra viene determinado por los plazos (24 horas para solicitar, 72 para resolver) y por el supuesto de hecho habilitante (la urgencia). No suele haber urgencia porque no hay un brote o una agudización de un trastorno psíquico, sino que la pérdida de la capacidad cognitiva, cuando se produce, es gradual. La demencia es un proceso progresivo. Posiblemente lo más adecuado sea iniciar el proceso de autorización previa al ingreso, y para poder cumplir con las exigencias legales, las administraciones públicas deberían recomendar iniciar la vía judicial de forma paralela a la tramitación del reconocimiento de la situación de dependencia. Solicitar la autorización judicial una vez concedida la plaza en residencia pública puede ser demasiado tarde.

La lectura de esas tres sentencias suscita varias reflexiones. Por un lado, puede parecer que el debate jurídico resulta excesivamente formal: no cabe *regularizar* un ingreso cuando se han incumplido las garantías del 763 LEC, pero luego ese mismo ingreso se autoriza a través de otro expediente. Si, en definitiva, se va a encontrar cobertura legal al ingreso, ¿tan relevante es la vía elegida? Por otro lado, el debate puede parecer absurdo y contradictorio. Según el TC, cuando el art. 763 LEC no sea aplicable, se deberá solicitar la medida cautelar de internamiento vinculada a un proceso de modificación de capacidad, pero con la persona en libertad. Ello no puede significar, en los casos de demencia en estado avanzado, dejar a la persona en la calle, pues la persona, desorientada, se puede perder. Surge una obligación de custodia de la persona mayor; para protegerles se les impide salir del centro. Es más, abandonar a una persona incapaz necesitada de protección puede ser constitutivo de delito de abandono (art. 229 CP). Por otra parte, si la persona está ingresada mientras se pide la autorización del ingreso (no queda otra opción), ello contradice la doctrina del TC, al exigir que esta solicitud se haga *desde la libertad*.

Finalmente, y lo que es más importante, esos pronunciamientos judiciales resultan contrarios al Convenio sobre los derechos de las personas con discapacidad de 2006. Cerrada la vía del art. 763 LEC (por incumplimiento del plazo de 24 horas, o por falta de urgencia), solo queda solicitar autorización en proceso de modificación de la capacidad. Se vulnera entonces el Convenio, cuyo objetivo es eliminar la incapacitación para sustituirla por medidas de apoyo a la persona que tiene déficit de autogobierno. Es preciso desvincular la autorización judicial para el ingreso involuntario, como medida de protección de la persona, del proceso de modificación de la capacidad, pues resulta desproporcionado privar de capacidad solo para internar. En este sentido se ha pronunciado el TEDH en el asunto X e Y contra Croacia. También lo recuerda ahora la Circular 2/2017 de la Fiscalía General del Estado, sobre el ingreso no voluntario urgente por razón de trastorno psíquico en centros residenciales para personas mayores.

No todas las AP (aunque cada vez son menos siguen esta doctrina constitucional que confirma la necesidad de obtener autorización judicial. Así, la AP de Barcelona considera innecesaria esa autorización judicial para el ingreso motivado por razones asistenciales cuando ya hay alguna persona que ejerce la guarda de hecho, aunque la persona ingresada no pueda decidir por sí misma, argumentando su posición en la regulación catalana de la guarda de hecho, como institución de protección de mayor amplitud que en el resto de España.

Parece existir cierta confusión entre el deber del director de comunicar la guarda de hecho y la necesidad de obtener autorización judicial para el ingreso. Por un lado, el Decreto 145/1990, de 3 de mayo, por el que se definen los establecimientos y los servicios de acogida residencial de servicios sociales para la gente mayor y se fijan los criterios prevalentes de acceso prevé, en su art. 5, la libertad de ingreso, y la necesidad de obtener autorización judicial cuando concurra una causa de incapacidad. Por otro lado, el guardador de hecho tiene la obligación de comunicar la guarda a la autoridad judicial en un plazo de 72 horas desde su inicio (225-2.1 CCCat); estando la persona en un establecimiento residencial, quien debe comunicar la guarda es el titular del centro en el plazo de 72 horas (art. 225-2.2 CCCat). De ello no cabe deducir que el titular del centro residencial asume en todo caso la guarda, ya que si el interno cuenta con alguna persona (normalmente su pareja o algun familiar) que ejerce de guardador, no se produce un traspaso de la guarda de hecho.

El titular del centro solo asumirá la guarda en dos situaciones. La primera de ellas se da cuando una persona que padece una enfermedad o deficiencia incapacitante es ingresada sin haber intervenido en el ingreso ninguna de las personas mencionadas en el art. 7.3 Decreto 284/1996, de 23 julio, de regulación sistema catalán de servicios sociales (art. 7.4, en redacción dada por el Decreto 176/2000, de 15 de mayo): es decir, su cónyuge o pareja de hecho, sus familiares o quien ejerza la guarda comunicada. La segunda es el caso en que, tras el ingreso voluntario, la situación de la persona empeora, y ello afecta a su capacidad de autogobierno, y las personas mencionadas en el art. 7.3 citado no se ocupan del interno. Esta norma deroga el plazo de 15 días previsto por el art. 7.4 Decreto 284/1996.

La Instrucción 3/2017 del Departament de Treball, Afers Socials i Famílies establece, por un lado, la obligación del titular del centro residencial de comunicar el ingreso de todas las personas que presenten causa de modificación de capacidad que no puedan expresar su voluntad de ingresar o permanecer en el centro, con independencia de si la persona ingresada tiene un guardador de hecho o no y, por otro, la obligación de comunicar la guarda que ejerza otra persona, cuando no lo haya comunicado anteriormente. Para ambas comunicaciones fija un mismo plazo, de 72 horas desde el ingreso. Esta regulación no puede regular los plazos de manera distinta a los de la LEC y el CCCat: 24 horas para autorización, 72 horas para guarda de hecho.

Tal vez haya llegado el momento de regular específicamente el supuesto concreto del internamiento involuntario de las personas ancianas en residencia geriátrica, porque ninguna de las vías resulta enteramente satisfactoria. De momento, la reforma sobre capacidad en la que se trabaja para adaptar la legislación civil al Convenio de Nueva York hace pivotar la nueva regulación alrededor del apoyo a la toma de decisiones, evitando la restricción de capacidad, siguiendo los criterios de proporcionalidad y subsidiariedad. Para el caso que nos ocupa, el Anteproyecto de Ley por la que se reforma la legislación civil y procesal en materia de discapacidad, de 21 de septiembre de 2018, señala que el guardador de hecho de una persona con discapacidad deberá solicitar la autorización judicial para prestar consentimiento en los *actos que impliquen riesgo para la vida, la integridad física o la libertad de la persona a su cuidado, cuando esta no pueda prestarlo* (art. 261).

Dos últimas observaciones. Por un lado, debería revisarse el control posterior al ingreso, pues cuando se da una pérdida de la capacidad cognitiva por demencia, por ejemplo, la mejoría no es posible (o no de momento). En estos casos, podría eliminarse el control judicial periódico posterior o, si se decide mantener, se podría acordar, como mínimo, la ampliación de los plazos, pues el deber de informar cada seis meses de la situación de la persona ingresada, cuando no cabe una mejoría, resulta excesivo. Por otro lado, ya ha quedado claro que cuando el internamiento ha sido inicialmente voluntario y después pasa a ser involuntario, por imposibilidad sobrevenida, también debe ser objeto de control judicial. Lo exigen expresamente algunas normas de protección de las personas mayores, el art. 212-6 CCCat, y la Circular 2/2017 FGE (conclusión 5ª). Pero cuando una persona acepta voluntariamente su ingreso en residencia geriátrica, la posterior pérdida de capacidad no varía su voluntad, y cabría entender que el ingreso ha sido autorizado por el propio incapaz, antes de perder su capacidad. Si la voluntad anticipada cada vez tiene un mayor peso en el Derecho civil y en el Derecho sanitario, precisamente en previsión de la pérdida de capacidad futura, ese consentimiento previo debe poder desplegar su eficacia tras la pérdida de capacidad cognitiva. Otra cosa es la necesidad de controlar las residencias geriátricas, y para ello la Fiscalía debe comprobar que la situación personal de las personas ingresadas sea la correcta, vigilando especialmente el tema de los malos tratos y las sujeciones, tanto mecánicas como farmacológicas. Pero ese control es del contenido de la prestación, no de la validez del ingreso, distinción que no debería olvidarse.

La autorización judicial no es (no debe ser) un mero requisito burocrático, sino la mejor garantía de que el internamiento se lleva a cabo respetando los derechos fundamentales. Es cierto que la exigencia de intervención judicial conlleva un incremento en el número de comunicaciones y solicitud de autorizaciones, pero el exceso de trabajo se debe solucionar por otras vías. Podemos discutir, lege ferenda, si la autorización judicial es necesaria o excesiva, y hacer propuestas para acertar con el mecanismo más adecuado y proporcionado para ingresar a personas ancianas que ya no pueden consentir personalmente. Si miramos otros países de nuestro entorno, vemos que algunos exigen autorización judicial para el ingreso involuntario (Austria, Estonia, Finlandia, Francia, Alemania, Grecia, Polonia, Portugal y Turquía), mientras que otros no (Bélgica, Dinamarca, Hungría, Irlanda, Latvia, Luxemburgo, Mónaco y el Reino Unido), aunque cuentan con garantías sustantivas para obtener la autorización administrativa necesaria. De momento, en España, la regulación actual debe ser interpretada conforme las sentencias del TC, por lo que el ingreso de personas mayores que han perdido su capacidad cognitiva, siendo involuntario, debe contar con una autorización judicial. Otra cosa son consideraciones prácticas, no poco relevantes, de exceso de trabajo. Con todo, ese es otro debate.

BIBLIOGRAFÍA

1. SÁNCHEZ GALÁN, J. *Presupuesto.* Coomipedia. 2019
2. CERQUERA, K. *Tipos de sistemas logísticos. Software de logística.* Logimov. 2020
3. TORRES, I. 15 *Ejemplos de procesos de una empresa.* Gestión empresarial. Ive consultores. 2020
4. RAFFINO, M. E. *Concepto de presupuesto.* 2020
5. VERA HERVÁS, L. *Presupuesto maestro: definición y subsecciones.* Recursos pyme. El País Economía. 2021.
6. MÁXIMA URIARTE, J. *10 características de un presupuesto.* 2020
7. RODRIGUEZ, J. *Los 8 tipos de presupuestos y sus características.* Gestión empresarial. 2020
8. *¿Como llevar la gestión económica de la empresa? Gestión económica.* Circulantis. 2020
9. *¿Qué es una residencia de ancianos?* Lares comunidad valenciana. 2018
10. WESTREICHER, G. *Contrato de servicios.* Conomipedia. 2020
11. Prestadores de Servicios: *Responsabilidades Básicas y Como Contratarlos.* Consejos para negocios. 2021.
12. *Contratos Asistenciales.* Norma básica. Geriatricarea. 2019
13. SÁNCHEZ VINADER, M.L. *La habitación geriátrica, lo que debe tener y cómo hacer que resulte útil y cómoda.* Blog de ortopedia de ortoweb. 2018
14. *Como crear una habitación acogedora en una residencia para ancianos.* Ancianos.es. 2018
15. *¿Como debe ser una adecuada alimentación en las residencias de ancianos?* Geriatricarea. 2017
16. *Protocolos asistenciales en residencias de mayores. Servicio regional de bienestar social. Consejería de familia y asuntos sociales.* Comunidad de Madrid. 2021.
17. *¿Cuánto cuestan las residencias de ancianos?* Rango de precios. Cronoshare. 2020
18. NAVARRO GARZÓN, M. *Normativa sobre centros residenciales de personas mayores.* Consejería para la igualdad y bienestar social. Junta de Andalucía. 2021.
19. PIÑA, D. *Como cumplir con la protección de datos en las Residencias de Mayores.* Umbra abogados. 2019
20. SEMINARIO, M. *Como adaptar las residencias de ancianos al RGPD.* Grupo ático 34. 2018

21. Se Puede Ingresar a un Anciano en una Residencia sin su Consentimiento. Senior sur. 2019
22. ALBERT, P. *Participación de los residentes en el día a día de la residencia.* Residencias obreras de la cruz. 2019
23. NAVARRO-MICHEL, M. *El ingreso involuntario en residencia geriátrica y la autorización judicial.* Revista de bioética y derecho. Nº 45, 2019

5. GESTIÓN DE LOS RECURSOS HUMANOS EN UNA RESIDENCIA GERIÁTRICA

Dionisio Siles Ortiz, Verónica España Álvarez y Anabel Pareja Ortiz.

TIPOLOGÍA DE PROFESIONALES

Una residencia de ancianos es un centro donde viven personas mayores temporalmente o permanentemente en la mayoría de los casos, cuando son dependientes y requieren algún tiop ayuda de terceras personas.

Estos centros pasan a ser una alternativa al hogar familiar cuando confluyen una serie de circunstancias (familiares, económicas, socio-sanitarias, etc.) que desaconsejan su permanencia en el domicilio

Las residencias ofrecen servicios de integrales de alojamiento y manutencon, atención psicosocial y de rehabilitación, así como atención sanitaria y cuidados personales. En muchos casos se incluyen servicios gerontológicos, en los que un equipo de profesionales se encarga de velar por la salud de los ancianos dependientes.

El equipo multidisciplinar, ha de garantizar la asistencia médica y sanitaria a todos los residentes de forma continua, tanto a nivel de diagnóstico como terapéutico y preventivo, con carácter permanente, cubriendo sus necesidades básicas.

El equipo humano multidisciplinar dependerá del número de residentes y cada comunidad autónoma regula los requisitos que debe reunir el personal que trabaja en una residencia.

Según la normativa administrativa y sanitaria vigente la prestación de la asistencia médica corresponde al médico de familia del Centro de Atención Primaria del territorio en el que radica la residencia.

Dejar a este único recurso la carga asistencial que a menudo genera una residencia geriátrica provoca disfunciones asistenciales y puede comprometer la calidad de la asistencia médica, sobre todo en situaciones de incrementos de la demanda sanitaria.

La confluencia de estamentos médicos (intra y extraresidenciales) genera en la práctica muchos problemas de coordinación, susceptibles de causar daños y perjuicios a los residentes y, por consiguiente, de repercutir en posibles situaciones que podrían interpretarse como mala praxis profesional.

El principal objetivo es promocionar la salud del residente, para mejorar la calidad de vida de todas las personas que se atienden, mediante un Plan de Atención Individualizado. Dicho plan valora las necesidades de cada uno de los residentes, estudia, evalúa y decide las acciones concretas a realizar.

Área médica

Ingreso en el centro y firma del contrato de prestación de servicios o contrato asistencial al residente

Preingreso

La fase denominada *preingreso* se inicia cuando, después de ser informada y conocer las instalaciones del centro, la persona (candidata a residente) manifiesta libremente su interés y voluntad de ingresar en el centro en las condiciones informadas. En este sentido, el Artículo 7.1 del Decreto de continua referencia establece que *para efectuar el ingreso en un establecimiento residencial será condición necesaria la previa y libre manifestación de voluntad de la persona que tenga que ingresar o la de su representante legal.*

El ingreso de una persona mayor en una residencia geriátrica solo puede hacerse con su consentimiento expreso. Si la persona mayor ha perdido su capacidad cognitiva, el ingreso exige autorización judicial. Este trabajo tiene por objeto analizar los requisitos necesarios para la legalidad del ingreso, teniendo en cuenta las tres sentencias del Tribunal Constitucional de 2016. El criterio constitucional es que la autorización ha de ser previa al ingreso y, si ya se ha producido, no cabe ratificación posterior por incumplimiento del plazo de 24 horas y de la urgencia; debe solicitarse la autorización a través de un proceso de modificación de capacidad. Ello es contrario al Convenio sobre los derechos de las personas con discapacidad.

Es necesario que un médico efectúe las actuaciones que se incluyen en esta fase de atención a la persona para que recoja la información de carácter personal y médica del candidato prevista legalmente (artículo 7.2 del Decreto) y que se complete su estado de salud con la exploración y los registros expuestos anteriormente. Es necesario insistir en que, a pesar de que la normativa jurídica vigente no requiera la contratación de un médico en el establecimiento residencial –únicamente prevé que el responsable higiénico-sanitario pueda tener esta titulación o la de diplomado en enfermería u otra titulación–, las carencias a nivel de salud y, por lo tanto, las necesidades asistenciales y de seguimiento de las personas mayores que se encuentran ingresadas la hacen recomendable. Es previsible también que en las residencias pequeñas confluyan en una misma persona las funciones de director técnico, responsable higiénico-sanitario y, muy probablemente también, las de médico asistencial. Siempre que la plaza de director técnico la ocupe un licenciado en medicina.

A pesar de la dificultad que puede comportar es necesario no confundir el rol con el que se está interviniendo en cada ocasión y esforzarse para que los intereses de una y otra posición sean complementarios y no lesionen los derechos de las personas ingresadas. En cada caso hay que correlacionar los recursos existentes y las prestaciones del establecimiento con las características personales y asistenciales del candidato, a fin de asegurar la idoneidad del centro al residente. La realidad de los grandes establecimientos residenciales recomienda una directa vigilancia médica de los residentes, o como mínimo coordinar adecuadamente, es decir, con un tiempo de respuesta mínimo de prestación de asistencia médica al residente, sin que –a menudo– sea suficiente la aportación del informe médico que se prevé en el artículo 7.2 del Decreto de continua referencia.

- Al tener conocimiento de la persona que va a ingresar, el asistente social iniciará las siguientes tareas:
  - Ponerse en contacto con el anciano.
  - Ponerse en contacto con sus familiares o personas responsables.
  - Visitar al anciano, en situaciones necesarias, en su lugar de residencia o domicilio.
  - Pedir recopilación de los informes médicos que se posean sobre el anciano.
  - Estimular a traer algunos recuerdos personales significativos para el anciano (fotografías...).
- Ampliar el conocimiento si existen otras fuentes de información sobre la situación real del nuevo residente.

- Con los datos recopilados elaborará un informe donde consten:
  - Los antecedentes personales, familiares y sociales del anciano: estudios que realizó, trabajos que desarrolló, lugares donde vivió, aficiones, acontecimientos familiares..., es decir, una sucinta biografía de la persona en cuestión.
  - Datos personales y situación actual.
  - Centro o lugar de donde procede.
  - Motivo del ingreso.
- En la redacción del informe se tendrá en cuenta señalar el estado físico y psíquico que se haya percibido en el anciano en estos contactos previos; valorando asimismo la capacidad para la realización de las tareas diarias.
- Concertar y programar el día y la hora de ingreso con el anciano, su familia o las personas responsables .
- Comunicar a todos los departamentos o unidades del centro que se tienen que hacer cargo del anciano, al menos tres días antes, por medio de la entrega del informe elaborado, todos los datos recopilados y día y hora del ingreso.

Entrevista clínica previa al contrato

El objetivo de esta entrevista es crear un proceso de comunicación y de seguridad asistencial entre el centro1 y el candidato, dirigido a iniciar el conocimiento exhaustivo de los datos asistenciales, actuales y antiguos, que pueden ser relevantes para la futura asistencia clínica. Se inicia con la recopilación de información de carácter personal y social del residente y genograma, si el personal directivo o administrativo no la ha solicitado previamente en la fase anterior. Su objetivo es crear un proceso de comunicación entre el responsable asistencial (licenciado en medicina) y el candidato, dirigido a identificar el estado de salud de este con la petición expresa del informe médico previo al ingreso (artículo 7.2) e informes sociales de que disfruta el residente. A menudo en residencias pequeñas, el médico, director técnico y responsable higiénico-sanitario serán la misma persona –aportación– debe efectuarse como máximo en los tres meses anteriores al ingreso, salvo en casos urgentes.

Un buen protocolo de ingreso debe llevar un trabajo conjunto de los diferentes trabajadores de la residencia.

Informe médico

El *informe médico* tiene que contener como mínimo:

- Datos personales.
- Enfermedades activas.
- Alergias y contraindicaciones.
- Medicación prescrita.
- Régimen dietético.
- Atenciones sanitarias o de enfermería que necesita.
- Valoración de la disminución, cuando proceda.
- Situación física actual.
- Situación psíquica actual.
- Juicio diagnóstico.

A la vista de este informe, habría que completar la información y los registros que identifican el perfil sanitario del residente y permitirán la elaboración del informe médico para la dirección del centro, donde conste la idoneidad del candidato con respecto al tipo de centro. Este informe médico se integrará en el denominado expediente asistencial previsto en el Artículo 18.8 del Decreto siendo su contenido mínimo obligatorio el siguiente: Datos identificativos, familiar o persona responsable del usuario, prescripción médico-farmacéutica, pautas de alimentación y prescripción médica y supervisión en caso de inmovilización o restricciones físicas.

En todo informe médico tienen que aparecer los datos personales del profesional qu elo realiza así como el número de colegiado.

1. Información clínica que debería constar en los registros médicos

- Razones para solicitar la admisión.
- Problemas médicos (activos y crónicos).
- Antecedentes médicos (incluye alergias).
- Medidas de prevención: vacunación, visión, estado dental, cuidado de los pies, etc.
- Revisión de síntomas.
- Estado nutricional (peso/altura).
- TA (¿ortostatismo?).
- Valoración fuerza muscular.
- Medicación actual.

Valoración funcional

- Utilizar instrumentos para valorar AVD y AIVD.
- Corroborar las respuestas con lo que aparenta el paciente y ante la duda interrogar a la familia.

Movilidad

- Utilizar observación directa.
- Decir al paciente que se levante de la silla, camine, dé la vuelta y se siente nuevamente.
- Utilizar escala de Tinetti.

Valoración cognitiva

- Utilizar un instrumento de valoración de cribaje como en MMSE o en MEC y si lo creemos indicado una escala de valoración de estado de ánimo (GDS Yesavage).

Audición

- Hacerle una pregunta sin mirarlo directamente.
- Audiometría.

Visión

- Utilizando la carta de Jaeger.

2. Firma del contrato de prestación de servicios o contrato asistencial

Manifestada la voluntad de la persona de ingresar en el centro y constatado su perfil sanitario según su idoneidad para las condiciones asistenciales del centro, habrá que proceder a formalizar el contrato de prestación de servicios o contrato asistencial (artículo 18.6 y 18.7 del Decreto).

Causas de rescisión del contrato:

- Derecho a cesar en la permanencia del centro por voluntad propia.
- No respetar normas del centro.

El contrato tipo que se adjunta deberá incluir los siguientes *elementos:*

- *Tipo de plaza:* puede ser una plaza de concertación pública, como centro colaborador, como plaza subvencionada (por ej. Ayuntamientos), estrictamente privada, etc.
- *Estado de salud del residente:* teniendo en cuenta que es preciso notificar el nivel de autonomía en las actividades de la vida diaria. Habrá que prever cómo podrían incidir los cambios futuros del estado de salud en el contrato.
- Régimen de hostelería: si se puede ubicar en una habitación individual o doble, etc.
- Familiar o personal de referencia del residente a efectos de recibir información y en los casos en que legalmente corresponda sustituir su consentimiento.
- Derechos y deberes de cada una de las partes con aceptación expresa por parte del residente del Reglamento de régimen interior.

- Contraprestación económica a los servicios. Precio cierto y medio de pago, actualización.

Se pueden prever cambios en la ubicación, dependiendo de las necesidades, por lo que se pueden incorporar criterios en el contrato que tengan en cuenta estos cambios. Por consiguiente, hay que determinar en el momento del ingreso la situación económico-financiera del residente o el familiar que este designe para recibir información y completar, si procede, sus decisiones. El contrato de prestación de servicios o contrato asistencial siempre deberá ser firmado por el residente, familiar responsable o representante legal (en el supuesto legal de incapacitación) y un representante de la entidad titular del establecimiento (artículo 18.7 del Decreto). Este contrato asistencial o de prestación de servicios es incompatible con la formalización, entre la entidad y el usuario, de cualquier modalidad contractual que tenga por objeto la transferencia de bienes del usuario a la entidad como prestación de los servicios, con carácter vitalicio o no (artículo 18.7 del Decreto). El residente o familiar no debe firmar el contrato hasta la primera evaluación médica.

3. Atención al/los residente/s durante la estancia en el centro

Las funciones de atención al/los residente/s tienen carácter higiénico, higiénico-sanitario, alimentario, social, programa de actividades, etc., pero no se prevé la obligación de prestar funciones de atención médica dado el carácter social (no sanitario) de estos centros. Para la prestación de asistencia médica con personal de la residencia será necesario que el propietario o director del establecimiento contrate específicamente estas funciones. No siendo suficiente a este efecto que el responsable higiénico-sanitario sea un médico. El responsable higiénico-sanitario no está obligado a prestar asistencia médica si expresamente no se pacta en contrato la prestación de asistencia médica y esta corresponde al médico de familia del centro de atención primaria o al médico que haya designado el residente.

Atención higiénico-sanitaria.

Todo centro, además de cumplir la legislación general vigente en materia de higiene y sanidad, deberá *garantizar* de forma especial:

- La limpieza general y permanente del edificio y sus dependencias, especialmente las de uso más intenso, así como su desinfección.

- La desinsectación y desratización anuales o cuantas veces lo exijan las circunstancias, por empresas debidamente acreditadas.
- El establecimiento de normas o directrices concretas para el personal en materia de higiene, de cumplimiento obligado y constatable.

  Se prestará especial atención a que el personal del centro se encuentre correctamente identificado así como uniformado, adecuándose, por lo demás, a las medidas higiénico-sanitarias establecidas.
- Además, se ocupará el personal del centro de procurar una adecuada higiene con respecto a las personas usuarias.
- Se procurará que aquellos elementos de aseo de uso común (servilletas, toallas de manos en lavabos colectivos, etc.) sean de material desechable.

La atención sanitaria puede dispensarla un médico siempre que haya sido contratado a estos efectos como responsable higiénico-sanitario. Entre las *funciones* del responsable higiénico-sanitario previstas en el artículo 20.4 del Decreto están las siguientes:

- Acceso de los usuarios a los recursos sanitarios públicos.
- Correcta organización y administración de los medicamentos.
- Supervisión de los menús y su ajuste a las pautas de alimentación establecidas.
- Actualización de los datos del documento de control asistencial de cada residente.
- Condiciones higiénicas del establecimiento, de los usuarios y del personal.
- Elaboración de los protocolos necesarios para una correcta atención (acogida y adaptación, incontinencias, caídas, contenciones, lesiones por presión, higiene, administración de medicación [artículo 18.10 Decreto]), prevención de riesgos en las salidas del centro y prever situaciones de emergencia.
- Creación y mantenimiento de registros de residentes con incontinencia de esfínteres, lesiones por presión (con indicación de la causa originaria, el tratamiento, fecha de

aparición y fecha de curación), caídas y sus circunstancias y sistemas de prevención de estas, de residentes con medidas de contención con indicación de la medida más idónea para llevarla a cabo, con indicación de la duración y pautas de inmovilización, de actividades dirigidas a mantenimiento de higiene personal (artículo 18.10 Decreto), de medicación que debe tomar el usuario, con constancia de quien lo administra.

Los registros deben ser fácilmente accesibles, pero hay que garantizar al mismo tiempo la confidencialidad y el cumplimiento de las normas deontológicas.

Atención médica

La atención médica corresponde a aquel médico que tenga la obligación de la asistencia médica, ya sea el cabecera indicado por el residente al director de la residencia cuando se formaliza el contrato de prestación de servicios o contrato asistencial, el médico del CAP correspondiente o el médico contratado directamente por la residencia para esta función. En cualquier caso, habrá que respetar el derecho del residente a la libre elección del médico. Corresponde a la Dirección del Centro facilitar el ejercicio de este derecho.

Los profesionales del sector sociosanitario hablan de *la soledad del médico de residencia*, en referencia a que muchas veces deben tomar decisiones de urgencia sin el apoyo o el consejo de otros compañeros. Las principales asignaturas pendientes en el sector son la coordinación entre los diferentes niveles asistenciales, la integración de los servicios sociosanitarios, la historia clínica compartida, los cambios en el sistema de prescripción y el reconocimiento laboral.

Durante la estancia del residente en el centro es altamente recomendable que el médico contratado para la atención sanitaria (no el responsable higiénico-sanitario, salvo que contractualmente asuma las dos funciones) realice una revisión clínica periódica a todos los ingresados en el establecimiento.

Según la SEMER, el médico de residencia suele tener el perfil de un facultativo de primaria o un internista con conocimientos de legislación y de medicina legal. *Además de las patologías, tiene que atender aspectos legales relacionados con la toma de decisiones en pacientes incapacitados o el uso de medidas de contención, por ejemplo. Asimismo, tiene que manejar aspectos éticos, sobre todo al final de la vida de los residentes.*

Por ello, está obligado a conocer las directrices pautadas por ley en este sentido.

Es recomendable utilizar para la valoración funcional, física, psicoafectiva, etc., las *escalas* validadas o aceptadas por sociedades científicas: I. Barthel y I. Katz (AVD), I. Lawton (IVD), MMSE o MEC o Pfeiffer o Set-Test para screening de función cognitiva, GDS o FAST Reisberg para estadiaje de deterioro cognitivo, escala geriátrica depresión de Yesavage, I. Norton o Arnell para riesgo de úlceras. En cualquier caso, habrá que realizar un tratamiento individualizado de cada residente y adaptar el seguimiento a sus necesidades. Si no hay incidencias destacables, habría que hacer como mínimo una valoración anual con una propuesta como la que sigue y reformular los objetivos terapéuticos. Si se presentan problemas puntuales o situaciones de dependencia habrá que reformular los objetivos terapéuticos más a menudo (cada 3 o 4 meses o incluso más a menudo).

Supuestos especiales de atención médica a incapacidad de un residente.

En caso de presunta incapacitación (sobrevenida en el ingreso), será necesario que el profesional que lo presuma realice un informe dirigido al familiar responsable del residente, o al juzgado, si aquél no existe, guardando copia en el expediente asistencial y efectuando un registro de esta actuación. Si hay un médico contratado por la residencia tendrá que ser este profesional quien lo efectúe.

Traslado de la residencia geriátrica a un centro sanitario o sociosanitario.

En caso de necesidad de traslado a un centro sanitario o sociosanitario, el médico responsable de la asistencia tendrá que realizar un informe donde consten: antecedentes patológicos significativos, situación clínica y funcional que motiva el traslado y tratamiento actual. La hoja puede ser informatizada, excepto los dos últimos apartados que se llenan en el momento del traslado. En cualquier caso, en la historia habrá que registrar estas incidencias.

En el expediente asistencial es recomendable hacer constar la necesidad del traslado y donde se realiza.

Traslado temporal del residente por necesidad sanitaria o especializada urgente.

- Cualquier traslado de persona necesitada de atención médica específica –fuera de domicilio– tiene que realizarse mediante transporte adecuado y solicitar su prescripción por un médico.

- Habrá que tener en cuenta la necesidad de tener identificados los centros sanitarios de referencia, hospitalarios, de atención primaria u otros recursos como el 061, emergencias médicas, etc.
- El responsable higiénico-sanitario (o quien haya con presencia física en el centro) requerirá la presencia del médico responsable del paciente o del médico de urgencias que esté disponible, para que valore los requerimientos asistenciales y emita un informe que recoja claramente la situación del paciente (situación actual, medicación, antecedentes, situación funcional, nivel de intervención, etc.) y el tipo de transporte solicitado.
- El centro debe registrar los traslados a urgencias (fecha, hora y motivo) y los informes de asistencia que efectúe el centro receptor al alta.
- El centro tiene que avisar a los familiares del residente que este va a ser trasladado.
- El paciente tiene que ir acompañado del personal de la resindecia en su traslado y acompañarlo hasta la llegada de los familiares.
- Para las visitas a los especialistas hay que adjuntar breve informe que incluya: motivo de la visita, situación y tratamiento actual.

Agradecer que devuelvan respuesta por escrito, no oral. Este informe tendrá que efectuarlo el médico responsable de la persona que requiera la visita especializada.

Relación con los familiares del residente

Hay que mantener un proceso de información accesible y constante con la persona que consta y subscribe el contrato (artículo 18.6 del Decreto) o con el familiar de referencia que haya asumido determinadas obligaciones en relación con el usuario, sobre las incidencias significativas del residente, informando siempre de los cambios sucedidos en el seguimiento.

Es preciso informar y preparar a la familia de los residentes en los casos en que se aproximen sucesos críticos (muerte o deterioro irreversible).

Con respecto al colectivo de residentes, es preciso tener en cuenta la conveniencia de mantener y establecer un contacto periódico con los familiares de referencia y efectuar valoraciones periódicas sobre el grado de satisfacción.

La información y la comunicación bidireccional entre la residencia y las familias, aporta a ambas partes seguridad y confianza en los cuidados, suponiendo la continuidad en la responsabilidad sobre la decisión de la asistencia y cuidados. La familia tiene que ser el soporte afectivo del mayor que se encuentra en la residencia.

Las familias deben estár siempre informadas de la situación de sus mayores, de los resultados, estado de salud, evolución en los tratamientos y su integración con el resto de residentes. Con estos servicios, se garantiza la calidad en la atención del mayor fomentando la tranquilidad en las familias para que puedan confiar plenamente en las residencias.

Restricciones físicas y farmacológicas

Es necesario supeditar exclusivamente las sujeciones o restricciones físicas de los residentes a la protección de su salud. En el caso de que un residente necesite cinturón magnético para su seguridad, deberá disponerse de una hoja en que conste el día y el motivo de su utilización. Habría que informar a la familia y que firme que está informada de ello. Es necesaria una prescripción médica de la medida de contención que en caso de urgencia corresponda, donde conste el nombre, apellido y número de colegiado del médico que la indica, la medida más idónea, su duración y las pautas de movilización. Esta prescripción deberá formar parte del expediente asistencial (artículo 18.10 del Decreto).

Alertas sanitarias

Deben comunicarse a la Dirección General de Salud Pública aquellas situaciones de enfermedades de declaración obligatoria y de posible situación de brote epidémico, instando a la adopción de las medidas adecuadas.

Actualmente la mayor alerta sanitaria de toda la población es el Covid-19. Las residencias de ancianos, que en la primera ola de la pandemia vivieron una tragedia sin precedentes por los contagios y muertes de personas mayores con coronavirus, son en la fase actual el ámbito de mayor riesgo de contagio de Covid-19. En ellas tienen lugar los brotes de la enfermedad de mayor tamaño, una media de 21,4 casos por brote, más que en los hospitales, en los establecimientos de hostelería o en los centros de acogida, y tres veces mayores que los que surgen de las reuniones sociales con amigos y familiares.

Recomendaciones específicas

En cuanto a la documentación clínica: historia clínica y expediente asistencial del residente.

Historia clínica.

Se puede definir la historia clínica como un documento legal de la rama médica que surge del contacto entre un paciente y un profesional de la salud, donde se recoge toda la información relevante acerca de la salud del paciente, de modo que se le pueda ofrecer una atención correcta y personalizada.

Custodia.

La custodia de la historia clínica es responsabilidad de la dirección del centro. Corresponde a esta establecer un mecanismo de custodia activo y diligente, que permita la recogida, la recuperación, la integración y la comunicación de la información sometida al principio de confidencialidad (artículo 14 de la Ley 21/2000 de 29 de diciembre, sobre los derechos de información referentes a la salud y la autonomía del paciente, y la documentación clínica).

El centro tiene que tomar las medidas técnicas y organizativas adecuadas para proteger los datos personales recogidos y evitar su destrucción o pérdida accidental y, también el acceso, la alteración, la comunicación o cualquier otro procesamiento que no sea autorizado (artículo 9.4 de la Ley 21/2000 de 29 de diciembre, sobre los derechos de información referentes a la salud y la autonomía del paciente, y la documentación clínica).

Las *normas que regulan la protección de datos* para las residencias de ancianos son:

- Reglamento General de Protección de Datos o RGPD.
- Ley Orgánica de Protección de Datos y Garantía de los Derechos Digitales (LOPDGDD).
- LSSI (Ley de servicios de la sociedad de la información y de comercio electrónico).
- Ley 41/2002, de Autonomía del Paciente.
- Ley 39/2006, de 14 de diciembre, de Promoción de la Autonomía Personal y Atención a las personas en situación de dependencia.

Asimismo, otra ley para residencias de ancianos es la Ley 7/1991 de asistencia y protección al anciano.

Cumplir con la normativa en residencias geriátricas es fundamental para ofrecer la mejor asistencia a los pacientes y proteger sus datos de cualquier intromisión ilegítima.

Acceso.

Corresponde a la dirección de la residencia regular el procedimiento para garantizar el acceso al contenido de la historia clínica a personal autorizado (artículo 9.4 y 13.1 de la Ley

21/2000 de 29 de diciembre, sobre los derechos de información referentes a la salud y la autonomía del paciente, y la documentación clínica). El contenido mínimo es el que se prevé en el artículo 10 de la anterior ley.

La historia clínica con todos sus documentos tiene carácter confidencial. Por lo tanto, todos los profesionales que tienen acceso a dicha información en su actividad diaria, tienen la obligación de mantener la confidencialidad. En caso de utilización de algunos de los datos de la historia clínica con fines docentes, epidemiológicos, etc, debe hacerse sin revelar ningún dato que pueda identificar al paciente.

Tienen acceso a la *historia clínica del residente*, salvo los datos de terceros que consten en ella y las observaciones, apreciaciones o anotaciones subjetivas del médico:

- El mismo residente o persona autorizada (artículos 13.1 y 13.3 de la Ley 21/2000 de 29 de diciembre, sobre los derechos de información referentes a la salud y la autonomía del paciente, y la documentación clínica).
- Los profesionales asistenciales del centro que están implicados en el diagnóstico o el tratamiento del residente (artículo 11 de la Ley 21/2000 de 29 de diciembre, sobre los derechos de información referentes a la salud y la autonomía del paciente, y la documentación clínica). También aquellos profesionales del centro que le atienden (artículo 11.2).
- El organismo competente cuando el acceso sea con finalidades epidemiológicas, de investigación o docencia, con sujeción a la Ley de protección de datos de carácter personal, es decir, preservando los datos de identificación personal del residente, separados de los de carácter clínico-asistencial, salvo existencia de consentimiento en este sentido.

No tienen acceso al contenido de la historia clínica:

- Personas no autorizadas.
- La inspección de bienestar social (véase diferencia historia clínica y expediente asistencial).
- El personal encargado de las tareas de administración y de gestión de la residencia, que solo tendrá acceso a los datos de la historia clínica relacionados con sus funciones.

Todo el personal que accede a los datos de la historia clínica, en uso de sus competencias, resta sujeto al deber de guardar el secreto (artículo 11.6 de la Ley 21/2000 de 29 de diciembre, sobre los derechos de información referentes a la salud y la autonomía del paciente, y la documentación clínica).

De actualización del seguimiento de la historia clínica

- Registrar cronológicamente el curso clínico. Es conveniente que en el curso clínico puedan registrarse conjuntamente las observaciones de todos los profesionales que intervienen. Siempre con la fecha y la identificación de la persona que registre, por orden cronológico y con letra clara. Hay que tener en cuenta la necesidad de notificar por escrito los cambios de dieta.
- Prever una hoja de tratamiento o de órdenes médicas, donde conste la fecha de inicio del tratamiento si es el médico quien lo prescribe; por otro lado, hay que incorporar las administraciones de fármacos que se efectúen en las recetas correspondientes a la historia clínica. Es preciso definir el circuito de recetas para la prescripción médica. En cualquier caso esta hoja de órdenes médicas forma parte de la historia clínica y debe archivarse con ella.

  El instrumento adecuado para el seguimiento del tratamiento, en el caso de una residencia asistida en la que el responsable higiénico-sanitario es una enfermera y tiene un médico de cabecera asignado, será una hoja de seguimiento (hoja de órdenes de medicación).

  En dichas hojas debe constar al igual que en las hojas de curso clínico, la identificación de la enfermera que realiza las anotaciones, la fecha y la hora.

  Debe constar también información sobre la evolución del paciente y un resumen de las actividades realizadas sobre el paciente.
- Habrá que anotar valoración en curso clínico, indicaciones para enfermería y cambios en el tratamiento que deberán registrarse en la hoja de medicación. Las correcciones en el curso clínico u hoja de tratamiento tienen que realizarse a mano, y es ilegal la utilización de correctores.

Expediente asistencial

Por expediente asistencial se entiende la documentación que según la normativa debe contener la información que se describe a continuación con el objetivo de poder ser evaluada por la inspección del Departamento de Bienestar Social.

- Informe médico del residente realizado en los últimos tres meses previos al ingreso.
- Datos identificativos del residente.
- Familiar o persona responsable.
- Prescripción médico-farmacéutica actualizada.
- Pautas de alimentación.
- Prescripción médica de inmovilización o restricciones físicas.
- Prescripción médica de problemas neurológicos.

Custodia

La custodia del expediente asistencial es responsabilidad de la dirección del centro. Corresponde a esta establecer un mecanismo de custodia activo y diligente.

Actualmente al estar informatizada toda la documentación de los residentes hay que tener especial diligencia en el tratamiento de los datos, *Ley de protección de datos.*

Acceso

Al contenido del expediente asistencial, definido anteriormente, *tienen acceso:*

- La inspección de bienestar social, en ejercicio de sus funciones inspectoras;
- Los profesionales que atienden al residente durante su estancia.

ACTUACIONES EN EL MOMENTO DEL ALTA

Incluyen una serie de actuaciones médicas burocráticas que principalmente se dan en supuestos de alta por éxitus, alta por traslado y alta forzosa.

Alta por éxitus

- Confirmación éxitus.
- Emisión de certificado/s de defunción. Pasar a pasivo el expediente asistencial.
- Cierre de historia clínica: fecha y hora, causa inmediata, intermedia y fundamental de la muerte.
- Evitar aumentar la angustia de la familia con trámites burocráticos. Ofrecer apoyo.
- Despedirse de la familia, poniéndose a su disposición y resolver sus dudas o necesidades que puedan surgir.

- Comunicación al juzgado del éxitus en caso de corresponder a un residente internado por orden judicial.
- Comunicación del éxitus al centro.
- Incluir una fotocopia del certificado de defunción al cierre de la historia clínica.

Alta por traslado (domicilio u otro centro)

Es preciso realizar informe, ya sea el otro centro, o el médico de atención primaria que deba continuar la asistencia, indicando tiempo de estancia como residente (fecha de ingreso – fecha de alta), antecedentes familiares y personales (fisiológicos y patológicos), enfermedad/es actual/es, evolución durante el ingreso, tratamiento después del alta, recomendaciones, valoración de enfermería, fisioterapia y social (los dos últimos solo si el centro dispone de estos profesionales), medicación para 48 horas y pauta de medicación y despedirse del residente y familia.

Finalmente, hay que tener en cuenta que el alta en el domicilio se corresponda con el interés del residente o su familia. Si son coincidentes no hay problema, si no fueran coincidentes habrá que hacer prevalecer el interés del residente si mantiene la capacidad mental conservada. Las limitaciones físicas tendrán que valorarse conjuntamente con los servicios de atención a la vejez del sistema público.

Si el traslado es por permuta, se transferirán todos los datos al nuevo centro con consentimiento del residente o persona que lo represente legalmente.

Alta forzosa (incumplimiento de las cláusulas de rescisión del contrato o del reglamento de régimen interior)

Procede para la acreditación previa fehaciente de la concurrencia de alguno de los supuestos previstos en las cláusulas de rescisión del contrato o del RRI. Es preciso recordar que no puede acordarse unilateralmente el centro sin haber mediado el trámite de contradicción al residente y al familiar responsable. También habrá que facilitar al residente y familiar responsable un informe donde consten los datos mencionados en el apartado anterior.

Responsabilidades legales

Desde el punto de vista jurídico el concepto se precisa más, y la responsabilidad legal puede ser definida como: *la deu-*

da u obligación de reparar o satisfacer por sí o por otro la consecuencia de un delito, culpa u otra causa legal.

Los médicos, como cualquier otro profesional, están obligados por el derecho común a actuar responsablemente en el ejercicio de su profesión, evitando tanto la imprudencia como la ignorancia, la impericia y la negligencia.

Los requisitos y los presupuestos que con carácter general son necesarios para la existencia de la responsabilidad legal-médica en el ámbito de las residencias geriátricas –tanto en el ámbito del sector concertado como en el sector privado– son los mismos que en el sector estrictamente sanitario (centros sanitarios).

Concretamente son *requisitos:*

- La existencia de conducta activa u omisiva de naturaleza médica.
- La producción de un daño de cualquier tipo y especie (lesión de un derecho, daño físico, daño moral, etc.).
- La relación de causalidad o nexo entre la conducta y el daño producido.
- La no incidencia de causa de fuerza mayor o caso fortuito.

Establecer los supuestos de responsabilidad médica de los diferentes médicos que pueden incidir en la atención a los residentes, así como otros profesionales y directores de los centros, exige determinar las fronteras que delimitan las obligaciones de cada uno de los intervinientes y que, en muchas ocasiones, son difíciles de trazar.

En este documento consta que el objeto de las residencias geriátricas está constituido principalmente por lo que podríamos denominar prestación hotelera y de ocio, prestación higiénico-sanitaria y, a menudo también, la prestación estrictamente médica o asistencial.

Lo primero que hay que poner de relieve es que, cuando la residencia geriátrica asume la prestación médica o asistencial, este establecimiento tiene que prestar este servicio mediante el médico que consta en el organigrama contratado a tal efecto. Como consecuencia, debería estar en el contenido del contrato celebrado entre el representante legal de la residencia geriátrica y el médico para poder concretar las posibles responsabilidades de este médico y también para conocer si las prestaciones contratadas se corresponden con el servicio asumido por la residencia geriátrica.

La responsabilidad del médico deberá ser analizada siguiendo los elementos que conforman la responsabilidad civil médica (incumplimiento de deberes médicos: diligencia, conocimientos, habilidades, etc.). En este ámbito no hay que olvidar que el cumplimiento de los deberes deontológicos también se incorpora al contrato (deber de información, secreto profesional, priorización del derecho del paciente, etc.). También hay que tener en cuenta que la responsabilidad se tiene por hechos propios (responsabilidad directa) o por hechos de otros que podrían haber evitado o intentado evitar (responsabilidad indirecta).

La responsabilidad de la residencia geriátrica, mayoritariamente, podrá producirse por daños procedentes de actos de deficiente funcionamiento del alojamiento, del personal auxiliar, de la custodia y seguridad de los residentes, etc. También habrá que analizar si los daños ocasionados se deben a deficiencias en la contratación de personal cualificado, ratios de personal adecuados para las prestaciones que se asumen, así como adecuada contratación de servicios de mantenimiento.

En conclusión, lo primero que debemos discernir es si la residencia es de titularidad privada o pública, pues en función de ello estaremos, respectivamente, ante un supuesto de responsabilidad civil o de responsabilidad patrimonial de la Administración pública competente, se puede indicar que para determinar la responsabilidad civil del centro es necesario establecer en primer lugar cuáles son las prestaciones asumidas por este, en función principalmente del contrato de servicios o concierto que tenga constituido o, en general por los requisitos que este centro debe reunir –definidos principalmente por el Departamento de Bienestar Social– en cuanto a sus instalaciones, equipamientos, personal, registros, etc. Cualquier deficiencia en el ejercicio de las prestaciones asumidas dará lugar a más o menos responsabilidad en función del grado de negligencia (incumplimiento de obligaciones) y del deber de prevenir que se acredite y la categoría del daño producido.

En definitiva, las residencias tienen la obligación de proveer el cuidado y atención que el anciano requiera en cada momento, según sus circunstancias, para impedir que a se vea expuesto a peligros o situaciones perjudiciales que sean evitables, así como la obligación de utilizar los medios humanos y materiales necesarios para ello. Si no se lleva a cabo este deber de cuidado o no se hace con la diligencia debida, estaríamos ante un incumplimiento contractual o un cumplimiento defectuoso que desembocaría en la obligación de indemnizar.

Para finalizar este apartado hay que indicar también que pueden existir casos en que a pesar de la causación efectiva de un daño a un residente este puede no ser imputable al centro o a su personal.

Principalmente estos casos los constituyen el incumplimiento de deberes que afectan a los residentes: defectos de productos a pesar de estar homologados, etc.

Supuestos especiales de responsabilidad

a) Omisión del deber de socorro o denegación de auxilio sanitario.

La denuncia o la imputación del delito de denegación de auxilio sanitario (profesionales obligados a prestar asistencia sanitaria) o del delito de omisión del deber de socorro (cualquier otro profesional o persona del centro conocedor de la situación desvalida del residente) son, a menudo, las conductas de carácter más grave que trascienden el sector residencial.

Socorrer al enfermo es una cuestión de ética y los médicos están obligados a ello por su juramento hipocrático, pero, además, no hacerlo es un delito previsto y penado por nuestro Código Penal y conocido como delito de *omisión del deber de socorro*.

Este delito se produce cuando alguien observa que otra persona está ante una situación de peligro y, o bien no la auxilia, o bien no solicita ayuda de un tercero que pueda hacerlo, si el que lo presencia no está en disposición de ello.

Para aplicar este tipo específico, es preciso que previamente concurran los *elementos del delito básico* que, según la jurisprudencia, son: en primer lugar una conducta omisiva sobre el deber de socorrer a una persona desamparada, esto es, que no pueda auxiliarse a sí misma, ni que lo esté por terceras personas que hagan innecesaria la ayuda del omitente. En segundo lugar, que se encuentre en peligro manifiesto, lo que supone una situación de necesidad patente, evidente y fácilmente reconocible y además grave, la que tendrá esta consideración cuando existan grandes probabilidades de muerte o de lesiones relevantes. En tercer lugar que no exista riesgo propio o de un tercero, como puede ser la posibilidad de sufrir una lesión o un perjuicio desproporcionado en relación con la ayuda que necesita la persona que se halla en peligro. Por último, tener conciencia de las circunstancias de desamparo de la víctima, la necesidad de auxilio y el deber de actuar y a pesar de ese conocimiento voluntariamente el sujeto deja de socorrer a la persona desamparada y en peligro manifiesto y grave.

La denegación de auxilio puede definirse como la negativa a prestar el auxilio requerido y debido. El artículo 412 del CP sanciona la omisión del auxilio debido a la administración pública o a un particular, llevada a cabo por un funcionario público o autoridad, en cuanto que infringe el deber de coordinación de los poderes públicos y afecta al correcto funcionamiento de la administración pública.

El médico que estará obligado a prestar la asistencia –si la Residencia Geriátrica no disfruta de ningún médico contratado para esta prestación– será el médico de Atención Primaria o el de guardia según corresponda para la organización asistencial.

Cuando el médico no se encuentra en el ejercicio de su profesión en el servicio en el cual tiene posición de monopolio de ayuda, su obligación se asimila a la de cualquier ciudadano.

Es imposible describir los supuestos que en la práctica podrían dar lugar a una situación de imprudencia profesional, al ser estas infinitamente variables. En cualquier caso, las circunstancias en que el profesional se encuentre y en relación con el caso concreto en que se considera que debía intervenir serán los elementos clave para determinar su conducta conforme a la Lex Artis Profesional y contractual.

El *quantum* de inexcusable negligencia determinará el grado de responsabilidad penal y civil y, si procede, también laboral.

b) Requerimientos de restricciones físicas o farmacológicas a algunos residentes.

La limitación de un derecho fundamental como es la libertad y dentro de esta la de movimiento y conciencia, única y exclusivamente está legalmente autorizada cuando se dirija a impedir en el residente la causación de un daño a sí mismo o a un tercero de entidad superior al cual la limitación de derecho a que se le somete supone. A título de ejemplo, se puede decir que en cualquier caso será legal o éticamente correcto proceder a una restricción de este tipo por insuficiencia o comodidad de los profesionales del centro. Será preciso que su necesidad de adopción conste establecida –por escrito– por el médico responsable del residente y que se prevea la revisión periódica de su mantenimiento. También pueden estar autorizados por el juez.

En conclusión, hay que manifestar que la adopción de estas medidas por personas diferentes a las mencionadas será causa de responsabilidad penal y civil por quien las acuerde y, si procede, pudiendo evitarlo o denunciarlo los tolere.

c) Negativas de residentes al ingreso a la residencia o a su mantenimiento.

No se puede ingresar a un anciano en una residencia sin su consentimiento. Solo un juez puede dictaminar el ingreso de un anciano en una residencia contra su voluntad. No obstante, primero hay que determinar que es contra su voluntad.

En caso de que la persona se encuentre incapacitada, se puede acudir a un juez para que dictamine su grado de incapacidad. Si se trata de una incapacidad parcial, será el juez quien determine su grado de autonomía en la toma de decisiones. Si es una incapacidad total, el responsable de tomar las decisiones legales y burocráticas será el familiar o tutor elegido para el desempeño de tales funciones.

La negativa de una persona al ingreso en un centro del tipo que sea, única y exclusivamente puede efectuarse previa declaración judicial a este efecto. Está previsto un trámite de urgencia para algunos casos muy tasados que no afecten al ámbito residencial. Asimismo, la manifestación expresa de un residente, de su deseo de abandonar la residencia –si disfruta de las facultades mentales conservadas– tiene que ser respetada. En el caso de que la familia se opusiera a ello, es recomendable poner esta circunstancia en conocimiento de los Servicios Sociales o del Juzgado. La existencia de alguna disminución física u otra situación de riesgo (enfermedad) no deberían ser impedimento para que el residente vuelva a su domicilio, y se ha de contactar con los servicios de apoyo de los servicios sociales y sanitarios.

d) Elaboración de informes y certificados sobre el residente no ligados directamente a sus necesidades sanitarias.

Un residente no debe ser sometido –por tratarse de una persona mayor– a ninguna restricción de sus derechos a recibir información y consentir cualquier acción o actividad que lo afecte y que se respeten sus deseos. Los profesionales del centro tienen la obligación de defenderlo ante las imposiciones de terceras personas que puedan tener intereses de algún tipo finalista o que intenten coartar su libertad.

Cuando sea preciso informar o certificar algo habrá que ceñirse a la más estricta objetividad y certeza. No tiene que informarse ni certificar nada con convencimientos demasiado subjetivos o haciendo constar hechos no demostrables. Habrá que evitar dar credibilidad o valorar como hechos ciertos las afirmaciones de otros, si los hechos no están contrastados o no tienen características de verosimilitud.

Especialmente, hay que ser cuidadoso en no certificar *por complacencia* estados de salud física o psíquica a petición del residente o su familia o centro sin tener la certeza que se corresponde a la realidad del residente que nos consta y no será utilizada para los propósitos de personas interesadas. Por ejemplo, a alguien puede interesarle la incapacitación de un residente para disponer de sus bienes o para que no otorgue un testamento u otros similares.

Certificaciones de estados de salud física o psíquica no reales pueden llegar a ser calificables de delito de falsificación de documentos y de concurrir con algún otro delito.

e) Confidencialidad de la información médica al residente

En circunstancias normales solo el propio residente y su médico tienen derecho a información de este tipo.

Si la persona afectada tiene capacidad plena de obrar. En este caso sería dueña de sus propios datos y la cesión de los mismos debe realizarse mediante consentimiento expreso y escrito. De no ser así, serán sus representantes legales quienes accedan a dicha información, ya que actúan en nombre y representación del afectado.

La divulgación de información confidencial puede comportar que el médico sea denunciado por revelación de secretos que afecten a la propia intimidad. Hay que introducir información sobre la confidencialidad en todos los estamentos laborales de los centros como una norma. También es responsabilidad ética del médico la incorporación de conocimientos sobre los valores y preferencias de los pacientes respecto a su calidad de vida. También se puede incurrir en responsabilidad penal por el hecho de *dejar acceder a esta información que al médico le ha sido confiada por el residente a personas sin la debida autorización* y en tanto que supone una custodia inadecuada de historias clínicas.

Las *circunstancias excepcionales* en que se puede facilitar información a personas diferentes al enfermo son:

- Necesidad de conocimiento de otros médicos, profesionales de la salud, que intervienen en el diagnóstico o tratamiento del residente.
- Investigación judicial penal, si bien habrá que salvaguardar las cuestiones ajenas a la investigación judicial en curso.
- Inspección médica en el cumplimiento de sus tareas de control y evaluación, pero salvaguardando las cuestiones ajenas al objeto de la inspección.

- Proceso judicial de incapacitación del residente y exclusivamente dirigido al Juzgado.
- Obligación legal por razón de Salud Pública (Enfermedades de Declaración Obligatoria).

f) Prescripción farmacéutica y recetas.

En tanto que la importancia principal de la receta médica es su constitución como medio de seguridad que garantiza el aprovechamiento de los beneficios y la reducción de los riesgos que los medicamentos son susceptibles de causar en una persona y que, por consiguiente, tienen que ser extendidos por el médico que atiende al paciente, ningún médico está obligado en general a transcribir en sus recetas las prescripciones de otro médico. Resulta inconveniente que –en aquellos casos de residentes controlados por el médico contratado por la Residencia Geriátrica para prestar la atención médica– la extensión de la receta financiada con fondos públicos tenga que efectuarla el médico de familia de atención primaria.

Razones de control de la prescripción o de las recetas públicas, así como la única disposición de estas por médicos del sistema público, no parecen suficientes para el obstáculo a los derechos de los residentes que comportan. Bien al contrario, estas razones parecen desconocer que el derecho a la financiación pública de la prescripción farmacéutica no nace de la relación que el médico mantiene con la Administración sanitaria sino del paciente como contribuyente.

Tampoco se impide –se permite el uso de recetas públicas por el médico de la residencia– el debido control de la prescripción y el uso adecuado de las recetas.

De esta realidad ya son ejemplos, actualmente, los centros sanitarios concertados y los centros sociosanitarios concertados que disponen de recetas públicas y, por consiguiente, habría que avanzar para posibilitar su uso por los médicos de las residencias geriátricas, para no obstaculizar el ejercicio pleno del derecho a la prescripción y a la financiación de los residentes, así como no olvidar desplazamientos innecesarios al centro de salud o del médico de Atención Primaria a la residencia geriátrica.

Es especialmente relevante en este apartado la racionalización de los recursos respecto al gasto farmacéuticos en estos pacientes, en la gran mayoría de los casos, con pluripatologías de carácter crónico.

También es importante remarcar que es preciso evitar prácticas comisionistas en el gasto farmacéutico porque son difícilmente defendibles desde el punto de vista deontológico y administrativo.

Responsabilidades éticas

Los principales *fines éticos* a tener en cuenta en los centros de mayores son los siguientes: Proteger a las personas mayores, a sus familiares y a los profesionales. Asesorar y formar a los profesionales en la toma de decisiones y en la resolución de conflictos éticos que puedan surgir en la prestación del servicio.

La responsabilidad ética o deontológica mantiene como elemento diferencial más importante de la responsabilidad legal o jurídica, la no necesidad de ocurrencia de un daño en un paciente. Se incurre en ella si se constata la existencia de incumplimiento de alguno de los preceptos deontológicos o de transgresión de los principios éticos (autonomía, beneficencia, no maleficencia, justicia).

Si algo caracteriza a los centros de atención sociosanitaria especilizados en el cuidado de mayores, es el ofrecer un trato permanente, digno y cercano. Esta característica propicia la aparición de decisiones éticas en el día a día, tanto de los profesionales de atención directa, como de los equipos técnicos y de la propia dirección.

La práctica diaria nos revela situaciones en las que no es fácil establecer actuaciones consensuadas por todas las partes. Los profesionales se encuentran con dilemas en los que los intereses del propio usuario pueden ser distintos a los de los familiares y/o profesionales.

Sin embargo, debemos asegurar el respeto y cumplimiento de los derechos y a la dignidad de todas las personas implicadas en los procesos de atención. Por ello, es crucial establecer espacios de reflexión para solventar estos debates éticos, así como desarrollar habilidades y recursos específicos en materia de ética asistencial.

Es evidente que el primer deber ético es el respeto a la vida y que esta sea digna, a pesar de la posible vulnerabilidad o fragilidad de algunos residentes en estos casos.

De los preceptos deontológicos vigentes interesa relatar el referente al concepto general de salud (norma 1) e intervención en esta del médico, así como el de respeto, protección (defensa) y promoción de la vida humana de las personas que se atienden.

El contenido de estos preceptos obliga al médico de la residencia geriátrica y, si procede, al médico para la prestación asistencial a tener en cuenta la dimensión interpersonal, participando activamente en el bienestar físico, psicológico, social y espiritual del residente, así como el respeto humano, es decir, su dignidad como ser humano.

También el precepto 39 obliga a declinar testificar ante un Tribunal sobre la información de carácter médico de que se dispone de un residente y, por consiguiente, el deber –a menos que lo autorice el residente– dentro de los límites legales establecidos a actuar en conciencia arriesgándose, pero, a ser condenado por delito de desacato al Tribunal.

Finalmente, el capítulo VII sobre la muerte orienta al médico sobre la pauta de actuación médica ética y deontológica dirigida principalmente a facilitar al residente que muera de acuerdo con lo que ha dado significado a su vida. El incumplimiento manifiesto y probado de conductas contrarias a los preceptos deontológicos son causa de sanción disciplinaria colegial de conformidad con lo que se prevé en los correspondientes estatutos de la corporación médica.

Área de enfermería y técnicos auxiliares

La enfermería geriátrica se ocupa de valorar, planificar e implementar los cuidados de enfermería para las personas mayores. Es decir, trabaja por ofrecer la mejor atención con alta calidad de servicio a este sector de la población y a su entorno inmediato.

Área de enfermería

Servicio de atención directa y permanente a los residentes:

- Recibir y acompañar al anciano y familiares, en su ingreso.
- Enseñarles las normas y el funcionamiento de los distintos servicios.
- Valoración inicial del paciente anciano elaborando la historia de enfermería basada en el modelo de Virginia Henderson (ya que cubre las 14 necesidades básicas), y aplicando las escalas de valoración geriátrica.
- Aplicar cuidados de enfermería durante el ingreso del paciente.
- Cumplir las prescripciones facultativas y supervisar las actividades del personal auxiliar de su unidad.

- Responsabilizarse de la organización de las salas y plantas y de los demás servicios generales para un adecuado funcionamiento del centro.
- Procurar que se les proporcione a los ancianos ingresados un ambiente confortable, limpio y seguro.
- Custodiar las historias clínicas cuidando en todo momento la actualización y exactitud de los datos anotados en dichos documentos.
- Vigilar la conservación y el buen estado del material e instrumental sanitario.
- Registrar y poner en conocimiento al resto del equipo, cualquier incidencia, anomalía, deficiencia que observe dentro del servicio encomendado.
- Elaborar registros e informes de enfermería.
- Realizar campañas preventivas o colaborar con ellas, así como hacer educación para la salud siempre que sea posible.
- Contactar con otras instituciones y servicios.
- Colaborar con el trabajador social.
- Función de docencia: enseñar al personal de al resindecia y familiares los cuidados de los residentes.
  - Cuidados de calidad.
  - Promover ateción integral.
- Sus decisiones y su prácticas se sustentarán en el código deontológico.

Funciones directas

- Ayudar a los ancianos a levantarse, lavarse y vestirse.
- Ayudarlos a ir al baño.
- Ayudarlos a comer y a tomar la medicación.
- Aplicar cremas, apósitos o realizar curas.
- Informar a los familiares sobre su estado.
- Facilitar la tarea de su desplazamiento y a acostarse.
- Asistencia en cualquier otra actividad diaria que no puedan realizar por ellos mismos.
- Detectar cambios en la salud física o mental.
- Ayudarles en la integración con otros compañeros.

Técnicos auxiliares.

- Colaborar con el enfermero/a en la recogida de los datos termométricos. Igualmente, recogerá los signos que hayan llamado su atención, que transmitirá a dicho personal en unión de las espontáneas manifestaciones de los enfermos sobre sus propios síntomas.

- Colaborar con el enfermero/a en el rasurado de los enfermos, en los casos que sea necesario.
- Recepción de los carros de comida y distribución de comidas a enfermos e incapacitados.
- Servir las comidas a los enfermos, atendiendo a la colocación y retirada de bandejas, cubiertos y vajillas y carros.
- Clasificar y ordenar la lencería, de reposición de ropas y de vestuario, efectuando el control y recuento tanto de ropa sucia como de limpia.
- Hechura de camas de los enfermos, excepto cuando por su estado le corresponda al Enfermero/a, ayudando al mismo en este caso.
- Llevar y poner las cuñas a los enfermos y retirarlas, teniendo cuidado de su limpieza.
- Realizar la limpieza de los carros de curas y de material mobiliario, vitrinas y su material, aparataje clínico.
- Retirar los residuos clínicos del centro y restos de curas de las salas de curas y de hospitalización hasta los cuartos de basura.
- Realizar el aseo y limpieza de los enfermos, ayudando al enfermero/a cuando la situación del enfermo lo requiera.
- Por indicaciones del enfermero/a colaborará en la administración de medicamentos por vía oral y rectal, con exclusión de la vía parenteral, cerciorándose de la toma de los mismos por el paciente, asimismo aplicarán enemas de limpieza, salvo en casos de *pacientes graves:*
- Controlar las posturas estáticas de los pacientes, levantar y acostar a los pacientes.
- Controlar y ayudar, en su caso, en la deambulación de los mismos.
- Control de diuresis con cambio de bolsa o vaciado y poner colectores.
- Colaborar en las actividades y programas que se realicen en el ámbito comunitario.

Area psicosocial

El modelo de intervención psicosocial se basa en el carácter interdisciplinar y de complementariedad entre las diferentes disciplinas implicadas, con la complementación de las aportaciones que la gerontología conductual ofrece para el diseño ambiental, la atención, los tratamientos, etc. con una población que presenta una alta prevalencia de situaciones de dependencia, patología neurológica y psiquiátrica, déficits sensoriales, etc.

Uno de los principales objetivos que nos planteamos a partir de este modelo es ofrecer a través de un equipo de profesionales competentes, organizados interdisciplinarmente, una atención profesional, complementaria a la relación familiar y social, de alta calidad, a la vez que muy profesional, muy cercana, personalizada y humana, incorporando al voluntariado y considerando a la familia como el eje central de la intervención con el usuario y residente.

- *Intervenciones generales:* comprende por una parte, todas aquellas medidas encaminadas a conseguir un adecuado manejo del paciente, adaptación al entorno y realización de las AVD.
- *Intervenciones específicas:* son una serie de terapias que tienen como objetivo mejorar o estabilizar las funciones mentales básicas de la vida cotidiana del enfermo (psicoterapias). Se pueden dividir en cuatros *tipos:*
  - *Terapias conductuales:* Van encaminadas a abolir las conductas problemáticas tales como los gritos, la agresión, la incontinencia... y consisten en identificar esas conductas, donde, cuando, con que frecuencia y en que circunstancias se producen, valorando sus consecuencias y estableciendo las estrategias de intervención, como pueden ser la modificación de horarios de las AVD, la adecuación de los espacios, simplificar las tareas, etc. En todo caso siempre hay que tener en cuenta el grado de demanda que se hace del paciente, evitando la infantilización y la frustración, y apoyando los puntos fuertes de este.
  - *Terapias emocionales*: Van encaminadas a mejorar el estado de ánimo del paciente. Hay varios tipos entre los que cabe destacar la psicoterapia de apoyo, basada en el apoyo psicológico, la terapia de reminiscencia, que tiene como objetivo estimular la memoria y el estado de ánimo en el contexto de la historia de la vida del paciente, y la terapia de validación que pretende restablecer la autoestima y reducir el estrés mediante una validación de los lazos emocionales con el pasado.

- *Terapias cognitivas*:

Podemos estimular cognitivamente a través de juegos como ajedrez, dominó, parchís y otros muchos que impliquen resolución de problemas; empleando la tecnología, resolviendo acertijos, sopas de letras, leyendo libros, revistas y artículos y un sinfín más de actividades, la clave está en mantener activo el cerebro para aumentar sus potencialidades y prevenir o disminuir déficits.

La estimulación cognitiva en personas adultas mayores debe enfocarse desde un plano multidimensional encaminado a lograr tanto la mejora como el mantenimiento y disfrute del individuo a lo largo del desarrollo de las actividades o ejercicios. Los *ámbitos* a trabajar son los siguientes:

- Orientación y atención.
- Memoria.
- Funciones ejecutivas.
- Lenguaje.
- Praxias (capacidad de hacer distintos movimientos con las regiones del cuerpo).
- Cálculo.
- Algunas terapias que se emplean para reforzar el uso de juegos y ejercicios para trabajar la estimulación cognitiva son las siguientes:
  * *Terapia de reminiscencia.*

Esta terapia se trata de hacer que la persona rememore parte de su vida pasada para trabajar la memoria, evocar recuerdos y a la par, afirmar su propia personalidad y su identidad. Las experiencias emocionales o personales intensas suelen marcar mucho a las personas. La ciencia ha demostrado que los recuerdos de la juventud en personas con demencia son más intensos y fáciles de evocar, por lo que podemos trabajar con ellos.

- *Terapias de estimulación*: Son tratamientos que incluyen las terapias de actividad o recreativas como por ejemplo las manualidades, los juegos o los animales domésticos y las terapias artísticas como por ejemplo la música, danza, arte... los cuales proporcionan una estimulación y enriquecimiento movilizando por tanto los recursos cognitivos de que dispone el paciente contribuyendo a disminuir los problemas conductuales y el estado de ánimo.

Los pacientes pueden percibir una de estas modalidades o varias al mismo tiempo, y dado que no producen efectos duraderos, es recomendable que se practiquen con cierta regularidad, como puede ser de forma diaria o semanal. También hay que considerar que en ocasiones no va a ser factible su aplicación en el domicilio, por lo que serán necesarios lugares especialmente acondicionados para ello.

Un último punto, pero muy importante, es que hay que adecuarlos a las capacidades cognitivas y a la tolerancia a la frustración del enfermo, para reducir los posibles efectos secundarios, como pueden ser la misma frustración, reacciones catastróficas, agitación y depresión. Los *objetivos de este tratamiento* son:

- Mejorar o preservar las capacidades cognitivas, y funcionales del paciente.
- Prevenir o mejorar síntomas conductuales de la demencia.
- Retrasar en lo posible la evolución y la dependencia del paciente.
- Mejorar la relación entre el paciente, cuidador y familia y su calidad de vida.

Área de fisioterapia y terapia ocupacional.

La fisioterapia en ancianos es una técnica para que las personas mayores lleguen a la etapa de la vejez de la mejor forma posible ejercitanto tanto su mente como su cuerpo, de esta forma lograran mantener su autonomía personal durante más tiempo y por lo tanto llevar una vida social como más les guste.

La fisioterapia geriátrica es la aplicación de determinadas técnicas de fisioterapia que se aplica sobre adultos mayores, en los que el avance en edad puede desencadenar diferentes patologías que conlleven una disminución de sus capacidades funcionales y por lo tanto generarles cierta dependencia en sus labores rutinarias.

Las *causas* más comunes de la pérdida de las capacidades funcionales en los ancianos es la inactividad o inmovilidad, que se pueden dar por diferentes causas como pueden ser:

- Una enfermedad que le impida moverse durante cierto periodo de tiempo y por lo tanto que tenga que realizar reposo.
- Quemaduras.

- Fractura de cadera, o cualquier otro tipo de fractura o fisura ósea.
- Accidente vascular periférico.

Cuando se da cualquiera de estas patologías, la actividad del paciente se ve reducida notablemente hasta que la enfermedad sigue su proceso y se estabiliza. Al ir desapareciendo la enfermedad, el anciano puede retomar sus actividades rutinarias siempre y cuando se siga una rehabilitación y no hayan quedado secuelas graves de las mismas.

Sin embargo, pueden aparecer las secuelas de debilidad y/o angustia que dejó el padecimiento debido a la enfermedad, pueden afectar al retorno del anciano a sus actividades de la vida diaria.

Es importante que el adulto mayor practique una actividad física moderada ya que la persona se sentirá mejor, por lo tanto se conseguirá un mejor desarrollo intelectual y psicomotor, con lo que se aumentará la autoestima, la imagen corporal y disminuirán los niveles de ansiedad, estrés y depresión.

Es por esto que según la inmovilidad que sufra cada individuo y el nivel de la enfermedad se practique fisioterapia en el anciano, ya que le ayudará a fortalecer sus músculos así como a adquirir un mayor nivel de seguridad en su cuerpo.

Hay que tener en cuenta que la fisioterapia debe ser aplicada siempre la persona mayor por un profesional, si no se corren riesgos de sufrir lesiones de peor grado.

Con la fisioterapia para ancianos podrán llevar una vida con una mayor autonomía y sentirse mejor consigo mismos.

Sesión de fisioterapia con personas mayores.

Se persigue alcanzar una mejor calidad de vida en esta etapa, la concienciación de alternar un ejercicio físico constante con una correcta alimentación y un estado mental donde rija el placer y la relajación, en definitiva favorecer una mejor integridad física. Mediante una fusión de varios grupos de *ejercicios*, se intenta facilitar los movimientos de las AVD:

- Mantenimiento de los pacientes que están encamados y de los que tienen algún déficit irreversible.
- Recogida de datos personales y posibles problemas físicos de forma subjetiva, por parte del usuario.

Como *procedimiento* natural en cualquier evaluación inicial de fisioterapia, se comenzará con:

- *Observación visual:* posterior, anterior y lateral (realizar marcas en varios puntos de referencia para ir comparando).

- *Test batería senior fitness.* Evaluación inicial de las capacidades físicas básicas y de forma global obteniendo una evaluación especializada en la cual se valora la fuerza muscular, la flexibilidad, función aeróbica, el equilibrio y la velocidad de reacción.

Terapia ocupacional

La terapia ocupacional (TO) es una profesión sanitaria reconocida por Ley (LOPS 44/2003 de 21 de noviembre) a la que se accede a través de los estudios universitarios de grado universitario. Los terapeutas ocupacionales como miembros de los equipos transdisciplinares socio-sanitarios tienen contacto directo con personas con todo tipo de discapacidades, dependencia o limitaciones funcionales y/o en su participación social, por lo tanto, la aplicación de los tratamientos de TO tienen un impacto directo sobre la salud, la autonomía personal y la calidad de vida de las personas.

La terapia ocupacional ocupa una posición privilegiada dentro del proceso rehabilitador puesto que al abordar las actividades de la vida diaria (AVD) de forma necesaria debe coordinar aspectos físicos, cognitivos, emocionales y conductuales para lograr el máximo nivel de funcionalidad del paciente .

La terapia ocupacional se encuentra regulada por diferentes leyes y normas. La Ley de Ordenación de las Profesiones Sanitarias recoge en su artículo 7 la figura del terapeuta ocupacional como: *Terapeutas ocupacionales: corresponde a los Diplomados Universitarios en Terapia Ocupacional la aplicación de técnicas y la realización de actividades de carácter ocupacional que tiendan a potenciar o suplir funciones físicas o psíquicas disminuidas o perdidas, y a orientar y estimular el desarrollo de tales funciones*. Por otra parte, si tomamos como referencia las definiciones consensuadas en nuestro entorno europeo el concepto de *actividades de carácter ocupacional* se definen como: *grupo de actividades que tienen un significado personal y sociocultural que vienen determinadas por la cultura y promueven la participación en la sociedad. Las ocupaciones pueden clasificarse como autocuidado, productividad y/u ocio y tiempo libre*. Para que una actividad pueda ser entendida como terapéutica deberá reunir una serie de *características*, destacando entre otras:

- Estar dirigida a un objetivo.
- Tener un significado útil para el usuario.

- Ser una herramienta apta para la prevención de la disfunción, el mantenimiento o la mejora de la función, la destreza y la calidad de vida.
- Estimular la participación del usuario en las actividades de la vida diaria.
- Estar determinada por el criterio profesional del terapeuta ocupacional, quien se basará para ello en sus conocimientos de la patología en cuestión, las indicaciones específicas, las relaciones interpersonales y el valor específico de la actividad indicada.

Teniendo en cuenta los aspectos anteriores la terapia ocupacional se puede definir como el conjunto de técnicas, métodos y actuaciones que, a través de actividades aplicadas con fines terapéuticos, previene y mantiene la salud, favorece la restauración de la función, suple los déficits invalidantes y valora las respuestas de comportamiento y su significado para conseguir la mayor independencia en las actividades de la vida diaria, tanto básicas como instrumentales, y la reinserción posible del individuo, en sus aspectos físicos, psíquicos, cognitivos, emocionales, sociales y laborales.

Por otra parte la terapia ocupacional es definida por la Asociación Americana de Terapia Ocupacional en 1968 como *El arte y la ciencia de dirigir la respuesta del hombre a la actividad seleccionada para favorecer y mantener la salud, para prevenir la incapacidad, para valorar la conducta y para tratar o entrenar a los pacientes con disfunciones físicas o psicosociales.*

La T.O. emplea la resolución de problemas para mejorar la calidad de vida de la persona y lo hace desde un enfoque holístico, examina todas las tareas en relación a la situación donde se desenvuelve la persona.

La T.O. se basa en los supuestos filosóficos que tienen que ver con la naturaleza de la persona y su relación con el entorno humano y físico. Estos supuestos tienen varias *funciones:*

- Facilitan la comunicación con la sociedad de la que son responsables como profesionales (la T.O. defiende que las personas tienen derecho a una vida con sentido), son el punto de partida para su código ético.
- Dan sentido de identidad en el desarrollo y evolución de la profesión.

Al conjunto de actividades se les llama *ocupación*; la ocupación es considerada como el medio a través del cual los seres humanos dan sentido al significado de la vida; estructura y mantiene la organización del tiempo.

La T.O. utiliza la ocupación como medio y como fin:

- *Como medio:* realiza una selección y un análisis y su aplicación evalúa, facilita, restaura y mantiene la función de acuerdo con las necesidades de la persona.
- *Como fin:* actúa como elemento de relación e interrelación posibilitando la cohesión social de la persona, por lo tanto, mejora el concepto de sí mismo. Cuando la persona realiza ocupaciones acorde a su edad, a sus motivaciones, sus necesidades, se siente eficaz, efectivo en su medio, como persona que puede controlar las acciones y situaciones.

El núcleo común de la T.O. es la *actividad con intención,* esta es utilizada como herramienta fundamental para prevenir y mediar en la disfunción y producir la máxima adaptación.

Tras verificar que la actividad reúne estas características, hay que analizarla, valorar cuidadosamente su potencial terapéutico, para ello hay que medir las destrezas que potencialmente se pueden desarrollar. *Estas son:*

- Motoras.
- Sensoriales.
- Cognitivas.
- Preceptuales.
- Emocionales.
- Sociales.
- Culturales.
- Comunes.

La T.O. trata la función y utiliza *procedimientos y actividades* con propósito para:

- Promover la salud y el bienestar.
- Minimizar o prevenir el deterioro.
- Desarrollar, mantener, mejorar y/o recuperar el desempeño de las funciones necesarias.
- Compensar las disfunciones instauradas.

Prevención de la deficiencia

Los terapeutas ocupacionales están capacitados para participar en la prevención de la deficiencia, las limitaciones en la actividad y las restricciones en la participación a través de la capacitación de la persona para alcanzar sus metas.

De manera más concreta podemos definir los siguientes objetivos o fines de la terapia ocupacional.

Prevenir las discapacidades:

- Evitar los desequilibrios en las áreas de las actividades de la vida diaria; prevenir las disfunciones en dichas áreas; anticiparse a posibles lesiones y patologías en los componentes de ejecución de las actividades cotidianas; participar en el ámbito comunitario en los proyectos y actuaciones encaminados a la prevención de la discapacidad.
- Valorar los componentes de ejecución y desempeño de las actividades de la vida diaria de manera general y específica.
- Realizar valoraciones funcionales, tanto de recorridos articulares como de fuerza muscular; valorar las limitaciones funcionales; analizar los gestos cotidianos; determinar las capacidades sensoriales, perceptivas, cognitivas y conductuales relacionadas con las actividades de la vida diaria; determinar las capacidades sociales; valorar el entorno cotidiano y laboral.
- Mantener, adquirir, mejorar o recuperar los componentes de las actividades de la vida diaria.
- Aumentar la movilidad y la fuerza muscular, mejorar la coordinación, aumentar mejorar la destreza, elevar el umbral de fatiga aumentando la tolerancia al esfuerzo, enseñar compensaciones de las funciones perdidas o deterioradas, pautas de economía articular y de conservación de energía, desarrollar las capacidades residuales, determinar las capacidades residuales, entrenamiento, adaptación y confección para el uso de prótesis y ortesis, mejorar-conseguir la adherencia al tratamiento, demostrar al paciente sus posibilidades para la mejora y la independencia funcional, potenciar al máximo su independencia en las actividades de la vida diaria, entrenamiento y confección de productos de apoyo tanto para las actividades de la vida diaria básicas e instrumentales, así como, en el uso de grúas y sillas de ruedas, reorientar y adaptar el entorno laboral, suprimir-adaptar las posibles barreras arquitectónicas, ayudar al paciente a vivir con su discapacidad proporcionándole una visión realista y optimista de su nueva situación así como, recomendando y asesorándole sobre sus intereses y ocupaciones.

En resumen, potenciar al máximo las capacidades funcionales, desarrollar las capacidades residuales, suplir los déficits funcionales irrecuperables y lograr la reintegración del paciente a la sociedad, viviendo con su discapacidad, pero con el mayor grado posible de independencia.

Selección y contratación. formación de un equipo de trabajo.

Introducción

Sería conveniente describir el perfil del puesto, para que los requisitos que se deben satisfacer, sean correctamente realizados por profesionales eficaces y eficientes.

El reemplazo y el puesto de nueva creación se notificarán a través de una requisición al departamento de selección de personal o a la sección encargada de estas funciones, señalando los motivos que las están ocasionando, la fecha en que deberá estar cubierto el puesto, el tiempo por el cual se va a contratar, departamento, horario y sueldo.

El perfil personal o profesional es el conjunto de capacidades y competencias que posea una persona que le permita asumir responsabilidades propias de una determinada profesión.

Para definir el perfil se pueden elaborar *profesiogramas*, que consisten en una representación gráfica de los requisitos o características de un puesto de trabajo, señalándolos cualitativa y cuantitativamente.

Un perfil profesional es un breve resumen de las habilidades, puntos fuertes y experiencias clave de un individuo. Con la redacción del perfil profesional se debe transmitir a la persona que lo lee lo que está buscando y, de hecho, por esa razón muchos lo emplean como elevator pitch. Es frecuente que, hoy día, el perfil profesional se cree en redes sociales como, por ejemplo, LinkedIn con el objetivo de atraer a empleadores o fomentar el networking de calidad.

Reclutamiento

El reclutamiento de personal es un conjunto de procedimientos orientado a atraer candidatos potencialmente calificados y capaces de ocupar cargos dentro de la empresa. Es en esencia un sistema de información, mediante el cual la empresa divulga y ofrece al mercado de recursos humanos las oportunidades de empleo que pretende llenar. Para ser eficaz, el reclutamiento debe atraer una cantidad de candidatos suficiente para abastecer de modo adecuado el proceso de selección.

El reclutamiento consiste en las actividades relacionadas con la investigación y con la intervención de las fuentes capaces de proveer a la empresa de un número suficiente de personas que esta necesita para la consecución de sus objetivos. Existen varios *tipos de reclutamiento* entre ellos:

Reclutamiento externo de personal

Esta modalidad de proceso selectivo busca candidatos en el mercado, es decir fuera de la empresa, para ocupar un cargo. Para ello, usted necesita entender exactamente cuáles son los requisitos del cargo, las atribuciones del profesional y el perfil del departamento.

Generalmente, el reclutamiento externo funciona de acuerdo con algunos *pasos*. Son los siguientes:

Análisis de la vacante

Junto al gestor de la vacante, el profesional de RRHH hace una lista de todos los requisitos mínimos que deben tener los candidatos, como por ejemplo el nivel de escolaridad, conocimientos técnicos imprescindibles para la ejecución de las actividades, fluencia en idiomas, etc.

Esa información se utiliza para crear la descripción de la vacante. Todos estos elementos deben ser bastante claros para que los interesados puedan ver si tienen o no lo que se necesita para integrar el proceso selectivo.

Divulgación de la vacante

El segundo paso es la divulgación de la vacante para la atracción de candidatos. Esto puede ser hecho en diversos *canales de comunicación*, siendo los más comunes:

- Plataformas para la búsqueda de empleo.
- Redes sociales, principalmente LinkedIn.
- Agencias de talentos.
- Universidades.
- Sindicatos.

Al demostrar interés por la vacante, los candidatos envían su hoja de vida para ser analizada por RR.HH.

Inicio de las entrevistas

Hay muchas maneras de entrevistar a un candidato durante el reclutamiento externo. En general, el primer contacto se realiza por teléfono y se recopila información básica sobre los candidatos. La llamada funciona como una forma de confirmar los datos que figuran en el curriculum.

Después, se programan entrevistas que pueden ser en grupo o individuales. La gran ventaja de las dinámicas en grupo es que usted puede analizar el comportamiento de los candidatos cuando necesitan trabajar en equipo e interactuar con otros profesionales. La entrevista individual, sin embargo, permite preguntas más directas para el análisis de los interesados.

Por último, se programa una entrevista con el gestor de la vacante. Esta etapa es muy importante porque el líder será responsable de la actuación del profesional, entonces es importante que tenga la última palabra sobre el candidato ideal.

Contratación

La última etapa del reclutamiento externo es la contratación del profesional elegido. Esta fase es más burocrática e involucra la recopilación de la documentación necesaria para que el profesional empiece a actuar en la organización.

También es posible invertir en el reclutamiento mixto, modalidad en la cual la búsqueda por candidatos es realizada dentro de la empresa y también en el mercado externo. Este modelo es ideal para vacantes que necesitan ser ocupadas rápidamente, ya que la gama de profesionales que pueden ser contratados es mayor.

Como ya mencionamos, el reclutamiento externo suele ser más largo y caro que el interno, ya que usted no cuenta con profesionales que ya actúan en la empresa para ocupar el cargo. Por lo tanto, es necesario invertir en recursos para atraer a los candidatos del mercado y tiempo para la realización de todo el proceso.

Entre las principales *ventajas* de este modelo de proceso selectivo, vale destacar:

- Mayor disponibilidad de candidatos para elegir el ideal, ya que en la actualidad hay muchos profesionales buscando nuevas oportunidades en el mercado.
- Recopilación de datos sobre profesionales capacitados para formar un historial de selección. Aunque un determinado candidato no sea compatible con la vacante actual, usted puede almacenar información sobre él para procesos selectivos futuros, optimizando tiempo en la próxima oportunidad.
- La integración de nuevos talentos al cuadro de empleados. Colaboradores que están empezando a trabajar en la empresa pueden traer nuevas visiones del mercado de trabajo y sugerir mejoras que no siempre son vistas por

quien ya está acostumbrado al modelo de actuación de la empresa.

- La creación de una relación con el mercado de trabajo, lo que facilita el seguimiento de las nuevas tendencias del sector y una visión del tipo de profesionales que actúan en el área.
- La integración de nuevos talentos le permite ponerse al frente de la competencia, conquistando a los mejores profesionales del mercado.
- La creación de un equipo diversificado, con profesionales que tienen perfiles diferentes y actúan en conjunto para alcanzar todos los objetivos de la organización con sinergia, empatía, productividad y motivación.

Invertir en el reclutamiento externo es una gran oportunidad de mejorar el personal de la empresa y garantizar la ocupación de vacantes con un profesional capacitado que traerá innumerables beneficios para la organización.

El reclutamiento externo también presenta las *desventajas* siguientes:

Generalmente absorbe más tiempo que el reclutamiento interno. Requiere la utilización de apropiadas técnicas de selección y el uso efectivo de apropiadas fuentes que permitan la captación de personal. Cuanto más elevado es el nivel del cargo, más previsión deberá tener la empresa, para que la unidad o área de reclutamiento no sea presionada por los factores de tiempo y urgencia en la prestación de sus servicios.

Es más costoso y exige inversiones y gastos inmediatos con anuncios de prensa, honorarios de agencias de reclutamiento, gastos operacionales de salarios y obligaciones sociales del equipo de reclutamiento, material de oficina, etc.

En principio, es menos seguro que el reclutamiento interno, ya que los candidatos externos son desconocidos y provienen de orígenes y trayectorias profesionales que la empresa no está en condiciones de verificar con exactitud. En este caso, cobra importancia la intervención de agencias externas para realizar el proceso de evaluación e investigación. Las empresas dan ingreso al personal mediante un contrato que estipula un período de prueba, precisamente para tener garantía frente a la relativa inseguridad del proceso. Cuando el reclutamiento externo se convierte en una práctica por defecto dentro de la empresa, puede frustrar al personal, ya que este pasa a percibir barreras imprevistas que se oponen a su desarrollo profesional, considerando la práctica como desleal hacia su persona.

Por lo general, afecta la política salarial de la empresa, principalmente cuando la oferta y la demanda de recursos humanos están en situación de desequilibrio.

Exige que los empleados nuevos tengan condiciones de potencial de desarrollo para poder ascender. Si realmente no se ofrecen las oportunidades de progreso en el momento adecuado, se corre el riesgo de frustrar a los empleados en su potencial y en sus ambiciones; causando, apatía, desinterés, o el retiro.

Reclutamiento interno

Se da al presentarse determinada vacante, la empresa intenta llenarla mediante la reubicación de sus empleados, los cuales pueden ser ascendidos (movimiento vertical, transferidos (movimiento horizontal) o transferidos con promoción (movimiento diagonal). El reclutamiento interno *implica:*

- Transferencia de personal.
- Ascensos de personal.
- Transferencias con ascensos de personal.
- Programas de desarrollo del personal.
- Planes de profesionalización de personal.

El reclutamiento interno implica las siguientes *ventajas:*

- Es más económico.
- Es más rápido.
- Presenta mayor índice de validez y seguridad.
- Es una poderosa fuente de motivación para los empleados.

Aprovecha las inversiones de la empresa en entrenamiento de persona:

Ventajas del reclutamiento interno

La contratación de personal de manera interna tiene ventajas o beneficios inherentes al proceso al tomar en cuenta que los candidatos ya conocen a la empresa y esta ya conoce el desempeño de los colaboradores propuestos para la vacante. *Beneficios* que puedes aprovechar al momento de optar por atraer talento que ya se encuentra trabajando para la organización.

- Ahorro de costos y tiempos de reclutamiento como son las publicaciones en bolsas de trabajo, redes sociales, anuncios en medios masivos, contratación de empresas de outsourcing para reclutamiento, así como en la aplicación de pruebas de evaluación, etc.
- El tiempo de adaptación del colaborador es menor que en el caso de una persona externa ya que conoce los procesos, productos/servicios de la empresa y al personal de la misma, por lo tanto solamente debe de adaptarse

al nuevo puesto de trabajo y las condiciones. Así mismo se reduce el tiempo de inducción y de onboarding ya que el candidato ya está familiarizado con las políticas y costumbres de la organización.

- El candidato ya conoce y comparte la cultura organizacional, de tal manera que no existe ese shock cultural ya que el empleado ya conoce la misión, visión y valores de la empresa y es compatible con ella, lo cual debería ser una de las razones por las que se le contrató inicialmente.
- Se fomenta la motivación en los empleados de mejorar su desempeño ya que se crea un ambiente competitivo en el cual los colaboradores vislumbran la posibilidad de crecimiento dentro de la empresa. De igual manera para la persona elegida puede tener un efecto de generar compromiso con la empresa al brindarle la oportunidad de desarrollarse y avanzar en su carrera, por lo que deberá esforzarse por un mejor desempeño.
- Se retiene al talento clave al aprovechar su potencial, reconocer su desempeño y brindarles la oportunidad de tener un rol de más jerarquía en la empresa. Para esto es importante que se tengan bien diseñados los planes de sucesión y desarrollo de los colaboradores para ofrecerles oportunidades de avanzar en su carrera.

Aunque presenta las *desventajas* siguientes:

Puede generar conflicto de interés. Las jefaturas que por largo tiempo no han sido promovidos o no tienen potencial de desarrollo, podrían subestimar el desempeño de subordinados, con la finalidad que estos no los sobrepasen.

Cuando se administra de manera incorrecta, puede conducir a la situación denominada *principio de Peter*, al elevar al personal a una posición donde no pueda demostrar competencia, sino más bien se provoque el demostrar el máximo de su incompetencia.

Se induce a las personas a razonar casi exclusivamente dentro de los patrones de la cultura organizacional, perdiendo la creatividad y la actitud de innovación.

Descapitalización del patrimonio humano de la organización, por lo tanto el reclutamiento interno solo puede efectuarse a medida que el candidato interno a una sustitución tenga efectivamente condiciones de (al menos) igualar a corto plazo al antiguo ocupante del cargo.

Como se realiza el reclutamiento interno:

Lleva el siguiente *proceso:*

- Publicación de la vacante.
- Entrevista de recursos humanos y evaluación de pruebas al cantidado.
- Entrevista de la gerencia o dirección que requiere cubrir la vacante.
- Filtro de candidatos aplicables y decisión final.
- Selección de candidato y presentación de propuesta.

Otras *técnicas de selección:*

Entrevista

Una entrevista es un intercambio de ideas u opiniones mediante una conversación que se da entre dos o más personas. Todos las personas presentes en una entrevista dialogan sobre una cuestión determinada.

Dentro de una entrevista se pueden diferenciar dos *roles:*

- *Entrevistador.* Cumple la función de dirigir la entrevista y plantea el tema a tratar haciendo preguntas. A su vez, da inicio y cierre a la entrevista.
- *Entrevistado.* Es aquel que se expone de manera voluntaria al interrogatorio del entrevistador.

Existen entrevistas laborales, periodísticas o clínicas. Todas son recíprocas, es decir, en ella el entrevistador plantea un interrogatorio estructurado o una conversación totalmente libre con el entrevistado.

Su fin es recolectar determinada información u opinión. Como guía, el entrevistador suele utilizar un formulario o esquema con preguntas.

Tipos de entrevistas

Entrevista estructurada.

Una entrevista formal y estructurada se caracteriza por estar planteada de una manera estandarizada; en ella se hacen preguntas que previamente fueron pensadas y que se dirigen a un entrevistado en particular que responde concretamente lo que se le está preguntando.

Por esta razón, el entrevistador tiene una libertad limitada a la hora de formular las preguntas, ya que estas no pueden nacer de la entrevista en sí misma, sino de un cuestionario realizado de ante mano.

Entre sus *ventajas* se encuentran:

- La información es fácil de interpretar, lo que favorece el análisis comparativo.
- El entrevistador no requiere mucha experiencia en la técnica, ya que sigue el cronograma de preguntas.

Sus *desventajas* pueden ser:

Esta técnica posee limitaciones a la hora de profundizar en un tema que surja en la entrevista ya que se atiene a un cuestionario predeterminado, lo que no permite que el diálogo fluya naturalmente.

Entrevista no estructurada y libre.

A diferencia de la entrevista estructurada, una entrevista no estructurada es flexible y abierta ya que, por más de que exista un objetivo de investigación que rige las preguntas, no se espera que las respuestas posean cierta profundidad o un contenido ordenado.

En este tipo de entrevistas, el entrevistador es el encargado de elaborar preguntas pero (a diferencia de la entrevista formal) no debe seguir un cronograma sobre la forma de llevar las preguntas y su formulación.

Muchas veces la espontaneidad y el periodismo moderno llevan a que se dialogue libremente generando temas de debate surgidos a medida que la charla fluye.

Sus *ventajas* son:

- Al ser adaptable y libre, se logra un clima ameno que habilita la profundización sobre los temas de interés.
- Permite la repregunta si el entrevistado hizo mención de algún tema de interés.

Entre sus *desventajas* son:

- Como los temas suelen expandirse, es más costosa de realizar por el tiempo empleado por parte del entrevistador.
- Se requiere una gran técnica e información en el tema a tratar para poder tener argumentos y opiniones que permitan profundizar y dialogar.

Dentro de este tipo de entrevista nos encontramos con la siguiente *subdivisión:*

- Entrevista en profundidad.
- Entrevista enfocada.
- Entrevista focalizada.

Entrevista semiestructurada

Este tipo de estructura no sigue una secuencia de preguntas fijas, aunque sí se adecua a un esquema o pauta general. Es la más utilizada.

Por el número de personas que intervienen, existen los siguientes grupos:

- Individual: 1 entrevistador / 1 entrevistado.
- Panel: Varios entrevistadores / 1 entrevistado.
- En grupo: 1 o varios entrevistadores / varios entrevistados.
- Secuencial: Varios entrevistadores / 1 entrevistado. Sucesivas entrevistas individuales con diversos entrevistadores para un mismo candidato.

Por el tipo de iniciativa, son las siguientes:

Con iniciativa del entrevistador (interrogatorio): Se le harán todo tipo de preguntas, claras y concisas. Es lo más parecido a un interrogatorio. Son preguntas de las denominadas *cerradas.* El entrevistador demanda respuestas del mismo tipo, por ello se recomienda no extenderse en la respuesta a este tipo de preguntas y por el contrario ser explícitos, precisos, sinceros, veraces y seguros a la hora de responder, ya que esta técnica es la que se utiliza cuando el entrevistador conoce suficientes datos del entrevistado.

Con iniciativa del entrevistado: El entrevistador le dejará que se exprese libremente, por ello le hará muy pocas preguntas y de las del tipo que se denominan *abiertas* o *generales.* Esta técnica es la que se utiliza únicamente con la finalidad de conocer la personalidad del entrevistado. Para ello el profesional de la entrevista, utiliza técnicas tales como repetir sus últimas palabras, realizar un pequeño resumen de su exposición, comunicación no verbal, tales como sonreírle, afirmar con la cabeza, etc.; o el empleo de expresiones que le indiquen que está atento a su exposición. Puede también utilizar la técnica de mantenerse en silencio; no se sienta presionado ni irritado por ello; todo lo contrario, siga hablando, ya que esta es la intención del seleccionador.

Con iniciativa de ambos (conversación): Aquí se combinan los dos tipos de entrevistas anteriores; predominando, sin embargo las preguntas de tipo *abiertas.* Con este tercer tipo de entrevistas se favorece una comunicación más fluida y una situación mas relajada. Las respuestas deberán ser acordes con cada tipo de preguntas. En las de tipo abierto, no sea demasiado locuaz; es mejor adoptar una posición intermedia. Son las preguntas que suscitan un determinado comentario que a la vez puede dar lugar a otra pregunta por parte del entrevistador. Aquí el mejor consejo es no limitarse a responder de forma mecánica, sino por el contrario hacerlo con gran interés por todo lo que se está planteando.

Una oposición es un proceso de selección para acceder a los puestos de trabajo de la administración pública.

Para poder presentarte a una oposición es necesario que cumplas con los requisitos que se establecen en cada convocatoria: formación, experiencia profesional, nacionalidad, etc. Si cumples con todos los requisitos, superas con éxito todas las pruebas del proceso de oposición y, obtienes las mejores calificaciones, podrás conseguir el puesto de trabajo.

Existen diferentes procesos selectivos, como también, tipos de pruebas y exámenes.

Para presentarte a unas oposiciones, tienes que conocer con detalle las fases del proceso de oposición, los tipos de empleados públicos existentes, y realizar una buena preparación de las oposiciones.

Existen tres *tipos de procesos selectivos:*

- *Oposición:* En este tipo de proceso se tiene que realizar una o más de una prueba, que pueden ser teóricas o prácticas.
- *Concurso:* Se tienen en cuenta los méritos del candidato: formación realizada (tipo y horas), experiencia laboral (tipo, horas, tareas, etc.). En las bases de la convocatoria del concurso aparece el listado de méritos que se pueden presentar y la puntuación que se obtendrá por cada uno de ellos.
- *Oposición-concurso:* Es una combinación entre los dos procesos. Se tiene en cuenta la prueba o pruebas que se realizan y también los méritos de los candidatos.Las personas que consigan mayor puntuación en el proceso selectivo son las que conseguirán la plaza.

MOTIVACIÓN LABORAL

Cuando se habla de motivación laboral, se hace referencia al esfuerzo que las personas efectúan y mantienen a través del tiempo en sus respectivos trabajos. La motivación es una energía interior que impulsa a las personas a trabajar.

Lo que impulsa al ser humano a trabajar, es situado por algunos investigadores como una necesidad dentro del sujeto (necesidad de comer, vestirse, relacionarse con otras personas...).

Cuando la persona se motiva a actuar de una determinada manera para satisfacer las necesidades propias, en realidad esta deseando lograr un equilibrio o compensación de las mismas.

La motivación, sin embargo, es de naturaleza dinámica, pues lo que motiva a un empleado de su jefe los primeros días que entra en un trabajo, puede que acabe por detestar seis meses después. La motivación cambia según la edad, sexo y condición social. Hace que se vean las cosas de una determinada manera y que por tanto se dirija la atención y por tanto los propios movimientos y la energía propia a satisfacer aquello que se tiene en la cabeza en un momento dado.

Tipos de motiviación

Al igual que sucede a la hora de hablar de definiciones de motivación laboral, encontramos una amplia diversidad a la hora de establecer tipologías al respecto.

Una de las más conocidas y usadas en el mundo de los negocios es la desarrollada por los psicólogos Edward L. Deci y Richard M. Ryan. En este caso, el factor más destacable que hace referencia a los distintos tipos de motivación que se pueden encontrar es el origen de este interés por el trabajador:

- *Motivación intrínseca:* Es aquella motivación que se genera a partir de factores internos de la persona, como puede ser la propia satisfacción personal del empleado.
- *Motivación extrínseca:* Se trata de aquella motivación laboral que es inducida por elementos externos al sujeto, como un aumento de salario o un reconocimiento público.

Además del origen de la motivación, también es importante determinar el carácter del estímulo percibido, lo que nos lleva a diferenciar entre dos posibles *tipos de motivación:*

- *Motivación positiva:* Cuando el detonante se configura como un premio o recompensa.
- *Motivación negativa:* Si el refuerzo a la conducta del individuo es asociado como una amenaza o castigo.

Finalmente, también cabe distinguir entre dos *tipos de motivación laboral* en función del nivel de necesidad que experimenta el individuo:

- *Motivación primaria:* Cuando la persona actúa para satisfacer sus necesidades básicas.

- *Motivación social:* Si la conducta del trabajador está provocada por su afán de ser aceptado por un determinado grupo social.

Es relativamente reciente el interés desatado por la motivación laboral. Algunas *razones* han influido para que se de un interés desde todos los actores sociales para el estudio de la motivación:

- La caída de la productividad.
- La necesidad de retener el talento de las personas más cualificadas de todos los niveles profesionales.
- Los cambios demográficos y los distintos valores de los diversos grupos de empleados.
- Las expectativas y deseos de las personas.

A la organización o empresa de salud, le interesa que su fuerza laboral esté bien motivada ya que afecta a la eficacia y a la eficiencia, a la satisfacción que le proporciona su permanencia en ella y a su mayor o menos grado de implicación en el mismo.

Por un lado se ha demostrado que las organizaciones públicas, cuando atraen a personas interesadas por trabajar en lo público, es más probable que no estén tan mediatizadas por incentivos económicos para rendir adecuadamente. Y eso puede estar cambiando los parámetros de motivación en el seno de lo público, para orientar sus incentivos más en la orientación que siguen las empresas privadas.

Por eso es muy importante que si se desea controlar las variables que una persona se motive en una determinada dirección, se conozca los valores del contexto en donde esa persona se mueve. Un ejemplo sería, si en la organización se premia la norma establecida antes que la interrelación personal, cumplir con los horarios antes que dar un trabajo de calidad, establecer diferencias de trato entre unos grupos profesionales y otros, etc. Esas condiciones previas del entorno donde se trabaja, determinarán mucho la respuesta adecuada y por tanto las personas procurarán motivarse en función de lo que el entorno demanda.

En cualquier caso, independientemente de la acepción que más se ajuste a cada caso, está claro que la motivación laboral es un factor clave a la hora de conseguir que los trabajadores sean más productivos y adquieran un mayor compromiso con la empresa. Por lo que se trata de un elemento que todas las compañías deben tener en cuenta a la hora de establecer una relación con sus trabajadores y que debería guiar actuaciones determinadas para su fomento y desarrollo.

En todas las organizaciones se dan unos *factores* que repercuten en la motivación de sus trabajadores:

- El estilo y calidad del liderazgo.
- Las oportunidades de progresar en la organización.
- La seguridad en el puesto.
- El clima o atmósfera en el trabajo.

Si no se cuidan los *aspectos motivacionales,* puede surgir:

- Incremento del absentismo.
- Una mayor resistencia a los cambio.
- Disminución del rendimiento y la calidad del mismo.
- Conflictos en los equipos de trabajo y conflictividad laboral a más grande escala.

Razones por lo que es difícil hablar de una sola manera de motivar para todas las personas.

Un solo sistema de motivación no es posible por:

- Existen diferencias individuales y personales.
- Motivos similares dan como resultado motivaciones diferentes
- La motivación puede se inconsciente.
- Es un concepto dinámico y multidisciplinar.
- Se puede hablar de motivación intrínseca y extrínseca.
- Motivación extrínseca.
- Recompensa disfrutadas fuera del entorno de trabajo.

El trabajo se realiza para obtener una recompensa (retribuciones, vacaciones, primas, beneficios sociales, etc.).

- El trabajador depende de la aprobación de otros.
- Motivación intrínseca.
- La recompensa proviene de la ejecución autónoma del trabajo.
- El trabajo interesa realizarlo pues es estimulante en sí mismo debido a que la responsabilidad recae sobre la persona que lo hace.
- El trabajador se autogratifica al sentirse más competente y autónomo en el trabajo.

Técnicas de motivación

A pesar de la relevancia de la motivación laboral, lo cierto es que los datos sobre el grado de satisfacción del capital humano no son particularmente altos.

De hecho, según el Estudio Global sobre el compromiso y el espacio de trabajo, de Steelcase, solo el 7% de los trabajadores españoles se siente feliz en su empleo, un estado que, además, tiende a desaparecer.

Así mismo, tal y como apunta un estudio de la Harvard Business School, el 85% de los profesionales se sienten menos implicados y conectados con sus trabajos después de 6 meses de la incorporación.

No obstante, las empresas tienen a su disposición diferentes *herramientas* para mantener e impulsar la motivación laboral de sus plantillas. Algunas de las más destacables son las siguientes:

- *Incluir nuevos parámetros en los procesos de selección:* Además de la experiencia y la formación, los reclutadores deben tener en cuenta otros aspectos en la selección de personal, como los valores de los candidatos, sus objetivos y sus expectativas. Contratando a profesionales que crean en la empresa, se contribuye a mantener viva la motivación laboral.
- *Organizar correctamente la plantilla:* No hay nada más desalentador para un trabajador que estar en un puesto en el que no puede hacer gala de sus habilidades o en el que se vea infravalorado. Debido a esto, la distribución correcta de los empleados según sus competencias es esencial para contar con equipos motivados y eficientes.
- *Apostar por el desarrollo profesional:* La facilitación de herramientas para evolucionar a nivel profesional es uno de los aspectos que más valoran los empleados y que más les permite desarrollar una motivación laboral concreta, positiva, y con proyección a largo plazo.
- *Conceder autonomía a los trabajadores:* El hecho de que el profesional sienta el respaldo de la compañía para realizar una tarea sin necesidad de un control intensivo, o que perciba la confianza para hacer llegar sus ideas y propuestas, también resulta muy motivador y ayuda a los trabajadores a adquirir un mayor grado de compromiso con la compañía.
- *Reconocer los logros:* Desde premios e incentivos, hasta ascensos o sencillos agradecimientos. La motivación laboral, por definición, experimentará un aumento si los directivos saben valorar el esfuerzo de la plantilla y que este reconocimiento se vea identificado en algo concreto y tangible.
- *Adecuar las instalaciones:* Con jornadas laborales muy extensas, el lugar de trabajo se convierte en un segundo

hogar, por lo que es importante que los equipos dispongan de instalaciones confortables y acogedoras.
- *Facilitar buenas condiciones laborales:* Conceder a la plantilla salarios con los que se sientan bien remunerados y valorados, así como poner en marcha otros beneficios sociales que mejoren sus condiciones laborales (como pueden ser tickets restaurant, ticket guardería o ticket gasolina, entre otros) será también un estímulo importante que actuará como desencadenante que mejore y amplíe la motivación laboral de los distintos empleados.

El derecho laboral

El derecho laboral es una rama del derecho formada por un conjunto de normas jurídicas que se establecen en la relación entre los trabajadores y los empleadores. Lo constituyen preceptos de orden público y legal, que se basan en la premisa de asegurarle a quien trabaja un pleno desarrollo como persona y una integración real a la sociedad.

Fuentes del derecho laboral

Las fuentes del derecho son todas aquellas normativas y resoluciones que contribuyeron a crear el conjunto de normas que forman el derecho laboral. Entre las más significativas están:
- *Constitución.* Formada por derechos civiles entre los que está el derecho al trabajo.
- *Tratados Internacionales.* Convenios entre países y organizaciones para regular de manera conjunta la normativa laboral.
- *Leyes.* Disposiciones legales que regulan las condiciones y relaciones de trabajo.
- *Decretos.* Contenidos normativos que deben ser cumplidos por todos los ciudadanos.

Derechos individuales

El personal estatutario de los servicios de salud ostenta los siguientes derechos:
- Estabilidad de empleo y al ejercicio o desempeño efectivo de la profesión o funciones que correspondan a su nombramiento.
- A la percepción puntual de las retribuciones e indemnizaciones por razón del servicio en cada caso establecidas.

- A la formación continuada adecuada a la función desempeñada y al reconocimiento de su cualificación profesional en relación a dichas funciones.
- A recibir protección eficaz en materia de seguridad y salud en el trabajo, así como sobre riesgos generales en el centro sanitario o derivados del trabajo habitual y a la información y formación específica en esta materia.
- A la movilidad voluntaria, promoción interna y desarrollo profesional, en la forma en que prevean las disposiciones en cada caso aplicables.
- A que sea respetada su dignidad e intimidad personal en el trabajo y a ser tratado con corrección, consideración y respeto por sus jefes y superiores, sus compañeros y subordinados.
- Al descanso necesario, mediante la limitación de la jornada, las vacaciones periódicas retribuidas y permisos en los términos que se establezcan.
- A recibir asistencia y protección de as administraciones y servicios de salud en el ejercicio de su profesión o el desempeño de sus funciones.
- A ser informado de las funciones, tareas, cometidos, programación funcional y objetivos asignados a su unidad, centro o institución, y de los sistemas establecidos para la evaluaron del cumplimiento de los mismos.
- A la no discriminación por razón de nacimiento, raza, sexo, religión, opinión, orientación sexual o cualquier otra condición o circunstancia personal o social,
- A la jubilación el los términos y ámbitos subjetivos que se determinen en las normas, acuerdos o convenios aplicables.
- El régimen de derechos establecido en el apartado anterior será aplicable al personal temporal, en la medida en que la naturaleza del derecho lo permita.
  - Derechos colectivos.
  - Libre sindicación.
  - Actividad sindical.

A la huelga, garantizándose en todo caso el mantenimiento de los servicios mínimos que resulten esenciales para la atención sanitaria a la población.

A la negociación colectiva, representación y participación en la determinación de las condiciones de trabajo.

A la reunión.

A disponer de servicios de prevención y de órganos representativos en materia de seguridad laboral.

Características del derecho laboral

- *Dinámico.* Está en constante evolución de acuerdo a los procesos socioeconómicos que vive cada país.
- *Social.* Apunta a representar el interés general, pero también es un derecho profesional, porque se ocupa de las personas que ejercen alguna profesión o trabajo.
- *Expansivo.* Nació con competencias muy bajas que se fueron actualizando y continúan haciéndolo.
- *Autónomo.* Forma parte del derecho positivo, pero tiene una normativa propia.
- *Específico.* Trata sobre deberes y derechos, pero se restringe a las relaciones de trabajo.

Una de las grandes limitaciones del derecho laboral es que alcanza únicamente al empleo formal. Es deber de cada estado aplicar sanciones frente al trabajo no registrado y alentar el trabajo formal mediante incentivos.

Sujetos del derecho laboral

En el ámbito del derecho se considera sujeto a toda persona física o jurídica a la que se le imputan derechos y obligaciones.

- *Trabajador.* Persona física que presta a otra un trabajo subordinado.
- *Empleador.* Persona física que contrata los servicios de una o varias personas.
- *Intermediario.* Persona que interviene en la contratación de una o varias personas para que presten servicios a un patrón.
- *Empresa.* Entidad económica que produce o distribuye bienes o servicios.
- *Sindicato.* Asociación integrada por trabajadores para la defensa de sus derechos.

BOLETÍN OFICIAL DEL ESTADO
Núm. 229 Viernes 21 de septiembre de 2018 Sec. III. Pág. 91393

III. OTRAS DISPOSICIONES

MINISTERIO DE TRABAJO, MIGRACIONES Y SEGURIDAD SOCIAL

12821 *Resolución de 11 de septiembre de 2018, de la Dirección General de Trabajo, por la que se registra y publica el VII Convenio colectivo marco estatal de servicios de atención a las personas dependientes y desarrollo de la promoción de la autonomía personal (residencias privadas de personas mayores y del servicio de ayuda a domicilio).*

Visto el texto del VII Convenio colectivo marco estatal de servicios de atención a las personas dependientes y desarrollo de la promoción de la autonomía personal (residencias privadas de personas mayores y del servicio de ayuda a domicilio), (Código de Convenio n.º 99010825011997) que fue suscrito con fecha 18 de julio de 2018, de una parte por las organizaciones empresariales FED, AESTE y LARES en representación de las empresas del sector, y, de otra por el sindicato CC.OO. en representación de Los trabajadores, y de conformidad con lo dispuesto en el artículo 90, apartados 2 y 3, de la Ley del Estatuto de los Trabajadores, Texto Refundido aprobado por Real Decreto Legislativo 2/2015, de 23 de octubre (BOE del 24), y en el Real Decreto 713/2010, de 28 de mayo, sobre registro y depósito de convenios y acuerdos colectivos de trabajo,

Esta Dirección General de Trabajo resuelve:

Primero.

Ordenar la inscripción del citado Convenio colectivo en el Registro de convenios y acuerdos colectivos de trabajo con funcionamiento a través de medios electrónicos de este Centro Directivo, con notificación a la Comisión Negociadora.

Segundo.

Disponer su publicación en el «Boletín Oficial del Estado».

Madrid, 11 de septiembre de 2018.–La Directora General de Trabajo, P.S. (Real Decreto 903/2018, de 20 de julio), el Subdirector General de Relaciones Laborales, Rafael Martínez de la Gándara.

VII CONVENIO MARCO ESTATAL DE SERVICIOS DE ATENCIÓN A LAS PERSONAS DEPENDIENTES Y DESARROLLO DE LA PROMOCIÓN DE LA AUTONOMÍA PERSONAL

CAPÍTULO I

Artículo 1. *Ámbito funcional.*

El ámbito funcional de aplicación del presente convenio colectivo está constituido por las empresas y establecimientos que ejerzan su actividad en el sector de la atención a las personas dependientes y/o desarrollo de la promoción de la autonomía personal: residencias para personas mayores, centros de día, centros de noche, viviendas tuteladas, servicio de ayuda a domicilio y teleasistencia. Todo ello cualquiera que sea su denominación y con la única excepción de aquellas empresas cuya gestión y titularidad correspondan a la administración pública.

Igualmente quedan afectadas por este convenio las divisiones, líneas de negocio, secciones u otras unidades productivas autónomas dedicadas a la prestación del servicio del ámbito funcional, aun cuando la actividad principal de la empresa en que se hallen

cve: BOE-A-2018-12821
Verificable en http://www.boe.es

BOLETÍN OFICIAL DEL ESTADO
Núm. 229 Viernes 21 de septiembre de 2018 Sec. III. Pág. 91394

integradas sea distinta o tenga más de una actividad perteneciente a diversos sectores productivos.

Quedan expresamente excluidas del ámbito de aplicación de este convenio las empresas que realicen específicos cuidados sanitarios como actividad fundamental, entendiendo esta exclusión, sin perjuicio de la asistencia sanitaria a las personas residentes y usuarias, como consecuencia de los problemas propios de su edad y/o dependencia.

Artículo 2. *Ámbito territorial.*

Este convenio será de aplicación en todo el territorio español.

Artículo 3. *Ámbito personal.*

Queda comprendido en el ámbito del presente convenio el personal que presta sus servicios en las empresas afectadas por el mismo.

Queda expresamente excluido el personal que preste sus servicios en centros y/o empresas cuya titularidad y gestión corresponda a la administración pública.

Artículo 4. *Vigencia y duración.*

El presente convenio colectivo entrará en vigor el 1 de enero de 2015 y tendrá vigencia hasta el 31 de diciembre de 2018, salvo en aquellas materias donde se establezca algo diferente.

Artículo 5. *Concurrencia en el ámbito funcional del convenio.*

Definido el ámbito funcional del presente convenio general en los términos de su artículo 1, y de conformidad con el principio de prohibición de concurrencia de convenios colectivos establecido en el artículo 84.1 del Estatuto de los Trabajadores, ni este convenio colectivo ni cualesquiera otros convenios o pactos que se negocien en desarrollo o complemento del mismo podrán resultar afectados, interferidos, ni solapados por cualquier otra norma convencional o pacto de empresa con pretensiones de abarcar, de forma total o parcial, tal ámbito funcional que le es propio y exclusivo.

En consecuencia, si llegara a producirse cualquier concurrencia en los términos anteriormente descritos, la misma se resolverá siempre a favor del presente convenio por aplicación del principio de especialidad, con independencia de la fecha de entrada en vigor de uno y otro convenio.

Artículo 6. *Concurrencia y complementariedad en el ámbito territorial del convenio.*

La regulación contenida en el presente convenio en materia de organización, jornada y tiempo de trabajo, descanso semanal, vacaciones, jubilación, estructura retributiva y salarios, (bases, complementos, horas extras y trabajo a turnos), licencias y excedencias, movilidad funcional, derechos sindicales y formación, tendrán carácter de derecho mínimo necesario con respecto a la regulación que sobre esos mismos asuntos pudiera contenerse en otros convenios colectivos de ámbito más reducido.

En todo caso, son materias no negociables ni adaptables, en ámbitos inferiores el período de prueba, las modalidades de contratación, la clasificación profesional, las funciones, la jornada máxima anual de trabajo, el régimen disciplinario, las normas mínimas en materia de prevención de riesgos laborales y movilidad geográfica.

Todo ello sin perjuicio de lo dispuesto en los apartados 2 y 3 del artículo 84 del Estatuto de los Trabajadores.

cve: BOE-A-2018-12821
Verificable en http://www.boe.es

BOLETÍN OFICIAL DEL ESTADO

Núm. 229 Viernes 21 de septiembre de 2018 Sec. III. Pág. 91395

Artículo 7. *Estructura de la negociación colectiva.*

Se establece como unidad preferente de negociación la de ámbito estatal. Es intención de ambas partes negociadoras reducir el número de convenios colectivos, de forma que se tienda a una mejor ordenación del sector. En consecuencia la apertura de nuevos ámbitos negociales necesitará de la comunicación a la comisión paritaria y el informe favorable por parte de ésta, a excepción de los convenios de empresa.

La estructura de negociación colectiva del sector y subsectores de la atención a las personas dependientes y/o desarrollo de la promoción de la autonomía personal queda establecida en los siguientes ámbitos:

- Convenio Estatal.
- Convenio Autonómico.
- Convenio Provincial.
- Convenio de empresa o grupo de empresas.

Artículo 8. *Denuncia y prórroga.*

El presente convenio queda automáticamente denunciado el día de su firma, constituyéndose la Mesa Negociadora el mismo día. Dicha constitución se registrará ante la autoridad laboral tras haber convocado previamente a las partes legitimadas para formar parte de la misma.

Denunciado el convenio, en tanto no se llega a un acuerdo sobre el nuevo, se entenderá que el contenido íntegro del convenio se prorroga provisionalmente hasta tanto no se llegue a acuerdo expreso. Hasta que se llegue a ese acuerdo expreso se incrementarán anualmente, en el mes de enero, los conceptos retributivos en la misma cuantía que el índice de precios al consumo (IPC) real del año anterior, todo ello sin perjuicio de lo dispuesto en la disposición final del presente convenio.

Artículo 9. *Comisión negociadora.*

La comisión negociadora quedará constituida por las asociaciones empresariales y organizaciones sindicales que en el ámbito del presente convenio acrediten lo establecido en la legislación vigente en cada momento.

La distribución de las personas que compongan la comisión estará en función de la representatividad de las organizaciones en el sector. El número máximo de personas será de quince por cada una de las partes y en todo caso será impar en cada una de las representaciones.

Artículo 10. *Vinculación a la totalidad.*

Las condiciones pactadas forman un todo orgánico e indivisible, y, a efectos de su aplicación práctica, serán consideradas globalmente.

En el caso de que por la jurisdicción social, a instancia de la autoridad laboral o de cualquiera de las personas afectadas, se procediera a la anulación de algún artículo del presente convenio, las partes negociadoras, en el plazo de dos meses a partir de la firmeza de la sentencia, procederán a la renegociación del contenido de la parte anulada, quedando, en todo caso, vigente el resto del convenio hasta que no se llegue a un acuerdo definitivo.

No obstante lo anterior, las partes tienen la voluntad, a través del presente acuerdo, de dotar de seguridad jurídica al presente convenio en todos sus extremos. En este sentido, las partes manifiestan expresamente que los preceptos de este convenio que regulan las materias retributivas y de tiempo de trabajo están absolutamente vinculados y dotan al convenio del necesario equilibrio interno. En consecuencia, la anulación de cualquier precepto relacionado con dichas materias comportará necesaria y automáticamente la anulación del resto de preceptos vinculados a dichas materias.

cve: BOE-A-2018-12821
Verificable en http://www.boe.es

BOLETÍN OFICIAL DEL ESTADO
Núm. 229 Viernes 21 de septiembre de 2018 Sec. III. Pág. 91396

Artículo 11. *Garantía «ad personam»-condición más beneficiosa.*

Se respetarán las condiciones superiores y más beneficiosas, tanto individuales como colectivas, que venga percibiendo y disfrutando el personal de plantilla.

Al personal que a la entrada en vigor del presente convenio percibiera salarios superiores, en cómputo anual, a los determinados en el presente convenio se le aplicará las tablas de retribuciones aprobadas en este convenio. La diferencia de retribuciones se reflejará en nómina como complemento personal de garantía no absorbible, ni compensable, ni revalorizable. Al objeto de determinar el importe de dicho complemento se restará a su actual retribución anual la retribución anual acordada en el presente convenio y la cantidad resultante dividida por doce será el importe del citado complemento personal que se percibirá en las doce mensualidades.

Artículo 12. *Comisión Paritaria.*

1. Se crea una Comisión Paritaria compuesta por 10 miembros de las organizaciones firmantes.

Por las Organizaciones Sindicales:

CCOO (FSS y Construcción y Servicios).

Por las Organizaciones Empresariales:

FED.
LARES.
AESTE.

Se señala como domicilio de la Comisión Paritaria a efectos de registro, calle Zurbarán, 5 4.º izquierda, Madrid 28010. A efectos de comunicación con la misma se habilita la siguiente dirección de correo electrónico: sg@federacionfed.org

Artículo 13. *Competencias de la Comisión Paritaria.*

A. Competencias Generales:

• Interpretación, mediación y arbitraje, conciliación y vigilancia del cumplimiento del Convenio especialmente en los casos de incumplimiento de los criterios acordados en el artículo 18 sobre empleo.

• En Igualdad ejerce las competencias y funciones que tiene asignadas en el capítulo XI con el fin de abordar los compromisos contemplados en el capítulo XI.

• En Formación ejerce las competencias y funciones que tiene asignadas en el capítulo IV al objeto de fijar las prioridades formativas a desarrollar.

• En Seguridad y Salud Laboral ejerce las competencias definidas en el artículo 31.2.d, así como las definidas en los artículos 38 y 39 de la Ley, 31/95, de Prevención de Riesgos Laborales.

B. Competencias Específicas:

• Conocimiento previo y autorización de la apertura de nuevos ámbitos negociales conforme a lo establecido en el artículo 7.

• Recibir información de los acuerdos de carácter colectivo que regulen condiciones generales de trabajo en ámbitos territoriales inferiores.

• Para los casos en que en un ámbito inferior, durante el preceptivo período de consultas, no se hubiese producido acuerdo entre la parte empresarial y la representación sindical o comisión «ad hoc», con respecto a la inaplicación salarial (artículo 82.3 del Estatuto de los Trabajadores), o a la modificación sustancial de las condiciones establecidas en el presente convenio (artículo 41.6, en relación con el artículo 82.3, ambos del Estatuto de los Trabajadores), o en los casos de movilidad geográfica de carácter

cve: BOE-A-2018-12821
Verificable en http://www.boe.es

colectivo (artículo 40.2 del Estatuto de los Trabajadores), las partes deberán dirigirse a la comisión paritaria que en el plazo máximo de 7 días deberá resolver sobre el asunto planteado. En caso de desacuerdo en el seno de la comisión paritaria las partes se someterán al proceso de solución extrajudicial de conflictos contemplado en este convenio. Se entenderá agotado el trámite de intervención previa de la comisión paritaria cuando transcurra el plazo máximo de siete días a contar desde que la discrepancia fuera planteada sin que haya pronunciamiento de la comisión paritaria.

En caso de inexistencia de representación unitaria o sindical del personal en la empresa, planteada la inaplicación salarial (artículo 82.3 del Estatuto de los Trabajadores) o la modificación sustancial de las condiciones establecidas en el presente convenio (artículo 41.6, en relación con el artículo 82.3, ambos del Estatuto de los Trabajadores), o en los casos de movilidad geográfica de carácter colectivo (artículo 40.2 del Estatuto de los Trabajadores), la empresa y/o la comisión específica «ad hoc» constituida en el ámbito de la empresa deberán informar a la comisión paritaria en un plazo máximo de siete días contados desde el inicio de las negociaciones respecto de tales modificaciones, así como del resultado de dichas negociaciones. En caso de desacuerdo se seguirá el procedimiento establecido en el párrafo anterior.

• Ambas partes, con carácter general, convienen someter a la comisión paritaria cuantos problemas, discrepancias o conflictos puedan surgir de la aplicación o interpretación del convenio, con carácter previo al planteamiento de los distintos supuestos ante la autoridad o jurisdicción social competente, que deberán resolver en el plazo máximo de quince días desde la presentación de la situación. Caso de no producirse dicha resolución por el motivo que fuese se dará por cumplimentado el trámite en la comisión paritaria.

Artículo 14. *Funcionamiento Comisión Paritaria.*

1. La Comisión Paritaria designara, entre sus vocales, una presidencia que ejercerá CCOO y una secretaria que recaerá en FED, cuyas funciones serán las siguientes:

Presidente/a:

• La representación formal de la Comisión Paritaria.
• La presidencia de las reuniones de la Comisión Paritaria.
• Firmar las actas y certificaciones de los acuerdos que se adopten por la Comisión junto con el/la Secretario/a.
• Redactar las ordenes del día, junto con el/la Secretario/a.
• Cualquiera otra relacionada con su condición de Presidente/a y aquellas que le sean atribuidas por la Comisión Paritaria mediante el correspondiente acuerdo.

Secretario/a:

• Convocar las reuniones de la Comisión Paritaria.
• Preparar las reuniones de la Comisión Paritaria.
• Custodiar la documentación de la Comisión, así como los expedientes tramitados o se encuentren en tramitación.
• Llevar el registro correspondiente a tales expedientes.
• Expedir los certificados que le sean solicitados, con el V.º B.º del Presidente.
• Redactar las actas de cada una de las reuniones.
• Llevar el archivo y depósito de toda la documentación que se genere.
• Cualquiera otra relacionada con su condición de Secretario/a y aquellas que le sean atribuidas por la Comisión Paritaria mediante el correspondiente acuerdo.

Vocal:

• Asistir a las reuniones.
• Ejercer su derecho al voto en los acuerdos que se sometan a la Comisión cuando así resulte necesario.

- Formular propuestas y emitir cuantas opiniones estimen necesarias.
- Participar en los debates de la Comisión.
- Estar puntualmente informados de cuantas cuestiones sean de su competencia.
- Formular preguntas.

2. El voto de las personas que componen la comisión paritaria será, tanto en el banco empresarial como en el sindical, proporcional a la representatividad acreditada para la constitución de la mesa negociadora del convenio colectivo.

3. Con carácter general la comisión paritaria se reunirá siempre que lo solicite cualquiera de las representaciones, con indicación del tema o temas a tratar, dándose publicidad de lo acordado.

4. Con el fin de agilizar los procedimientos en el seno de la comisión paritaria se constituye una comisión permanente de la misma que estará conformada por una persona por cada una de las organizaciones integrantes de aquella. El voto de las personas que componen esta comisión permanente será, en el banco empresarial proporcional a lo que fue su representación en la mesa negociadora del convenio y en el mismo sentido en el banco sindical. Esta comisión permanente tendrá entre sus funciones las de resolver aquellas cuestiones planteadas a la comisión paritaria y que exijan una respuesta rápida y eficaz en el término de 7 días. Para ello, la comisión permanente se reunirá en el plazo máximo de 48 horas desde que se haya recibido en la secretaría de la comisión paritaria la solicitud de su intervención. Las decisiones que se adopten en el seno de ésta comisión permanente tendrán que ser ratificadas en la siguiente reunión de comisión paritaria.

5. Las diferentes solicitudes enviadas a la secretaría de la comisión paritaria serán registradas y remitidas, en el mismo día, a todas las organizaciones que formen parte de la misma.

6. Para poder adoptar acuerdos, deberán participar en las reuniones, tanto en la comisión paritaria como en la permanente de ésta, directamente o por representación, más de la mitad de sus componentes por cada una de las dos partes representadas, siendo necesario el voto de la mayoría absoluta de cada una de las dos partes.

7. Para los casos en que la comisión paritaria no resuelva sobre las solicitudes planteadas, ambas partes, patronal y sindicatos, acuerdan el expreso sometimiento a los acuerdos para la solución autónoma de conflictos de ámbito estatal.

8. Los acuerdos de la comisión paritaria tendrán el mismo valor que el texto de este convenio colectivo, de acuerdo con lo dispuesto en el artículo 91.4 del Estatuto de los Trabajadores.

9. Las actas de la comisión paritaria se realizarán y aprobaran en el mismo día de la reunión, siendo firmadas por un miembro de cada una de las organizaciones que forman parte de la comisión así como el/la presidente/a y secretario/a.

CAPÍTULO II

Artículo 15. *Organización del trabajo.*

La organización del trabajo es facultad y responsabilidad de la dirección de la empresa, con sujeción a lo que este convenio colectivo y la legislación vigente asignan a la representación unitaria o sindical del personal, especialmente en el trabajo nocturno y a turnos.

La representación unitaria o sindical del personal tendrá, en todo caso, en lo relacionado con la organización y racionalización del trabajo, las funciones que le asignan el Estatuto de los Trabajadores, la Ley de Prevención de Riesgos Laborales y demás legislación vigente.

Con independencia de lo dispuesto en el párrafo anterior, cuando se establezcan o modifiquen condiciones de trabajo que afecten a un colectivo o, sustancialmente, a trabajadores o trabajadoras individuales, deberá ser informada previamente la representación unitaria o sindical del personal.

cve: BOE-A-2018-12821
Verificable en http://www.boe.es

BOLETÍN OFICIAL DEL ESTADO
Núm. 229 Viernes 21 de septiembre de 2018 Sec. III. Pág. 91399

CAPÍTULO III

Artículo 16. *Clasificación Profesional.*

Clasificación profesional convenio

Áreas de actividad

A) Gestión, administración y servicios generales	B) Servicios socioasistenciales	C) Servicios residenciales
1A) Dirección. Director/a. Administrador/a. Gerente. Responsable Coordinación SAD. Director/a Gerente TAD. Director/a Territorial TAD.	1B) Titulados/as Superiores y Especialistas. Médico/a. Psicólogo/a.	
2A) Mandos Intermedios. Jefe/a Administrativo SAD. Director/a Centros TAD. Supervisor/a TAD. Coordinador/a TAD. Coordinador/a SAD. Supervisor/a Residencia. Supervisor/a.	2B) Mandos intermedios. Coordinador/a Enfermería. Enfermero/a. Fisioterapeuta. Terapeuta Ocupacional. Trabajador/a Social.	2C) Mandos intermedios. Gobernante/a. Cocinero/a.
3A) Personal Cualificado. Ayudante Coordinación SAD. Oficial Administrativo. Oficial Administrativo SAD. Oficial Mantenimiento. Técnico en Informática.	3B) Personal Cualificado. TASOC.	
4A) Personal Auxiliar. Auxiliar Administrativo. Auxiliar Administrativo SAD. Auxiliar Administrativo TAD. Auxiliar Mantenimiento. Conductor. Jardinero. Portero/Recepcionista. Telefonista/Recepcionista TAD.	4B) Personal Auxiliar. Gerocultor. Auxiliar SAD. Oficial TAD. Teleoperador TAD. Instalador TAD.	
		5C) Personal Auxiliar. Personal Limpieza. Personal Lavandería. Personal Planchado. Pinche Cocina. Ayudante Oficios varios.

Artículo 17. *Funciones.*

Grupo 1. Dirección, titulados/as superiores y especialistas.

Director/a.

Planifica, organiza, dirige y coordina las diversas actividades propias del desenvolvimiento de la empresa o centro.

cve: BOE-A-2018-12821
Verificable en http://www.boe.es

BOLETÍN OFICIAL DEL ESTADO
Núm. 229 Viernes 21 de septiembre de 2018 Sec. III. Pág. 91400

Realiza tareas técnicas complejas y heterogéneas, con objetivos globales definidos y alto grado de exigencia en autonomía, iniciativa y responsabilidad. Sus funciones suponen la integración, coordinación y supervisión de funciones realizadas por un conjunto de colaboradores/as en una misma unidad funcional.

Dispondrán de la titulación requerida y/o experiencia para el desarrollo de sus funciones en función de lo regulado en la normativa vigente.

Administrador/a.

Planifica, organiza, dirige y coordina las diversas actividades propias del desenvolvimiento de la empresa o centro.

Realiza tareas técnicas complejas y heterogéneas, con objetivos globales definidos y alto grado de exigencia en autonomía, iniciativa y responsabilidad. Sus funciones suponen la integración, coordinación y supervisión de funciones realizadas por un conjunto de colaboradores/as en una misma unidad funcional.

Dispondrán de la titulación requerida y/o experiencia para el desarrollo de sus funciones en función de lo regulado en la normativa vigente.

Gerente/a.

Planifica, organiza, dirige y coordina las diversas actividades propias del desenvolvimiento de la empresa o centro.

Realiza tareas técnicas complejas y heterogéneas, con objetivos globales definidos y alto grado de exigencia en autonomía, iniciativa y responsabilidad. Sus funciones suponen la integración, coordinación y supervisión de funciones realizadas por un conjunto de colaboradores/as en una misma unidad funcional.

Dispondrán de la titulación requerida y/o experiencia para el desarrollo de sus funciones en función de lo regulado en la normativa vigente.

Responsable Coordinación SAD.

Planifica, organiza, dirige y coordina las diversas actividades propias del desenvolvimiento de la empresa y/o del servicio.

Realiza tareas técnicas complejas y heterogéneas, con objetivos globales definidos y alto grado de exigencia en autonomía, iniciativa y responsabilidad. Sus funciones suponen la integración, coordinación y supervisión de funciones realizadas por un conjunto de colaboradores/as, tales como la implantación y seguimiento del proyecto técnico, la comunicación y colaboración estrecha con la entidad contratante para garantizar el correcto desarrollo del servicio así como garantizar el cumplimiento un sistema de gestión calidad.

Dispondrán de la titulación requerida y/o experiencia para el desarrollo de sus funciones en función de lo regulado en la normativa vigente.

Director/a Gerente TAD.

Planifica, organiza, dirige y coordina las diversas actividades propias del desenvolvimiento de la empresa y o del servicio.

Realiza tareas técnicas complejas y heterogéneas, con objetivos globales definidos y alto grado de exigencia en autonomía, iniciativa y responsabilidad. Sus funciones suponen la integración, coordinación y supervisión de funciones realizadas por un conjunto de colaboradores/as en una misma unidad funcional.

Dispondrán de la titulación requerida y/o experiencia para el desarrollo de sus funciones en función de lo regulado en la normativa vigente.

Director/a Territorial TAD.

Es responsable del servicio de teleasistencia y de todo el personal a su cargo en los ámbitos asignados por la empresa.

cve: BOE-A-2018-12821
Verificable en http://www.boe.es

BOE BOLETÍN OFICIAL DEL ESTADO

Núm. 229 Viernes 21 de septiembre de 2018 Sec. III. Pág. 91401

Su función es lograr una adecuada implantación y desarrollo del servicio tanto en calidad como en volumen de las personas usuarias.

Asimismo es responsable de la coordinación entre la empresa, personas usuarias y clientes en zonas asignadas y todo el personal a su cargo.

Dispondrán de la titulación requerida y/o experiencia para el desarrollo de sus funciones en función de lo regulado en la normativa vigente.

Médico/a.

Es el personal provisto de la titulación correspondiente y con capacidad legal para el ejercicio de su profesión.

Desarrollará las funciones que se detallan a continuación así como aquellas que le sean solicitadas y que tengan relación con su titulación y competencia profesional:

• Realizar el reconocimiento médico a las nuevas personas usuarias y cumplimentar la correspondiente historia médica y certificaciones profesionales, en que constarán las indicaciones de tipo de vida más acorde, la rehabilitación necesaria, y el tratamiento a seguir si hace falta.
• Atender las necesidades asistenciales de las personas usuarias. Hacer los exámenes médicos, diagnósticos, prescribir los tratamientos más acordes, en cada caso, para llevar a cabo las terapias preventivas, asistenciales y de rehabilitación de los diagnósticos clínicos y funcionales de las personas usuarias.
• Informar a los familiares sobre el estado de salud de la persona usuaria.
• Dirigir el programa de movilización y rehabilitación de las personas usuarias, fijando en equipo los programas a desarrollar de forma individual y en grupo.
• Realizar el seguimiento y evaluar los programas, conjuntamente, con el equipo formado por todas las personas que intervienen.
• Asistir al personal destinado en el centro en los casos de necesidad y de urgencia.
• Como máximo responsable de su departamento médico, en el caso de que el centro no pueda tratar debidamente a las personas usuarias, derivarles a un centro hospitalario o de salud.
• Participar en la comisión de supervisión y seguimiento de las personas usuarias en cuanto a las necesidades asistenciales y de la vida diaria de las personas usuarias que realizarán en colaboración con la dirección, trabajador/a social, psicólogo/a, y demás profesionales, de acuerdo con la situación física de las personas usuarias, los objetivos a conseguir y las características del centro.
• Programar y supervisar los menús y dietas alimentarías de las personas usuarias.
• Supervisar el trabajo del personal sanitario.
• Supervisar el estado sanitario de las dependencias del centro.

Psicólogo/a.

Es el personal provisto de la titulación correspondiente y con capacidad legal para el ejercicio de su profesión.

Desarrollará las funciones que se detallan a continuación así como aquellas que le sean solicitadas y que tengan relación con las mismas y/o con su titulación y competencia profesional:

• Realizar los tratamientos psicoterapéuticos, tanto individuales como de grupo a todas las personas usuarias.
• Seguimiento y evaluación de la aplicación del tratamiento que se realice.
• Participar con el equipo interdisciplinar en la elaboración de las valoraciones psicológicas y en la atención que precisen las personas usuarias.
• Realizar el programa de estimulación cognitiva.
• Fomentar la integración y participación de las personas usuarias en la vida del centro y en el entorno.

cve: BOE-A-2018-12821
Verificable en http://www.boe.es

BOLETÍN OFICIAL DEL ESTADO
Núm. 229 Viernes 21 de septiembre de 2018 Sec. III. Pág. 91402

Grupo 2. Mandos intermedios.

Jefe/a Administrativo/a SAD.

Es el personal, que con iniciativa y responsabilidad, actúa a las órdenes de la dirección del centro y tiene a su cargo un servicio administrativo determinado, con el personal correspondiente del mismo.
Desarrollará las funciones detalladas así como aquellas que le sean solicitadas y que tengan relación con las mismas y/o con su titulación o competencia profesional.
Dispondrán de la titulación requerida y/o experiencia para el desarrollo de sus funciones en función de lo regulado en la normativa vigente.

Director/a Centro TAD.

Es el personal responsable de la central de teleasistencia.
Vela por el correcto funcionamiento de todo el equipo técnico. Procura una adecuada atención en el servicio y es el responsable del personal operativo relacionado física o funcionalmente con la central y en general todas aquellas actividades no especificadas anteriormente y que tengan relación con las anteriores.
Dispondrán de la titulación requerida y/o experiencia para el desarrollo de sus funciones en función de lo regulado en la normativa vigente.

Supervisor/a TAD.

Es el personal responsable de garantizar la atención directa a las personas usuarias y de ejercer el mando jerárquico y funcional sobre coordinadores/as, teleoperadores/as, oficiales de teleasistencia y/o personal bajo su supervisión y en dependencia de su superior jerárquico.
Desarrollará las funciones que se detallan a continuación así como aquellas que le sean solicitadas y que tengan relación con las mismas y/o con su titulación o competencia profesional.
Se responsabilizará de la coordinación y contactos entre la empresa, las personas usuarias y clientes en sus zonas asignadas, gestionando el equipo a su cargo, incluyendo: formación de nuevas incorporaciones, reuniones de seguimiento, atención a cuestiones personales, evaluación del desempeño.
Dispondrá de la titulación requerida y/o experiencia para el desarrollo de sus funciones en función de lo regulado en la normativa vigente.

Coordinador/a SAD.

Es el personal, con titulación y/o formación adecuada, cuya labor consiste en desempeñar tareas de coordinación, gestión y organización del servicio de ayuda a domicilio además de seguimiento del trabajo del auxiliar de ayuda a domicilio, para conseguir una buena calidad de dicho servicio y que es desempeñado preferentemente por titulados/as en trabajo social.
Desarrollará las funciones que se detallan a continuación así como aquellas que le sean solicitadas o incluidas en el pliego de condiciones, siempre que tengan relación con las mismas y/o con su titulación, o competencia profesional:

• Planificar y organizar el trabajo del centro mediante una adecuada programación de objetivos y racionalización de trabajo.
• Organizar, al personal bajo su responsabilidad, elaborando para ello los correspondientes partes de trabajo.
• Coordinación y supervisión del trabajo y actividades de forma individual o en grupo, mediante reuniones periódicas con ayudantes de coordinación y auxiliares adscritos al servicio para estructurar la dinámica de la actividad, así como los correspondientes criterios y objetivos metodológicos.

cve: BOE-A-2018-12821
Verificable en http://www.boe.es

• Coordinación periódica con el/la responsable de coordinación del servicio de ayuda a domicilio y con otros profesionales.
• Colaborar y realizar aquellos estudios encaminados a investigar los aspectos sociales relativos a las personas usuarias del servicio de ayuda a domicilio, por indicación de su superior jerárquico.
• Ejecutar las actividades administrativas e informáticas inherentes a su puesto de trabajo.
• Realizar informes de las personas usuarias, que sean solicitados.
• Realizar, cuando se estime oportuno, conjuntamente con la/el auxiliar, la valoración de la situación personal, familiar y social de la persona usuaria. Facilitar información sobre los recursos propios y ajenos, que ayuden al adecuado desarrollo del servicio que se presta.
• Realizar visitas domiciliarias a las personas usuarias con las siguientes finalidades:

o Inicio de servicio y presentación del/la auxiliar de ayuda a domicilio.
o Seguimiento del servicio.
o Resolución de posibles incidencias.

• Comunicar a su inmediato/a superior las incidencias o anomalías observadas en el desarrollo de sus funciones.
• Informar a las personas usuarias en colaboración con trabajadores o trabajadoras sociales de las entidades contratantes, de aquellos aspectos que se consideren oportunos.
• Fomentar, directamente o a través del/la auxiliar, la integración y participación de las personas usuarias del servicio de ayuda a domicilio de todos aquellos servicios y programas encaminados a su bienestar social o calidad de vida.
• Participar con el equipo multiprofesional de la empresa en la elaboración de las orientaciones o la atención que necesiten las personas usuarias.
• Cuando se le encomiende, seleccionará los recursos humanos en base a la política establecida en la empresa.
• Organización y supervisión del trabajo del/la ayudante de coordinación.
• Participación en la formación continuada de auxiliares y diseño de cursos en materia de servicios sociales, en la medida que se establezcan en los planes de formación de las respectivas empresas y del sector.

Dispondrán de la titulación requerida y/o experiencia para el desarrollo de sus funciones en función de lo regulado en la normativa vigente.

Coordinador/a TAD.

Es el personal teniendo la titulación y/o formación adecuada se ocupa de la coordinación y control del servicio entre la empresa, las personas usuarias, sus clientes y los recursos de la zona de trabajo asignada, asumiendo la interlocución con técnicos/as de las entidades públicas o privadas.

Desarrollará las funciones que se detallan a continuación así como aquellas que le sean solicitadas y que tengan relación con las mismas y/o con su titulación, o competencia profesional:

• Supervisión de la calidad del servicio de su equipo.
• Planificación, organización y gestión del equipo a su cargo incluyendo: formación de nuevas incorporaciones, reuniones de seguimiento, atención a cuestiones personales,evaluación del desempeño.
• Resolución de incidencias del día a día.
• Remitir las llamadas de seguimiento.
• Contactar con la persona usuaria, y/o familia al objeto de explicar las condiciones del servicio, concertar primeras citas, evaluar el servicio y resolver incidencias o quejas.
• Mantener las relaciones con las Administraciones.
• Elaboración y supervisión de las rutas realizadas.

cve: BOE-A-2018-12821
Verificable en http://www.boe.es

BOLETÍN OFICIAL DEL ESTADO
Núm. 229 Viernes 21 de septiembre de 2018 Sec. III. Pág. 91404

• Recogida y actualización de datos de las personas usuarias que deben constar en el expediente y puesta en marcha de los recursos o equipos necesarios para el servicio. Comunicar a su jefe/a inmediato las incidencias o anomalías observadas en el desarrollo de su tarea (averías, incidencias con los usuarios, etc.).

Dispondrán de la titulación requerida y/o experiencia para el desarrollo de sus funciones en función de lo regulado en la normativa vigente.

Supervisor/a Residencias.

Es el personal con titulación y/o formación adecuada que, con autonomía, iniciativa y responsabilidad, y bajo la dependencia directa de la Dirección de la Residencia, desempeña tareas de coordinación, gestión y organización de la Residencia.

Por delegación de la Dirección de la Residencia realiza como funciones principales las de organizar, distribuir y controlar los diferentes servicios de la Residencia, ejerciendo el mando jerárquico sobre el personal a su cargo, coordinando los contactos entre la Residencia, las personas usuarias y las familias de éstas, gestionando el equipo a su cargo, su reclutamiento y selección así como la formación de nuevas incorporaciones, reuniones de seguimiento y evaluación del desempeño.

Podrá sustituir a la Dirección de la Residencia en caso de ausencia de ésta.

Dispondrá de la titulación requerida y/o experiencia para el desarrollo de sus funciones en función de lo regulado en la normativa vigente.

Coordinador/a de Enfermería.

Es el personal con la titulación de enfermero/a actúa con autonomía, iniciativa y responsabilidad realiza tareas de coordinación y supervisión en el área de los servicios sanitarios.

Desarrollará las funciones que se detallan a continuación así como aquellas que le sean solicitadas y que tengan relación con las mismas y/o con su titulación, y competencia profesional:

• Organizar, distribuir y coordinar al personal que presta servicios en el área sanitaria.
• Planificar y supervisar la actividad del personal a su cargo, distribuir las actividades y turnos de las personas que tiene asignadas y vigilar también el buen uso y economía de los materiales y equipos a su cargo.
• Supervisar el estado y conservación de los medicamentos, controlando la fecha de caducidad.
• Solicitar, por escrito, al servicio de cocina las dietas de comidas que confeccionará conjuntamente con el responsable de su elaboración.
• Informar a las familias de la situación sanitaria de la persona usuaria.
• Solicitar y controlar la dotación de material y equipo necesario en el área sanitaria.
• Participar en las reuniones con el resto de profesionales que intervienen en el seguimiento de las personas usuarias en cuanto a las necesidades sanitarias y de vida diaria.
• Supervisar el estado sanitario de las dependencias del centro.
• Asumir las funciones delegadas por el personal médico que estén dentro del área sanitaria y en su competencia profesional.
• Realizar las funciones administrativas de su competencia y la gestión delegada, en el área sanitaria, en materia de compras del centro y relación con proveedores y otros servicios externos, siguiendo las indicaciones y directrices establecidas por la dirección del Centro.
• Vigilar el cumplimiento de la labor profesional del personal a su cargo, así como de su higiene y uniformidad.
• Comunicar a su responsable inmediato las incidencias o anomalías observadas en el desarrollo de su tarea.

cve: BOE-A-2018-12821
Verificable en http://www.boe.es

BOLETÍN OFICIAL DEL ESTADO
Núm. 229 Viernes 21 de septiembre de 2018 Sec. III. Pág. 91405

Enfermero/a.

Es el personal provisto de la titulación correspondiente y con capacidad legal para el ejercicio de su profesión.

Desarrollará las funciones que se detallan a continuación así como aquellas que le sean solicitadas y que tengan relación con las mismas y/o con su titulación y competencia profesional:

• En algunas situaciones y siempre que la empresa lo requiera, este profesional podrá desempeñar las funciones de coordinación y supervisión de los cuidados que se prevean en el Plan de cuidados y atención a la persona usuaria, siempre que estén incluidas en su ámbito funcional.
• Vigilar y atender a las personas usuarias, sus necesidades generales humanas y sanitarias, especialmente en el momento en que éstos necesiten de sus servicios.
• Preparar y administrar los medicamentos según prescripciones facultativas, específicamente los tratamientos.
• Tomar la presión sanguínea, el pulso y la temperatura.
• Colaborar con el personal médico preparando el material y medicamentos que hayan de ser utilizados.
• Ordenar las historias clínicas, anotar los datos relacionados con la propia función que deba figurar.
• Atender a la persona usuaria encamada por enfermedad, efectuando los cambios posturales prescritos, controlando el servicio de comidas a los enfermos y suministrando directamente a aquellos pacientes que dicha alimentación requiera instrumentalización (sonda nasogástrica, sonda gástrica, etc.).
• Cuidado y limpieza del adhesivo y el estoma de aquellos usuarios colontomizados.
• Controlar la higiene personal de las personas usuarias y también los medicamentos y alimentos que estos tengan en las habitaciones.
• Atender las necesidades sanitarias que tenga el personal que trabaja en el centro y sean de su competencia.
• Colaborar con fisioterapeutas en las actividades, el nivel de calificación de las cuales sean compatibles con su titulación de Enfermero/a, cuando sus funciones específicas lo permitan.
• Realizar los pedidos de farmacia, analítica y radiología en aquellos centros donde no exista especialista.
• Vigilar y tener cuidado de la ejecución de las actividades de tipo físico recibida por el personal médico, observando las incidencias que puedan presentarse durante su realización.
• Cortar uñas de los pies, a usuarios y usuarias diabéticas y a quienes reciban tratamiento con anticoagulantes, así como los que tengan tratamiento de uñas clavadas y uñeros.

Fisioterapeuta.

Es el personal provisto de la titulación correspondiente y con capacidad legal para el ejercicio de su profesión o competencia profesional.

Desarrollará las funciones que se detallan a continuación así como aquellas que le sean solicitadas y que tengan relación con las mismas y/o con su titulación:

• Realizar los tratamientos y técnica rehabilitadora que se prescriban.
• Participar, cuando se le pida, en el equipo multiprofesional del centro para la realización de pruebas o valoraciones relacionadas con su especialidad profesional.
• Hacer el seguimiento y la evaluación de la aplicación de tratamiento que realice.
• Conocer, evaluar e informar y cambiar, en su caso, la aplicación del tratamiento de su especialidad, cuando se den, mediante la utilización de recursos ajenos.
• Conocer los recursos propios de su especialidad en el ámbito territorial.
• Participar en juntas y sesiones de trabajos que se convoquen en el centro.

cve: BOE-A-2018-12821
Verificable en http://www.boe.es

BOLETÍN OFICIAL DEL ESTADO
Núm. 229 Viernes 21 de septiembre de 2018 Sec. III. Pág. 91406

• Colaborar en las materias de su competencia en los programas que se realicen de formación e información a las familias de las personas usuarias e instituciones.
• Asesorar a profesionales que lo necesiten sobre pautas de movilizaciones y los tratamientos en los que tengan incidencia las técnicas fisioterapeutas.
• Asistir a las sesiones que se hagan en los centros para la revisión, el seguimiento y la evaluación de tratamientos.

Terapeuta Ocupacional.

Es el personal provisto de la titulación correspondiente y con capacidad legal para el ejercicio de su profesión.
Desarrollará las funciones que se detallan a continuación así como aquellas que le sean solicitadas y que tengan relación con las mismas y/o con su titulación o competencia profesional:

• Participar en el plan general de actividades del centro.
• Realizar intervenciones propias de Terapia Ocupacional, como son el entrenamiento, mantenimiento y desarrollo de las actividades de la vida diaria básicas e instrumentales, el trabajo, la educación, el ocio y la participación social. Así como la rehabilitación/habilitación de las personas usuarias, la recuperación y/o mantenimiento de sus capacidades de relación con el entorno o de las actividades ocupacionales, así como la elaboración, adaptación y entrenamiento en el uso de órtesis, prótesis y productos de apoyo.
• Participar en las áreas de ocio y tiempos libres de las personas usuarias del centro.
• Participar junto con el resto del equipo multidisciplinar en la evaluación y seguimiento del proceso recuperador o asistencial de las personas usuarias del centro.
• Colaborar en las materias de su competencia (rehabilitación de las áreas de ocupación, prescripción de productos de apoyo, adaptaciones, accesibilidad, ergonomía, economía articular, movilización funcional e información a las familias de las personas usuarias de las instituciones) en los programas que se realicen de formación e información a las familias de las personas usuarias a las instituciones.

Trabajador/a Social.

Es el personal que provisto de la titulación correspondiente y con capacidad legal para el ejercicio de su profesión.
Desarrollará las funciones que se detallan a continuación así como aquellas que le sean solicitadas y que tengan relación con las mismas y/o con su titulación o competencia profesional:

• Planificar y organizar el trabajo social del centro mediante una adecuada programación de objetivos y racionalización del trabajo.
• Atender en el proceso de ingreso y realizar la historia y ficha social de la persona usuaria.
• Colaborar y realizar aquellos estudios encaminados a investigar los aspectos sociales relativos a las personas usuarias.
• Ejecutar las actividades administrativas y realizar los informes sociales de las personas usuarias y los que le sean pedidos por la dirección del centro. Facilitar información sobre los recursos propios, ajenos y efectuar la valoración de su situación personal, familiar y social.
• Realizar atención directa, tanto a nivel individual, grupal y comunitario.
• Fomentar la integración y participación de las personas usuarias en la vida del centro y de su entorno.
• Participar en la preparación y puesta en marcha de programas de adaptación de las personas usuarias al centro.
• Coordinar los grupos de trabajo y actividades de animación sociocultural.
• Participar en la comisión técnica.

cve: BOE-A-2018-12821
Verificable en http://www.boe.es

• Realizar las gestiones necesarias para la resolución de problemas sociales que afecten a las personas usuarias principalmente con las entidades e instituciones.
• Promover la coordinación con profesionales y recursos del sistema de servicios sociales y sanitarios al objeto de establecer cauces de comunicación.
• Participar, con el equipo multiprofesional o departamento médico en la elaboración de las orientaciones o de la atención que necesiten las personas usuarias.
• Participar en la asignación y cambio de habitaciones y mesas del comedor con el departamento de enfermería y la dirección.
• Hacer el seguimiento y en su caso realizar las visitas necesarias a las personas usuarias en centros sanitarios.
• Informar, orientar, asesorar y acompañar a la familia durante el proceso de atención social a la persona usuaria en el centro.

Gobernanta/e.

Es el personal que con titulación y/o formación adecuada que, con autonomía, iniciativa y responsabilidad realiza tareas de coordinación y supervisión.
Desarrollará las funciones que se detallan a continuación así como aquellas que le sean solicitadas y que tengan relación con las mismas y/o con su titulación, habilitación o competencia profesional.

• Realizar las funciones administrativas de su competencia y la gestión delegada en materia de compras del centro y relación con proveedores y otros servicios externos, siguiendo las indicaciones y directrices establecidas por la dirección del Centro.
• Supervisar y distribuir la actividad del personal a su cargo, así como elaborar los turnos de la plantilla. Vigilar el buen uso y economía de los materiales, utillaje y herramientas y maquinaria a su cargo; proceder al recuento e inventario de éstos.
• En coordinación con el servicio de cocina, se responsabilizará de la buena marcha del servicio de comedor, distribución de comidas, montaje, limpieza y retirada del servicio.
• Tener conocimiento del número de servicios diarios realizados en el servicio.
• En coordinación con el personal asistencial y sanitario controlar el buen estado de los alimentos que los usuarios tengan en las habitaciones.
• En los centros cuyas comidas se realicen mediante conciertos con terceros supervisar las condiciones sanitarias de las dependencias y alimentos servidos.
• Supervisar el buen funcionamiento de los servicios contratados en su ámbito competencia.
• Vigilar el cumplimiento de la labor profesional del personal a su cargo, así como de su higiene y uniformidad.
• Suministrar ropa de trabajo al personal y material a las personas a su cargo a su cargo.
• Si por necesidades perentorias o imprevisibles, la normal actividad del centro lo requiere, excepcionalmente y por tiempo limitado colaboran en las actividades propias del personal a su cargo.
• Comunicar a su responsable inmediato las incidencias o anomalías observadas en el desarrollo de su tarea.

Dispondrán de la titulación o habilitación requerida y/o experiencia para el desarrollo de sus funciones en función de lo regulado en la normativa vigente.

Cocinero/a.

Como responsable del servicio y de acuerdo con su superior/a inmediato/a, se ocupará de la organización, distribución y coordinación de todo el personal adscrito a la cocina así como de la elaboración y condimentación de las comidas, con sujeción al menú y regímenes alimentarios que propondrá para su aprobación a la dirección del centro y supervisión del departamento médico o nutricionista. Cumpliendo estrictamente la normativa sanitaria vigente.

cve: BOE-A-2018-12821
Verificable en http://www.boe.es

BOLETÍN OFICIAL DEL ESTADO
Núm. 229 Viernes 21 de septiembre de 2018 Sec. III. Pág. 91408

Desarrollará las funciones que se detallan a continuación así como aquellas que le sean solicitadas y que tengan relación con las mismas y/o con su titulación, habilitación o competencia profesional:

- Preparar los menús según lo establecido ajustándose, siempre, a las indicaciones que, por escrito, se pasen desde el área social y sanitaria o nutricionista. Vigilancia especial de las dietas.
- Disponer entre el personal de cocina, el montaje de los carros con los menús elaborados.
- Cuidar la calidad y presentación de menús.
- Ajustar la cantidad a lo prescrito por el personal médico.
- Recepción de los alimentos, almacenaje, supervisando la cantidad y la calidad.
- Presentar los pedidos a el/la coordinador/a de servicios generales o gobernante/a, llevando a cabo su gestión cuando así esté previsto.
- Supervisión, junto con su inmediato/a superior/a, de datos económicos derivados de la gestión de víveres cuando así esté prevista.
- Vigilar diariamente la caducidad de los alimentos y su correcta distribución en las cámaras frigoríficas, según las características de cada alimento y de acuerdo a la normativa establecida por la autoridad sanitaria.
- Guardar las muestras de menús que se cocinen diariamente de acuerdo a la normativa vigente.
- Supervisar igualmente que la maquinaria y utensilios que hay en la cocina estén limpios.
- Organizar, supervisar y controlar la limpieza, el mantenimiento y el orden de las instalaciones, equipamientos y utensilios gastronómicos. Cuando sea necesario participará en las tareas de limpieza de las mismas.
- Cuidar el buen uso y estado de los utensilios y maquinaria de cocina.
- Controlar y supervisar la basura según las normas vigentes.
- Trasladar residuos hasta el lugar indicado dentro del centro para su futura evacuación.
- Emplatar los menús en las horas de las comidas.
- Colaborar en su ámbito funcional, a petición del equipo técnico, en aquellas necesidades educativas de las personas usuarias, relacionadas con su profesión.
- Comunicar a su superior/a las incidencias o anomalías observadas en el desarrollo de su tarea.
- Vigilar por la correcta uniformidad de todo el personal de cocina, así como del cumplimiento de las medidas higiénicas adecuadas.
- Control y registros de higiene alimentaria mediante la observación de riesgos de contaminación de los alimentos, según su envasado y la manipulación de los mismos en base al sistema preventivo APPCC y a las operaciones realizadas.
- Vigilancia especial en los alimentos que contengan alérgenos según legislación vigente.

Dispondrán de la titulación o habilitación requerida y/o experiencia precisa para el desarrollo de sus funciones en función de lo regulado en la normativa vigente.

Grupo 3. Personal cualificado.

Oficial Administrativo.

Es el personal que actúa a las órdenes de los órganos directivos del centro y tiene a su cargo un servicio determinado con iniciativa y responsabilidad, con o sin personal a sus órdenes.

Desarrollará las funciones que se detallan a continuación así como aquellas que le sean solicitadas y que tengan relación con las mismas y/o con su titulación, habilitación o competencia profesional:

cve: BOE-A-2018-12821
Verificable en http://www.boe.es

BOLETÍN OFICIAL DEL ESTADO
Núm. 229 Viernes 21 de septiembre de 2018 Sec. III. Pág. 91409

• Realiza trabajos que exijan cálculos, estudios, preparación y condiciones adecuadas, tales como cálculos de estadística, transcripciones de libros de cuentas corrientes, redacción de correspondencia con iniciativa propia, liquidaciones y cálculos de nóminas de salarios, sueldos y operaciones análogas, de forma manual o mecanizada.

Dispondrán de la titulación o habilitación requerida y/o experiencia precisa para el desarrollo de sus funciones en función de lo regulado en la normativa vigente.

Oficial Mantenimiento.

Es responsable directo de la explotación y mantenimiento de todas las instalaciones del centro y programa el trabajo a realizar coordinando y controlando el trabajo realizado por las firmas externas contratadas cuando así esté previsto en el protocolo de actuación del centro.

Desarrollará las funciones que se detallan a continuación así como aquellas que le sean solicitadas y que tengan relación con las mismas y/o con su titulación, habilitación o competencia profesional:

• Realizar las operaciones definidas en los reglamentos de las instalaciones o en las instrucciones técnicas que las desarrollan, y que los valores correspondientes de los diferentes parámetros se mantengan dentro de los límites exigidos a éstos.
• Elaborar planes de mantenimiento preventivo y correctivo en las instalaciones, equipos, vehículos e infraestructuras del centro, controlando y/o ejecutando las revisiones periódicas de los diferentes elementos de la infraestructura del centro.
• Guardar y custodiar los libros de mantenimiento, manual de instrucciones, libro de visitas establecidas en la legislación vigente o los que en un futuro puedan establecerse.
• Anotar las operaciones que se realicen en las instalaciones y revisar las que ejecute personal de firmas ajenas al centro.
• Mantener en adecuado estado de limpieza y funcionamiento la sala de máquinas, instalaciones, cuadros eléctricos, transformadores, taller y aquellos materiales que correspondan.
• Tener control del montaje, funcionamiento y desmontaje de estrados, escenarios, asientos, proyector de cine, altavoces, etc. que sean necesarios para el normal desenvolvimiento de actividades del centro.
• Realizar todas las funciones que tengan señaladas los/las oficiales de los servicios técnicos, y como encargado/a de este departamento, responsabilizarse directamente de los trabajos efectuados y de su distribución, de la realización y cumplimiento de las órdenes que le dé la empresa, de recibir los partes de averías de los/las respectivos jefes de sección.
• Tener en cuenta que el personal a su cargo cumpla con regularidad su actividad profesional y comunicar a la dirección las faltas que vea.
• En el ejercicio de su cargo, dar las máximas facilidades para la obtención de una perfecta formación profesional.

Dispondrán de la titulación o habilitación requerida y/o experiencia precisa para el desarrollo de sus funciones en función de lo regulado en la normativa vigente.

Técnico/a en Informática.

Es el personal técnico que tiene a su cargo el control y desarrollo de las distintas actividades que coinciden en la instalación y puesta en explotación de un sistema informático, equipos, así como responsabilidad de equipo de análisis de aplicaciones y programaciones.

Desarrollará las funciones que se detallan a continuación así como aquellas que le sean solicitadas y que tengan relación con las mismas y/o con su titulación o competencia profesional:

• Resolución de problemas de análisis.

cve: BOE-A-2018-12821
Verificable en http://www.boe.es

BOLETÍN OFICIAL DEL ESTADO
Núm. 229 Viernes 21 de septiembre de 2018 Sec. III. Pág. 91410

• Programación de las aplicaciones normales de gestión susceptibles de ser desarrolladas por los ordenadores.
• Funciones de reparación y mantenimiento de los equipos informáticos que tiene a su cargo.

Dispondrán de la titulación requerida y/o experiencia para el desarrollo de sus funciones en el caso de que fuera necesario.

Ayudante Coordinación SAD.

Es el personal encargado de realizar el trabajo bajo la supervisión del/la Coordinador/a.
Desarrollará las funciones que se detallan a continuación así como aquellas que le sean solicitadas y que tengan relación con las mismas y/o con su titulación, habilitación o competencia profesional:

• Realizar el cuadrante de incidencias (suplencias de auxiliares).
• Comunicación y avisos telefónicos con Auxiliares de Ayuda a Domicilio, personas usuarias y personal técnico de la entidad contratante.
• Recogida de datos para facturación y productividad.
• Realización y distribución de los instrumentos de registro adecuados al servicio.
• Comunicar a su inmediato/a superior/a las incidencias o anomalías observadas en el desarrollo de sus funciones.

Dispondrán de la titulación o habilitación requerida y/o experiencia precisa para el desarrollo de sus funciones en función de lo regulado en la normativa vigente.

TASOC.

Es el personal técnico en actividades socio-culturales que ha de realizar su actividad en coordinación con otros/as profesionales dentro del Plan de cuidados y atención al personal usuario, interviniendo, organizando y ejecutando de forma cualificada en actividades culturales, sociales, educativas y recreativas.
Desarrollará las funciones que se detallan a continuación así como aquellas que le sean solicitadas y que tengan relación con las mismas y/o con su titulación o competencia profesional:

• Conocer, proponer y hacer operativos los procesos de intervención cultural en sus vertientes de gestión y educativa.
• Establecer relaciones entre los ámbitos cultural y educativo con los procesos sociales y económicos.
• Acceder a las fuentes de información y procedimientos para obtener recursos necesarios y poner en marcha procesos culturales.
• Coordinación con profesionales de diversa cualificación a la hora de diseñar e implementar estrategias de intervención cultural.
• Ejecución y realización de presupuestos de proyectos y programas varios, así como realización de los informes y evaluaciones pertinentes.
• Realización de programas y proyectos específicos.
• Fomentar el desarrollo integral las personas usuarias mediante la acción lúdico-educativa.
• Desarrollar y ejecutar las diversas técnicas de animación, individuales y/o grupales, que impliquen a las personas usuarias en la ocupación de su tiempo libre y promover así su integración y desarrollo personal y grupal.
• Motivar a las personas usuarias ante la importancia de su participación para conseguir su integración y relación positiva con el entorno.
• Responsabilidad ante cualquier incidencia que surja, en cualquier tipo de labor propia o del personal de animación sociocultural.
• Reuniones periódicas con el resto del equipo, así como con responsables de los diferentes centros donde se realice la labor de animación sociocultural.

cve: BOE-A-2018-12821
Verificable en http://www.boe.es

BOLETÍN OFICIAL DEL ESTADO
Núm. 229 Viernes 21 de septiembre de 2018 Sec. III. Pág. 91411

- Coordinar el voluntariado y alumnos en prácticas de animación sociocultural.
- Realizar actividades de docencia, charlas y ponencias que guarden relación con esta categoría profesional.
- Participar en el plan general de actividades y presupuestos de los diferentes centros.
- Coordinar grupos de trabajo, actividades y presupuestos de animación sociocultural.
- Comunicar a su inmediato/a superior las incidencias o anomalías observadas en el desarrollo de sus funciones.

Dispondrán de la titulación requerida y/o experiencia para el desarrollo de sus funciones en función de lo regulado en la normativa vigente.

Grupo 4. Personal auxiliar.

Auxiliar Administrativo.

Es el personal que, con iniciativa y responsabilidad restringida y dependiendo de los órganos directivos del centro realiza funciones básicas de administración.

Desarrollará las funciones que les sean solicitadas y que tengan relación con su titulación y/o experiencia, habilitación o competencia profesional.

Dispondrán de la habilitación requerida y/o experiencia precisa para el desarrollo de sus funciones en función de lo regulado en la normativa vigente.

Auxiliar Mantenimiento.

Es el personal que realiza las operaciones de soporte a las funciones o tareas propias de su área o que le sean encomendadas por su superior.

Desarrollará las funciones que tengan relación con su habilitación o competencia profesional:

Dispondrán de la habilitación requerida y/o experiencia precisa para el desarrollo de sus funciones en función de lo regulado en la normativa vigente.

Conductor/a.

Es el personal que realiza los trabajos propios de su especialidad en relación con los vehículos automóviles al servicio de los centros.

Desarrollará las funciones que se detallan a continuación así como aquellas que le sean solicitadas y que tengan relación con las mismas y/o con su habilitación o competencia profesional:

- Mantener en buen estado el vehículo bajo su responsabilidad, realizando el mantenimiento del mismo y aquellas reparaciones básicas para las que no sea necesaria la intervención de un especialista.
- Transportar a las personas usuarias cuando y donde se considere oportuno siguiendo las indicaciones de la dirección del Centro y respetando en todo caso la normativa vial vigente en cada momento.
- Comunicar a su inmediato/a superior/a las incidencias o anomalías observadas en el desarrollo de sus funciones.

Dispondrán de la habilitación requerida y/o experiencia precisa para el desarrollo de sus funciones en función de lo regulado en la normativa vigente.

Telefonista/Portero/a/Recepcionista.

Es el personal cuyas funciones consisten en la recogida y libramiento de correspondencia, orientación al público, atención de centralitas telefónicas, vigilancia de los puntos de acceso y tareas de portería.

cve: BOE-A-2018-12821
Verificable en http://www.boe.es

BOLETÍN OFICIAL DEL ESTADO
Núm. 229 Viernes 21 de septiembre de 2018 Sec. III. Pág. 91412

Desarrollará las funciones que se detallan a continuación así como aquellas que le sean solicitadas y que tengan relación con las mismas y/o con su habilitación o competencia profesional:

• Colaborar con el personal, en aquellas tareas de apoyo a otros profesionales cuando estos así se lo requiera.
• Cumplimentar y remitir las incidencias referentes a la entrada y salida del personal en el centro, durante su jornada laboral.
• Realizar tareas informáticas básicas a nivel de usuario.
• Archivar las peticiones de salida o retraso en la llegada de las personas usuarias, según se contempla en el reglamento de régimen interior del centro.
• Ayudar a las personas usuarias que lo necesiten en el traslado del equipaje hasta y desde las habitaciones, ejerciendo un obligado y discreto control de los paquetes que traigan al centro las personas que tengan acceso.
• Mantener el régimen establecido por la dirección para el acceso de usuarios y visitantes a las diferentes dependencias de la institución.
• Recepcionar los partes de avería y trasladar al servicio de mantenimiento.
• Tiene a su cargo dentro de la institución a los usuarios que vayan a ser objeto de traslado.
• Registrar y supervisar las entradas y salidas del centro, ya sea de personas usuarias y sus familiares, acompañantes, proveedores y personal del centro fuera de su jornada laboral.

Dispondrán de la habilitación requerida y/o experiencia precisa para el desarrollo de sus funciones en función de lo regulado en la normativa vigente.

Gerocultor/a.

Es el personal que, bajo la dependencia de la dirección del centro o persona que se determine, tiene como función principal la de asistir y cuidar a las personas usuarias en las actividades de la vida diaria que no puedan realizar por si mismos y efectuar aquellas realizaciones profesionales encaminadas a su atención personal y de su entorno.

Desarrollará las funciones que se detallan a continuación así como aquellas que le sean solicitadas y que tengan relación con las mismas y/o con su titulación, habilitación o competencia profesional de acuerdo con los protocolos establecidos.

• Apoyar al equipo interdisciplinar en la recepción y acogida de las nuevas personas usuarias colaborando en la adecuación del plan de cuidados individualizado.
• Realizar intervenciones programadas por el equipo interdisciplinar dirigidas a cubrir las actividades de la vida diaria.
• Colaborar en la planificación, organización y ejecución de las actividades preventivas, ocupacionales y de ocio.
• Mantener la higiene personal de las personas usuarias.
• Realizar la limpieza del botiquín y su contenido, así como del resto de material de índole sanitario o asistencial.
• Proporcionar y administrar los alimentos al residente facilitando la ingesta en aquellos casos que así lo requieran.
• Ocuparse de la recepción, distribución y recogida de los alimentos en la habitación de la persona usuaria.
• Realizar los cambios de postura y aquellos servicios auxiliares que de acuerdo con su preparación técnica le sean encomendados.
• Colaborar con el servicio de enfermería en la realización de los cambios posturales de las personad encamadas y en las actuaciones que faciliten su exploración y observación.
• Colaborar con el residente en su preparación para un traslado, efectuando actuaciones de acompañamiento, vigilancia y apoyo.
• Colaborar con el personal sanitario en la administración de la medicación.

cve: BOE-A-2018-12821
Verificable en http://www.boe.es

• Colaborar bajo la supervisión de la enfermera en el cuidado de residentes colostomizados y con sondas, así como en la administración de comida mediante jeringuilla.
• En ausencia del enfermero podrá hacer la prueba de glucosa, utilizar la vía subcutánea para administrar insulina y heparina a los usuarios, siempre que la dosis y el seguimiento del tratamiento se realice por personal médico o de enfermería.
• Acompañar al usuario o usuaria en la realización de actividades para facilitar el mantenimiento y mejora de las capacidades físicas y motoras, así como en la realización de actividades programadas, ya sean para citas médicas, excursiones, gestiones, etc., facilitando la participación activa de la persona usuaria en las mismas.
• Colaborar en la aplicación de técnicas de prevención de accidentes, de acuerdo a los protocolos establecidos y a las indicaciones del superior responsable.
• Colaborar con el TASOC en la animación y dinamización de la vida diaria de la Institución.
• Ayudar al usuario y usuaria en la realización de las actividades y ejercicios de mantenimiento y, siguiendo las orientaciones de los profesionales competentes.
• Sin que en ningún caso suponga la sustitución del personal contratado específicamente para la limpieza habitual, podrá realizar la limpieza e higiene de utensilios, ropa y estancias, cuando en el servicio existan circunstancias que así lo requieran.
• Apoyar y estimular la comunicación de las personas usuarias favoreciendo su desenvolvimiento diario y su relación social.
• Colaborar con el equipo interdisciplinar en la integración de los familiares de las personas usuarias en la vida del centro.
• Guardar absoluto silencio sobre la patología y el plan de cuidados individualizado del personal usuario, así como de cualquier asunto referente a su intimidad, y siempre actuará en coordinación y bajo la responsabilidad de profesionales de quienes dependan directamente.
• Efectuar la limpieza y mantenimiento de los enseres de los usuarios, colaborar en mantener ordenadas las habitaciones, recoger la ropa, llevarla a la lavandería, encargarse de la ropa personal de los usuarios y hacer las camas en función de las necesidades de cada usuario de acuerdo a los criterios de calidad establecidos, con la lencería limpia, ausencia de arrugas y humedad, en la posición adecuada, con especial atención a los pliegues corporales y otras zonas de especial riesgo, respetando la intimidad del usuario.
• Comunicar las incidencias que se produzcan sobre la salud de los/las usuarios/as. Observar y registrar en el libro de incidencias cualquier cambio de comportamiento y/o físico detectado.

Dispondrán de la titulación o habilitación requerida y/o experiencia precisa para el desarrollo de sus funciones en función de lo regulado en la normativa vigente.

Auxiliar SAD.

Es el personal que tiene por objeto atender, en el propio domicilio o entorno, y siguiendo las pautas de actuación y cuidados indicados por la Coordinación del Servicio.

Desarrollará las funciones que se detallan a continuación así como aquellas que le sean solicitadas y que tengan relación con las mismas y/o con su titulación, habilitación o competencia profesional.

Se entiende por actividades de atención personal las siguientes:

• El aseo e higiene personal, habitual o especial, arreglo personal, ducha y/o baño, incluida la higiene bucal.
• Ayuda personal para el vestido, calzado y la alimentación.
• Transferencias, traslados y movilización dentro del hogar.
• Actividades de la vida diaria necesarias en la atención y cuidado del usuario.
• Estimulación y fomento de la máxima autonomía y participación de las personas atendidas en la realización de las actividades básicas de la vida diaria.
• Fomento de hábitos de higiene y orden.

cve: BOE-A-2018-12821
Verificable en http://www.boe.es

BOLETÍN OFICIAL DEL ESTADO
Núm. 229 Viernes 21 de septiembre de 2018 Sec. III. Pág. 91414

• En personas con alto riesgo de aparición de úlceras por presión, prevenir éstas mediante una correcta higiene, cuidados de la piel y cambios posturales.
• Ayuda en la administración de medicamentos que tenga prescritos la persona usuaria.
• Cuidados básicos a personas incontinentes.
• Ayuda para la ingestión de alimentos.
• Fomento de la adecuada utilización de ayudas técnicas y adaptaciones pautadas.
• Recogida y gestión de recetas y documentos relacionados con la vida diaria de la persona usuaria.
• Avisar al coordinador/a correspondiente de cualquier circunstancia o alteración en el estado de la persona usuaria, o de cualquier circunstancia que varía, agrave o disminuya las necesidades personales o de vivienda de la persona usuaria.

Se entiende por atención a las necesidades del domicilio las siguientes:

• Mantenimiento de limpieza o ayuda a la limpieza de la vivienda, salvo casos específicos de necesidad que sean determinados por el técnico responsable.
• Preparación de alimentos en el hogar o traslado de los mismos al domicilio.
• Lavado a máquina, planchado, repaso y organización de la ropa dentro del hogar.
• Apilación de las ropas sucias y traslado en su caso para su posterior recogida por el servicio de lavandería.
• Adquisición de alimentos y otras compras de artículos de primera necesidad por cuenta de la persona usuaria.
• Tareas de mantenimiento básico habitual de utensilios domésticos y de uso personal, que no requieran el servicio de un especialista (cambio de bombillas, cambio de bolsa de aspiradora, sustitución de pilas).

Apoyo familiar y relaciones con el entorno: Se incluyen dentro de este tipo de actividades las siguientes:

• Compañía para evitar situaciones de soledad y aislamiento.
• Acompañamiento fuera del hogar para posibilitar la participación de la persona usuaria en actividades de carácter educativo, terapéutico y social.
• Facilitar actividades de ocio en el domicilio.
• Apoyo y acompañamiento para la realización de trámites de asistencia sanitaria y administrativos.
• Desarrollo de la autoestima, la valoración de sí mismo y los hábitos de cuidado personal, evitando el aislamiento.
• Potenciar y facilitar hábitos de convivencia y relaciones familiares y sociales.
• Fomentar estilos de vida saludable y activos.
• Apoyo y seguimiento de las pautas prescritas ante situaciones de conflicto que se generen en el seno de la familia.
• Cuidado y atención de los menores, tanto en el entorno del hogar como en acompañamientos a centros escolares, de ocio, sanitarios y otros.

Dispondrán de la titulación o habilitación requerida y/o experiencia precisa para el desarrollo de sus funciones en función de lo regulado en la normativa vigente.

Oficial TAD.

Es el personal que interviene tanto a través de la propia central como físicamente en el propio domicilio de las personas usuarias para atender directamente los requerimientos de carácter sanitario, técnico y/o doméstico que estos requieran.
Desarrollará las funciones que se detallan a continuación así como aquellas que le sean solicitadas y que tengan relación con las mismas y/o con su titulación, habilitación o competencia profesional:

• Conducir la unidad móvil.

cve: BOE-A-2018-12821
Verificable en http://www.boe.es

BOLETÍN OFICIAL DEL ESTADO
Núm. 229 Viernes 21 de septiembre de 2018 Sec. III. Pág. 91415

- Ocuparse del cuidado del vehículo y de su equipamiento.
- Registro de la entrada y salida de las llaves de las personas usuarias y/o cumplimentar cualesquiera otros documentos, partes o registros relacionados con la prestación del servicio.
- Intervención física en el domicilio de la persona usuaria.
- Atender directamente los requerimientos ante las alarmas sanitarias y/o sociales.
- Acompañamiento del personal usuario hasta la llegada de algún familiar, persona de referencia o servicios de urgencia.
- Instalación y mantenimiento de equipos.
- Asimismo, durante el tiempo de permanencia en su base de operaciones y en ausencia de salidas e intervenciones físicas, desarrolla labores y trabajos relacionados con el servicio de teleasistencia y que tengan relación con su categoría, incluidas las de archivo y gestión documental.

Dispondrán de la titulación o habilitación requerida y/o experiencia precisa para el desarrollo de sus funciones en función de lo regulado en la normativa vigente.

Teleoperador/a TAD.

Es el personal que, mediante el uso de un sistema informático y telemático, gestiona las llamadas del centro de atención, tanto a nivel de atención e intervención como de gestión administrativa y de mantenimiento de las mismas y aquellas que tengan relación con la categoría.

Desarrollará las funciones que se detallan a continuación así como aquellas que le sean solicitadas y que tengan relación con las mismas y/o con su titulación, habilitación o competencia profesional:

- Recibir las alarmas, atender las llamadas de las personas usuarias, siguiendo métodos y protocolos de trabajo establecidos.
- Gestionar y movilizar el personal para la atención de las intervenciones requeridas.
- Introducir, modificar y actualizar datos de los usuarios en el sistema informático.
- Archivo y gestión documental.
- Poner en conocimiento del/la supervisor/a los servicios solicitados por la persona usuaria.

Dispondrán de la titulación o habilitación requerida y/o experiencia precisa para el desarrollo de sus funciones en función de lo regulado en la normativa vigente.

Instalador/a TAD.

Es el personal que realiza la instalación, y si fuera necesario recogida de datos, reparación y mantenimiento de los terminales de teleasistencia, todos los trabajos relacionados con el servicio que tengan relación con su categoría profesional. Además informa técnicamente a la empresa y a las personas usuarias sobre el correcto funcionamiento de los mismos.

Desarrollará las funciones que se detallan a continuación así como aquellas que le sean solicitadas y que tengan relación con las mismas y/o con su habilitación o competencia profesional:

- Instalar o retirar los terminales de teleasistencia domiciliaria.
- Explicar y enseñar el funcionamiento del terminal a las personas usuarias.
- Efectuar el mantenimiento de los terminales de teleasistencia domiciliaria, así como su limpieza y desinfección.

Dispondrán de la habilitación requerida y/o experiencia precisa para el desarrollo de sus funciones en función de lo regulado en la normativa vigente.

cve: BOE-A-2018-12821
Verificable en http://www.boe.es

BOLETÍN OFICIAL DEL ESTADO
Núm. 229 Viernes 21 de septiembre de 2018 Sec. III. Pág. 91416

Grupo V. Personal Auxiliar Servicios.

Personal Limpieza y Lavandería/Planchado.

Es el personal que con responsabilidad restringida y dependiendo del/la Gobernante/a o la Dirección realiza funciones de limpieza, lavado y planchado.
Desarrollará las funciones que se detallan a continuación así como aquellas que le sean solicitadas y que tengan relación con las mismas y/o con su habilitación o competencia profesional:

• Realizar las tareas propias de comedor-office, poniendo un cuidado especial en el uso de los materiales encomendados.
• Realizar las funciones propias de lavandería, lencería, uso y atención de la maquinaria, tener cuidado de la ropa de las personas usuarias y del centro, y dar la mejor utilización a los materiales.
• Realizar las tareas propias de limpieza de las habitaciones y zonas comunes (camas, cambios de ropa, baños, ventanales y balcones, mobiliario etc.) procurando ocasionar las menores molestias a las personas usuarias.
• Mantener siempre limpia y a punto la ropa de las personas usuarias, tanto la personal como la ropa de cama, toallas, etc., así como su recogida, clasificación y reparto posterior.
• Comunicar a su jefatura inmediata las incidencias o anomalías observadas en el desarrollo de sus tareas.

Dispondrán de la habilitación requerida y/o experiencia precisa para el desarrollo de sus funciones en función de lo regulado en la normativa vigente.

Pinche Cocina.

Es el personal que con responsabilidad restringida y dependiendo del/la Cocinero/a desarrollará las funciones que se detallan a continuación así como aquellas que le sean solicitadas y que tengan relación con las mismas y/o con su habilitación o competencia profesional:

• Realizar la preparación de los alimentos para su condimento, el encendido y mantenimiento del horno, así como su limpieza y la limpieza de los útiles de cocina y comedor.

Dispondrán de la habilitación requerida y/o experiencia precisa para el desarrollo de sus funciones en función de lo regulado en la normativa vigente.

Ayudante Oficios Varios.

Es el personal que trabaja a las órdenes de otros profesionales; procurará su formación profesional, poniendo todo su celo en las tareas que le sean encomendadas.
Desarrollará las funciones que se detallan a continuación así como aquellas que le sean solicitadas y que tengan relación con las mismas y/o con su habilitación o competencia profesional:

• Mantener en perfectas condiciones de limpieza y funcionamiento la maquinaria y los utensilios del centro.

Dispondrán de la habilitación requerida y/o experiencia precisa para el desarrollo de sus funciones en función de lo regulado en la normativa vigente.

Personal no cualificado.

A extinguir.

Artículo 18. *Empleo.*

Con el objetivo de dotarnos de un modelo de relaciones laborales estable, que beneficie tanto a las empresas como al personal, que elimine las desigualdades que se

cve: BOE-A-2018-12821
Verificable en http://www.boe.es

BOE BOLETÍN OFICIAL DEL ESTADO
Núm. 229 Viernes 21 de septiembre de 2018 Sec. III. Pág. 91417

hayan podido o se pretendan establecer en el acceso al empleo y las condiciones de trabajo con respecto a las mujeres, las personas jóvenes, las personas inmigrantes, las personas con discapacidades y para quienes tienen trabajo temporal o a tiempo parcial, que contribuya a la competitividad de las empresas, a la mejora del empleo y a la reducción de la temporalidad y rotación del mismo y con el fin de conseguir que la atención a las personas usuarias sea de la mayor calidad y más cualificada posible, se determinan los siguientes criterios sobre modalidades de contratación, siendo prioritaria la contratación indefinida.

A tenor de lo dispuesto en el artículo 15.6 del Estatuto de los Trabajadores, el personal con contrato temporal y de duración determinada tendrá los mismos derechos que el personal con contrato de duración indefinida, sin perjuicio de las particularidades específicas de cada una de las modalidades contractuales en materia de extinción del contrato y de aquellas expresamente previstas en la Ley en relación con los contratos formativos.

De acuerdo con las disposiciones legales reguladoras de las competencias en materia de los derechos de información de la representación unitaria o sindical del personal en materia de contratación, artículo 64.4 del Estatuto de los Trabajadores y artículo 10.3 de la Ley Orgánica de Libertad Sindical, se facilitará copia básica del contrato de trabajo a la representación unitaria o sindical del personal en un plazo máximo de 10 días desde su formalización.

Estabilidad en el empleo:

A fin de fomentar la contratación indefinida y de dotar de una mayor estabilidad a los contratos vigentes, se acuerda que todas las empresas afectadas por el presente convenio tendrán un 80% de personal, sobre la plantilla mínima que legalmente le sea exigida en cada situación, con contratos indefinidos y durante toda la vigencia de este convenio.

En el caso de empresas de nueva creación tendrán que alcanzarse los siguientes porcentajes:

- A la finalización del primer año de actividad, el 60 %.
- A la finalización del segundo año de actividad, el 80 %.

En consecuencia, los porcentajes máximos de contratación temporal, en cualquiera de las modalidades previstas en el presente convenio, serán del 20%, con excepción del primer año de actividad en el caso de las empresas de nueva creación que será del 40%. Quedan exceptuados de este cómputo los contratos de interinidad, en prácticas y para la formación y el aprendizaje.

Para dar efectividad al cumplimiento del porcentaje acordado en este apartado, las empresas que no lo cumplan transformarán los contratos temporales necesarios en indefinidos hasta completar el porcentaje acordado, por orden de mayor antigüedad, excluyendo los contratos interinos para sustitución de personal.

Para calcular el cumplimiento del porcentaje acordado en este apartado, se tomará como referencia el número de puestos de trabajo ocupados de forma continua en el año inmediatamente anterior.

Contrato indefinido: Es el que se concierta sin establecer límites de tiempo en la prestación de servicios. Adquirirá la condición de personal indefinido, cualquiera que haya sido la modalidad de su contratación, el personal que no hubiera sido dado de alta en la seguridad social, una vez transcurrido un plazo igual al legalmente fijado para el período de prueba y el personal con contrato temporal celebrado en fraude de ley.

El personal que en un período de 24 meses hubiera estado contratado durante un período superior a 18 meses, con o sin solución de continuidad, para el mismo puesto de trabajo con la misma empresa, mediante dos o más contratos temporales, sea directamente o a través de su puesta a disposición por empresas de trabajo temporal, con las mismas o diferentes modalidades contractuales de duración determinada, adquirirá la condición de personal indefinido. Lo dispuesto en este apartado no será de aplicación a la utilización de los contratos formativos, de relevo e interinidad.

cve: BOE-A-2018-12821
Verificable en http://www.boe.es

BOLETÍN OFICIAL DEL ESTADO
Núm. 229 Viernes 21 de septiembre de 2018 Sec. III. Pág. 91418

Contrato eventual que se concierte para atender las circunstancias del mercado: acumulación de tareas, excesos de pedidos, contemplado en el artículo 15.1.b. del Estatuto de los Trabajadores. Podrá tener una duración máxima de doce meses, dentro de un periodo de dieciocho meses, contados a partir del momento en que se produzcan dichas causas. Si se suscribe por un periodo inferior a la duración máxima permitida podrá prorrogarse una sola vez, sin que la duración total supere la duración máxima.

Esta modalidad de contratación podrá ser utilizada por las empresas, entre otros supuestos, cuando transitoriamente aumente el grado de dependencia de las personas atendidas, utilizando cualquiera de las escalas de valoración reconocidas por la correspondiente administración pública, o cuando la ocupación de la residencia o centro exceda del 75% de su capacidad máxima autorizada.

Respecto de los servicios de ayuda a domicilio y teleasistencia será personal eventual aquél que haya sido contratado por las empresas con ocasión de prestar servicios para atender las exigencias circunstanciales del mercado, acumulación de tareas o exceso de pedidos, aún tratándose de la actividad normal de la empresa, entendiéndose por acumulación de tareas a título ilustrativo, el incremento puntual de la demanda de personas usuarias de teleasistencia y/o servicios asistenciales debido a las variaciones que este sector comporta, tanto al alza como a la baja, respecto a la solicitud de prestación del servicio.

Contrato en prácticas: No será inferior a doce meses, prorrogables en periodos de seis meses hasta el máximo del límite legal. La retribución para este contrato será, como mínimo, del 80% para el primer año y el 95% para el segundo, de la categoría para la que se contraten por estas modalidades, sin que en ningún caso sea inferior al salario mínimo interprofesional en proporción a la jornada contratada. El personal contratado en prácticas no podrá superar el 5% de la plantilla.

Contrato para la formación y el aprendizaje: No será inferior a doce meses, prorrogables en periodo de seis meses hasta el máximo del límite legal. Las retribuciones para estos contratos serán del 80% para el primer año y el 95% para los dos años siguientes, de la categoría para cuya formación son contratados, sin que en ningún caso sea inferior al salario mínimo interprofesional. El personal contratado bajo esta modalidad contractual no podrá superar el 5% de la plantilla.

La comisión paritaria del convenio será la encargada de desarrollar la formación mínima que debe tener el personal contratado mediante las modalidades de prácticas y para la formación y el aprendizaje, y velará por el cumplimiento del Real Decreto 2317/93 de 29 de diciembre de 1993, en cuanto a la titulación exigida para cada una de las modalidades de contratación.

Contrato de obra o servicio determinado: Las contrataciones celebradas al amparo de este contrato deben suponer un servicio concreto y determinado, con autonomía y sustantividad propia dentro de la actividad de la empresa, que abarque el objeto y la causa de la relación laboral, es decir, servicios específicos y que fácilmente se puedan concretar en el tiempo o en el espacio, aunque de duración incierta, cuya ejecución agote tanto la prestación, como la obra o servicio de que se trate. La relación laboral permanecerá vigente, por adscripción al centro de trabajo, mientras continúe la prestación de la actividad o servicio por la que se estableció la relación contractual, con independencia de la empresa que la gestione. No se utilizará dicho modelo de contratación para cubrir vacantes estructurales, ni para contratos de interinidad.

Esta modalidad de contratación podrá ser utilizada para el caso de formalizar los contratos de trabajo como consecuencia de contratos con las administraciones públicas de carácter temporal y determinado.

Estos contratos no podrán ser utilizados en los casos de suspensión del contrato por las causas del artículo 45 del Estatuto de los Trabajadores, ni por vacaciones.

Para la aplicación del contrato por obra o servicio determinado, se tendrán en cuenta las siguientes especificaciones:

a) El contrato deberá especificar detalladamente la obra o el servicio que constituye su objeto, que podrá ser la cobertura de un servicio concertado por la empresa con un

cve: BOE-A-2018-12821
Verificable en http://www.boe.es

tercero, sea persona física o jurídica, o bien la prestación de un determinado servicio a una o varias personas usuarias concretas. Deberá constar en el contrato de trabajo la entidad o persona contratante del servicio.

b) Las personas sujetas a esta modalidad de contratación permanecerán en su puesto de trabajo siempre que el servicio determinado esté vigente, por lo que en caso de pérdida de la contrata o servicio por cualquier causa, operarán siempre los artículos 65 ó 66 de este convenio o el artículo 44 del Estatuto de los Trabajadores.

Contrato a tiempo parcial. El contrato deberá formalizarse necesariamente por escrito, debiendo constar en él, el número ordinario de horas de trabajo al día, a la semana, al mes o al año y su distribución.

La duración mínima de las jornadas a tiempo parcial será de 25 horas semanales, a excepción de las originadas por contratos o servicios que por sus características requieran jornadas inferiores en cuyo caso la duración mínima será de 8 horas semanales.

El personal vinculado a su empresa por contrato de trabajo a tiempo parcial no indefinido no podrá realizar horas complementarias, ni extraordinarias.

Cuando por las circunstancias propias del servicio, se produzcan excesos de jornada, esto se compensará con tiempos de descanso o añadido a vacaciones, que se disfrutará de mutuo acuerdo entre la empresa y el personal. El número de horas complementarias que podrán realizar los contratados de forma indefinida, no podrá exceder del 30% de las horas ordinarias de trabajo objeto del contrato. En todo caso, la suma de las horas ordinarias y las complementarias no podrán exceder el límite legal de jornada establecida en este convenio.

Si en un trimestre no se hubieran realizado todas las horas complementarias correspondientes al mismo, hasta un 20% de las horas no consumidas podrá ser transferido por la empresa al trimestre siguiente, para su posible realización en el mismo, una vez efectuadas las horas complementarias correspondientes a dicho trimestre. En ningún caso se podrá transferir a un trimestre las horas ya transferidas desde el trimestre anterior.

Las horas complementarias cuya realización esté prevista con anticipación, se incluirán dentro de la programación de trabajo del trabajador o trabajadora, respetando un preaviso mínimo de 7 días, con la única excepción de que la necesidad de su realización surja de forma no prevista; en este caso el preaviso mínimo de comunicación al trabajador o trabajadora será de 48 horas.

En ningún caso se podrá exigir al trabajador o trabajadora la realización de horas complementarias fuera del horario correspondiente a su turno de trabajo (mañana, tarde o sábados, domingos y festivos).

Para todo el personal, la distribución y realización de las horas complementarias deberá respetar, en todo caso, los límites de jornada y descanso determinados en este convenio.

A fin de posibilitar la movilidad voluntaria en el trabajo a tiempo parcial, la empresa deberá informar a la representación unitaria o sindical del personal o, en su ausencia, a los trabajadores y trabajadoras de la empresa sobre la existencia de puestos de trabajo vacantes, de manera que estos puedan formular solicitudes de conversión voluntaria de un trabajo a tiempo completo en un trabajo a tiempo parcial y viceversa, o para el incremento del tiempo de trabajo del personal a tiempo parcial.

Los trabajadores y trabajadoras que hubieran acordado la conversión voluntaria de un contrato de trabajo a tiempo completo en otro a tiempo parcial o viceversa y que, en virtud de las informaciones a las que se refiere el párrafo precedente, soliciten el retorno a la situación anterior, tendrán preferencia para el acceso a un puesto de trabajo vacante de dicha naturaleza que exista en la empresa correspondiente a su mismo grupo profesional o categoría equivalente. Igual preferencia tendrá el personal que, habiendo sido contratados inicialmente a tiempo parcial, hubieran prestado servicios como tales en la empresa durante 3 o más años, para la cobertura de aquellas vacantes a tiempo completo, correspondientes a su mismo grupo profesional o categoría equivalente que existan en la empresa.

cve: BOE-A-2018-12821
Verificable en http://www.boe.es

BOLETÍN OFICIAL DEL ESTADO
Núm. 229 Viernes 21 de septiembre de 2018 Sec. III. Pág. 91420

Las solicitudes a que se refieren los párrafos anteriores deberán ser tomadas en consideración, en la medida de lo posible, por la empresa. La denegación de la solicitud deberá ser notificada por la empresa a la persona trabajadora por escrito y de manera motivada.

Así mismo, se entenderá como contrato a tiempo parcial el celebrado por el trabajador o trabajadora que concierte con su empresa, en las condiciones establecidas en el apartado 6 del artículo 12 del Estatuto de los Trabajadores, una reducción de su jornada de trabajo.

Contrato de relevo: Se podrá celebrar contrato de relevo, con personal en situación de desempleo o que tuviese concertado con la empresa un contrato de duración determinada, para sustituir parcialmente al personal que se jubila parcialmente.

Medidas contra la discriminación por edad: Las partes firmantes se comprometen a apoyar el acceso y la permanencia de las personas mayores de 45 años en el empleo.

Artículo 19. *Observatorio sobre empleo y análisis del sector.*

Con el objetivo de avanzar y profundizar en el conocimiento del sector, la situación del mismo, la cantidad y calidad de empleo que se genera. Se crea un observatorio de análisis formado por representantes de las organizaciones firmantes del convenio colectivo que se reunirá con carácter semestral y elaborará informes de la evolución del sector.

Sin perjuicio de la información necesaria que este observatorio pueda recabar a fin de cumplimentar los informes previstos, él mismo se podrá dirigir a la comisión paritaria del convenio para conocer el grado de cumplimiento de los acuerdos sobre empleo, tanto en su volumen como en los modelos de contratación celebrados.

Las organizaciones firmantes se comprometen a recabar los datos necesarios para poder evaluar correctamente los compromisos adquiridos.

Artículo 20. *Plantillas.*

Se realizarán las contrataciones que sean necesarias para garantizar el cumplimiento de las ratios de personal establecidas en las normativas autonómicas.

Sin perjuicio de la información a que tienen derecho para desarrollar las funciones que establece el artículo 64 del Estatuto de los Trabajadores y el 10.3 de la Ley Orgánica de Libertad Sindical, la representación unitaria o sindical del personal tendrá acceso anual a los datos agregados de la plantilla de personal de cada empresa, con la especificación del número total de personas que comprende cada una de las categorías profesionales, diferenciados por centros de trabajo y sexo.

Con relación a la información a que hace referencia el párrafo anterior, la representación unitaria o sindical del personal observará las normas que sobre sigilo profesional están establecidas para las personas que componen los comités de empresa en el artículo 65 del Estatuto de los Trabajadores.

El 2% del personal de la plantilla de las empresas con más de 50trabajadores y trabajadoras, será cubierto por personal con alguna discapacidad según la legislación vigente. Solamente podrá sustituirse esta obligación por las medidas alternativas que establece la normativa vigente, en el caso que, para cubrir este porcentaje de la plantilla, no se haya presentado ningún candidato con discapacidad adecuado al puesto de trabajo, previo informe del delegado de prevención.

En el servicio de ayuda a domicilio y para las empresas que concurren a ofertas públicas concediendo la gestión del servicio, materializadas por contrato administrativo o figura similar, el porcentaje del 2% a que hace referencia el párrafo anterior, será de aplicación al personal de la plantilla natural y estructural propia de la empresa, sin considerar el gestionado transitoriamente por la concesión, ni para el 2%, ni para las medidas alternativas legalmente establecidas.

cve: BOE-A-2018-12821
Verificable en http://www.boe.es

Artículo 21. *Período de prueba.*

Se establece un período de prueba, que en ningún caso podrá ser superior a un tercio de la duración del contrato, a tenor de lo regulado en el Estatuto de los Trabajadores, de:

Grupo 1: Seis meses.
Grupo 2: Cuarenta y cinco días.
Grupo 3: Treinta días.
Grupo 4: Treinta días.
Grupo 5: Quince días.

El período de prueba deberá ser pactado por escrito pudiendo, durante la vigencia del mismo, las partes contratantes resolver, de forma unilateral y libremente, la relación laboral sin necesidad de preaviso y sin derecho a indemnización alguna.

Artículo 22. *Ingreso y provisión de vacantes.*

Los puestos vacantes o de nueva creación, siempre que sean indefinidos, serán cubiertos conforme al siguiente procedimiento:

1. Convocatoria interna. Tendrá derecho de preferencia a cubrir estas vacantes, el personal que pertenezca al mismo centro, siempre que reúna las condiciones que se exijan para el desarrollo del puesto de trabajo. En caso de que la vacante no se cubra por este procedimiento, se ampliará la oferta al ámbito provincial de la empresa. Todo el personal tendrá derecho a presentarse a dichas plazas en igualdad de condiciones, independientemente de su sexo y condición, y sin tener en cuenta el puesto que en ese momento ocupe. Para ello, se difundirá la existencia de vacantes tan pronto como se produzca, a efectos de cobertura mediante este procedimiento.

Quedan excluidos de este procedimiento los puestos de confianza de la empresa.

2. Convocatoria externa. Si la plaza quedara vacante a través del procedimiento anterior, se realizará mediante oferta externa, debiendo superar las personas candidatas unas pruebas de capacitación para el trabajo a desarrollar. Dichas pruebas serán adecuadas al perfil del puesto de trabajo.

3. Una persona representante del personal participará en el procedimiento de convocatoria interna. En el procedimiento de convocatoria externa, será informada.

Artículo 23. *Ceses en la empresa.*

El personal con contrato indefinido que voluntariamente desee causar baja en la empresa deberá notificarlo a la misma por escrito con la siguiente antelación sobre la fecha de su baja definitiva:

Grupo 1: Dos meses.
Grupo 2: Un mes.
Grupo 3: Un mes.
Grupo 4: Veinte días.
Grupo 5: Quince días.

El personal contratado de forma no indefinida y con un contrato inferior a seis meses, con independencia del grupo al que pertenezca, deberá preavisar con 10 días de antelación. Si el contrato fuese de una duración igual o superior a seis meses, el plazo de preaviso, con independencia del grupo al que pertenezca, será de 14 días.

La falta de preaviso establecido facultará a la empresa para deducir, de las partes proporcionales a abonar en el momento de la liquidación, el equivalente diario de su retribución real por cada día que falte en el reglamentario preaviso anteriormente fijado.

La empresa viene obligada a acusar recibo de la comunicación efectuada por el trabajador o trabajadora.

cve: BOE-A-2018-12821
Verificable en http://www.boe.es

BOLETÍN OFICIAL DEL ESTADO
Núm. 229 Viernes 21 de septiembre de 2018 Sec. III. Pág. 91422

Artículo 24. *Trabajos de superior e inferior categoría y movilidad funcional.*

Queda prohibido destinar al personal a ocupar un puesto de trabajo correspondiente a un grupo inferior, salvo por razones técnicas u organizativas y circunstancias excepcionales que lo justifiquen y por el tiempo imprescindible para su atención, según la clasificación profesional establecida en el artículo 14. El empresario deberá comunicar su decisión y las razones de ésta a los representantes de los trabajadores, de conformidad con el artículo 39.2 del Estatuto de los Trabajadores.

Cuando se destine al personal a tareas correspondientes a una categoría superior, percibirá las retribuciones de esta categoría durante el tiempo y jornada que las realice. En el caso de que la titulación sea requisito indispensable, no se podrán asignar dichos trabajos de superior categoría, salvo que se ostente dicha titulación. Cuando las realice durante más del 30% de la jornada habitual de trabajo diaria en un período superior a seis meses en un año o a ocho durante dos años, consolidará el ascenso, si existe vacante y siempre que esté en posesión de la titulación correspondiente que el puesto requiera.

Artículo 25. *Cambio de turno.*

Tendrá preferencia para el cambio de turno, dentro de su categoría, el personal que acredite mayor puntuación, en base al baremo redactado en el anexo IV, así como los trabajadores y trabajadoras que por circunstancias personales deban conciliar su situación laboral con la familiar, en los términos legalmente establecidos. El citado baremo podrá completarse por la representación unitaria o sindical del personal en las diferentes empresas afectadas por el presente convenio colectivo, con respeto siempre a los principios de derecho necesario.

Artículo 26. *Movilidad geográfica.*

El personal, salvo quienes han sido contratados especialmente para prestar servicios en empresas con centros de trabajo móviles o itinerantes, no podrá ser trasladado a un centro de trabajo distinto, de la misma empresa, que exija cambios de residencia fuera de la provincia o comunidad autónoma uniprovincial, salvo que la distancia fuese inferior a 50 Km., a no ser que existan razones económicas, técnicas, organizativas o productivas que lo justifiquen.

Por las especiales características de la teleasistencia, cuando el personal sea trasladado a un centro cuya distancia sea superior a 50 km, podrá rescindir su contrato, percibiendo de la empresa una indemnización de 45 días por año trabajado, con la única excepción de que el motivo del traslado derive de la pérdida de un contrato con la administración pública, en cuyo caso se aplicará estrictamente el artículo 40 del Estatuto de los Trabajadores.

CAPÍTULO IV

Formación profesional

Artículo 27. *Principios generales.*

De conformidad con lo que previene el artículo 23 del Estatuto de los Trabajadores y para facilitar su formación y promoción profesional, el personal afectado por el presente convenio colectivo tendrá derecho a ver facilitada la realización de estudios para la obtención de títulos académicos o profesionales reconocidos oficialmente, así como a la realización de cursos de perfeccionamiento profesional organizados por la propia empresa, las organizaciones firmantes del presente convenio u otros organismos.

Artículo 28. *Objetivos de la formación.*

La formación profesional en la empresa se orientará hacia los siguientes objetivos:

- Adaptar al titular al puesto de trabajo y a las modificaciones del mismo.

cve: BOE-A-2018-12821
Verificable en http://www.boe.es

BOLETÍN OFICIAL DEL ESTADO
Núm. 229 Viernes 21 de septiembre de 2018 Sec. III. Pág. 91423

• Actualizar y poner al día los conocimientos profesionales exigibles en la categoría y puesto de trabajo que se desempeñe.
• Especializar, en sus diversos grados, en algún sector o materia del propio trabajo.
• Facilitar y promover la adquisición por el personal de títulos académicos y profesionales y las certificaciones de profesionalidad.
• Reconversión profesional y adecuación al nuevo sistema de cualificación.
• Conocer idiomas nacionales y extranjeros.
• Adaptar la mentalidad del personal y de las direcciones hacía una dirección participativa por objetivos.
• Ampliar los conocimientos del personal que permita prosperar y aspirar a promociones profesionales y adquisición de los conocimientos correspondientes a otros puestos de trabajo.
• Formar teórica y prácticamente, de manera suficiente y adecuada, en materia preventiva cuando se produzcan cambios en las funciones que se desempeñen o se introduzcan nuevas tecnologías o cambios en los equipos de trabajo y en las condiciones que establece el artículo 19 de la Ley de Prevención de Riesgos Laborales.
• Homologar las certificaciones acreditativas de la formación continua en todo el ámbito de la atención a la dependencia y proponer al instituto nacional de cualificaciones la homologación de las certificaciones para la obtención, en su caso, de los futuros certificados de profesionalidad.
• Potenciar la formación en igualdad de oportunidades.

Artículo 29. *Desarrollo de la formación.*

1. La comisión sectorial para la formación fijará las prioridades, que tendrán que llevarse a cabo a través del desarrollo del artículo 25 del presente convenio, atendiendo a los objetivos señalados en el artículo anterior y de cuyo cumplimiento y resultado se informará con la periodicidad y modo que se determine. Se dará carácter prioritario a la realización de acciones formativas dirigidas a la obtención del certificado de profesionalidad.
2. La formación del personal se efectuará a través de los planes aprobados por la comisión sectorial de formación, los planes financiados por las propias empresas o mediante concierto con centros oficiales o reconocidos. Las empresas facilitarán el uso de sus instalaciones para desarrollar las actividades anteriores.
3. La formación se impartirá, según los casos, dentro o fuera de la jornada laboral, o de una forma mixta. En este caso, utilizando la mitad del tiempo de la jornada laboral y otra mitad de fuera de la misma. La asistencia del personal será obligatoria cuando la formación se imparta dentro de la jornada laboral.
4. El personal de la empresa y especialmente el que desempeñe puestos de trabajo de mando orgánico, está obligado a prestar su apoyo pleno al plan de formación, cuando le sea requerido en actividades del mismo y en el área de su competencia.
5. El personal de la empresa podrá presentar a la representación unitaria o sindical del personal, o directamente a la dirección, sugerencias relativas a mejorar aspectos y actividades concretas del plan de formación.
6. La información de la oferta formativa de la empresa será clara y accesible a toda la plantilla.
7. Tendrá preferencia para la asistencia a cursos el personal que haya participado en menos ocasiones y quien esté desempeñando un puesto de trabajo relacionado con la materia objeto del curso. Las discrepancias se resolverán de mutuo acuerdo entre la dirección de la empresa y la representación unitaria o sindical del personal.

Artículo 30. *Coste de la formación.*

Los planes de formación profesional se financiarán a través de los siguientes cauces:

1. Los planes de formación aprobados por la comisión sectorial de formación del convenio que se desarrollen en virtud del IV Acuerdo Nacional de Formación Continua, o

cve: BOE-A-2018-12821
Verificable en http://www.boe.es

el que le sustituya. Las empresas, grupos de empresas, asociaciones empresariales y organizaciones sindicales, afectadas por el presente convenio colectivo podrán solicitar los fondos necesarios para su financiación en la forma y condiciones establecidas en dicho acuerdo.

2. Los planes de formación organizados por las asociaciones firmantes del convenio colectivo en colaboración con la comisión sectorial para la formación. Las empresas estarán obligadas a facilitar el acceso del personal a estos cursos.

CAPÍTULO V

Prevención Riesgos Laborales y Salud Laboral

Artículo 31. *Prevención de riesgos laborales y salud laboral.*

1. Principios generales.

De conformidad con lo dispuesto en la Ley 31/1995 de Prevención de Riesgos Laborales, el personal tiene derecho a una protección eficaz en materia de seguridad y salud en el trabajo. El citado derecho supone la existencia del correlativo deber de la empresa en la protección del personal a su servicio frente a los riesgos laborales.

En cumplimiento del deber de protección, la empresa garantizará la seguridad y la salud del personal a su servicio en todos los aspectos relacionados con el trabajo y, en caso necesario, entregará con carácter previo al personal el protocolo de actuación para evitar los riesgos laborales. Igualmente la empresa está obligada a garantizar al personal una formación teórica y práctica, suficiente y adecuada, en materia preventiva y, de una forma particular, cuando se produzcan cambios de actividades y tareas o se introduzcan nuevas tecnologías o cambios de puesto de trabajo.

Corresponde a cada persona trabajadora velar por el cumplimiento de las medidas de prevención que en cada caso sean adoptadas.

2. Participación del personal:

2.a Delegados y delegadas de prevención: Los delegados y delegadas de prevención son, de un lado, la base sobre la que se estructura la participación del personal en todo lo relacionado con la salud laboral en el ámbito de la empresa y, de otro, la figura especializada de representación en materia de prevención de riesgos laborales.

El nombramiento, las competencias y facultades de los delegados y delegadas de prevención serán las definidas en los artículos 35 y 36 de la Ley de Prevención de Riesgos Laborales, así como las que emanen de las decisiones del comité central de seguridad y salud laboral y las que se acuerden en el reglamento del propio comité.

Podrá ser nombrado delegado o delegada de prevención cualquier persona trabajadora que la representación unitaria o sindical del personal del centro lo estime. Cuando el delegado o delegada de prevención sea nombrado entre la representación unitaria o sindical del personal, podrá destinar su crédito horario a los asuntos de la prevención. En cualquier caso, el tiempo dedicado a la formación en esta materia será considerado como tiempo de trabajo a todos los efectos y su coste no podrá recaer en ningún caso sobre los delegados y delegadas de prevención.

Las empresas deberán facilitar a los delegados y delegadas de prevención el acceso a las informaciones y la formación en materia preventiva que resulten necesarios para el ejercicio de sus funciones. Sus competencias y facultades serán las recogidas en el artículo 36 de la Ley de Prevención de Riesgos Laborales.

A los delegados y delegadas de prevención les será de aplicación lo dispuesto en el artículo 37 de la Ley de Prevención de Riesgos Laborales, y en el artículo 65.2 del Estatuto de los Trabajadores, estando sujetos al sigilo profesional de las informaciones a que tuviesen acceso como consecuencia de su actuación en la empresa.

2.b Comité de seguridad y salud laboral: Es el órgano paritario y colegiado de representación y participación periódica sobre actuaciones de los centros de trabajo en

BOLETÍN OFICIAL DEL ESTADO
Núm. 229 Viernes 21 de septiembre de 2018 Sec. III. Pág. 91425

materia de prevención de riesgos laborales. Sus competencias y facultades serán las recogidas en el artículo 39 de la Ley de Prevención de Riesgos Laborales.

El comité de seguridad y salud laboral se reunirá al menos trimestralmente con carácter ordinario y con carácter extraordinario siempre que lo solicite alguna de las representaciones en el mismo, justificando la necesidad urgente de la reunión.

2.c Delegado o delegada sectorial de prevención: Se nombrarán por las organizaciones sindicales firmantes del presente convenio colectivo, hasta 5 delegados o delegadas sectoriales de prevención, en proporción a su representación en la comisión paritaria del convenio colectivo. Sus competencias y facultades son las atribuidas a los delegados y delegadas de prevención, así como las que emanen de las decisiones del comité central de seguridad y salud laboral y las que se acuerden en el reglamento del propio comité. Su ámbito de actuación serán todas las empresas afectadas por el presente convenio colectivo. En ningún caso, las actuaciones de estos delegados y delegadas sectoriales de prevención prevalecerán sobre las de los delegados y delegadas de prevención de las empresas. Donde no se hubiesen designado delegados y delegadas de prevención en el ámbito empresarial, los delegados y delegadas sectoriales asumirán sus funciones y en las empresas en las que existan, delegados y delegadas de prevención los delegados y delegadas sectoriales colaborarán con ellos y ellas.

2.d La Comisión Paritaria asume las competencias reflejadas en este apartado del Convenio, del cual emanarán las directrices para las comisiones de las comunidades autónomas. Durante la vigencia del convenio colectivo realizará estudios sobre los riesgos laborales en el conjunto de los sectores regulados en el convenio colectivo, que servirán como base para establecer medidas encaminadas a favorecer unas mejores condiciones laborales.

Tendrá las siguientes competencias y facultades:

- Vigilar el desarrollo y cumplimiento del contenido de este artículo del convenio colectivo.
- Realizar acciones tendentes a promover la difusión y conocimientos sobre la legislación de prevención y riesgos laborales específicos del sector, con especial atención a los riesgos ergonómicos y psicosociales.
- Establecer un catálogo de puestos para personas con discapacidad y adaptación de los mismos, así como garantizar la protección del personal especialmente sensible a determinados riesgos.
- Dictamen y consulta sobre recursos humanos, materiales y determinación de medios en esta materia.
- Asesoramiento técnico a la empresa y representación unitaria o sindical del personal.
- Elaborar un programa de actuación en el ámbito de las drogodependencias.
- Las atribuidas a los delegados y delegadas de prevención. Donde no se hubiese designado delegado o delegada de prevención, asumirá sus funciones, donde existiese, colaborará con el mismo.
- Analizar y dar conformidad a las actuaciones de la empresa tendentes a las características de la ley de prevención de riesgos laborales a su ámbito de actuación. Vigilancia de las obligaciones asignadas por dicha ley a la empresa, especialmente en materia de:

- Diseño y aplicación de planes y programas de actuación preventiva.
- Participación en los servicios de prevención.
- Evaluación de los factores de riesgo.
- Adopción de medidas y asistencia para la correcta información y formación del personal.
- Vigilancia de la salud del personal a través de reconocimientos médicos específicos en función de los riesgos, investigación de las causas de accidentes de trabajo y enfermedades profesionales, análisis de ergonomía del puesto de trabajo, investigación sobre causas de absentismo por enfermedad profesional y atención médica.

cve: BOE-A-2018-12821
Verificable en http://www.boe.es

BOLETÍN OFICIAL DEL ESTADO
Núm. 229 Viernes 21 de septiembre de 2018 Sec. III. Pág. 91426

• Investigación de los accidentes de trabajo y enfermedades profesionales, determinación de sus causas y control de actividades potencialmente peligrosas.
• Estudio de epidemiología laboral.
• Protección específica de la gestación y del período de lactancia.
• Protección especial del trabajo a turnos y del trabajo nocturno.

Artículo 32. *Drogodependencias.*

El consumo de drogas legales e ilegales implica problemas de salud con repercusiones individuales y colectivas. El inicio o incremento del consumo de drogas en el medio laboral viene en muchos casos determinado por condiciones de paro, precariedad o malas condiciones de trabajo. De ahí que se estime conveniente incluir en este convenio, con la excepción de lo concerniente al consumo de tabaco para lo que se estará a lo dispuesto en la normativa legal específica, el siguiente plan integral de propuestas, en su vertiente preventiva, asistencial, reinsertiva, participativa, no sancionadora, voluntaria y planificada:

Preventiva. Se priorizarán medidas educativas, informativas y formativas que motiven la reducción y el uso inadecuado de drogas y promocionen hábitos saludables. Así mismo se potenciará la modificación de factores de riesgo y la mejora de las condiciones de trabajo.

Asistencial. Se facilitará el acceso a los programas de tratamiento a aquel personal que lo solicite.

Reinsertiva. El objetivo fundamental de toda acción es devolver la salud a la persona y facilitar la reincorporación del personal a su puesto de trabajo.

Participativa. Toda iniciativa empresarial relacionada con las drogodependencias será consultada, con carácter previo, a la representación unitaria o sindical del personal o en su defecto al propio personal.

No sancionadora. El personal que se acoja a un programa de tratamiento no podrá ser objeto de sanción o despido y se le asegurará su reincorporación inmediata a su puesto de trabajo.

La Comisión Paritaria concretará las medidas aquí expuestas en un programa de actuación que será de aplicación con efecto a la entrada en vigor del presente convenio.

Artículo 33. *Vigilancia de la salud.*

1. La empresa garantizará al personal a su servicio la vigilancia periódica de su estado de salud en función de los riesgos inherentes al trabajo.

Esta vigilancia sólo podrá llevarse a cabo cuando el personal preste su consentimiento. De este carácter voluntario sólo se exceptuarán, previo informe de la representación unitaria o sindical del personal, los supuestos en los que la realización de los reconocimientos sea imprescindible para evaluar los efectos de las condiciones de trabajo sobre la salud del personal o para verificar si el estado de salud del personal puede constituir un peligro para el mismo, para el resto de personal o para otras personas relacionadas con la empresa o cuando así esté establecido en una disposición legal en relación con la protección de riesgos específicos y actividades de especial peligrosidad.

En todo caso se deberá optar por la realización de aquellos reconocimientos o pruebas que causen las menores molestias al personal y que sean proporcionales al riesgo.

Las revisiones se realizarán preferentemente en horas de trabajo cuando coincidan con su turno habitual y, cuando se trate de revisiones obligatorias, el tiempo dedicado a ellas se computará como efectivamente trabajado.

2. Las medidas de vigilancia y control de la salud del personal se llevarán a cabo respetando siempre el derecho a la intimidad y a la dignidad de la persona y la confidencialidad de toda la información relacionada con su estado de salud.

3. El personal será informado de manera conveniente y confidencialmente de los resultados de los exámenes de salud a los que haya sido sometido.

cve: BOE-A-2018-12821
Verificable en http://www.boe.es

BOE BOLETÍN OFICIAL DEL ESTADO
Núm. 229 Viernes 21 de septiembre de 2018 Sec. III. Pág. 91427

4. El personal que en el desarrollo de su actividad se encuentre sometido a un riesgo específico tendrán derecho a una revisión anual, sobre ese riesgo, a cargo de la empresa.

Artículo 34. *Medidas de emergencia.*

Según el artículo 20 de la Ley de Prevención de Riesgos Laborales, la parte empresarial, teniendo en cuenta el tamaño y la actividad de la empresa, así como la presencia de las personas atendidas, en el caso de las residencias, deberá analizar las posibles situaciones de emergencia y adoptar las medidas necesarias en materia de primeros auxilios, lucha contra incendios y evacuación de personas usuarias y personas trabajadoras, designando para ello al personal encargado de poner en práctica esta medidas y comprobando periódicamente, en su caso, su correcto funcionamiento. El citado personal deberá poseer la formación necesaria, ser suficiente en número y disponer del material adecuado, en función de las circunstancias antes señaladas.

Para la aplicación de las medidas adoptadas, la empresa deberá organizar las relaciones que sean necesarias con servicios externos, en particular en materia de primeros auxilios, asistencia médica de urgencias, salvamento y lucha contra incendios, de forma que quede garantizada la rapidez y la eficacia de las mismas.

En todo caso, la empresa deberá garantizar la normativa vigente que, sobre medidas de emergencia, establece la correspondiente administración autonómica para los centros de atención para mayores.

Artículo 35. *Gestión y protección medio ambiental.*

La defensa de la salud en los lugares de trabajo no puede ser eficaz, si al mismo tiempo no se asume la responsabilidad propia en relación con la gestión de la repercusión medio ambiental de las actividades laborales y no abarca la defensa del medio ambiente. Por consiguiente hay que evaluar y prevenir las condiciones en las que se desarrolla el trabajo y también las repercusiones del mismo sobre este.

Esta responsabilidad exige que las empresas establezcan y pongan en práctica políticas, objetivos y programas en materia de medio ambiente y sistemas eficaces de gestión medio ambiental, por lo que deberá adoptarse una política en este sentido que contemple el cumplimiento de todos los requisitos normativos correspondientes, así como las responsabilidades derivadas de la acción empresarial en materia de medio ambiente.

Artículo 36. *Ropa de trabajo.*

Las empresas están obligadas a facilitar al menos dos uniformes, incluyendo una prenda de abrigo (siempre y cuando estén obligados a salir uniformados al exterior). Así como los medios de protección personal de carácter preceptivo adecuados para el ejercicio de sus funciones, entre los que se encontrarán el calzado y los guantes homologados que sean necesarios. El personal estará obligado a usar, durante la realización de su trabajo, la ropa y los medios de protección personal facilitados por la empresa, así como de su cuidado.

Artículo 37. *Protección a la maternidad.*

Si, tras efectuar la evaluación de riesgos por parte de la empresa y el comité de seguridad y salud laboral, existiesen puestos de trabajo que puedan influir negativamente en la salud de la trabajadora, durante el embarazo o la lactancia, o del feto, la empresa deberá adoptar las medidas necesarias para evitar la exposición de la trabajadora a dicho riesgo. Cuando la adaptación no fuese posible, o a pesar de tal adaptación, las condiciones del puesto de trabajo pudieran influir negativamente en la salud de la mujer trabajadora embarazada o del feto, ésta deberá desempeñar un puesto de trabajo o función diferente y compatible con su estado.

En el supuesto de que el cambio de puesto no resultara técnica u objetivamente posible, o no pueda razonablemente exigirse por motivos justificados, podrá declararse el

cve: BOE-A-2018-12821
Verificable en http://www.boe.es

BOLETÍN OFICIAL DEL ESTADO

Núm. 229 Viernes 21 de septiembre de 2018 Sec. III. Pág. 91428

paso de la trabajadora afectada a la situación de suspensión del contrato por riesgo durante el embarazo, de acuerdo con lo contemplado en el artículo 45.1.e del Estatuto de los Trabajadores, durante el período necesario para la protección de su seguridad o de su salud y mientras persista la imposibilidad de reincorporarse a su puesto anterior o a otro puesto compatible con su estado.

Artículo 38. *Protección de las víctimas de la violencia de género.*

Según lo dispuesto en la Ley Orgánica de Medidas de Protección Integral Contra la Violencia de Género:

1. La trabajadora víctima de violencia de género tendrá derecho, en los términos previstos en el Estatuto de los Trabajadores, a la reducción o a la reordenación de su tiempo de trabajo, a la movilidad geográfica, al cambio de centro de trabajo, a la suspensión de la relación laboral con reserva de puesto de trabajo y a la extinción del contrato de trabajo.
2. Cuando se produzca la reincorporación de la trabajadora a aquellas empresas que hubiesen formalizado contratos de interinidad para sustituir a trabajadoras víctimas de violencia de género que hayan suspendido su contrato de trabajo, ésta se realizará en las mismas condiciones existentes en el momento de la suspensión del contrato de trabajo.
3. Las ausencias o faltas de puntualidad al trabajo motivadas por la situación física o psicológica derivada de la violencia de género se considerarán justificadas, cuando así lo determinen los servicios sociales de atención o servicios de salud, según proceda, sin perjuicio de que dichas ausencias sean comunicadas por la trabajadora a la empresa a la mayor brevedad.

CAPÍTULO VI

Jornada

Artículo 39. *Jornada y horario de trabajo.*

1. Normas comunes:

Se establece una jornada máxima anual de 1.792 horas de trabajo efectivo, ya sea en turno partido o continuo, a excepción del servicio de ayuda a domicilio, cuya jornada máxima será de 1.755 horas. La jornada podrá ser distribuida por la empresa de forma irregular en un porcentaje del 10%.

Ambas jornadas máximas anuales serán consideradas en cómputo semestral.

Se entiende por jornada partida aquella en que exista un descanso ininterrumpido de una hora de duración como mínimo. En ningún caso se podrá fraccionar en más de dos períodos.

No se podrán realizar más de nueve horas de trabajo efectivo en jornada completa o su proporción en base a la jornada especificada en el contrato a tiempo parcial, a no ser que mediara un mínimo de doce horas entre el final de una jornada y el comienzo de la siguiente, y siempre de mutuo acuerdo entre la empresa y la representación unitaria o sindical del personal (si no existen estos últimos, el acuerdo se realizará directamente con el personal), siempre respetando la jornada máxima anual que este convenio establece.

Las empresas podrán establecer un sistema de control de asistencia sin que el tiempo reflejado en el registro de asistencia signifique, por sí solo, horas efectivas de trabajo.

En el primer mes de cada año, se elaborará por la empresa un calendario laboral con turnos y horarios que podrá ser revisable trimestralmente. Todo ello, previa negociación con la representación unitaria o sindical del personal, entregando una copia, con una semana de antelación, a la representación unitaria o sindical del personal para su exposición en el tablón de anuncios.

La empresa facilitará, en la medida de lo posible, cambios de turno a los trabajadores para el acompañamiento a consulta médica de familiares menores o dependientes hasta

cve: BOE-A-2018-12821
Verificable en http://www.boe.es

el primer grado de consanguinidad. A estos efectos, se tendrán en cuenta los acuerdos entre trabajadores y trabajadoras comunicados a la empresa.

Siempre que la duración de la jornada diaria continuada exceda de seis horas, se establecerá un periodo de descanso durante la misma de 15 minutos de duración, que tendrán la consideración de tiempo efectivo de trabajo a todos los efectos.

Los días en que el personal se encuentre en situación de incapacidad temporal, así como el tiempo que la ley otorga para la lactancia de un menor no serán objeto de devolución, ni recuperación, se considerarán por tanto como días trabajados a efectos del computo anual, sin que dichos días puedan en ningún caso originar déficit de jornada ni, por si solos, excesos de jornada,.

Por cada jornada realizada en día festivo se disfrutará de un descanso compensatorio de un día laborable, que no será considerado como tiempo de trabajo, respetando el número total de horas efectivas señaladas en este convenio.

La jornada a tiempo parcial será continuada, a excepción de las realizadas en sábados, domingos, festivos y jornadas especiales que podrán ser partidas. Cuando las jornadas sean partidas tendrán una duración mínima de 24 horas semanales.

Con independencia de lo establecido anteriormente se respetará cualquier fórmula que se haya pactado o se pacte entre la empresa y la representación unitaria o sindical del personal, siempre respetando los criterios legal y convencionalmente establecidos.

2. Normas especiales para el servicio de ayuda a domicilio:

Para quienes presten sus servicios en ayuda a domicilio, la jornada laboral tendrá las siguientes características específicas:

A) Tendrán la consideración de trabajo efectivo tanto las horas que se dediquen a la asistencia en el domicilio de la persona usuaria como las empleadas en desplazamientos entre servicios realizados consecutivamente, así como las que se dediquen a funciones de coordinación y control.

B) La prestación del servicio tendrá lugar en horario diurno, salvo en aquellas establecidas con objeto de atender servicios nocturnos.

C) El descanso semanal se disfrutará en sábados y domingos, salvo las jornadas establecidas para la atención en tales días.

D) La prestación de servicios en días laborables se realizará de lunes a viernes, a excepción de las jornadas establecidas para cubrir los servicios de los sábados por la mañana, sin perjuicio de que la jornada de trabajo de días laborables sea de lunes a sábado.

E) En todo caso se respetará el descanso entre jornada y jornada según establece la Ley.

F) Las jornadas de trabajo podrán ser completas, a tiempo parcial o especiales, entendiendo por estas últimas las vinculadas a contratos causales de duración determinada reguladas en el apartado 3 de este artículo.

F.1: Jornadas completas:

Las jornadas completas podrán ser continuadas o partidas.

Se considera jornada completa, a efectos de realizar jornada partida, la estipulada como máxima anual en este convenio.

F.1.1: Jornadas continuadas: Las jornadas completas y continuadas tendrán como horario de entrada el comprendido entre las 7 horas y las 10 horas y como límite máximo de salida las 18 horas.

F.1.2: Jornadas partidas: Las jornadas completas y partidas se establecerán por pacto entre la empresa y el personal, que deberá ser recogido en el propio contrato de trabajo o, en su caso, mediante acuerdo escrito.

cve: BOE-A-2018-12821
Verificable en http://www.boe.es

BOLETÍN OFICIAL DEL ESTADO
Núm. 229 Viernes 21 de septiembre de 2018 Sec. III. Pág. 91430

El tiempo de trabajo en las jornadas partidas no podrá dividirse cada día en más de dos fracciones de tiempo.

Las jornadas completas y partidas se realizarán en horario diurno, es decir entre las 7 y las 22 horas.

F.2: Jornadas a tiempo parcial:

La jornada a tiempo parcial incluida en turno de mañana tendrá como horario de entrada el comprendido entre las 7 y las 10 horas y como límite máximo de salida las 16 horas.

La jornada a tiempo parcial incluida en turno de tarde tendrá como horario de entrada el comprendido entre las 15 y las 18 horas y como límite máximo de salida las 22 horas.

La jornada a tiempo parcial destinada a la prestación de servicios en sábados, domingos y festivos, se realizará en horario diurno, es decir entre las 7 y las 22 horas, salvo aquella establecida con objeto de atender servicios nocturnos y sin perjuicio de lo regulado en el artículo 15 del presente convenio sobre contrataciones.

F.3: Jornadas especiales:

Podrán realizarse jornadas especiales para la atención de servicios nocturnos, privados, rurales o cualesquiera otros que por sus características requieran una atención especial o no reúnan las condiciones para aplicar las jornadas establecidas.

Las jornadas especiales supondrán la existencia de un contrato de duración determinada para la realización de una obra o servicio determinado, en el que se encuentre identificado claramente el servicio o servicios a prestar.

Cuando los servicios especiales descritos en el primer párrafo de éste artículo tenga carácter estable, el contrato podrá ser indefinido.

El régimen de jornada y horario de las jornadas especiales vendrán dado en cada caso por las necesidades de los servicios a atender y será especificado en cada contrato.

G.1. Dadas las peculiares características del servicio de ayuda a domicilio en el que existe un alto porcentaje de contratación a tiempo parcial, las empresas, preferentemente, tenderán a la ampliación de la jornada de trabajo del personal que su jornada sea inferior al 100% de la establecida en el convenio con el fin de suplir la jornada que dejen vacante quienes causen baja en la empresa o se encuentren en situación de IT o vacaciones.

G.2. No obstante lo anterior, en el momento en que el personal en dichas situaciones se reincorpore a su puesto de trabajo, el personal cuya jornada hubiera sido ampliada volverá a su situación original.

G.3. Así mismo se procederá del modo establecido en el punto G.1 cuando debido a la asignación de nuevas personas usuarias exista vacantes a cubrir.

G.4. Como consecuencia del exceso o defecto, que pudiera producirse entre las horas realizadas y las reflejadas como jornada establecida en el contrato de trabajo, se realizará una regularización de horas con periodicidad semestral. Para posibilitar la recuperación de horas la fecha tope para la regularización será la de la finalización del tercer mes posterior a cada semestre natural. Para lograr la recuperación de horas que debe el personal, la empresa ofertará al menos en tres ocasiones la posibilidad de recuperarlas. En caso de rechazarlas la empresa podrá proceder al descuento del importe correspondiente por hora ordinaria. Mensualmente la empresa facilitará a la representación unitaria o sindical del personal la situación con respecto al régimen horario de la plantilla. En todo caso, se respetará lo dispuesto en los artículos 37 y 38 del presente convenio.

Las implicaciones derivadas de esta regularización no supondrán en ningún caso la aplicación del artículo referido al plus de disponibilidad, en tanto en cuanto entran dentro de la dinámica cotidiana del servicio.

BOLETÍN OFICIAL DEL ESTADO
Núm. 229 Viernes 21 de septiembre de 2018 Sec. III. Pág. 91431

Artículo 40. *Descanso semanal.*

El personal tendrá derecho a un descanso mínimo semanal de día y medio (treinta y seis horas) sin interrupción. Dicho descanso deberá coincidir obligatoriamente en domingo, al menos una vez cada cuatro semanas, excepto para aquel personal con contratos específicos de fin de semana. En ningún caso podrá ser solapado por el día de descanso compensatorio devengado por haber trabajado durante un día festivo.

Con independencia de lo establecido anteriormente, se respetará cualquier fórmula que se haya pactado o se pacte entre la empresa y la representación unitaria o sindical del personal o, en su defecto, el personal.

Artículo 41. *Vacaciones.*

El período de vacaciones anuales será retribuido y su duración será de treinta días naturales. En aquellos casos en los que no se haya completado el año de trabajo efectivo, los trabajadores y trabajadoras tendrán derecho a la parte proporcional. Las vacaciones se disfrutarán preferentemente durante los meses de junio, julio, agosto y septiembre.

El período de disfrute se fijará en un período de treinta días o en dos períodos de quince días, no pudiendo realizarse más fracciones, salvo acuerdo entre la empresa y el personal y contando con la aprobación de la representación unitaria o sindical, respetándose siempre los siguientes criterios:

a) El régimen de turnos de vacaciones se hará por rigurosa rotación anual del personal entre los distintos meses, iniciándose esta rotación el primer año, por antigüedad en la empresa. El personal que fraccione las vacaciones en dos ó más períodos, tan solo tendrá prioridad de elección en uno de éstos períodos. A tal efecto se constituirán los correspondientes turnos de vacaciones. Estos turnos se harán de acuerdo con el calendario laboral, según las prestaciones del servicio.

El inicio del período de vacaciones o de disfrute de las fiestas abonables, no puede coincidir con un día de descanso semanal, de forma y manera, que en estos casos se entenderán iniciadas las vacaciones al día siguiente del descanso semanal. Si el regreso de las vacaciones coincide con el día libre, este deberá respetarse, reiniciándose el trabajo al día siguiente.

b) El calendario de vacaciones se elaborará antes de la finalización del primer trimestre de cada año y, en todo caso, con un mínimo de dos meses del comienzo del mismo.

Cuando el período de vacaciones fijado en el calendario de vacaciones de la empresa coincida en el tiempo con una incapacidad temporal derivada del embarazo, el parto o la lactancia natural o con el período de suspensión del contrato de trabajo previsto en los apartados 4, 5 y 7 del artículo 48 del Estatuto de los Trabajadores, se tendrá derecho a disfrutar las vacaciones en fecha distinta a la de la incapacidad temporal o a la del disfrute del permiso que por aplicación de dicho precepto le correspondiera, al finalizar el período de suspensión, aunque haya terminado el año natural a que correspondan.

En el supuesto de que el período de vacaciones coincida con una incapacidad temporal por contingencias distintas a las señaladas en el párrafo anterior que imposibilite al trabajador o la trabajadora disfrutarlas, total o parcialmente, durante el año natural a que corresponden, el personal podrá hacerlo una vez finalice su incapacidad y siempre que no hayan transcurrido más de dieciocho meses a partir del final del año en que se hayan originado.

A partir de 1 de enero de 2017 la retribución correspondiente al período de disfrute de vacaciones vendrá determinada por la suma del salario base, y en su caso plus antigüedad, complemento de garantía ad personam y plus de nocturnidad del personal de turno fijo de noche, y el promedio mensual de lo devengado por los complementos variables (plus nocturnidad del personal que no está en turno fijo de noche, plus de domingos y festivos, plus de festivos especiales y plus de disponibilidad) recogidos en la tabla de retribuciones correspondiente a los doce meses inmediatamente anteriores a aquél en el que se inicie

cve: BOE-A-2018-12821
Verificable en http://www.boe.es

BOLETÍN OFICIAL DEL ESTADO
Núm. 229 Viernes 21 de septiembre de 2018 Sec. III. Pág. 91432

el período de vacaciones, promedio que, dividido entre los 30 días de vacaciones, será abonado por cada día disfrutado de vacaciones.

Podrá acordarse, con la representación unitaria o sindical del personal, abonar en el período de disfrute de vacaciones la retribución correspondiente a los complementos variables que el personal habría percibido en tal período en el caso de no disfrutar de vacaciones en el mismo, siempre que la misma no sea inferior al promedio antes referido.

También puede pactarse con la representación unitaria o sindical del personal el abono de la parte de la retribución en vacaciones correspondiente al promedio de los complementos variables en una única paga dentro del año natural, preferentemente a la finalización del disfrute del período vacacional.

CAPÍTULO VII

Estructura retributiva

Artículo 42. *Estructura retributiva.*

La estructura retributiva queda como sigue:

A) Salario base: Es la parte de la retribución del personal fijada por unidad de tiempo y en función de su grupo y categoría profesional, con independencia de la remuneración que corresponda por puesto de trabajo específico o cualquier otra circunstancia. El salario base se corresponde con lo que figura en anexo I. Se percibirá proporcionalmente a la jornada realizada.

B) Plus de antigüedad: Se establece el mismo en la cuantía reflejada en el anexo I por cada tres años de servicio prestados en la empresa. Se percibirá proporcionalmente a la jornada realizada.

C) Plus de nocturnidad: Las horas trabajadas entre las 22 horas y las 7 horas tendrán una retribución específica, según anexo I. Este complemento se percibirá igualmente en la retribución de las vacaciones para el personal con turno fijo de noche.

D) Plus de domingos y festivos: Las jornadas realizadas en domingo o festivo, salvo para aquel personal contratado específicamente para domingos o festivos, tendrán una retribución según anexo I. Estos importes se abonarán por jornada trabajada en domingo o festivo, independientemente de las horas trabajadas.

Para el personal que preste servicios en turno nocturno se considerará domingo o festivo trabajado si ha iniciado su jornada durante el domingo o la festividad.

E) Plus de disponibilidad: Se podrán establecer turnos de disponibilidad, voluntarios, que tendrán una retribución específica por turno, según anexo I.

F) Horas extraordinarias: Las horas extraordinarias que se realicen tendrán una retribución específica, según artículo 44 y anexo I.

G) Gratificaciones extraordinarias: Se abonarán dos pagas extraordinarias, con devengo semestral, equivalentes a una mensualidad de salario base, más antigüedad, la primera con devengo del 1 de diciembre al 31 de mayo y abono el día 15 de junio y la segunda con devengo de 1 de junio al 30 de noviembre y abono el día 15 de diciembre. En ningún caso dichas gratificaciones se abonarán prorrateadas mensualmente, salvo en los contratos menores de seis meses o cuando exista acuerdo con la representación unitaria o sindical.

H) Gastos de desplazamiento: La empresa se hará cargo de los gastos de desplazamiento del personal cuando:

• A requerimiento de la empresa, dentro de la jornada laboral, la realización del servicio comporte la necesidad de utilizar medios de transporte.

• La propia naturaleza del servicio y organización del trabajo impliquen la necesidad de utilizar medios de transporte para su prestación. Ello especialmente en los desplazamientos entre servicios de tipo rural o semirural y durante su cumplimentación por cualquier trabajador o trabajadora.

BOE BOLETÍN OFICIAL DEL ESTADO
Núm. 229 Viernes 21 de septiembre de 2018 Sec. III. Pág. 91433

El abono se hará de una de las siguientes formas:

- Haciéndose cargo del importe del transporte en medios públicos (autobús, taxi, etc.).
- Facilitando el transporte en vehículo de la empresa.
- Abonando a 0,18 € por Km. si el personal se desplaza con su propio vehículo. En todo caso, los importes derivados no se cotizarán en la medida en que no superen el importe por kilómetro legalmente establecido.

Artículo 43. *Tabla de retribuciones.*

Se anexan al presente convenio las tablas salariales correspondientes al período de vigencia previsto en el artículo 4 del mismo.

Articulo 44. *Horas extraordinarias.*

Debido a las características del sector y a su misión de servicio continuado las veinticuatro horas al día, las horas que deban realizarse en función de la cobertura de las posibles ausencias por causas urgentes e imprevistas tendrán la consideración de horas extraordinarias cuando, consideradas en cómputo semestral excedan de la jornada anual establecida de acuerdo con el primer párrafo del artículo 39.

La realización de dichas horas extraordinarias será para situaciones excepcionales y se argumentará a la representación unitaria o sindical del personal. Se compensarán preferentemente en tiempo de trabajo o se abonarán según el precio establecido en el anexo I, que ya incorpora el incremento retributivo acordado en el presente convenio.

No podrán, en todo caso, superar el tope máximo anual legalmente establecido.

Artículo 45. *Festivos de especial significación.*

Por su especial significado, el personal que preste sus servicios durante los días de Navidad y Año Nuevo, desde el inicio del turno de noche del 24 al 25 de diciembre hasta la finalización del turno de tarde del día 25, y desde el inicio del turno de la noche del 31 de diciembre al 1 de enero y hasta la finalización del turno de tarde del día 1 de enero. La retribución correspondiente a estos festivos especiales que hayan sido compensados con descanso en día distinto es la reflejada en las tablas salariales.

En ningún caso se percibirá el plus de festivo de especial significación y el plus de festivo normal por un solo turno de trabajo.

Si esos días caen en domingo, teniendo en cuenta que cada comunidad autónoma fija un día festivo sustitutorio, se percibe como festivo de especial significación y el sustitutorio según tabla salarial.

Artículo 46. *Plus de disponibilidad.*

Las empresas voluntariamente podrán establecer turnos de disponibilidad que tendrán siempre carácter de voluntariedad por parte del personal. Aquel trabajador o trabajadora que voluntariamente se acoja a esta modalidad tendrá la obligación de estar localizable durante la jornada a fin de acudir a cualquier requerimiento que pueda producirse como consecuencia de una situación de urgencia específica. En ningún caso se podrán superar las horas establecidas en el turno a cubrir.

El personal vendrá obligado a atender el teléfono móvil o aparato buscapersonas y a personarse en su lugar de trabajo o en el domicilio de la persona usuaria que se le indique, en el tiempo más breve posible, tiempo que será acordado en cada ámbito con la representación unitaria o sindical del personal Será computado como tiempo de trabajo desde el momento que fue requerida hasta 30 minutos después de finalizado el servicio. En ningún caso podrá exceder de 30 minutos el tiempo que discurre desde que se produce el requerimiento hasta la presencia en el servicio requerido. Si el trabajador o trabajadora prevé que tardará más de 30 minutos en personarse, deberá comunicarlo inmediatamente a la empresa.

cve: BOE-A-2018-12821
Verificable en http://www.boe.es

BOLETÍN OFICIAL DEL ESTADO
Núm. 229 Viernes 21 de septiembre de 2018 Sec. III. Pág. 91434

En caso de avería del teléfono móvil o aparato buscapersonas, la persona trabajadora quedará obligada a ponerlo inmediatamente en conocimiento de la empresa y a facilitar un número de teléfono en el que se les pueda localizar.

La fecha y duración de la disponibilidad será especificada en el cuadrante de trabajo elaborado por la empresa. En ningún caso el número de horas de disponibilidad podrá ser superior al 25% de la jornada establecida en el convenio.

El tiempo de disponibilidad no se computará a efectos de jornada ordinaria. Se computará como horas extraordinarias el período que transcurre desde el requerimiento hasta treinta minutos después de la finalización del servicio. En ningún caso las horas extraordinarias realizadas en disponibilidad podrán superar el tope fijado en el artículo 43 del presente convenio.

La representación unitaria o sindical del personal recibirá información de la empresa respecto de la realización de turnos de disponibilidad.

Artículo 47. *Compensación por incapacidad temporal en accidente de trabajo y/o enfermedad profesional.*

En caso de incapacidad temporal por accidente laboral y/o enfermedad profesional, la empresa complementará la prestación económica que el trabajador o trabajadora perciba de la seguridad social hasta el 100% del salario, durante los veintiún primeros días de baja.

Artículo 48. *Anticipos.*

Las empresas vendrán obligadas, a petición del personal, a conceder un anticipo mensual del 100% del salario devengado en el momento de la petición.

Artículo 49. *Recibos de salarios.*

Es ineludible que se extiendan y entreguen los recibos de salarios justificativos del mismo. Dicho recibo, que se ajustará a algún modelo oficial aprobado por la administración pública competente, deberá contener, perfectamente desglosados y especificados, todos los conceptos salariales, así como las retenciones, cotizaciones, tributaciones y sus bases de cálculo.

Dichos abonos se efectuarán dentro de los cinco primeros días de cada mes. Para ello se usará de cualquiera de los sistemas legalmente autorizados, a juicio y arbitrio de la empresa (cheques, transferencias, metálico, etc.).

Artículo 50. *Cláusula de descuelgue.*

La no aplicación del régimen salarial así como la modificación de las condiciones establecidas en el presente convenio se llevará a cabo en las circunstancias y con los condicionantes establecidos en la legislación vigente en cada momento y con respeto a lo establecido en los artículos 13 y 70 del presente convenio.

En caso de acuerdo a nivel de empresa, éste deberá notificarse a la comisión paritaria del mismo, remitiendo junto a la notificación la siguiente documentación:

- En su caso, documentación justificativa de la elección democrática de la comisión ad hoc.
- Actas de proceso de negociación.
- Documentación económica justificativa.
- Acuerdo de inaplicación.

cve: BOE-A-2018-12821
Verificable en http://www.boe.es

CAPÍTULO VIII

Permisos, licencias y excedencias, suspensión del contrato de trabajo y otros derechos derivados de la conciliación de la vida laboral y familiar

Artículo 51. *Suspensión de contrato por maternidad.*

Según lo dispuesto en el artículo 48.4 del Estatuto de los Trabajadores, en el supuesto de parto, la suspensión tendrá una duración de 16 semanas ininterrumpidas, ampliables en el supuesto de parto múltiple en 2 semanas más por cada hijo o hija a partir del segundo. El periodo de suspensión se distribuirá a opción de la interesada siempre que 6 semanas sean inmediatamente posteriores al parto. En caso de fallecimiento de la madre, con independencia de que ésta realizara o no algún trabajo, el otro progenitor podrá hacer uso de la totalidad o, en su caso, de la parte que reste del período de suspensión, computado desde la fecha del parto, y sin que se descuente del mismo la parte que la madre hubiera podido disfrutar con anterioridad al parto. En el supuesto de fallecimiento del hijo o hija, el período de suspensión no se verá reducido, salvo que, una vez finalizadas las seis semanas de descanso obligatorio, la madre solicitara reincorporarse a su puesto de trabajo.

No obstante lo anterior, y sin perjuicio de las 6 semanas inmediatamente posteriores al parto de descanso obligatorio para la madre, en el caso de que ambos progenitores trabajen, la madre, al iniciarse el período de descanso por maternidad, podrá optar por que el otro progenitor disfrute de una parte determinada e ininterrumpida del periodo de descanso posterior al parto, bien de forma simultánea o sucesiva con el de la madre. El otro progenitor podrá seguir haciendo uso del período de suspensión por maternidad inicialmente cedido, aunque en el momento previsto para la reincorporación de la madre al trabajo ésta reencuentre en situación de incapacidad temporal.

En el caso de que la madre no tuviese derecho a suspender su actividad profesional con derecho a prestaciones, de acuerdo con las normas que regulen dicha actividad, el otro progenitor tendrá derecho a suspender su contrato de trabajo por el periodo que hubiera correspondido a la madre, lo que será compatible con el ejercicio del derecho reconocido en el artículo 48.7 del Estatuto de los Trabajadores.

En los casos de parto prematuro y en aquéllos en que, por cualquier otra causa, la persona recién nacida deba permanecer hospitalizada a continuación del parto, el período de suspensión podrá computarse, a instancia de la madre, o en su defecto, del otro progenitor, a partir de la fecha del alta hospitalaria. Se excluyen de dicho cómputo las 6 semanas posteriores al parto, de suspensión obligatoria del contrato de la madre.

En los casos de partos prematuros con falta de peso y aquellos otros en que la persona recién nacida precise, por alguna condición clínica, hospitalización a continuación del parto, por un período superior a 7 días, el período de suspensión se ampliará en tantos días como esta se encuentre hospitalizada, con un máximo de 13 semanas adicionales, y en los términos en que reglamentariamente se desarrolle.

En los supuestos de adopción, guarda con fines de adopción, o acogimiento recogido en el artículo 45.1d del Estatuto de los Trabajadores, la suspensión tendrá una duración de 16 semanas ininterrumpidas, ampliable en supuestos de múltiples en 2 semanas por cada menor a partir del segundo. Dicha suspensión producirá sus efectos, a elección del trabajador o trabajadora, bien a partir de la resolución judicial por la que se constituye la adopción, bien a partir de la decisión administrativa o judicial de acogimiento, provisional o definitiva sin que en ningún caso un mismo menor pueda dar derecho a varios períodos de suspensión.

En caso de que ambos progenitores trabajen, el período de suspensión se distribuirá a opción de las personas interesadas, que podrán disfrutarlo de forma simultánea o sucesiva, siempre con períodos ininterrumpidos y con los límites señalados.

En los casos de disfrute simultáneo de períodos de descanso, la suma de los mismos no podrá exceder de las 16 semanas previstas en los párrafos anteriores, o de las que

cve: BOE-A-2018-12821
Verificable en http://www.boe.es

BOLETÍN OFICIAL DEL ESTADO
Núm. 229 Viernes 21 de septiembre de 2018 Sec. III. Pág. 91436

correspondan en caso de parto, adopción, guarda con fines de adopción o acogimiento de acuerdo con el artículo 45.1.d del Estatuto de los Trabajadores.

En el supuesto de discapacidad del hijo o hija o de la persona menor adoptada o acogida, la suspensión del contrato a que se refieren los párrafos precedentes tendrá una duración adicional de 2 semanas. En caso de que ambos progenitores trabajen, este período adicional se distribuirá a opción de las personas interesadas, que podrán disfrutarlo de forma simultánea o sucesiva y siempre de forma ininterrumpida.

Los períodos a los que se refieren estos apartados podrán disfrutarse en régimen de jornada completa o a tiempo parcial, previo acuerdo entre la parte empresarial y las personas trabajadoras afectadas, los términos que reglamentariamente se determinen.

En los supuestos de adopción internacional, cuando sea necesario el desplazamiento previo de los progenitores al país de origen del adoptado o adoptada, el período de suspensión podrá iniciarse hasta 4 semanas antes de la resolución por la que se constituye la adopción.

Los trabajadores y trabajadoras se beneficiarán de cualquier mejora en las condiciones de trabajo a la que hubieran podido tener derecho durante la suspensión del contrato en los supuestos a los que se refiere este apartado, así como en los previstos en el número 7 del artículo 48 del Estatuto de los Trabajadores.

Articulo 52. *Suspensión de contrato por paternidad.*

Según lo dispuesto en el artículo 48.7 del Estatuto de los Trabajadores, en los supuestos de nacimiento de hijo o hija, adopción, guarda con fines de adopción o acogimiento de acuerdo con el artículo 45.1.d del Estatuto de los Trabajadores, el trabajador tendrá derecho a la suspensión del contrato durante 5 semanas. El período de suspensión será ininterrumpido salvo la última semana del período total a que se tenga derecho, que, previo acuerdo entre empresario y trabajador, podrá disfrutarse de forma independiente en otro momento dentro de los nueve meses siguientes a la fecha de nacimiento del hijo, la resolución judicial o la decisión administrativa. Dicho acuerdo se adoptará al inicio del período de suspensión. Este periodo podrá ser ampliable en el supuesto de parto, adopción o acogimiento múltiples en 2 días más por cada hijo o hija, a partir del segundo. Esta suspensión es independiente del disfrute compartido de los períodos de descanso por maternidad.

El trabajador que ejerza este derecho podrá iniciar su disfrute durante el periodo comprendido desde la finalización del permiso por nacimiento de hija o hijo, previsto legal o convencionalmente, o desde la resolución judicial por la que se constituye la adopción o a partir de la decisión administrativa de guarda con fines de adopción o de acogimiento, hasta que finalice la suspensión del contrato por las causas establecidas en los apartados 4 y 5 del artículo 48 del Estatuto de los Trabajadores o inmediatamente después de la finalización de dicha suspensión.

Esta suspensión del contrato podrá disfrutarse en régimen de jornada completa o en régimen de jornada parcial de un mínimo del 50%, previo acuerdo entre la parte empresarial y el trabajador, conforme se determine reglamentariamente. El trabajador deberá comunicar a la empresa, con la debida antelación, el ejercicio de este derecho.

Artículo 53. *Licencias retribuidas.*

El personal, previo aviso y justificación, podrá ausentarse del trabajo con derecho a remuneración, por alguno de los motivos y por el tiempo siguiente:

A. 15 días naturales en caso de matrimonio.

B. 4 días de libre disposición a lo largo del año, considerados a todos los efectos como efectivamente trabajados. Se disfrutarán uno por trimestre, salvo acuerdo expreso entre la empresa y el trabajador o trabajadora. Para hacer efectivo el disfrute de estos 4 días libres, se solicitarán con una antelación mínima de 7 días a la fecha de disfrute (salvo casos de urgente necesidad, en cuyo caso la antelación mínima será de 3 días),

cve: BOE-A-2018-12821
Verificable en http://www.boe.es

BOLETÍN OFICIAL DEL ESTADO
Núm. 229 Viernes 21 de septiembre de 2018 Sec. III. Pág. 91437

procediéndose a su concesión por parte de la empresa, salvo que por razones organizativas justificadas no se pudiera conceder el disfrute en la fecha solicitada, comunicándosele a la persona interesada con al menos 48 horas de antelación (salvo casos de urgente necesidad).

En todo caso, el personal disfrutará de estos 4 días, sin necesidad de justificación, antes del 15 de enero del año siguiente.

El disfrute de estos 4 días necesitará de un periodo de trabajo previo de tres meses por cada día de libre disposición.

C. 3 días naturales en los casos de nacimiento o adopción permanente y temporal (no menor de un año) y tutela y de acogimiento o por el fallecimiento, accidente o enfermedad grave u hospitalización del cónyuge o pareja de hecho legalmente establecida, y parientes hasta el segundo grado de consanguinidad o afinidad. En los casos de enfermedad grave que requiera hospitalización, el disfrute se puede realizar, incluso de forma fraccionada por días, mientras dure la hospitalización. Los días de dicho fraccionamiento, que deberán comunicar a la empresa, tendrán el mismo carácter de laborales, descanso semanal o festivos que hubiesen tenido en el caso de que la persona hubiese optado por disfrutarlos de forma continuada desde el inicio del hecho causante. Siempre que el personal necesite hacer un desplazamiento, a tal efecto, fuera de la provincia o de la comunidad autónoma uniprovincial, salvo que la distancia fuese inferior a 50 kilómetros, o por causa realmente justificada, el plazo se verá ampliado a 2 días adicionales. Podrán ampliarse estos días descontando los festivos abonables y/o vacaciones, previa solicitud del personal.

En el mismo sentido, cuando el hecho causante haya acaecido fuera del territorio español y con una distancia mínima de 1000 kilómetros, y el afectado sea el cónyuge, pareja de hecho legalmente establecida o pariente de primer grado por consanguinidad o afinidad, los 5 días de permiso se verán incrementados, previa solicitud del trabajador, en otros 5 días más, estos últimos no retribuidos. En este caso, se deberá probar cumplidamente el desplazamiento realizado.

No obstante todo lo anterior, en los casos de hospitalización, el permiso regulado en el presente apartado finalizará por alguna de las dos siguientes causas:

* El transcurso de 3 días de hospitalización sin alta médica, o 5 en su caso.
* El alta médica antes de que transcurran dichos 3 días o 5 en su caso.

D. 2 días naturales en los casos de intervención quirúrgica sin hospitalización que precise reposo domiciliario, de cónyuge, pareja de hecho legalmente establecida o parientes hasta el segundo grado de consanguinidad o afinidad En los casos de reposo domiciliario, el inicio se puede flexibilizar y el disfrute se puede realizar, incluso de forma fraccionada por días, mientras dure el reposo domiciliario. Los días de dicho fraccionamiento, que deberán comunicar a la empresa, tendrán el mismo carácter de laborales, descanso semanal o festivos que hubiesen tenido en el caso de que la persona hubiese optado por disfrutarlos de forma continuada desde el inicio del hecho causante. Siempre que el personal necesite hacer un desplazamiento, a tal efecto, fuera de la provincia o de la comunidad autónoma uniprovincial, salvo que la distancia fuese inferior a 50 kilómetros, o por causa realmente justificada, el plazo se verá ampliado a 2 días adicionales. Podrán ampliarse estos días descontando los festivos abonables y/o vacaciones, previa solicitud del personal.

E. 1 día por traslado del domicilio habitual.

F. Por el tiempo indispensable, para el cumplimiento de un deber inexcusable de carácter público o personal.

G. A los permisos necesarios para concurrir a exámenes cuando curse con regularidad estudios para la consecución de títulos oficiales académicos o profesionales teniendo en cuenta que de estos permisos únicamente serán retribuidos los correspondientes a exámenes eliminatorios. El personal disfrutará de este permiso el día natural en que tenga el examen, si presta sus servicios en jornada diurna o vespertina. Si el personal trabaja de noche, el permiso lo disfrutará la noche anterior al examen.

cve: BOE-A-2018-12821
Verificable en http://www.boe.es

BOLETÍN OFICIAL DEL ESTADO
Núm. 229 Viernes 21 de septiembre de 2018 Sec. III. Pág. 91438

H. La trabajadora embarazada tendrá derecho a ausentarse del trabajo, con derecho a remuneración, para la realización de exámenes prenatales y técnicas de preparación al parto, previo aviso a la empresa y justificación de la necesidad de su realización dentro de la jornada laboral.

I. Por el tiempo indispensable durante 3 veces al año para acompañar al hijo/a a consulta médica del especialista siempre y cuando la empresa no haya procedido a cambiar el turno para facilitar ese acompañamiento. La negativa del trabajador a cambiar el turno excluye la existencia del permiso.

El computo de los permisos por matrimonio, nacimiento de hijo o hija, fallecimiento de un familiar, accidente, enfermedad grave u hospitalización se iniciarán el primer día laborable siguiente al del hecho causante cuando este hecho sucediese en día festivo o descanso semanal para el trabajador o la trabajadora.

Artículo 54. *Licencias no retribuidas.*

Licencia por asuntos propios: 3 meses al año, computándose de una sola vez o fracción (que en ningún caso podrá ser inferior a 1 mes), no coincidente con los meses de junio, julio, agosto y septiembre, solicitada con una antelación de 20 días, salvo casos de urgente necesidad. Podrá pactarse entre empresa y personal la prórroga de este período sin exceder en ningún caso de los 6 meses. Si las circunstancias asistenciales lo permitiesen, se podría hacer uso de este tipo de permiso en el período estival citado anteriormente.

Previo aviso, justificación y acuerdo con la empresa, el personal podrá tomarse anualmente hasta 7 días no retribuidos, para asuntos de carácter personal no recogidos en el apartado de licencias retribuidas.

Articulo 55. *Excedencia especial por maternidad y cuidado de familiares.*

El personal tendrá derecho a un período de excedencia de duración no superior a 3 años para atender al cuidado de cada hijo o hija, tanto cuando lo sea por naturaleza como por adopción o en los supuestos de guarda con fines de adopción o acogimiento de acuerdo con el artículo 45.1.d del Estatuto de los Trabajadores, a contar desde la fecha de nacimiento o, en su caso, de la resolución judicial o administrativa.

También tendrán derecho a un período de excedencia, de duración no superior a 3 años, para atender al cuidado de un familiar hasta el segundo grado de consanguinidad o afinidad, que por razones de edad, accidente, enfermedad o discapacidad no pueda valerse por sí mismo, y no desempeñe actividad retribuida.

La excedencia contemplada en el presente artículo, cuyo período de duración podrá disfrutarse de forma fraccionada, constituye un derecho individual de los trabajadores, hombres o mujeres. No obstante, si dos o más trabajadores de la misma empresa generasen este derecho por el mismo sujeto causante, el empresario podrá limitar su ejercicio simultáneo por razones justificadas de funcionamiento de la empresa.

Cuando un nuevo sujeto causante diera derecho a un nuevo período de excedencia, el inicio de la misma dará fin al que, en su caso, se viniera disfrutando.

El período en que el trabajador o la trabajadora permanece en situación de excedencia conforme a lo establecido en este artículo será computable a efectos de antigüedad, y tendrá derecho a la asistencia a cursos de formación profesional, a cuya participación deberá ser convocado por la parte empresarial, especialmente con ocasión de su reincorporación. Durante el primer año tendrá derecho a la reserva de su puesto de trabajo. Transcurrido dicho plazo, la reserva quedará referida a un puesto de trabajo del mismo grupo profesional o categoría equivalente.

No obstante, cuando el trabajador o la trabajadora forme parte de una familia que tenga reconocida oficialmente la condición de familia numerosa, la reserva de su puesto de trabajo se extenderá hasta un máximo de 15 meses cuando se trate de una familia numerosa de categoría general, y hasta un máximo de 18 meses si se trata de categoría especial.

cve: BOE-A-2018-12821
Verificable en http://www.boe.es

BOLETÍN OFICIAL DEL ESTADO
Núm. 229 Viernes 21 de septiembre de 2018 Sec. III. Pág. 91439

Articulo 56. *Reducción de la jornada por motivos familiares.*

El personal, por lactancia de un hijo o hija menor de 12 meses, tendrá derecho a 1 hora de ausencia del trabajo, que podrán dividir en 2 fracciones. La duración del permiso se incrementará proporcionalmente en los casos de parto múltiple.

El personal, por su voluntad, podrá sustituir este derecho por una reducción de su jornada en 1 hora con la misma finalidad o acumularlo en jornadas completas en los términos previstos en el acuerdo a que se llegue con la empresa.

Este permiso es un derecho individual de trabajadores y trabajadoras aunque solo podrá ser ejercido por uno de los progenitores en caso de que ambos trabajen.

En los casos de parto prematuro o que, por cualquier causa, deban permanecer hospitalizados a continuación del parto, la madre o el padre tendrán derecho a ausentarse del trabajo durante 1 hora. Asimismo tendrán derecho a reducir su jornada de trabajo hasta un máximo de 2 horas, con la disminución proporcional del salario.

Quien por razones de guarda legal tenga a su cuidado directo algún menor de 12 años o una persona con discapacidad que no desempeñe una actividad retribuida, tendrá derecho a una reducción de la jornada de trabajo, con la disminución proporcional del salario entre, al menos, 1/8 y un máximo de la mitad de la duración de aquella.

Tendrá el mismo derecho quien precise encargarse del cuidado directo de un familiar, hasta el segundo grado de consanguinidad o afinidad, que por razones de edad, accidente o enfermedad no pueda valerse por sí mismo, y que no desempeñe actividad retribuida.

La concreción horaria y la determinación del período de disfrute del permiso de lactancia y de la reducción de jornada prevista en este artículo corresponderán a la persona trabajadora, dentro de su jornada ordinaria. Esta deberá preavisar a la empresa con 15 días de antelación a la fecha en que se reincorporará a su jornada ordinaria.

Artículo 57. *Excedencia voluntaria.*

El personal que acredite al menos 1 año de antigüedad en la empresa, podrá solicitar una excedencia voluntaria por un período no inferior a 4 meses ni superior a 5 años.

La excedencia se entenderá concedida sin derecho a retribución alguna y dicho período no computará a efectos de antigüedad.

Dicha excedencia se solicitará siempre por escrito con una antelación de al menos 30 días a la fecha de su inicio, a no ser por casos demostrables de urgente necesidad, debiendo recibir contestación, asimismo escrita, por parte de la empresa, en el plazo de cinco días.

Antes de finalizar la misma y con una antelación de al menos 30 días antes de su finalización, deberá solicitar por escrito su ingreso.

El personal en situación de excedencia tendrá únicamente un derecho preferencial al ingreso en su categoría o similar si, tras su solicitud de reingreso, existiera alguna vacante en la misma. En caso contrario, se hallará en situación de derecho expectante.

Si al finalizar la misma o durante su vigencia, desea incorporarse al trabajo y no existen vacantes en su categoría, pero sí en una inferior, el trabajador o la trabajadora podrán incorporarse a esta última, con las condiciones de esta categoría inferior, para poder acceder a su propia categoría en el momento en que se produzca la primera posibilidad.

En ningún caso, salvo concesión concreta al respecto, podrá solicitar excedencia para incorporarse a prestar sus servicios en entidades similares a las comprendidas por este Convenio.

El personal acogido a una excedencia voluntaria no podrá optar a una nueva hasta transcurrido 2 años de trabajo efectivo, después de agotada la anterior.

Artículo 58. *Excedencia forzosa.*

La excedencia forzosa dará derecho a la conservación del puesto de trabajo y al cómputo de la antigüedad en los siguientes supuestos:

A) Designación o elección de un cargo público.

cve: BOE-A-2018-12821
Verificable en http://www.boe.es

BOLETÍN OFICIAL DEL ESTADO
Núm. 229 Viernes 21 de septiembre de 2018 Sec. III. Pág. 91440

B) El personal que sea elegido/a para un cargo sindical, de ámbito local o superior, podrá asimismo, solicitar una excedencia especial por todo el tiempo que dure su nombramiento, con reincorporación automática a su puesto de trabajo una vez que finalice la misma.

CAPÍTULO IX

Derechos Sindicales

Artículo 59. *Derechos sindicales.*

Las personas que formen parte de la representación unitaria del personal tendrán, entre otros, los siguientes derechos y funciones, además de los reseñados en el artículo 64 del Estatuto de los Trabajadores:

a) Ser informados, previamente, de todas las sanciones impuestas en su empresa por faltas graves y muy graves.
b) Conocer, trimestralmente al menos, las estadísticas sobre el índice de absentismo y sus causas, los accidentes de trabajo y las enfermedades profesionales y sus consecuencias, los índices de siniestros, los estudios periódicos o especiales del medio ambiente laboral y los mecanismos de prevención que se utilizan.
c) De vigilancia en el cumplimiento de las normas vigentes en materia laboral, de seguridad social y ocupación y también el resto de los pactos, condiciones y usos de la empresa en vigor, formulando, si es necesario, las acciones legales pertinentes ante la empresa y los organismos o tribunales competentes.
d) De vigilancia y control de las condiciones de seguridad y salud en el ejercicio del trabajo en la empresa, con las particularidades que prevé en este sentido el artículo 19 del Estatuto de los Trabajadores.

Garantías de la representación del personal: Además de las garantías que prevén los apartados a), b), c) y d) del artículo 68 del Estatuto de los Trabajadores, los y las representantes del personal dispondrán de un crédito de horas mensuales retribuidas para el ejercicio de sus funciones de representación de acuerdo con la siguiente escala:

De 1 a 25 trabajadores: 20 horas.
De 26 a 50 trabajadores: 25 horas.
De 51 a 100 trabajadores: 30 horas.
De 101 a 250 trabajadores: 35 horas.
De 251 en adelante: 40 horas.

Para el servicio de ayuda a domicilio se determina la siguiente escala:

De 1 a 25 trabajadores: 24 horas.
De 26 a 50 trabajadores: 26 horas.
De 51 a 100 trabajadores: 28 horas.
De 101 a 250 trabajadores: 32 horas.
De 251 en adelante: 40 horas.

La utilización del crédito tendrá dedicación preferente, con la única limitación de la obligación de comunicar, previamente, con una antelación mínima de 48 horas, para prever su sustitución, a su inicio, y duración, salvo en situaciones excepcionales.
El crédito de horas mensuales retribuidas para los y las representantes podrá acumularse en un/a o varios/as representantes. Dicha acumulación deberá ser comunicada a la empresa con la antelación suficiente.
Asimismo, se facilitarán tablones de anuncios para que, bajo la responsabilidad de los y las representantes sindicales, se coloquen aquellos avisos y comunicaciones que haya que efectuar y se crean pertinentes. Los antedichos tablones se distribuirán en los puntos y lugares visibles para permitir que la información llegue fácilmente al personal.

cve: BOE-A-2018-12821
Verificable en http://www.boe.es

BOLETÍN OFICIAL DEL ESTADO
Núm. 229 Viernes 21 de septiembre de 2018 Sec. III. Pág. 91441

Secciones sindicales: Las empresas respetarán los derechos del personal a sindicarse libremente. Permitirán que el personal afiliado a un sindicato pueda celebrar reuniones, recoger cuotas y distribuir información sindical fuera de las horas de trabajo, sin perturbar la actividad normal.

No podrá condicionar la ocupación de un puesto el hecho de que una persona esté o no afiliado o renuncie a su afiliación sindical y tampoco se le podrá incomodar o perjudicar de ninguna otra forma, a causa de su afiliación o actividad sindical.

En las empresas habrá tablones de anuncios en los que los sindicatos implantados podrán insertar sus comunicaciones.

Los sindicatos o confederaciones podrán establecer secciones sindicales en las empresas o agrupaciones provinciales (entendiéndose que tienen esta consideración los que figuran como tales en los procesos electorales).

En las empresas con 50 ó más trabajadores y en las que no exista representación unitaria de los trabajadores las organizaciones sindicales firmantes de este Convenio dispondrán de un delegado o delegada sindical hasta la celebración de elecciones sindicales, siempre que se trate de personal en activo de la respectiva empresa.

Los delegados y delegadas sindicales nombrados con anterioridad a la entrada en vigor del V convenio en empresas comprendidas en el tramo de 25 a 60 trabajadores continuarán con los mismos derechos y deberes que corresponden al delegado sindical hasta que se celebre un nuevo proceso electoral en su centro de trabajo.

La función del delegado y delegada sindical será la de defender los intereses del sindicato o confederación a la que representa y de su afiliación en la empresa, y servir de instrumento de comunicación entre su sindicato o confederación y la empresa, de acuerdo con las funciones reflejadas en la LOLS. A requerimiento del delegado/a sindical, la empresa descontará en la nómina mensual del personal el importe de la cuota sindical correspondiente y con la autorización previa del personal.

La empresa y las organizaciones sindicales más representativas podrán acordar sistemas que permitan la realización de las tareas sindicales en favor de un determinado número de personal que pertenezca a alguna de las organizaciones citadas.

Los delegados y delegadas sindicales gozarán de los mismos derechos y garantías que los representantes del personal en los comités de empresa o delegados de personal, de acuerdo a lo establecido en la Ley orgánica de libertad sindical y en el presente convenio.

Asambleas: Los delegados y delegadas de personal, comités de empresa, secciones sindicales o el 20 por 100 del total de la plantilla, en aquellas empresas de más de 50 personas, y el 30 por 100 en las de menos de 50 personas, podrán convocar reuniones con un mínimo de 24 horas, previa comunicación a la empresa, dentro de horas de trabajo, con un máximo anual para su realización de 50 horas y un tope de 10 horas mensuales que no se puede acumular de mes en mes. La comunicación expresará el orden del día de los temas a tratar. En ningún caso dichas horas serán retribuidas, excepto acuerdo con la empresa.

Mesas negociadoras: Al personal que participe en las comisiones paritaria o negociadora del convenio le será concedido permiso retribuido, con el fin de facilitar su labor negociadora y durante el transcurso de las antedichas negociaciones.

CAPÍTULO X

Régimen disciplinario

Artículo 60. *Régimen disciplinario.*

El personal podrá ser sancionado por la empresa, en virtud de incumplimientos laborales, de acuerdo con la graduación de faltas y sanciones siguientes:

A) Faltas leves.

1. El retraso y negligencia en el cumplimiento de sus funciones, así como la indebida utilización de los locales, medios, materiales o documentos de la empresa, salvo que por su manifiesta gravedad, pueda ser considerada como falta grave.

cve: BOE-A-2018-12821
Verificable en http://www.boe.es

BOLETÍN OFICIAL DEL ESTADO
Núm. 229 Viernes 21 de septiembre de 2018 Sec. III. Pág. 91442

2. La no comunicación con la debida antelación de la falta de asistencia al trabajo por causa justificada, salvo que se pruebe la imposibilidad de hacerlo.
3. De 3 a 5 faltas repetidas de puntualidad en un mes, al inicio de la jornada, o el abandono del puesto de trabajo o del servicio por breve tiempo, no superior a 15 minutos, sin causa justificada.
4. La falta de aseo y limpieza personal.
5. No comunicar a la empresa los cambios de domicilio, residencia, teléfono o situación familiar que pueda afectar a las obligaciones tributarias o de la seguridad social.
6. Alterar sin autorización los horarios de los servicios de ayuda a domicilio contemplados en los partes de trabajo.
7. El uso de teléfono móvil personal para asuntos privados en su jornada laboral, excepto casos de urgencia.
8. No llevar visible la tarjeta identificativa, o no llevar el uniforme reglamentario completo, durante su jornada de trabajo.

B) Faltas graves.

1. El retraso y negligencia en el cumplimiento de sus funciones, así como la indebida utilización de los locales, medios, materiales o documentos de la empresa, de manifiesta gravedad.
2. La falta de asistencia al puesto de trabajo de 1 a 3 días sin causa justificada, en un periodo de 30 días, no comunicar la ausencia al mismo y no entregar el parte de baja oficial dentro de las 48 horas siguientes a su emisión, salvo que se pruebe la imposibilidad de haberlo hecho.
3. Las faltas repetidas de puntualidad, no superiores a 15 minutos, al inicio de la jornada, sin causa justificada durante más de 5 días y menos de 10 en un periodo de 30 días.
4. El abandono del puesto de trabajo sin causa justificada.
5. El incumplimiento o abandono de las normas y medidas establecidas de seguridad y salud en el trabajo, excepto cuando del mismo puedan derivarse riesgos para la salud y la integridad física en cuyo caso será tipificada como falta muy grave.
6. El empleo de tiempo, uniformes, materiales o medios de la empresa en cuestiones ajenas o en beneficio propio.
7. Aceptar, sin autorización por escrito de la empresa, la custodia de la llave del hogar de la persona usuaria del servicio de ayuda a domicilio.
8. Fumar o consumir alcohol durante la prestación del servicio.
9. La falta del respeto debido a las personas usuarias, compañeros y compañeras de trabajo de cualquier categoría, así como a la familia y acompañantes y las de abuso de autoridad, o a cualquier otra persona que se relaciona con la empresa.
10. No atender, sin causa justificada, el teléfono móvil o aparato buscapersonas facilitado por la empresa durante la jornada de trabajo, excepto en el caso de que se trate de guardias localizadas que será considerada falta muy grave.
11. La reincidencia en la comisión de una falta leve, aunque sea de diferente naturaleza, dentro de un periodo de 90 días, siempre que se produzca sanción por ese motivo.

C) Faltas muy graves.

1. Dar a conocer el proceso patológico e intimidad de la persona residente o usuaria y cualquier dato de índole personal protegido por la legislación vigente.
2. El fraude, la deslealtad la trasgresión de la buena fe contractual y el abuso de confianza en las gestiones encomendadas.
3. La falta de asistencia al trabajo no justificada durante más de 3 días en un periodo de 30 días.
4. Las faltas reiteradas de puntualidad al inicio de la jornada, no justificadas, durante más de 10 días en un periodo de 30 días o durante más de 30 días durante un periodo de 90 días.

cve: BOE-A-2018-12821
Verificable en http://www.boe.es

5. Los malos tratos de palabra, obra, psíquicos o morales, infringidos a las personas residentes, usuarios/as, compañeros y compañeras de trabajo de cualquier categoría, así como a la familia y acompañantes, o a cualquier otra persona que se relaciona con la empresa.
6. Exigir, pedir, aceptar u obtener beneficios económicos o en especie de las personas usuarias del centro o servicio.
7. Apropiarse de objetos, documentos, material, etcétera, de los/as usuarios/as, del centro, del servicio, o del personal.
8. El acoso sexual, por razón de sexo, de orientación e identidad sexual y laboral y moral.
9. Poner a otra persona a realizar los servicios sin autorización de la empresa.
10. La negligencia en la preparación y/o administración de la medicación, o cualquier otra negligencia que repercuta en la salud o integridad de las personas usuarias del centro o servicio.
11. La competencia desleal, en el sentido de promover, inducir o sugerir a familiares el cambio de residencia o servicio, así como la derivación de las personas residentes o usuarias al propio domicilio del personal o de particulares e, igualmente, hacer públicos los datos personales y/o teléfonos de los residentes o familiares a personas ajenas a la residencia o servicio.
12. Realizar trabajos por cuenta propia o ajena estando en situación de incapacidad temporal, así como realizar manipulaciones o falsedades para prolongar dicha incapacidad.
13. Los actos y conductas, verbales o físicas, de naturaleza sexual ofensivas dirigidas a cualquier persona de la empresa, siendo de máxima gravedad aquellas que sean ejercidas desde posiciones de mando o jerarquía, las realizadas hacía personas con contrato no indefinido, o las de represalias contra las personas que hayan denunciado.
14. La falta de disciplina en el trabajo.
15. No atender, sin causa justificada, el teléfono móvil o aparato buscapersonas facilitado por la empresa durante las guardias localizadas.
16. Rehusar o retrasar injustificadamente el desplazamiento al domicilio de una persona usuaria del servicio de teleasistencia para la atención de situaciones de necesidad.
17. El incumplimiento o abandono de las normas y medidas establecidas de seguridad y salud en el trabajo, cuando del mismo puedan derivarse riesgos para la salud y la integridad física.
18. El abuso de autoridad en el desempeño de funciones.
19. La reincidencia en falta grave, en el periodo de 180 días, aunque sea de distinta naturaleza, siempre que hubiese mediado sanción.
20. Cualquier otra conducta tipificada en el art. 54.2 del Estatuto de los Trabajadores.

Sanciones.

Las sanciones que podrán imponerse, en función de la calificación de las faltas, serán las siguientes:

Por faltas leves:

- Amonestación por escrito.
- Suspensión de empleo y sueldo hasta 3 días.

Por faltas graves:

- Suspensión de empleo y sueldo de 4 a 29 días.

Por faltas muy graves:

- Suspensión de empleo y sueldo de 30 a 90 días.
- Despido.

cve: BOE-A-2018-12821
Verificable en http://www.boe.es

BOLETÍN OFICIAL DEL ESTADO
Núm. 229 Viernes 21 de septiembre de 2018 Sec. III. Pág. 91444

Artículo 61. *Tramitación y prescripción.*

Las sanciones se comunicarán motivadamente y por escrito a la persona interesada para su conocimiento y efectos, dándose notificación ala representación unitaria del personal en las graves y muy graves.

Para la imposición de sanciones por faltas graves y muy graves, el personal afectado tendrá derecho a formular alegaciones por escrito en un plazo de 5 días naturales.

Es absolutamente indispensable la tramitación de expediente contradictorio para la imposición de las sanciones, cualquiera que fuera su gravedad, cuando se trate de las personas pertenecientes al comité de empresa, delegados de personal, tanto si se hallan en activo de sus cargos sindicales como si aun se hallan en período reglamentario de garantías.

Las faltas leves prescribirán a los 10 días, las graves a los 20 y las muy graves a los 60, a partir de la fecha en la cual se tiene conocimiento, y, en todo caso, a los 6 meses de haberse cometido.

Artículo 62. *Infracciones de la empresa.*

Son infracciones laborales de la empresa las acciones u omisiones contrarias a las disposiciones legales en materia de trabajo, al convenio colectivo y demás normas de aplicación. Se sancionará la obstaculización al ejercicio de las libertades públicas y de los derechos fundamentales. Así como el incumplimiento o abandono de las normas o medidas establecidas en materia de seguridad y salud laboral.

Se tramitarán de acuerdo con la normativa vigente.

CAPÍTULO XI

Planes de igualdad

Artículo 63. *Igualdad de oportunidades y no discriminación.*

Las organizaciones firmantes del Convenio, tanto sindicales como empresariales, entienden que es necesario establecer un marco normativo general de intervención en el ámbito sectorial, para garantizar que el derecho fundamental a la igualdad de trato y oportunidades en las empresas sea real y efectivo. Por ello, y teniendo presente el papel del sector comprometido y avanzado en el desarrollo de políticas de igualdad acuerdan los siguientes objetivos sectoriales generales:

a) Establecer directrices en cuanto a la elaboración, estructura y procedimiento de los planes de igualdad con el fin de alcanzar una gestión óptima de los recursos humanos que evite discriminaciones y pueda ofrecer igualdad de oportunidades reales, apoyándose en un permanente recurso al diálogo social.

b) Atribuir a la Comisión Sectorial de Igualdad las competencias que se señalan en el artículo 68 del presente convenio a efectos de que pueda desarrollar un trabajo efectivo en materia de igualdad de trato y oportunidades en el trabajo.

Artículo 64. *Planes de Igualdad.*

De conformidad con lo dispuesto en la Ley Orgánica 3/2007, las empresas están obligadas a respetar la igualdad de trato y de oportunidades en el ámbito laboral y, con esta finalidad, deberán adoptar medidas dirigidas a evitar cualquier tipo de discriminación laboral entre mujeres y hombres, medidas que deberán negociar, y en su caso acordar, con la representación legal del personal en la forma que se determine en la legislación laboral.

En las empresas de más de 250 personas trabajadoras, tengan uno o más centros de trabajo, las medidas de igualdad a que se refiere el párrafo anterior deberán dirigirse a la elaboración y aplicación de un plan de igualdad.

cve: BOE-A-2018-12821
Verificable en http://www.boe.es

BOLETÍN OFICIAL DEL ESTADO

Núm. 229 Viernes 21 de septiembre de 2018 Sec. III. Pág. 91445

Las empresas también elaborarán y aplicarán un plan de igualdad, previa negociación o consulta, en su caso, con la representación legal del personal, cuando la autoridad laboral hubiera acordado en un procedimiento sancionador la sustitución de las sanciones accesorias por la elaboración y aplicación de dicho plan, en los términos que se fijen en el indicado acuerdo.

La elaboración e implantación de planes de igualdad será voluntaria para las demás empresas, previa consulta a la representación legal del personal.

A efectos de lo regulado en el presente Convenio respecto a los planes de igualdad y a los diagnósticos de situación deberá tenerse en cuanta lo señalado en el artículo 5 de la Ley Orgánica 3/2007, según el cual, no constituirá discriminación en el acceso al empleo, incluida la formación necesaria, una diferencia de trato basada en una característica relacionada con el sexo cuando, debido a la naturaleza de las actividades profesionales concretas o al contexto en el que se lleven a cabo, dicha característica constituya un requisito profesional esencial y determinante, siempre y cuando el objetivo sea legítimo y el requisito proporcionado.

Igualmente, la Ley Orgánica 3/2007 deberá ser interpretada siempre en términos razonables teniendo en cuenta que las plantillas de las empresas son producto de una decantación natural en el tiempo que obedecen a unos antecedentes conectados con los del propio mercado de trabajo y el empleo y una menor participación histórica de las mujeres en las tareas de producción. De todo ello no se derivan necesariamente supuestos de discriminación laboral ya que las posibles diferencias existentes respecto a la cuantificación de sexos en la plantilla pueden estar en algún modo motivadas por las razones antes dichas. Ello no obsta para que hacia el futuro las decisiones empresariales se acomoden a los términos previstos en la Ley de manera que las decisiones empresariales no sólo no favorezcan discriminación alguna sino que por el contrario procuren y faciliten la plena incorporación de la mujer y del hombre a todas las tareas o puestos de trabajo existentes en las estructuras del sector de atención a la dependencia y desarrollo de la promoción de la autonomía personal.

Con esta finalidad, el presente Convenio recoge a continuación una serie de directrices y reglas en relación con los planes de igualdad y los diagnósticos de situación que podrán seguir las empresas de más de 250 personas trabajadoras incluidas dentro de su ámbito de aplicación y cuya finalidad es facilitar a estas últimas la aplicación e implantación de la Ley Orgánica 3/2007.

Artículo 65. *Conceptos de los planes de igualdad.*

Como establece la Ley Orgánica 3/2007 los planes de igualdad de las empresas son un conjunto ordenado de medidas, adoptados después de realizar un diagnóstico de situación, tendentes a alcanzar en la empresa la igualdad de trato y oportunidades entre mujeres y hombres y eliminar la discriminación por razón de sexo.

Los planes de igualdad fijarán los concretos objetivos de igualdad a alcanzar, las estrategias y prácticas a adoptar para su consecución, así como el establecimiento de sistemas eficaces de seguimiento y evaluación de los objetivos fijados.

Artículo 66. *Diagnóstico de situación.*

Previamente a la fijación de los objetivos de igualdad que en su caso deban alcanzarse, las empresas realizarán un diagnóstico de situación cuya finalidad será obtener datos desagregados por sexos en relación con las condiciones de trabajo, y con especial referencia a materias tales como el acceso al empleo, la formación, clasificación y promoción profesional, las condiciones retributivas y de ordenación de la jornada, de conciliación de la vida laboral, familiar y personal, etc. Todo ello a efectos de constatar, si las hubiere, la existencia de situaciones de desigualdad de trato u oportunidades entre hombres y mujeres carentes de una justificación objetiva y razonable, o situaciones de discriminación por razón de sexo que supongan la necesidad de fijar dichos objetivos.

cve: BOE-A-2018-12821
Verificable en http://www.boe.es

BOLETÍN OFICIAL DEL ESTADO

Núm. 229 Viernes 21 de septiembre de 2018 Sec. III. Pág. 91446

De todo ello las empresas darán cuenta por escrito a la representación legal del personal, pudiendo ésta emitir el correspondiente informe si así lo estima adecuado.

El diagnóstico de situación deberá proporcionar datos desagregados por sexos en relación, entre otras, con algunas de las siguientes cuestiones:

a) Distribución de la plantilla en relación con edades, antigüedad, departamento, nivel jerárquico, grupos profesionales y nivel de formación.
b) Distribución de la plantilla en relación con tipos de contratos.
c) Distribución de la plantilla en relación con grupos profesionales y salarios.
d) Distribución de la plantilla en relación con ordenación de la jornada, horas anuales de trabajo, régimen de turnos y medidas de conciliación de la vida familiar y laboral.
e) Distribución de la plantilla en relación con la representación sindical.
f) Ingresos y ceses producidos en el último año especificando grupo profesional, edad y tipo de contrato.
g) Niveles de absentismo especificando causas y desglosando las correspondientes a permisos, incapacidades u otras.
h) Excedencias último año y los motivos.
i) Promociones último año especificando Grupo Profesional y puestos a los que se ha promocionado, así como promociones vinculadas a movilidad geográfica.
j) Horas de Formación último año y tipo de acciones formativas.

Igualmente deberán diagnosticarse: Los criterios y canales de información y/o comunicación utilizados en los procesos de selección, formación y promoción, los métodos utilizados para la descripción de perfiles profesionales y puestos de trabajo, el lenguaje y contenido de las ofertas de empleo y de los formularios de solicitud para participar en procesos de selección, formación y promoción.

Artículo 67. *Objetivos de los planes de igualdad.*

Una vez realizado el diagnóstico de situación podrá establecerse los objetivos concretos a alcanzar basándose en los datos obtenidos y que podrán consistir en el establecimiento de medidas de acción positiva en aquellas cuestiones en las que se haya constatado la existencia de situaciones de desigualdad entre mujeres y hombres carentes de justificación objetiva, así como en el establecimiento de medidas generales para la aplicación efectiva del principio de igualdad de trato y no discriminación.

Tales objetivos, que incluirán las estrategias y prácticas para su consecución, irán destinados preferentemente a las áreas de acceso al empleo, formación, clasificación y promoción profesional, condiciones retributivas y de jornada, conciliación de la vida familiar, etc., y, entre otros, podrán consistir en:

a) Promover procesos de selección y promoción en igualdad que eviten la segregación vertical y horizontal y la utilización del lenguaje sexista. Con ello se pretenderá asegurar procedimientos de selección transparente para el ingreso en la empresa mediante la redacción y difusión no discriminatoria de las ofertas de empleo y el establecimiento de pruebas objetivas y adecuadas a los requerimientos del puesto ofertado, relacionadas exclusivamente con la valoración de aptitudes y capacidades individuales.
b) Promover la inclusión de mujeres en puestos que impliquen mando y/o responsabilidad.
c) Establecer programas específicos para la selección y promoción de mujeres en puestos en los que están sub-representadas.
d) Revisar la incidencia de las formas de contratación en el colectivo de trabajadoras con relación al de trabajadores y adoptar medidas correctoras en su caso.
e) Garantizar el acceso en igualdad de hombres y mujeres a la formación, tanto interna como externa, con el fin de garantizar la permanencia en el empleo de las mujeres, desarrollando su nivel formativo y su adaptabilidad a los requisitos de la demanda de empleo.

cve: BOE-A-2018-12821
Verificable en http://www.boe.es

BOLETÍN OFICIAL DEL ESTADO
Núm. 229 Viernes 21 de septiembre de 2018 Sec. III. Pág. 91447

f) Información específica a las mujeres de los cursos de formación para puestos que tradicionalmente hayan estado ocupados por hombres.

g) Realizando cursos específicos sobre igualdad de oportunidades.

h) Revisar los complementos que componen el salario para verificar que no estén encerrando una discriminación sobre las trabajadoras.

i) Promover procesos y establecer plazos para corregir las posibles diferencias salariales existentes entre hombres y mujeres.

j) Conseguir una mayor y mejor conciliación de la vida familiar y laboral de hombres y mujeres mediante campañas de sensibilización, difusión de los permisos y excedencias legales existentes, etc.

k) Establecer medidas para detectar y corregir posibles riesgos para la salud de las trabajadoras, en especial de las mujeres embarazadas, así como acciones contra los posibles casos de acoso moral, sexual y por razón de sexo.

Artículo 68. *Competencias de las empresas y la representación del personal en la elaboración de los planes de igualdad y régimen transitorio.*

Será competencia de la empresa realizar el diagnóstico de situación. La documentación que se desprenda de dicho diagnóstico será facilitada a efectos de informe a la representación del personal.

Una vez realizado el diagnóstico de situación, las empresas afectadas por las presentes disposiciones deberán negociar con la representación del personal el correspondiente plan de igualdad sin que ello prejuzgue el resultado de la negociación ya que, tanto el contenido del plan como las medidas que en su caso deban adoptarse dependerán siempre del diagnóstico previo y de que hayan sido constatadas en la empresa situaciones de desigualdad de trato.

Una vez implantado el plan de igualdad en la empresa se informará a la representación del personal con carácter anual sobre su evolución, pudiendo ésta última emitir informe sí así lo estima oportuno.

Las empresas dispondrán de un plazo coincidente con la vigencia del presente convenio colectivo a efectos de aplicar lo dispuesto en los artículos anteriores respecto de los diagnósticos de situación y los planes de igualdad.

Artículo 69. *La Comisión sectorial por la igualdad de oportunidades.*

La comisión paritaria del convenio con el fin de abordar los compromisos del presente capítulo asume:

• Entender en términos de consulta sobre las dudas de interpretación y/o aplicación que pueda surgir en las empresas en relación con las disposiciones sobre planes de igualdad establecidas en los artículos anteriores.

• Seguimiento de la evolución de los planes de igualdad acordados en las empresas del sector.

• Posibilidad de elaborar dictámenes técnicos sobre aspectos relacionados con la igualdad de trato y oportunidades entre mujeres y hombres en el trabajo a solicitud de las partes.

• Si así se pacta en el seno de la misma, podrá elaborar un estudio específico en relación con la Igualdad de Oportunidades en el sector y, en concreto, una evaluación de la situación laboral y de empleo de las mujeres, a realizar a través de una encuesta sectorial de aplicación del convenio y para lo cual será necesario que los datos se presenten en ésta última, desagregados por género.

• En base a las conclusiones obtenidas, se examinará de nuevo con el Ministerio competente un posible convenio de colaboración concreto, así como la posibilidad de elaborar un código de buenas prácticas en materia de igualdad de trato y oportunidades en las empresas del sector.

• El resultado de la puesta en común de estos informes y sus conclusiones, constituirá la memoria anual sobre igualdad de oportunidades del sector.

cve: BOE-A-2018-12821
Verificable en http://www.boe.es

BOLETÍN OFICIAL DEL ESTADO
Núm. 229 Viernes 21 de septiembre de 2018 Sec. III. Pág. 91448

CAPÍTULO XII

Solución autónoma de conflictos (ASAC)

Artículo 70. *Adhesión al V acuerdo sobre solución autónoma de conflictos laborales (sistema extrajudicial).*

1. Con fecha 7 de febrero de 2012, las organizaciones sindicales, confederación sindical de comisiones obreras (CC.OO.) y unión general de trabajadores (UGT), de una parte, y las organizaciones empresariales, confederación española de organizaciones empresariales (CEOE) y confederación española de la pequeña y mediana empresa (CEPYME) de otra, suscribieron el acuerdo sobre solución autónoma de conflictos laborales (ASAC). Posteriormente, con fecha 23 de febrero de 2012, se publicó en el BOE el V acuerdo sobre solución autónoma de conflictos laborales.

2. Las partes firmantes, en cumplimiento de lo previsto en los artículos 3.3 del acuerdo sobre solución autónoma de conflictos laborales, y en base a lo dispuesto en el artículo 91.2 del texto refundido del Estatuto de los Trabajadores, acuerdan adherirse íntegramente y sin condicionamiento alguno al VASAC, así como a cualquier acuerdo que lo sustituya.

CAPÍTULO XIII

Adscripción y subrogación

Artículo 71. *Adscripción del personal en las empresas, centros y servicios afectados por el ámbito funcional de presente convenio.*

Con el fin de mantener la estabilidad del personal en el empleo, conseguir la profesionalización del sector y evitar en la medida de lo posible la proliferación de contenciosos, ambas partes acuerdan la siguiente regulación:

1. Al término de la concesión de una contrata, el personal adscrito a la empresa saliente, de manera exclusiva en dicha contrata, pasará a estar adscrito a la nueva empresa titular de la contrata, quien se subrogará en todos los derechos y obligaciones que tuvieran reconocidos en su anterior empresa, debiendo entregar al personal un documento en el que se refleje el reconocimiento de los derechos de su anterior empresa, con mención expresa al menos a la antigüedad y categoría, dentro de los 30 días siguientes a la subrogación.

En este sentido, y de conformidad con lo dispuesto en el párrafo precedente, para que el personal adscrito a la empresa saliente sea subrogado, deberá concurrir alguno de los siguientes supuestos:

a) Personal en activo que vengan prestando sus servicios para la empresa saliente con una antigüedad mínima de 3 meses, sea cual fuere la naturaleza o modalidad de su contrato de trabajo.

b) Personal que, en el momento del cambio de titularidad de la contrata, se encuentren en suspensión del contrato con derecho de reincorporación (con enfermedad, accidentados/as, en excedencia, baja maternal, etc.) y que reúna con anterioridad a la suspensión de su contrato de trabajo la antigüedad mínima establecida en el apartado a).

c) Personal que con contrato de sustitución, supla a alguno del personal mencionado en los apartados a) y b).

d) Personal de nuevo ingreso que, por exigencias de la empresa o entidad contratante, se haya incorporado al centro, como consecuencia de la ampliación del contrato dentro de los últimos 90 días.

cve: BOE-A-2018-12821
Verificable en http://www.boe.es

BOLETÍN OFICIAL DEL ESTADO
Núm. 229 Viernes 21 de septiembre de 2018 Sec. III. Pág. 91449

La empresa cesante deberá comunicar al personal afectado la perdida de la adjudicación de los servicios, así como el nombre de la nueva empresa adjudicataria, tan pronto tenga conocimiento de dichas circunstancias.

2. Todos los supuestos anteriormente contemplados se deberán acreditar fehaciente y documentalmente por la empresa saliente a la empresa entrante, con una antelación mínima de 15 días naturales antes de la fecha del término de su contrata o en el plazo de los 3 días hábiles siguientes a la fecha desde que tuviese conocimiento expreso formal de la adjudicación, si ésta fuera posterior, la documentación siguiente:

a) Certificado del organismo competente de estar al corriente de pago de las cuotas de la Seguridad Social, así como una declaración jurada de la empresa saliente en este sentido.

b) Certificación en la que se haga constar, en relación a la totalidad del personal de plantilla a subrogar, lo siguiente:

Apellidos y nombre.
D.N.I.
Domicilio.
N.º de la seguridad social.
Tipo de contrato.
Antigüedad.
Jornada y horario.
Fecha de disfrute de las vacaciones.
Conceptos retributivos no incluidos en convenio.
Otras condiciones y pactos.
Fotocopias de las nóminas, TC1 y TC2, de los últimos siete meses de la totalidad del personal a subrogar.

c) Fotocopia de los contratos de trabajo.

d) Documentación acreditativa de la situación de excedencias, incapacidad temporal, baja maternal y paternal, interinidad o sustitución análoga del personal que, encontrándose en tal situación, deben de ser adscritos a la nueva adjudicataria del servicio.

e) En cualquier caso, el contrato de trabajo entre la empresa saliente y el personal sólo se extingue en el momento que se produzca de derecho la subrogación del mismo a la nueva adjudicataria.

f) En caso de subrogación de representantes del personal durante su mandato (tanto del comité de empresa, como delegados/as de personal o de la sección sindical), la empresa entrante respetará las garantías sindicales establecidas en el presente convenio y demás legislación vigente.

Las personas que hubieran sido elegidas en proceso electoral referido al centro objeto de subrogación, mantendrán su condición de representantes del personal a todos los efectos en la nueva empresa concesionaria, siempre que el número total de representantes del personal no exceda del que pudiera corresponder por la plantilla.

No desaparece el carácter vinculante de este artículo en el caso de que la empresa adjudicataria del servicio suspendiese el mismo por un período inferior a los 2 meses; dicho personal con todos sus derechos se adscribirá a la nueva empresa.

Tampoco desaparece el carácter vinculante de la subrogación en el caso de que el arrendatario del servicio suspendiese el mismo por un período no superior a 6 meses, siempre que se acredite que el servicio se hubiese reiniciado con la misma u otra empresa.

Las empresas entrante y saliente respetarán siempre el calendario vacacional, concediéndose el disfrute total del período de vacaciones tal y como esté asignado en dicho calendario y con independencia de la parte proporcional de vacaciones que se haya devengado en cada empresa.

En el supuesto de que se produzca la subrogación una vez comenzado el año natural, la empresa entrante y la saliente realizarán las compensaciones económicas necesarias para el cumplimiento de lo anterior.

cve: BOE-A-2018-12821
Verificable en http://www.boe.es

BOLETÍN OFICIAL DEL ESTADO
Núm. 229 Viernes 21 de septiembre de 2018 Sec. III. Pág. 91450

Caso de que no se produjera acuerdo entre ambas empresas en la compensación económica, la empresa en cuyo seno se haya disfrutado el período vacacional completo descontará en la nómina de trabajador o trabajadora o, en su caso, en la liquidación la cantidad correspondiente al período devengado en la otra empresa; la empresa en cuyo seno no se disfruten vacaciones abonará al personal la parte proporcional de vacaciones que le corresponda junto con la liquidación o en la primera nómina, según el caso.

En los casos de falta de acuerdo, la empresa que no haya cotizado a la seguridad social el período correspondiente a las vacaciones devengadas vendrá obligada a abonar a la otra empresa la cantidad correspondiente a dichas cotizaciones.

De la efectiva compensación económica entre las empresas se entregará copia a la representación unitaria o sindical del personal, a la asociación empresarial y a la comisión paritaria del convenio.

El personal percibirá de la empresa cesante la liquidación de los haberes y partes proporcionales de gratificaciones que le pudieran corresponder.

El mecanismo de subrogación, definido en el presente artículo operará automáticamente con independencia del tipo de personalidad de la empresa de que se trate, ya sea física, jurídica o de cualquier clase.

La aplicación de este artículo será de obligado cumplimiento para las partes que vincula: empresa o entidad pública cesante y nueva adjudicataria.

g) La adjudicataria saliente tendrá la facultad de acordar libremente con las personas afectadas por la subrogación la permanencia en su plantilla, sin que ello genere a la adjudicataria entrante la obligación de asumir el vínculo con un personal diferente.

Artículo 72. *Adscripción del personal en las empresas dedicadas al servicio de teleasistencia.*

Teniendo en cuenta lo manifestado en el artículo precedente y, dado el carácter específico del sector de la teleasistencia, en caso de finalización, pérdida, rescisión, cesión o rescate de una contrata mercantil o de un conjunto de contratas (siempre que se extingan simultáneamente), el procedimiento a seguir será el siguiente:

• En atención a las características del sector, únicamente se consideran subrogables la plantilla perteneciente a las categorías de los grupos 3 y 4, así como categoría de Coordinador TAD del grupo 2. En consecuencia, las previsiones del presente artículo, y las obligaciones de asunción de personal que en él se regulan, no operarán en relación con el resto de subgrupos profesionales.

• A efectos de determinar el número de trabajadores y trabajadoras a subrogar en cada una de las categorías existentes dentro de los grupos 3 y 4, así como categoría de Coordinador TAD del grupo 2, en caso de pérdida de una contrata, deberán realizarse los cálculos que se detallan a continuación.

En el caso de que la extinción afecte a una central de teleasistencia y a una o varias unidades de servicio, se realizarán por separado para la central de teleasistencia y para la unidad o las unidades de servicios, de manera que se obtengan, por separado, el número de personas a subrogar en la central de teleasistencia y el número de personas a subrogar en la unidad o las unidades de servicio. A estos efectos se entenderá por:

• Central de teleasistencia: Unidad productiva con sustantividad propia compuesta al menos por un servidor informático, una unidad receptora y distribuidora de llamadas y puestos de personal teleoperador; de forma que al menos uno de los puestos cuente con un turno cerrado de operadores que atiendan el servicio las 24 horas del día, los 365 días del año.

• Unidad de servicio de teleasistencia: Equipo sin sustantividad propia y dependiente de una central de teleasistencia que presta servicios en un ámbito geográfico determinado, atendiendo a una o varias contratas mercantiles. Puede contar con puestos de atención, siempre que ninguno de ellos cuente con un turno cerrado de personal teleoperador que atiendan el servicio las 24 horas del día, los 365 días del año.

cve: BOE-A-2018-12821
Verificable en http://www.boe.es

BOLETÍN OFICIAL DEL ESTADO

Núm. 229 Viernes 21 de septiembre de 2018 Sec. III. Pág. 91451

El procedimiento de cálculo será el siguiente:

1.3.1. El número de personas que integrarán la plantilla saliente en cada categoría se calculará, a los solos efectos de subrogación, por el total de horas de trabajo realizadas (ordinarias, complementarias y extraordinarias) en la unidad de servicio y/o en la central de teleasistencia a que se encuentre adscrita la contrata que va a extinguirse, durante los 12 meses naturales precedentes a la fecha de finalización de la contrata, incluyendo tanto las jornadas completas como las parciales; y se dividirá por la jornada anual establecida en el presente convenio. Dicho cálculo se realizará de forma diferenciada para cada una de las categorías existentes en la unidad de servicio o en la central de teleasistencia. El cálculo del personal subrogable será proporcional al número de personas usuarias asignadas a la contrata saliente, en relación al total de personas usuarias de la unidad de servicio o central de teleasistencia.

En todo caso, el proceso de subrogación entre empresas garantizará el empleo existente en el momento de la subrogación.

1.3.2. El número de la plantilla calculada se aplicará a cada una de las categorías subrogables.

1.4. Las personas concretas a subrogar, se determinarán, con independencia de la modalidad de su contrato laboral, de conformidad con los criterios siguientes:

1.4.1. La empresa saliente, elaborará un listado que comprenda a todo el personal de cada categoría, cualquiera que sea su contrato, existente en la unidad de servicio o central de teleasistencia (en su defecto), con expresión de la fecha de antigüedad de cada trabajador y trabajadora, y su porcentaje de jornada contratada; y lo ordenará en orden descendente, de mayor a menor antigüedad.

Se excluirán en todo caso aquel personal que no cumplan los requisitos de antigüedad que se especifican en el artículo 60. 1 a), ya que estos no se considerarán subrogables.

El personal miembros del comité de empresa de la entidad cesante en el servicio se integrarán en las listas y formarán parte del colectivo a subrogar en las mismas condiciones que el resto del personal de la empresa.

1.4.2. Atendiendo al número de trabajadores y trabajadoras a subrogar por categoría (calculado por el procedimiento establecido en el apartado 1.3) se elegirá alternativamente, una persona del comienzo y otro del final de la lista, hasta completar el número total de jornadas a subrogar conforme la fórmula establecida en el apartado 1.3.3.

1.5. Obligaciones de la empresa saliente:

La empresa saliente tiene obligación de remitir la documentación prevista en el artículo 60 y en los plazos allí fijados.

Además de dicha documentación se requiere la aportación de la declaración jurada suscrita por el apoderado de la empresa saliente, conforme al modelo que se deberá aprobar por la comisión paritaria, en la que se hagan constar, por separado, los datos siguientes adjuntando la documentación acreditativa:

Número de horas de trabajo en la central de teleasistencia y/o en la/las unidad/es de servicio a que afecte la subrogación, en los 12 meses anteriores a la fecha de convocatoria del concurso público, o en la fecha de petición de ofertas a las empresas (si la entidad destinataria del servicio no fuera una administración pública), acompañando a tal efecto los TC2 correspondientes al citado periodo, de todo el personal adscrito a la central de teleasistencia y/o a la/s unidad/es de servicio.

Número de personas usuarias afectas a la contrata objeto de la subrogación, en la fecha de convocatoria del concurso público, o en la fecha de petición de ofertas a las empresas (si la entidad destinataria del servicio no fuera una administración pública), acompañando a tal efecto la certificación acreditativa emitida por la persona apoderada, con poder suficiente, de la entidad contratante del servicio.

cve: BOE-A-2018-12821
Verificable en http://www.boe.es

BOLETÍN OFICIAL DEL ESTADO

Núm. 229 Viernes 21 de septiembre de 2018 Sec. III. Pág. 91452

Número total de personas usuarias afectas a la central de teleasistencia y a la/s unidad/es de servicio afectadas por la subrogación, en la fecha de convocatoria del concurso público, o en la fecha de petición de ofertas a las empresas (si la entidad destinataria del servicio no fuera una administración pública), acompañando a tal efecto la certificación/es acreditativa/s emitida/s por la persona apoderada, con poder suficiente, de la entidad/es contratante/s del servicio.

1.6. La adjudicataria saliente tendrá la facultad de acordar libremente con las personas afectadas por la subrogación la permanencia en su plantilla, sin que ello genere a la adjudicataria entrante la obligación de asumir el vínculo con un personal diferente.

Disposición transitoria primera.

Conforme a lo dispuesto en el artículo 8 del Real Decreto Ley 5/2013, de 15 de marzo, de medidas para favorecer la continuidad de la vida laboral de los trabajadores/as de mayor edad y promover el envejecimiento activo, en relación con la Disposición Final Quinta del mismo texto legal a efectos de la aplicación de la regulación de la pensión de jubilación vigente antes de 1 de enero de 2013, en los supuestos recogidos en el apartado 2.b) de la Disposición Final Duodécima de la Ley 27/2011, de 1 de agosto, los trabajadores/as afectados, los representantes unitarios y sindicales o las empresas disponían hasta el día 15 de abril de 2013 para comunicar y poner a disposición de las Direcciones Provinciales del Instituto Nacional de la Seguridad Social copia de los planes de jubilación parcial, recogidos en Convenios Colectivos de cualquier ámbito o acuerdos colectivos de empresas, suscritos antes del día 1 de abril de 2013, con independencia de que el acceso a la jubilación parcial se hubiera producido con anterioridad o con posterioridad al 1 de abril de 2013.

En el Artículo 40 del VI Convenio Colectivo Estatal de Dependencia, se establecía un marco normativo referente a la Jubilación parcial anticipada (Plan de Jubilación Parcial); por lo que los trabajadores/as sujetos al ámbito de aplicación de tal Convenio Colectivo se encuentran afectados por lo establecido en la referidas normas reglamentarias. Por ello, el referido Convenio Colectivo ha sido objeto del registro requerido ante el Instituto Nacional de la Seguridad Social, en virtud de lo establecido en el artículo 8 del Real Decreto Ley 5/2013, de 15 de marzo, de medidas para favorecer la continuidad de la vida laboral de los trabajadores/as de mayor edad y promover el envejecimiento activo, en relación con la Disposición Final Quinta del mismo texto legal a efectos de la aplicación de la regulación de la pensión de jubilación vigente antes de 1 de enero de 2013, en los supuestos recogidos en el apartado 2.b) de la Disposición Final Duodécima de la Ley 27/2011, de 1 de agosto.

Todo lo anterior resulta predicable, igualmente, del registro de Convenios Colectivos requerido, que en similares términos se produjo en virtud de lo establecido en Artículo 4 apartado 1.º del Real Decreto 1716/2012, de 28 de diciembre, de desarrollo de las disposiciones establecidas, en materia de prestaciones, por la Ley 27/2011, de 1 de agosto, sobre actualización, adecuación y modernización del sistema de la Seguridad Social.

En consecuencia con todo lo anterior, las partes signatarias del presente Convenio Colectivo acuerdan que la regulación prevista el artículo 40 del Convenio Colectivo Estatal de Dependencia para los años 2010-2013 y consecuentemente sus efectos, permanezca transitoriamente en vigor, sin solución de continuidad, respecto a los trabajadores/as afectados por el citado registro ante el Instituto Nacional de la Seguridad Social, con la finalidad de garantizar el principio constitucional de seguridad jurídica y de que tales trabajadores/as no vean perjudicados los derechos o expectativas de derecho creados por la regulación o régimen transitorio, más beneficioso y menos restrictivo, previsto en la normativa citada en los párrafos precedentes.

cve: BOE-A-2018-12821
Verificable en http://www.boe.es

BOLETÍN OFICIAL DEL ESTADO
Núm. 229 Viernes 21 de septiembre de 2018 Sec. III. Pág. 91453

Disposición transitoria segunda.

El personal de la categoría declarada a extinguir en el VII Convenio (Personal no cualificado) y que siga prestando servicios en sus centros tendrán las funciones asignadas en el VI Convenio.

El personal de la categoría de Supervisor/a reconvertida a Coordinador/a de Enfermería en el VII Convenio y que carezca de la titulación requerida para Coordinador/a de Enfermería continuará en la categoría de Supervisor/a ejerciendo las funciones que tuviera asignadas en el VI Convenio.

Disposición final.

La cláusula de revisión salarial automática para el caso de ultraactividad del presente convenio colectivo contenida en el párrafo segundo del artículo 8 operará en el caso de que, en el momento de ser aplicada, el producto interior bruto (PIB) de la economía española publicado por el INE u organismo público o privado que haga sus veces, haya experimentado un incremento anual superior al 2 %.

ANEXO I

Retribuciones

Tablas salariales 2015 y 2016

Cat. Profesional	S. Base	Antig.	Fest./dom.	H. Noct.	Disponib.	H. Extra	Fest. Espec.
Residencias personas mayores							
Administrador/a.	1.739,04	18,03	18,00	3,40	20,00	23,99	57,62
Gerente.	1.739,04	18,03	18,00	3,40	20,00	23,99	57,62
Director/a.	1.739,04	18,03	18,00	3,40	20,00	23,99	57,62
Médico/a.	1.481,40	18,03	18,00	2,89	20,00	20,44	49,08
Titulado/a Superior.	1.481,40	18,03	18,00	2,89	20,00	20,44	49,08
Supervisor/a.	1.296,21	18,03	18,00	2,53	20,00	17,88	42,95
Enfermero/a.	1.296,21	18,03	18,00	2,53	20,00	17,88	42,95
Trabajador/a Social.	1.203,64	18,03	18,00	2,35	20,00	16,60	39,88
Fisioterapeuta.	1.203,64	18,03	18,00	2,35	20,00	16,60	39,88
Terapeuta Ocupacional.	1.203,64	18,03	18,00	2,35	20,00	16,60	39,88
Titulado/a Medio.	1.178,06	18,03	18,00	2,30	20,00	16,25	39,03
Gobernante/a.	995,30	18,03	18,00	1,94	20,00	13,73	32,98
TASOC.	974,93	18,03	18,00	1,90	20,00	13,45	32,30
Oficial Mantenimiento.	974,93	18,03	18,00	1,90	20,00	13,45	32,30
Oficial Administrativo/a.	974,93	18,03	18,00	1,90	20,00	13,45	32,30
Conductor/a.	959,27	18,03	18,00	1,87	20,00	13,23	31,78
Gerocultor/a.	959,27	18,03	18,00	1,87	20,00	13,23	31,78
Cocinero/a.	959,27	18,03	18,00	1,87	20,00	13,23	31,78
Jardinero/a.	942,45	18,03	18,00	1,84	20,00	13,00	31,23
Auxiliar Mantenimiento.	942,45	18,03	18,00	1,84	20,00	13,00	31,23
Auxiliar Administrativo/a.	942,45	18,03	18,00	1,84	20,00	13,00	31,23
Portero/a-Recepcionista.	942,45	18,03	18,00	1,84	20,00	13,00	31,23
Limpiador/a-Planchador/a.	869,52	18,03	18,00	1,70	20,00	12,00	28,81
Pinche Cocina.	869,52	18,03	18,00	1,70	20,00	12,00	28,81
Ayudante Oficios varios.	869,52	18,03	18,00	1,70	20,00	12,00	28,81
Personal no cualificado.	869,52	18,03	18,00	1,70	20,00	12,00	28,81
Servicio ayuda domicilio							
Responsable Coordinación.	1.941,41	18,03	18,00	3,87	20,00	26,78	64,33
Jefe/a Administrativo/a.	1.448,13	18,03	18,00	2,89	20,00	19,98	47,98
Coordinador/a.	1.372,35	18,03	18,00	2,74	20,00	18,93	45,47

cve: BOE-A-2018-12821
Verificable en http://www.boe.es

BOLETÍN OFICIAL DEL ESTADO
Núm. 229 Viernes 21 de septiembre de 2018 Sec. III. Pág. 91454

Cat. Profesional	S. Base	Antig.	Fest./dom.	H. Noct.	Disponib.	H. Extra	Fest. Espec.
Oficial/Administrativo/a.	1.251,68	18,03	18,00	2,50	20,00	17,27	41,47
Ayudante Coordinación.	1.097,90	18,03	18,00	2,19	20,00	15,15	36,38
Auxiliar Administrativo/a.	947,22	18,03	18,00	1,89	20,00	13,07	31,39
Auxiliar Ayuda Domicilio.	947,22	18,03	18,00	1,89	20,00	13,07	31,39
Servicio teleasistencia							
Director/a Gerente.	1.480,36	18,03	18,00	2,89	20,00	20,42	49,05
Director/a Centro Teleasistencia.	1.435,20	18,03	18,00	2,80	20,00	19,80	47,55
Director/a Territorial.	1.412,64	18,03	18,00	2,76	20,00	19,49	46,81
Supervisor/a.	1.390,06	18,03	18,00	2,71	20,00	19,18	46,06
Coordinador/a.	1.200,83	18,03	18,00	2,35	20,00	16,57	39,79
Técnico/a Informático/a.	1.218,89	18,03	18,00	2,38	20,00	16,81	40,39
Oficial Teleasistencia.	1.115,05	18,03	18,00	2,18	20,00	15,38	36,95
Teleoperador/a.	1.030,45	18,03	18,00	2,01	20,00	14,22	34,14
Instalador/a.	993,16	18,03	18,00	1,94	20,00	13,70	32,91
Auxiliar Administrativo/a.	946,97	18,03	18,00	1,85	20,00	13,06	31,38
Telefonista/Recepcionista.	946,97	18,03	18,00	1,85	20,00	13,06	31,38

Tablas salariales 2017

Residencias personas mayores

Cat. Profesional	S. Base	Antig	Fest/dom	H. Noct	Disponib	H. Extra	Fest. Espec.
Administrador/a.	1.766,86	18,32	18,29	3,45	20,32	24,37	58,54
Gerente.	1.766,86	18,32	18,29	3,45	20,32	24,37	58,54
Director/a.	1.766,86	18,32	18,29	3,45	20,32	24,37	58,54
Médico/a.	1.505,10	18,32	18,29	2,94	20,32	20,76	49,87
Titulado/a Superior.	1.505,10	18,32	18,29	2,94	20,32	20,76	49,87
Supervisor/a.	1.316,95	18,32	18,29	2,57	20,32	18,17	43,64
Enfermero/a.	1.316,95	18,32	18,29	2,57	20,32	18,17	43,64
Trabajador/a Social.	1.222,90	18,32	18,29	2,39	20,32	16,87	40,52
Fisioterapeuta.	1.222,90	18,32	18,29	2,39	20,32	16,87	40,52
Terapeuta Ocupacional.	1.222,90	18,32	18,29	2,39	20,32	16,87	40,52
Titulad/a Medio.	1.196,91	18,32	18,29	2,34	20,32	16,51	39,65
Gobernante/a.	1.011,22	18,32	18,29	1,98	20,32	13,95	33,51
TASOC.	990,53	18,32	18,29	1,93	20,32	13,66	32,82
Oficial Mantenimiento.	990,53	18,32	18,29	1,93	20,32	13,66	32,82
Oficial Administrativo/a.	990,53	18,32	18,29	1,93	20,32	13,66	32,82
Conductor/a.	974,62	18,32	18,29	1,90	20,32	13,44	32,29
Gerocultor/a.	974,62	18,32	18,29	1,90	20,32	13,44	32,29
Cocinero/a.	974,62	18,32	18,29	1,90	20,32	13,44	32,29
Jardinero/a.	957,53	18,32	18,29	1,87	20,32	13,21	31,73
Auxiliar Mantenimiento.	957,53	18,32	18,29	1,87	20,32	13,21	31,73
Auxiliar Administrativo/a.	957,53	18,32	18,29	1,87	20,32	13,21	31,73
Portero/a-Recepcionista.	957,53	18,32	18,29	1,87	20,32	13,21	31,73
Limpiador/a-Planchador/a.	883,43	18,32	18,29	1,73	20,32	12,19	29,27
Pinche Cocina.	883,43	18,32	18,29	1,73	20,32	12,19	29,27
Ayudante Oficios varios.	883,43	18,32	18,29	1,73	20,32	12,19	29,27
Personal no cualificado.	883,43	18,32	18,29	1,73	20,32	12,19	29,27

cve: BOE-A-2018-12821
Verificable en http://www.boe.es

BOLETÍN OFICIAL DEL ESTADO
Núm. 229 Viernes 21 de septiembre de 2018 Sec. III. Pág. 91455

Servicio de ayuda domicilio

Cat. Profesional	S. Base	Antig	Fest/dom	H. Noct	Disponib.	H. Extra	Fest. Espec.
Responsable Coordinación.	1.972,47	18,32	18,29	3,93	20,32	27,21	65,36
Jefe/a Administrativo.	1.471,30	18,32	18,29	2,93	20,32	20,30	48,75
Coordinador/a.	1.394,31	18,32	18,29	2,78	20,32	19,23	46,20
Oficial Administrativo/a.	1.271,71	18,32	18,29	2,54	20,32	17,54	42,13
Ayudante Coordinación.	1.115,47	18,32	18,29	2,22	20,32	15,39	36,96
Auxiliar Administrativo/a.	962,38	18,32	18,29	1,92	20,32	13,28	31,89
Auxiliar Ayuda Domicilio.	962,38	18,32	18,29	1,92	20,32	13,28	31,89

Servicio teleasistencia

Cat. Profesional	S. Base	Antig	Fest/dom	H. Noct	Disponib.	H. Extra	Fest. Espec.
Director/a Gerente.	1.504,05	18,32	18,29	2,94	20,32	20,75	49,83
Director/a Centro Teleasistencia.	1.458,16	18,32	18,29	2,85	20,32	20,12	48,31
Director/a Territorial.	1.435,24	18,32	18,29	2,80	20,32	19,80	47,56
Supervisor/a.	1.412,30	18,32	18,29	2,76	20,32	19,48	46,80
Coordinador/a.	1.220,04	18,32	18,29	2,38	20,32	16,83	40,43
Técnico/a Informático/a.	1.238,39	18,32	18,29	2,42	20,32	17,08	41,04
Oficial Teleasistencia.	1.132,89	18,32	18,29	2,21	20,32	15,63	37,54
Teleoperador/a.	1.046,94	18,32	18,29	2,04	20,32	14,44	34,69
Instalador/a.	1.009,05	18,32	18,29	1,97	20,32	13,92	33,44
Auxiliar Administrativo/a.	962,12	18,32	18,29	1,88	20,32	13,27	31,88
Telefonista/Recepcionista.	962,12	18,32	18,29	1,88	20,32	13,27	31,88

Tablas salariales 2018

Residencias personas mayores

Cat. Profesional	S. Base	Antig	Fest/dom	H. Noct	Disponib	H. Extra	Fest. Espec.
Administrador/a.	1.786,30	18,52	18,49	3,49	20,54	24,64	59,18
Gerente.	1.786,30	18,52	18,49	3,49	20,54	24,64	59,18
Director/a.	1.786,30	18,52	18,49	3,49	20,54	24,64	59,18
Médico/a.	1.521,66	18,52	18,49	2,97	20,54	20,99	50,42
Titulado/a Superior.	1.521,66	18,52	18,49	2,97	20,54	20,99	50,42
Supervisor/a Residencias.	1.331,44	18,52	18,49	2,60	20,54	18,37	44,12
Enfermero/a.	1.331,44	18,52	18,49	2,60	20,54	18,37	44,12
Trabajador/a Social.	1.236,35	18,52	18,49	2,42	20,54	17,06	40,97
Fisioterapeuta.	1.236,35	18,52	18,49	2,42	20,54	17,06	40,97
Terapeuta Ocupacional.	1.236,35	18,52	18,49	2,42	20,54	17,06	40,97
Titulado/a Medio.	1.210,08	18,52	18,49	2,37	20,54	16,69	40,09
Gobernante/a.	1.022,34	18,52	18,49	2,00	20,54	14,10	33,88
TASOC.	1.001,43	18,52	18,49	1,95	20,54	13,81	33,18
Oficial Mantenimiento.	1.001,43	18,52	18,49	1,95	20,54	13,81	33,18
Oficial Administrativo/a.	1.001,43	18,52	18,49	1,95	20,54	13,81	33,18
Conductor/a.	985,34	18,52	18,49	1,92	20,54	13,59	32,65
Gerocultor/a.	985,34	18,52	18,49	1,92	20,54	13,59	32,65
Cocinero/a.	985,34	18,52	18,49	1,92	20,54	13,59	32,65
Jardinero/a.	968,06	18,52	18,49	1,89	20,54	13,36	32,08
Auxiliar Mantenimiento.	968,06	18,52	18,49	1,89	20,54	13,36	32,08

cve: BOE-A-2018-12821
Verificable en http://www.boe.es

BOLETÍN OFICIAL DEL ESTADO
Núm. 229 Viernes 21 de septiembre de 2018 Sec. III. Pág. 91456

Cat. Profesional	S. Base	Antig	Fest/dom	H. Noct	Disponib	H. Extra	Fest. Espec.
Auxiliar Administrativo/a.	968,06	18,52	18,49	1,89	20,54	13,36	32,08
Portero/a-Recepcionista.	968,06	18,52	18,49	1,89	20,54	13,36	32,08
Limpiador/a-Planchador/a.	893,15	18,52	18,49	1,75	20,54	12,32	29,59
Pinche Cocina.	893,15	18,52	18,49	1,75	20,54	12,32	29,59
Ayudante Oficios varios.	893,15	18,52	18,49	1,75	20,54	12,32	29,59
Personal no cualificado.	893,15	18,52	18,49	1,75	20,54	12,32	29,59

Servicio ayuda domicilio

Cat. Profesional	S. Base	Antig	Fest/dom	H. Noct	Disponib.	H. Extra	Fest. Espec.
Responsable Coordinación.	1.994,17	18,52	18,49	3,97	20,54	27,51	66,08
Jefe/A Administrativo.	1.487,48	18,52	18,49	2,96	20,54	20,52	49,29
Coordinador/a.	1.409,65	18,52	18,49	2,81	20,54	19,44	46,71
Oficial Administrativo/a.	1.285,70	18,52	18,49	2,57	20,54	17,73	42,59
Ayudante Coordinación.	1.127,74	18,52	18,49	2,24	20,54	15,56	37,37
Auxiliar Administrativo/a.	972,97	18,52	18,49	1,94	20,54	13,43	32,24
Auxiliar Ayuda Domicilio.	972,97	18,52	18,49	1,94	20,54	13,43	32,24

Servicio teleasistencia

Cat. Profesional	S. Base	Antig	Fest/dom	H. Noct	Disponib.	H. Extra	Fest. Espec.
Director/a Gerente.	1.520,59	18,52	18,49	2,97	20,54	20,98	50,38
Director/a Centro Teleasistencia.	1.474,20	18,52	18,49	2,88	20,54	20,34	48,84
Director/a Territorial.	1.451,03	18,52	18,49	2,83	20,54	20,02	48,08
Supervisor/a.	1.427,84	18,52	18,49	2,79	20,54	19,69	47,31
Coordinador/a.	1.233,46	18,52	18,49	2,41	20,54	17,02	40,87
Técnico/a Informático/a.	1.252,01	18,52	18,49	2,45	20,54	17,27	41,49
Oficial Teleasistencia.	1.145,35	18,52	18,49	2,23	20,54	15,80	37,95
Teleoperador/a.	1.058,46	18,52	18,49	2,06	20,54	14,60	35,07
Instalador/a.	1.020,15	18,52	18,49	1,99	20,54	14,07	33,81
Auxiliar Administrativo/a.	972,70	18,52	18,49	1,90	20,54	13,42	32,23
Telefonista/Recepcionista.	972,70	18,52	18,49	1,90	20,54	13,42	32,23

ANEXO II

Asimilaciones

Sin perjuicio de lo dispuesto en la Disposición Transitoria Segunda, se describen a continuación diversas categorías profesionales que, a efectos económicos, quedarán asimiladas a los siguientes grupos:

Grupo 1.

Director/a administrativo.
Subdirector/a administrativo.
Farmacéutico/a.
Abogado/a.
Economista.
Director/a general teleasistencia.
Director/a nacional teleasistencia.
Director/a gerente teleasistencia.

cve: BOE-A-2018-12821
Verificable en http://www.boe.es

Jefe/a producto teleasistencia.
Jefe/a director teleasistencia.
Director/a delegación teleasistencia.
Responsable centro atención teleasistencia.
Responsable central teleasistencia.

Grupo 2.

Jefe/a de taller.
Jefe/a de almacén, economato, lavandero, ropero, plancha.
Dietista.
Responsable coordinación.
Jefe/a de administración.
Técnico/a producto teleasistencia.
Delegado/a de provincia teleasistencia.
Jefe/a de CAP de teleasistencia.
Responsable de unidad móvil de teleasistencia.
Jefe/a de mantenimiento.
Coordinador/a central.

Grupo 4.

Auxiliar de enfermería.
Auxiliar de coordinación de teleasistencia.
Operador/a unidad móvil teleasistencia.
Técnico/a mantenimiento de teleasistencia.
Oficial teleasistencia y/o unidad móvil.
Ayudante coordinación.
Auxiliar instalador/a.
Conserje.

ANEXO III

Baremo

- Por cada año en la empresa: 1,2 puntos.
- Por cada año transcurrido como correpuestos y correturnos: 1,2 puntos.
- Por cada año transcurrido como correpuestos 0,8 puntos.
- Por cada año transcurrido como correturnos: 1 punto.
- Títulos y diplomas relacionados con el puesto que se solicita:

a) Cada curso de 40 horas lectivas: 1 punto.
b) Cada curso de más de 40 horas lectivas: 3 puntos.
c) FP de grado medio: 5 puntos.
d) FP de grado medio y un año de antigüedad: 6 puntos.

ANEXO IV

Cláusula garantía ad personam 1.er Convenio

En lo referido solamente a retribuciones al personal que se le hubiese aplicado la cláusula de garantía ad personam del 1.er Convenio Colectivo no le será de aplicación la contemplada en este Convenio. El salario base de este personal se incrementará anualmente en la misma cuantía que el IPC real del conjunto del estado del año anterior.

cve: BOE-A-2018-12821
Verificable en http://www.boe.es

BOLETÍN OFICIAL DEL ESTADO

Núm. 76 Viernes 29 de marzo de 2019 Sec. II.B. Pág. 32366

II. AUTORIDADES Y PERSONAL

B. Oposiciones y concursos

ADMINISTRACIÓN LOCAL

4599 *Resolución de 18 de marzo de 2019, del Ayuntamiento de Valderrobres (Teruel), referente a la convocatoria para proveer una plaza.*

En el «Boletín Oficial de la Provincia de Teruel» número 49, de 13 de marzo de 2019, se han publicado íntegramente las bases que han de regir la convocatoria para proveer:

Una plaza de Auxiliar de Biblioteca de la plantilla de personal laboral fijo, mediante el sistema de concurso-oposición, en turno libre.

El plazo de presentación de solicitudes será de veinte días naturales a contar desde el siguiente al de la publicación de esta resolución en el «Boletín oficial del Estado».

Los sucesivos anuncios referentes a esta convocatoria, cuando procedan de conformidad con las bases, se harán públicos en la fórmula prevista en las bases de la convocatoria.

Valderrobres, 18 de marzo de 2019.–El Alcalde, Carlos Boné Amela.

BIBLIOGRAFÍA

1. CHOQUE, S Y CHOQUE, J. *Actividades para la tercera edad.* Ed. Paidotribo, 2007.
2. MELERO, PÉREZ. *Guía de cuidados de personas mayores.* Ed. Síntesis, 2008
3. VVAA. *Síndromes y cuidados en el paciente geriátrico.* Editorial MASSON. Barcelona, 2007.
4. MARTINEZ RODRIGUEZ, TERESA. *Centros de atención diurna para personas mayores: atención a las situaciones de fragilidad y dependencia.* Panamericana 2010.
5. JOSÉ MARÍA GASALLA (2009) *La Nueva Dirección de Personas: marco paradójico del talento directivo.* Pirámide (9ª edición).
6. SLUTZKY, LEONARDO. BIOETICA GERONTOLÓGICA. Akadia 2009.
7. CHAPOT, SARA L. y GUIDO, PATRICIA L. y LÓPEZ, MARCELA B. *Temas de psicogerontología: investigación, clínica y recursos terapéuticos.* Akadia 2009.
8. SERGI ARENAS I GUARCH Y ESTHER PRAT-GINESTÓS GONZALO. *El papel del psicólogo en los centros residenciales geriátricos.* IMSERSO 2009. La Psicología, los psicólogos y el envejecimiento: Contribución de la psicología y sus profesionales al estudio y la intervención sobre el envejecimiento. Consejo General de Colegios Oficiales de Psicólogos con la colaboración de EFPA (European Federation of Psychologists`Associations). 2009.
9. CRISTINA RODRÍGUEZ BENITO. *La intervención del psicólogo con los mayores (2007).* INEFOC (Instituto Europeo de Formación y Consultoría)
10. ALFREDO BOHÓRQUEZ RODRÍGUEZ. 100 *Recomendaciones para la mejora del servicio de atención a domicilio.* Grupo de trabajo criterios de calidad asistencial en servicios sociosanitarios para personas mayores de la SEGG. 2021.
11. *¿Qué es una residencia de ancianos?* Lares comunidad valenciana. 2018
12. Protocolo de ingreso. *Centro de humanización de la salu*d (CEHS). inforesidencias. 2021.
13. *El reto de la asistencia sanitaria en las residencias de ancianos.* El médico interactivo. Actualizado 2020
14. *Importancia de las visitas de familiares a residencias de la*

tercera edad. Centro residencial Almudena. 2020

15. CARPIO, J.A. *Los brotes mantienen la alerta sanitaria en las residencias, lugares de mayor contagio.* Coronavirus. Rtve. 2020
16. NAVARRO-PELAYO LÁINEZ, M.M. *Que es la historia clínica de un paciente y para qué sirve.* Clinic cloud. 2015
17. Protección de datos en residencias de ancianos. Ayuda ley protección datos. 2018
18. CASTRO, I. GÁMEZ, M. *Historia clínica.* Farmacia hospitalaria. 2021.
19. PÉREZ-ANDREU SOLANO, M. l*a responsabilidad de las residencias de ancianos.* Expansión. 2020
20. *Denegación de auxilio.* Concepto. Guías jurídicas
21. *Protección de datos en residencias de ancianos.* Ayuda ley protección datos. 2018
22. *La importancia de la ética en las residencias de mayores.* Geriatricarea. 2017
23. *¿Cuáles son los objetivos y funciones de la enfermería geriátrica?* Grupo las mimosas. 2019
24. *Las funciones de un auxiliar de enfermería en un geriátrico.* Centro de estudios profesionales santa gema. 2017
25. Experiencia en la intervención con personas mayores en situación de dependencia en la Fundación Matia. Psychosocial Intervention vol.16 nº1. 2021.
26. *Como mejorar y mantener la estimulación cognitiva en personas mayores.* Instituto superior de estudios sociales y sociosanitarios. 2021.
27. *Fisioterapia en ancianos prevención de la disfuncionalidad.* Lares comunidad valenciana. 2018
28. SÁNCHEZ, A. *Terapia ocupacional: características, objetivos y funciones. Blog neuron.* Actualidad para profesionales de la neurorrehabilitación. 2017
29. Irigaray García de la Serna, J. *Ejemplo de cómo elaborar un perfil profesional.* Business School EAE. 2020
30. Reclutamiento externo: qué es y sus principales ventajas. Jobconvo. 2018
31. PÉREZ, O. *¿Qué es el reclutamiento interno y qué beneficios tiene para la empresa?* People next. 2015
32. RAFFINO, M. E. *Entrevista.* Concepto. 2020
33. *Motivación laboral: definición, tipos y pautas para su impulso.* Bienestar y motivación laboral. El blog de endred. 2021.

34. ¿Qué es una oposición?. Orientación laboral. Educaweb Raffino, M. E. Derecho laboral. Concepto. 2020
35. VII Convenio marco estatal de servicios de atención a las personas dependientes y desarrollo de la promoción de la autonomía personal. BOE-A-2018-12821. Ministerio de Trabajo, migraciones y seguridad social. 2018
36. Acta 9.ª de la comisión paritaria de interpretación del vii convenio marco estatal de servicios de atención a las personas dependientes y desarrollo de la promoción de la autonomía personal. BOE-A-2019-4641. Ministerio de Trabajo, migraciones y seguridad social. 2019

6. DIRECCIÓN DE MARKETING Y COMERCIAL EN LOS CENTROS GERIÁTRICOS.

Anabel Pareja Ortiz, Nazaret Sáez Cuenca y Celia Expósito Medina.

DISEÑO DE PRODUCTOS Y SERVICIOS

Según los últimos datos publicados por el INE, en 2019 había en España unos 8,9 millones de personas mayores de 65 años. Los servicios y negocios asociados a la edad sin duda son una apuesta de futuro, ya que este grupo demográfico tan solo sumaba algo más de 7 millones de individuos en 2001. La pirámide poblacional y una natalidad muy baja predicen que el fenómeno se seguirá acentuando en las próximas décadas.

Por lo tanto, parece claro que es buena idea reflexionar sobre ideas de negocios para mayores, más allá de servicios obvios como las residencias o los cuidados sanitarios en casa.

El diseño de nuevos productos es crucial para la supervivencia de la mayoría de las empresas. Aunque existen algunas firmas que experimentan muy poco cambio en sus productos, la mayoría de las compañías deben revisarlas en forma constante. En las industrias que cambian con rapidez, la introducción de nuevos productos es una forma de vida y se han desarrollado enfoques muy sofisticados para presentar nuevos productos.

Las necesidades cada vez mayores de la sociedad hacia un aumento de la calidad de vida en las personas ancianas hacen que las residencias geriátricas tengan que renovar constantemente sus productos y mejorar sus servicios para brindar una atención integral y especializada a los ancianos residentes.

El diseño del producto casi nunca es responsabilidad única de la función de operaciones, sin embargo esta se ve muy afectada por la introducción de nuevos productos y viceversa. La función de operaciones es el receptor de la introducción de nuevos productos. Al mismo tiempo estos nuevos productos se ven limitados por las operaciones existentes y la tecnología. Por lo tanto, resulta extremadamente importante comprender el procesode diseño de nuevos productos así como su interacción con las operaciones.

Las decisiones sobre el producto afectan a cada una de las áreas de toma de decisiones de operaciones, por lo tanto, las decisiones sobre los productos deben coordinarse de manera íntima con las operaciones para asegurarse de que esta área queda integrada con el diseño del producto. A través de una cooperación íntima entre operaciones y mercadotecnia, la estrategia del mercado y la estrategia del producto se pueden integrar con las decisiones que se relacionan con el proceso, la capacidad, inventarios, fuerza de trabajo y calidad.

La definición del producto es el resultado del desarrollo de una estrategia empresarial. Por ejemplo, la estrategia empresarial podría exigir una línea de productos completa para servir a un sector particular de los clientes. Como resultado, se definirán nuevos productos para completar la línea de productos. Estas definiciones de nuevos productos se convierten entonces en un insumo para la estrategia de operaciones y las decisiones de operaciones se ajustan para acoplarse a la estrategia de nuevos productos.

Ejemplo de nuevos productos para mayores:

- Consejos financieros personalizados.
- Web de citas para mayores.
- Clases de yoga en casa.
- Clases y asesoramiento informático.
- Nutricionista.
- Manitas a domicilio.
- Asesor en seguros de salud.
- Adaptación de casas.

El diseño del producto es un pre-requisito para la producción al igual que el pronóstico de volumen. El resultado de la decisión del diseño del producto se transmite a operaciones en forma de especificaciones del producto. En estas especificaciones se indican las características que se desea tenga el producto y así se permite que se proceda con la producción.

Marco teórico

Un producto es una cosa o un objeto producido o fabricado, algo material que se elabora de manera natural o industrial mediante un proceso, para el consumo o utilidad de los individuos.

Se puede definir al producto desde un aspecto psico-social donde a la persona le mejora su imagen, su estatus, su exclusividad y vanidad.

También se puede decir que el producto representa a la empresa donde se muestra la imagen y la calidad, siempre con el fondo de satisfacer las necesidades de los consumidores.

Elementos que caracterizan las personalización del producto

La personalidad del producto es la capacidad de darnos a cada uno lo que deseamos.

Los *elementos* que lo caracterizan son:

- *Diseño:* es aquello que hace que sea llamativo para los consumidores.
- *Surtido:* tiene que ver con la comercialización para cada segmento de mercado se debe elaborar un producto específico. Principalmente se enfoca en la capacidad adquisitiva que tenga el consumidor.
- *Calidad:* aspecto que implica modificar el diseño del producto.

Factores de éxito y de fracaso de un producto

3 factores necesarios para que un producto tenga éxito:

- Que exista una demanda.
- Que resuelva un problema de una forma superior.
- Promocionar muy atractivamente el producto.

Costo de producción más bajo, nos induce a tener un mejor precio en el mercado.

Se constata la originalidad del producto, que sea algo nuevo y no una imitación.

La complejidad de hacer el producto.

La flexibilidad del proceso de producción de tal forma que debemos hacer un surtido de productos.

Causas por las que puede fracasar un producto

- Producto no percibido como diferente.
- No satisfacer necesidades.
- Demasiado optimismo.
- Mala estrategia.
- Desconocer el sector y el mercado.

Ciclo de vida de un producto

El ciclo de vida del producto es un concepto desarrollado y discutido ampliamente por distintos autores y un tema siempre de actualidad.

La teoría sugiere que cada producto o servicio tiene una vida finita. Si uno va a monitorear ventas durante un periodo determinado, descubrirá que el patrón de ventas de la mayoría de los productos sigue una curva consistente de crecimiento, madurez y declinación. Es obvio que al principio las ventas son muy bajas; de forma gradual se van aumentando y luego comienzan a decrecer.

En marketing, el ciclo de vida de un producto se entiende como el conjunto de etapas por las que pasa un producto desde su introducción en el mercado hasta su retirada.

El concepto de ciclo de vida de un producto surge de la analogía entre la evolución de los seres vivos y la de los productos, ya que ambos pasan por diferentes etapas a lo largo de su existencia. Un ser vivo traza una curva de vida que pasa por el nacimiento, la adolescencia, la edad adulta, la vejez y la muerte. En cuanto a los productos se produce un ciclo similar, el cual podéis apreciar a continuación.

Etapas del ciclo de vida de un producto

La identificación de los factores que afectan a la evolución y la demanda de los productos, así como la duración de cada una de las fases, determinará la capacidad de la empresa para poder adaptar sus productos a las nuevas necesidades de los consumidores. El ciclo de vida de un producto consta de 4 etapas principales: introducción, crecimiento, madurez y declive.

Introducción

En la etapa de introducción, después de elaborar el plan de marketing, el producto es lanzado por primera vez al mercado, nos encontramos ante una primera etapa llena de incertidumbre y de riesgo. Además es la etapa del ciclo de vida de un producto que conlleva un mayor coste, ya que se produce el primer acercamiento del producto al consumidor en el que se contempla tanto los estudios de mercado previos y el desarrollo del propio producto, como la inversión en campañas de comunicación y acciones de marketing promocional.

Normalmente en esta etapa, la demanda es inferior a la oferta, puesto que el mayor porcentaje de las ventas provienen de los consumidores más innovadores y los early adopters, que son los que aceptan un mayor riesgo ante la compra y les entusiasma experimentar con nuevos productos.

La clave en esta etapa del ciclo de vida de un producto consiste en definir y trabajar el posicionamiento e investigar la respuesta del mercado hacia el producto, para si fuera necesario reaccionar con agilidad y poder reorientar las estrategias.

Crecimiento

En la fase de crecimiento, el producto se posiciona en el segmento definido, y comienza a ser aceptado por los consumidores. Esto provoca que las ventas y por tanto los beneficios vayan in crescendo.

Normalmente, el aumento de los beneficios se produce debido a que los costes de fabricación se reducen bien por las economías de escala o bien por la adquisición de experiencia en la fabricación.

A pesar de esto, la competencia en esta segunda etapa del ciclo de vida de un producto no suele ser muy intensa. Es probable que hayan aparecido nuevos competidores, pero estos nuevos players tratarán de diferenciar su producto y de comenzar a construir su posicionamiento de marca.

La clave en esta etapa consiste en reforzar el posicionamiento y en realizar modificaciones para poder adaptar el producto a la demanda creciente.

Madurez

La etapa de madurez se produce cuando el producto ha alcanzado la cima en cuanto a cuota de mercado. Esta etapa, la tercera del ciclo de vida de un producto, suele tener una duración más amplia que el resto.

Las ventas siguen aumentando, pero a un ritmo más lento y decreciente, hasta que llega el punto que se estabilizan y posteriormente comienzan a detenerse.

En esta etapa la competencia ya es considerable, por lo que no se ha de competir únicamente en precios, sino que además se deben identificar y trabajar otros factores relevantes para los consumidores, para conseguir realmente un producto y una propuesta de valor diferenciada.

La clave en esta etapa está en anticiparse a la caída de las ventas buscando propuestas e innovaciones que vuelvan a hacer el producto atractivo para lograr sostener las ventas.

Declive

Ninguna empresa quiere llegar a la fase de declive, puesto que se trata de la última etapa del ciclo de vida de un producto. Las ventas comienzan a disminuir gradualmente debido a que el producto ha sido sustituido por otras opciones más atractivas para los consumidores.

Los beneficios pueden convertirse en pérdidas y, por tanto, que el producto deje de ser rentable para la empresa, si no se toman las medidas necesarias.

En esta fase se suele recomendar que se retire el producto del mercado, ya que existen pocas oportunidades de lograr una reanimación del mismo.

La clave en esta etapa consiste en minimizar la inversión y planificar acciones donde se tenga en cuenta diferentes vertientes: reemplazar el producto o modificarlo para enfocarlo nuevamente en el mercado.

Estrategias para la introducción de nuevos productos

Existen dos maneras fundamentales de enfocar el proceso de introducción de nuevos productos: se le puede considerar como un impulso del mercado o uno de la naturaleza interfuncional.

La mala utilización de los instrumentos de marketing pueden acabar con lo que podría ser un lanzamiento exitoso. Dirigirnos al cliente potencial por la vía menos adecuada, desaprovechar las herramientas comunicativas o productivas, un nefasto sistema de distribución, mala política de precios, etc.

Si el mercado no conoce las bondades del producto será como si no existiese. De hecho podría decirse que no contar con estrategia puede ser menos negativo que contar con una mala…

Impulso del mercado

De acuerdo con este enfoque, se debe fabricar lo que se puede vender. En este caso los nuevos productos quedan determinados por el mercado dando muy poca consideración a los ya existentes y a los procesos de operaciones. Las necesidades del cliente son la base primordial (o única) para la introducción de nuevos productos. Se puede determinar el tipo de nuevos productos que se necesitan a través de la investigación de mercados o la retroalimentación de los consumidores. Después se producen estos productos.

Interfuncional

Con este enfoque, la introducción de nuevos productos tiene una naturaleza interfuncional y requiere de la cooperación entre las distintas ciencias que integran el producto. En el caso de la residencia geriátrica, sería la aportación de todo el personal que colabora en que ese proceso se lleve a cabo de forma correcta para que funcione y dé buenos resultados. Queda determinado por un esfuerzo coordinado entre funciones. El resultado debe ser los productos que satisfacen las necesidades del consumidor mientras que se utilizan las mayores ventajas posibles en otros ámbitos.

El enfoque interfuncional casi siempre produce los mejores resultados. El enfoque también resulta más difícil de implementar debido a las rivalidades y fricciones interfuncionales. En muchos casos se utilizan mecanismos organizacionales especiales como diseños fuerza de apoyo, con el objeto de integrar distintos elementos de la organización.

Proceso de desarrollo de nuevos productos

Independientemente de cuál sea el enfoque organizacional que se utilice para el desarrollo de nuevos productos, los pasos que se siguen para el desarrollo de nuevos productos son casi siempre los mismos.

Es importante tener en cuenta que el desarrollo de producto no solamente se refiere a productos innovadores. Existirá un producto nuevo también, siempre que se produzcan cambios en un producto existente, incluso cuando tales cambios no tengan carácter esencial.

Por ello, el *desarrollo de producto en marketing* hace referencia a:

- Productos inexistentes con anterioridad en el mercado y sin productos similares ni competencia directa.
- Productos objeto de reposicionamiento, cuando el público objetivo entiende que pueden satisfacer nuevas necesidades.
- Versiones más avanzadas de un mismo producto, que aportan mayores o distintos beneficios para los clientes.
- Nuevas líneas o variedades de productos para un mismo mercado, que apuntan a segmentos de mercado distintos.
- Productos que van a comercializarse en nuevos mercados.

Generación de la idea

Las ideas se pueden generar a partir del mercado o a partir de la tecnología. Las ideas del mercado se derivan de las necesidades del consumidor. La identificación de las necesidades del mercado puede llevar entonces al desarrollo de nuevas tecnologías y productos para satisfacer estas necesidades.

Por otro lado, las ideas también pueden surgir de la tecnología disponible o nueva.

Técnica para la generación de la idea

Relación de atributos: Esta técnica requiere enumerar los principales atributos de un producto existente y después de modificar cada uno de ellos en la búsqueda de un producto mejorado.

- *Relaciones forzadas:* Aquí varios objetos se consideran en relación con el resto.
- *Análisis morfológico:* Este método busca identificar las dimensiones estructurales de un problema y el examen de las relaciones entre ellos, la esperanza radica en encontrar alguna combinación novedosa.
- *Identificación de necesidades y problemas:* Las anteriores técnicas creativas no requieren del consumidor para generar ideas. Los consumidores reciben una lista de problemas y dicen cuales de ellos acuden a su mente cuando se mencionan dichos problemas.
- *Tormenta de ideas:* El problema debe ser específico, el grupo común para esta técnica, consiste de seis a diez personas estimulando la creatividad del grupo por medio de la tormenta de ideas. Las ideas comienzan a fluir, una idea sigue a la otra y en una hora es probable grabar cien o más ideas. Se señalan cuatro *principios* para que una deliberación alcance una máximo de eficacia:
  - No se permite la crítica (los comentarios negativos deben dejarse para después).
  - Es bienvenida la espontaneidad (mientras más original sea la idea mejor).
  - Estimular la cantidad (más ideas, mayor probabilidad).
  - Estimular la combinación y mejora de ideas (debe sugerir la forma de integrar las ideas a otros aún más nuevos).

Sección del producto

No todas las ideas nuevas deben desarrollarse para convertirlas en nuevos productos. Las ideas para nuevos productos deben pasar por lo menos tres *pruebas:* 1) el potencial del mercado, 2) la factibilidad financiera y 3) la compatibilidad con operaciones. Antes de colocar la idea de un nuevo producto en el diseño preliminar, se le debe someter a los análisis necesarios que se organizan alrededor de estas tres pruebas.

El propósito del análisis de selección de productos es identificar cuales son las mejores ideas y no el de llegar a una decisión definitiva de comercialización y producción de un producto. Después del desarrollo inicial se pueden hacer análisis más extensos a través de pruebas de mercado y operaciones piloto antes de tomar la decisión final de introducir el producto. De esta manera, el análisis de selección de productos puede tener una naturaleza bastante subjetiva y basarse en información ciertamente limitada.

Para realizar un *análisis de producto*, podemos comenzar analizando el mercado al cual queremos ofrecer nuestro producto. Esta investigación nos llevará a saber los siguientes aspectos:

- Público objetivo. Aquí tendremos que definir a quienes nos queremos dirigir, o cual es nuestro target. Debemos definir nuestro público.
- Conocer las necesidades actuales del mercado y público objetivo.
- Conocer el grado de satisfacción del público objetivo con los actuales competidores de nuestro negocio.
- Cuál es la cuota de mercado.
- Cuánto estarían dispuestos a pagar por el producto.

Hay varios métodos para ayudar en el análisis del producto. Uno es un método que utiliza una lista de mercado e involucra el desarrollo de una lista de factores junto con un factor de peso específico para cada uno. Cada factor se califica de acuerdo a una escala y se calcula una calificación total balanceada. Si la calificación total queda por encima de cierto nivel mínimo, la idea del nuevo producto se puede seleccionar para su desarrollo posterior. En forma alterna, puede utilizarse el método para calificar productos en orden de prioridad para su selección. La tabla de abajo da un ejemplo de este tipo de calificación.

Estudio del proceso de desarrollo de nuevos productos

Al principio se genera un gran número de ideas para la creación de nuevos productos y servicios en centros residenciales geriátricos, sin embargo, muy pocas se introducen con éxito en el mercado bajo la forma de productos.

Filtrado de ideas

El propósito de la generación de ideas es la creación de más de ellas, el objetivo de las etapas subsiguientes, es reducir el número de ideas a unas cuantas que sean atractivas y factibles, la primera etapa de la selección de ideas es el filtrado.

Al filtrar las ideas, la empresa debe evitar dos tipos de errores, ocurre un error de exclusión, cuando la empresa elimina una buena idea. La forma más fácil de hacerlo es eliminar las ideas de otras personas, si una empresa comete demasiados errores de exclusión sus normas son muy conservadoras.

Desarrollo y prueba de concepto

Esta fase consiste en desarrollar la idea o ideas elegidas. En investigarlas con detenimiento, invirtiendo para ello los recursos que sean necesarios. En este sentido, hablamos del análisis DAFO (debilidades, amenazas, fortalezas y oportunidades), pero también del análisis desde un punto de vista financiero, y de una previsión de cómo puede afectar el concepto de producto a la cuenta de resultados de la empresa. Así como, del estudio del mercado, para determinar la viabilidad del target determinad a priori y de posibles alternativas.

Una idea atractiva debe desarrollarse para convertirla en un concepto del producto. Es importante distinguir entre idea, concepto e imagen de un producto.

La idea de un producto es la sugerencia de un posible producto de ofrecer al mercado.

El concepto del producto es una versión detallada de la idea expuesta en términos significativos al consumidor.

La imagen del producto es la forma en la cual los consumidores perciben un producto real o potencial.

La prueba de concepto implica someter los conceptos de nuevos productos con grupos de consumidores meta, los conceptos se pueden presentar en forma simple.

Análisis del negocio

Esto implica una revisión de ventas, costos y proyecciones de utilidades para un servicio nuevo, con la finalidad de averiguar si satisfacen los objetivos de la compañía, si lo hace el producto puede avanzar en la etapa de desarrollo del producto.

Para calcular el éxito, se debe estudiar la historia de productos similares y debe hacer una encuesta de opiniones de mercado, se deben calcular las ventas mínimas y máximas para evaluar los riesgos. Elaborado el pronóstico de ventas se deben calcular los costos y las utilidades esperadas.

Comercialización

En esta fase se pasa de la teoría a la realidad. Es decir, es el momento de concretar cómo se va a presentar ese producto en el mercado.

Su diseño

Cómo se va a producir. Las campañas de promoción y lanzamiento del producto para llegar al consumidor.

Lo más aconsejable es hacer pruebas o prototipos del producto y ver cómo responde el público objetivo antes de lanzarse a la comercialización a gran escala. Por ello, suele tratarse de la etapa más larga y la que genera más costes en la empresa, por lo que es importante que solo lleguen a esta fase conceptos de producto que realmente tengan muchas posibilidades.

Y, una vez que se tiene el producto final, es el momento de adoptar la decisión de lanzar el producto y comercializarlo. Pero en esta etapa aún ha de concretarse el momento más pertinente para el lanzamiento, el mercado en el que va a realizarse, la forma en que ha de llegar al consumidor o usuario final, las unidades que van a producirse y todo lo relativo a los derechos de marca.

Para ello, lo mejor es desarrollar el Plan de marketing en el que muestre una estrategia cohesionada con decisiones dirigidas a cumplir los objetivos definidos. Ahora que ya sabes como desarrollar nuevos productos es necesario hacer un plan de marketing que nos ayuda a que tengan éxito en el mercado.

Análisis del valor

Existe la necesidad de mejorar constantemente los productos y los servicios que se producen para seguir siendo competitivos. La innovación es una necesidad básica en todo lo que se hace. El análisis del valor proporciona una manera conveniente de organizar la innovación, enfocada a mejorar el valor de los productos y de los servicios.

El análisis del valor es una filosofía que busca eliminar todo aquello que origine costos y no contribuya al valor ni a la función del servicio. Su objetivo es satisfacer los requisitos de rendimiento del producto y las necesidades del cliente con el menor costo posible. El análisis del valor también es un enfoque organizado para analizar los productos y servicios en que se utilizan rutinariamente varias etapas y técnicas.

En el análisis de valor se utilizan los siguientes *términos* o definiciones:

- *Objetivo:* El propósito por el que existe el producto o servicio.
- *Función básica:* Una función básica, si se elimina, haría que el producto dejara de tener utilidad en términos de su objetivo.
- *Funciones secundarias:* Las funciones secundarias existen para apoyar una función básica debido a la manera en que se diseñó el producto en particular.

Estrategias para sacar nuevos productos al mercado online

Actualmente Internet y las redes sociales permiten que cualquier empresa, con independencia de su dimensión, pueda lanzar un producto al mercado consiguiendo buenos resultados y sin tener que invertir grandes sumas de dinero.

Además de que las *estrategias* anteriormente mencionadas pueden extrapolarse al mundo on-line, es posible hacer referencia a otras, más específicas de estos medios, como:

- Incrementar la visibilidad orgánica mejorando o poniendo a punto el posicionamiento SEO de la web.
- Crear contenido relacionado con el lanzamiento que sea compartible.
- Preparar landing pages y FAQ para resolver las dudas o preguntas de los clientes antes de que se produzcan.
- Promocionar el lanzamiento con una campaña de email marketing.
- Comunicar las últimas actualizaciones con streaming.

Otra opción es elaborar una encuesta para lanzar un producto nuevo que te permita averiguar las necesidades de tus clientes potenciales y valorar hasta qué punto tu producto cumple con sus expectativas.

Identificación de los clientes

La identificación de los clientes potenciales de un centro geriátrico nos dará las claves para la captación de dichos clientes, por lo que todas las estrategias de captación y la oferta de servicios deben estar dirigidas a estos clientes.

El cliente potencial y el cliente al que quieres atraer a una residencia no es el mismo. Aunque, los servicios van dirigidos a todas las personas mayores, son los hijos de estas personas quienes eligen el centro.

Por lo tanto, no hay que olvidar dirigir todas las acciones de marketing hacia este último target, si lo que queremos es convencerlos de nuestro producto es la mejor opcion para sus padres.

Hay que tener claro cuáles son las preocupaciones y objetivos que tienen los clientes.

Es importante que tengamos en cuenta la importancia de establecer relaciones estrechas, de confianza y de valor.

Tarea que siempre será más fácil si hemos empatizado con ellas. Realizar colaboraciones, invertir en publicidad impresa, crear una página web o inspirar confianza en los clientes, son herramientas que te pueden ayudar a sumar nuevos clientes.

El perfil del cliente del centro geriátrico es bien conocido y únicamente hay que perfilar campañas de marketing que se ajusten a los servicios que necesitan y que desean estos usuarios.

Para conocer los gustos y actividades que los ancianos institucionalizados desean realizar y practicar en su residencia, es necesario realizar estudios y encuestas que permitan desarrollar estos servicios. La estrategia está relacionada con el nivel de conocimiento de las características, necesidades y expectativas de los clientes ya captados, dado que serán las misma que deben tener los clientes potenciales, ya que la diferencia fundamental entre los clientes con que contamos y los nuevos clientes, esta relacionada únicamente con el hecho de que estos últimos están siendo atendidos por la competencia.

La tarea primordial que se debe adelantar será la identificación y cuantificación de ese mercado potencial constituido por el grupo de clientes que aun no accede a nuestros servicios, dado que la conformación de una base de datos de los mismos, facilitará todo contacto que la empresa quiera adelantar en su intención por llamar su atención y lograr su posterior conquista.

En la conformación de la base de datos será de gran ayuda la clasificación preliminar de los clientes actuales de la empresa, ya que como se mencionó anteriormente, los nuevos clientes se ubicaran en las mismas actividades productivas y tendrán características similares, con lo cual el paso a seguir será agotar todas las fuentes de información posible para identificarlos.

En primera medida se consultarán directorios especializados, guías telefónicas, listados gremiales, publicaciones de revistas y de prensa, así como cualquier otra fuente de información escrita posible.

En segunda instancia se puede construir la base de datos a partir de las referencias que nos faciliten los clientes actuales, por observación física o bien por medio de mecanismos de captura de registros que pueda implementar la empresa.

Lo importante es que, cualquiera que sea el mecanismo que se adopte, se agote toda fuente de información posible, al interior de la empresa o desde otras organizaciones, públicas o privadas, presentes en el medio, logrando cuantificar el mercado potencial por conquistar.

Aquí se hace necesario señalar que durante esta ofensiva mercadológica se han venido revisando y validando las diversas acciones con que la empresa aborda su mercado y se habrá documentado toda la estrategia, para orientar las medidas futuras de acuerdo con la dinámica del mercado.

Los precios y su política

Los precios varían según el hecho de que la residencia sea privada o pública.

Precio de las residencias de ancianos públicas

En las residencias públicas hay un precio de referencia, que publica el organismo público gestor de la residencia (comunidad autónoma o ayuntamiento). Los precios para Andalucía vienen fijados por la Junta de Andalucía y publicados en el BOJA. Actualmente actualizado el 31 de enero 2020 y publicado con el nº 21. A título orientativo, los precios oscilan entre los 700 euros al mes para ancianos que se valen por sí mismos, hasta los 1200 euros mensuales para ancianos que necesitan asistencia.

Enero 2020, según el último informe publicado por el portal digital líder del sector de atención a las personas mayores Inforesidencias.com, el precio medio (calculado de forma ponderada por tipo de habitación) de una residencia de ancianos privada en España es de 1.777,62 €/mes. De acuerdo con este estudio, este precio se ve incrementado por el 10% de IVA (en el caso de plazas privadas), por lo que ascendería a 1.955,38€/mes.

El precio de las plazas privadas de un centro residencial se ve influido por aspectos como la ubicación, si está bien comunicado, los servicios que ofrece el centro, etc. No obstante, hay un factor importante a tener en cuenta a la hora de valorar el precio de una residencia de mayores, y es el número de plazas públicas de la zona. Este factor juega un papel importante, ya que en muchos casos la estancia en una plaza privada se plantea como algo temporal mientras se espera el acceso a una plaza pública.

Las Comunidades con mayor porcentaje de plazas públicas son Extremadura, Canarias, Baleares, Aragón, País Vasco y Navarra, según datos del informe Envejecimiento en Red publicado en Octubre de 2019. Podemos diferenciar el grupo de País Vasco, Canarias y Navarra, con un precio medio de las plazas privadas de los más altos, y Extremadura y Aragón, que además de tener un buen número de plazas públicas mantiene el precio medio de las plazas privadas por debajo de la media.

El País Vasco con el precio medio más elevado, 2.495 €/mes. Le siguen Navarra, Canarias y La Rioja, con precios alrededor de los 2.200€.

En la parte inferior encontramos la Comunidad Valenciana, Extremadura y Castilla la Mancha, siendo esta última la que presenta el precio medio más bajo, 1.291,79 €/mes.

En total, de las 17 comunidades autónomas tenemos 8 cuyo precio medio está por encima del precio medio del estado Español. Entre ellas Madrid y Cataluña, cuyos precios se sitúan por encima de 2.000€ mensuales (aunque aquí la dispersión dentro de la comunidad es grande).

Comunidad Autonoma	Precio
Castilla-La Mancha	1420 €
Extremadura	1450€
Comunidad Valenciana	1586 €
Castilla León	1645 €
Aragón	1648 €
Andalucía	1748 €
Asturias	1770 €
Murcia	1787 €
Galicia	1914 €
Islas Baleares	1992 €
Cataluña	2014 €
Cantabria	2036 €
Madrid	2045 €
La Rioja	2121 €
Navarra	2225 €
Canarias	2233 €
País Vasco	2496 €

Estos precios son orientativos.

Estos incrementos se refieren a los últimos residentes ingresados ya que los que vivían en la residencia mantienen su precio incrementado por el IPC. La explicación de la subida de casi el 9% en un año tiene diferentes *facetas:*

- Incremento de exigencias normativas por parte de las administraciones que las residencias no pueden repercutir en todos los residentes y se concentra en los nuevos ingresos. Las residencias asistidas en la actualidad tienen en plantilla una media de un empleado a jornada completa por cada dos residentes, cifra que se supera en algunos casos.
- Tendencia de los últimos años ha ido hacia exigir la contratación de profesionales con los que antes no se contaba (médicos, enfermeras, psicólogos, trabajadores sociales, fisioterapeutas, terapeutas ocupacionales y

educadores sociales). También se han incrementado exigencias en lo que respecta a protección de datos, riesgos laborales, control de la legionelosis, gestión de residuos o funcionamiento de las cocinas, entre otros, lo que ha supuesto gastos que antes no se producían.

- Negociación colectiva con incrementos por encima de la inflación.
- Traslado al precio de los nuevos ingresos de las subidas de precio de los suministros (especialmente alimentación y energía).
- Precios públicos de concertación por debajo de los de mercado. El hecho que los precios de las plazas concertadas sea inferior al de mercado supone que las residencias deban cobrar más a los ingresos privados para compensar.

Las residencias piden subida de precios por el Covid-19. Las asociaciones de geriátricos reclaman que se incrementen sustancialmente los importes para acceder a las plazas de centros públicos. Los responsables también avisan de que los equipamientos privados subirán precios y piden un conjunto de medidas a la administración pública para que no se repita la situación que han vivido.

Política de comunicación externa e interna

Plan de comunicación interna

En cualquier empresa, independientemente de su tamaño y del sector al que se dedique, la comunicación tiene un papel fundamental. Se trata de uno de los pilares básicos para el buen funcionamiento de la organización. Sin embargo, a menudo se presta más atención a la comunicación externa, mientras que la comunicación interna queda en un segundo plano. Otras veces, los responsables de la organización no dan a la comunicación la importancia que realmente tiene, o no gestionan correctamente su estrategia comunicativa.

Es por este motivo, que es primordial entender que la comunicación es la que aporta el valor diferencial a las marcas y que, por lo tanto, es un activo que se tiene que gestionar sí o sí correctamente.

La comunicación interna es aquella que va dirigida al público de dentro de la empresa, es decir, los trabajadores y empleados, sea cual sea su rango dentro de la organización. Su nacimiento está ligado a la necesidad de las compañías de motivar a su equipo humano, de integrarlo en el sí de la organización y hacerlo partícipe dentro de la empresa. En resumen, se trata de fortalecer la relación entre la empresa y sus trabajadores. Y es que con un personal motivado, la empresa puede ser más competitiva y eficiente.

Es importante diferenciar entre comunicación interna descendente y ascendente. La primera es aquella que se da entre los niveles directivos y sus trabajadores, mientras que la segunda es la que se da en la dirección contraria, de trabajadores a jefes. En la práctica, sin embargo, la comunicación interna descendente es la que prevalece, cosa que supone un grave error. Ambas son fundamentales, y es esencial que el trabajador se sienta un activo importante de la empresa y que a la vez sea partícipe de esta. Por este motivo, los altos cargos deben fomentar la comunicación interna ascendente en el sí de la organización.

Herramientas de la comunicación interna

Existe un sinfín de herramientas de comunicación interna. Las intranets son un mecanismo altamente eficaz para el intercambio de información entre los trabajadores y sus jefes. Las revistas internas o el tablón de anuncios son otros de los ejemplos para mantener informados a nuestros trabajadores.

Cinco claves para entender la comunicación interna

Los departamentos de comunicación nacen y crecen teniendo a la comunicación interna como prioridad, como oportunidad de desarrollo en una cultura organizativa (la europea) en la que la comunicación interna hace unos años únicamente consistía en poner un tablón de anuncios en el pasillo más concurrido o editar un boletín de empresa con los logros más espectaculares de la dirección.

Claves para una comunicación interna eficaz en tu empresa

La comunicación interna es un aspecto fundamental para que una empresa funcione a la perfección. De hecho, las grandes compañías y organizaciones han sabido siempre que el primer público en el que hay que pensar para lograr metas es el equipo humano que sustenta su negocio.

Es decir, uno de los aspectos clave de una empresa es su personal

¿Qué beneficios tiene la comunicación interna?

Entre otras muchas cosas, las políticas de comunicación interna favorecen los siguientes *aspectos* de tu organización:

- Mejora de la efectividad de la empresa. Cuando los trabajadores conocen mucha información de la empresa, los valores que diferencian a esa empresa de sus competidores, etc. se sienten escuchados y partícipes desde su puesto de trabajo en los logros alcanzados. Por lo tanto, mejorará su trabajo en equipo y su trabajo individual.
- Mejorará su compromiso.
- Mantiene informados a todos los trabajadores de lo que sucede a la empresa. Esto evitará sorpresas y malentendidos.
- Permite que la resolución de problemas sea más eficaz y sencilla. Al haber comunicación se produce feedback, y si este se produce, los trabajadores pueden aportar soluciones o ideas novedosas.
- Rapidez ante la respuesta de los cambios.
- Promueve la confianza y las buenas relaciones entre trabajadores: ya que se evitan problemas de territorialidad.
- Da sentido de pertenencia a la organización: se genera un sentimiento de unidad, de que las ideas y opiniones de los trabajadores son escuchadas y valoradas, de que todos trabajan juntos para llegar a la misma meta.

Impulso

Entendido como liderazgo. La dirección o gerencia debe impulsar la comunicación interna en todos los canales factibles para que se alcancen los resultados y objetivos de la organización.

La comunicación interna debe contar la voluntad de la dirección en impulsar los cambios. Hay una gran relación entre la comunicación interna y los estilos de dirección. Si se analiza el proceso de dirigir, y se conviene que este comprende al menos la planificación de objetivos, la toma de decisiones, la solución de los problemas de la empresa, vemos que los individuos que la forman pueden estar implicados en posiciones muy variadas, en función de su papel en el proceso de comunicación. Hay una correlación muy estrecha entre un buen nivel de comunicación interna y un estilo de dirección participativo; por contra, los niveles más bajos de comunicación interna (en cantidad y calidad) están asociados a estilos de dirección autoritarios.

Innovación

La voluntad para el cambio es otra de las claves de la comunicación interna. De la orden verbal a las intranets o los universos virtuales hay un campo de actuación que debe ser abonado por la innovación, la propensión al cambio y las expectativas de conseguir mejores resultados que los actuales.

Se hace necesaria una evolución de la cultura empresarial en la cual mejore la implantación de políticas de comunicación interna y la puesta en marcha de canales y medios que favorezcan la implicación y consiguiente participación de todos en un proyecto común de empresa.

Las nuevas herramientas de comunicación interna irrumpen en la sociedad con extrema rapidez.

Implicación

Este punto marca el objeto mismo de la comunicación: poner en común, hacer común. La comunicación interna persigue que los miembros que participan en el proceso se involucren en la toma de decisiones y se identifiquen con un proyecto común. Ya nadie duda de que cada vez resulta más difícil que una organización se desarrolle sin implicar de una manera u otra a los individuos que la integran.

Se habla cada vez más de los canales personales de comunicación, que son los que llegan de manera más directa a los miembros de la organización. Estos canales personales han de llevarse a cabo teniendo en cuenta una serie de *preceptos:*

- Respetando los canales de comunicación establecidos.
- Identificando la necesidad de comunicación-información que requiere cada persona en cada caso.
- Estableciendo un sistema sucesivo de delegación y participación en objetivos, por el cual los objetivos finalmente sean de todos.

Información

Información y comunicación son dos términos que a veces actúan como sinónimos. Sus significados son tan parecidos que muchas veces se confunden. Para nosotros, la información es el quid, el objeto de la comunicación interna.

La mejora de la información que se comunica al personal está expuesta a una serie de riesgos, o más bien de percepciones por parte de los directivos. ¿Por qué un ejecutivo desconfía a la hora de facilitar información?

Una intranet es el sitio web de tu empresa, accesible únicamente para tus empleados. Es mucho más que un acceso a simple información, puedes buscar y compartir archivos, colaborar con tus compañeros y leer las últimas novedades. Las intranets modernas son aquellas que integran funciones sociales.

Los asalariados, y en particular los sindicalistas pueden aprovechar la información que reciben para poner en aprietos a la dirección.

Identidad

Finalmente, la identidad aparece como la plena identificación de la comunicación interna con la cultura de la compañía. Una comunicación bien entendida genera valor para la empresa, puesto que contribuye a que los empleados asuman los valores, estilo organizativo y modus operandi de la misma.

Todo lo que se comunica debe estar en consonancia con lo que se es (o se quiere ser). Un pacifista no pude acudir a un debate televisado manifestándose con términos agresivos e intolerantes; del mismo modo, una vendedora de la sección de alta perfumería de un gran almacén no puede dirigirse a una desconocida de este modo: *Dime, bonita.* En ambos casos, lo que se pretende ser no coincide con las formas de comunicación que se utilizan.

La comunicación interna tiene que afirmar el proyecto empresarial como un modo de identificar a la empresa con el entorno social. Una vez lograda esta identificación teórica, debe tratar de identificar a todo el personal con dicho modo.

Retos de la comunicación interna

Los *retos* que debe plantearse una corporación empresarial para gestionar correctamente su comunicación interna se basan en:

1. Escucha activa

La escucha activa capta el feedback interno. Hay que realizar un estudio del clima cualitativo y cuantitativo. Un análisis que mida la temperatura y marque las líneas de un plan de acción que dé respuesta a las necesidades existentes y a los objetivos planteados.

2. Planificación estratégica

La empresa ha de crear estrategias en función del público objetivo al que se dirige. Los mensajes y los contenidos para los empleados no son los mismos que se crean para los clientes o los proveedores. Cada público ocupa su lugar en el mapa de stakeholders de la corporación, cada uno exige una estrategia de comunicación concreta.

3. Compromiso transversal

Para lograr la implicación del equipo de base, antes ha de conseguirse la del equipo directivo de la empresa. Los líderes marcan el camino que el resto sigue. La política de liderazgo actual se basa en la humildad y en las acciones de motivación que permiten crear equipos fuertes, productivos, innovadores y competitivos.

Es importante disponer de redes de colaboradores internos que faciliten la comunicación entre los grupos de personas que integran la organización. Todos han de compartir un objetivo común. Los trabajadores no solo han de conocer la misión y la visión de la empresa, sino que han de vivir sus valores y sentirlos propios.

4. Transparencia y asertividad

Para ganarse la confianza de las personas, es imperativo mantener una gestión transparente. Los directivos han de contar lo que pasa a sus respectivos equipos. El asertividad cobra protagonismo en este tipo de organizaciones. Las personas son conscientes de la importancia de sus derechos, pero también de sus obligaciones, del respeto y de la libertad individual.

5. Crear una cultura colaborativa

La empresa ha de favorecer la creación de una cultura colaborativa y de cooperación que sea reconocida. De esta manera, conseguirá reforzar la confianza y la autoestima de cada miembro del grupo. La colaboración se consigue a partir de la participación.

6. No temer al cambio

El ecosistema empresarial evoluciona constantemente y los trabajadores han de ser verdaderos actores del cambio. La empresa ha de ser flexible y no enrocarse en patrones conservadores que limiten la innovación.

7. Incluir la estrategia de comunicación interna en los programas de la empresa

La estrategia de comunicación interna ha de estar incluida y adaptada a los diferentes programas de la corporación: de acogida de empleados, de formación, de voluntariado, entre otros.

8. Optimizar la tecnología

La empresa ha de crear contenidos que sean atractivos para sus trabajadores, fáciles de asimilar y ver. Los vídeos virales o documentos multimedia son buenos recursos para conseguirlo. Las corporaciones han de nutrirse de estrategias digitales y utilizar los canales que les permitan crear comunidad.

9. Sencillez y claridad para conseguir el impacto deseado

Los mensajes que lance la empresa a su equipo humano han de ser sencillos y claros para no crear dudas o confusión. Para ello, han de responder a los objetivos de informar, persuadir, recordar, conversar y aportar.

Conclusión

La comunicación interna ocupa uno de los lugares más importantes de la estrategia empresarial. Con su correcta gestión se consiguen equipos humanos comprometidos con la misión, visión y valores de una organización. En el mapa de stakeholders de una empresa, hay que poner el foco en los trabajadores para mejorar la productividad, la imagen, la competitividad y el posicionamiento. La reputación de la empresa empieza con su comunicación interna.

Plan de comunicación externa

La labor de comunicación externa está irrumpiendo con fuerza como instrumento de los nuevos estilos de dirección empresariales, hasta tal punto de ser considerada cada vez con más fuerza en el entorno empresarial como herramienta imprescindible en la gestión diaria de la organización. Serán los empresarios los que deberán de asumir el reto de informar sobre su organización tanto a nivel interno como externo.

La *comunicación externa* se define como el conjunto de operaciones de comunicación destinadas a los públicos externos de una empresa o institución, es decir, tanto al gran público, directamente o a través de los periodistas, como a sus proveedores, accionistas, a los poderes públicos y administraciones locales y regionales, a organizaciones internacionales. Por ello, liderar bien exige comunicar bien.

En la actualidad, la publicidad ha dejado de ser la única herramienta válida para introducir un mensaje en el mercado y ha dado paso a una nueva etapa más imaginativa: la comunicación integral.

Al analizar la comunicación en la empresa, nos damos cuenta que existen dos tipos de públicos principalmente; unos que viven dentro de ella (analizados en su comunicación interna) y otros que no viven dentro de ella, pero necesitan de ella. Por lo tanto, es importante que ellos estén igual de comunicados que sus públicos internos; sus empleados.

Una situación que nos conduce a recalcar la importancia que en una política de comunicación empresarial tienen las dos comunicaciones. No existe una buena comunicación externa sin una buena política de comunicación interna; dos caras de una misma moneda que se mantienen unidas en su planteamiento teórico pero que en la práctica de la empresa existe una disociación.

Durante los últimos veinte años el concepto de empresa en España ha sufrido una evolución, pasando de ser concebida como una unidad de producción a convertirse en un ente social. En esta evolución han intervenido unos agentes externos relacionados con la empresa.

Estos agentes son los que configuran su entorno externo y ejercen una influencia importante entre sus actividades, hasta tal punto de cuestionar y determinar su existencia.

Considerando este hecho, vemos como la empresa ha asumido tal demanda a través del desarrollo de su comunicación externa, quien tiene la necesidad de establecer las relaciones con su entorno para anticiparse así a sus demandas. Pero existen varias *tipologías* que puede adoptar esta comunicación externa:

- *Comunicación externa operativa.* Es aquella que se realiza para el desenvolvimiento diario de la actividad empresarial, se efectúa con todos los públicos externos de la compañía: clientes, proveedores, competidores, administración pública, etc.
- *Comunicación externa estratégica.* Tiene por finalidad enterarse de los posibles datos de la competencia, la evolución de las variables económicas, los cambios en la legislación laboral, etc., que pueden ser relevantes para la posición competitiva de la empresa.
- *Comunicación externa de notoriedad.* Su finalidad es mostrar a la empresa como una institución que informa dando a conocer sus productos, mejorar su imagen, etc. Las formas de darlo a conocer serían mediante la publicidad, promoción, donaciones, patrocinios, etc.

Toda esta información deberá ser difundida a través de las herramientas de comunicación que la organización posee tanto si son buenas como si son malas noticias; y al mismo tiempo que difunden esta información hacia sus públicos externos, es conveniente que lo hagan también hacia el interior. Esta iniciativa de comunicación debe partir de la propia empresa y debe informar cuando y como lo estime conveniente.

Esta noticia debe despertar el interés de los propios medios de comunicación, así como de otros organismos que la empresa tenga especial interés en mantener informados, como pueden ser los casos de clientes, accionistas, entidades financieras, organismos estatales, etc.

Y tan importante como informar, es cuidar el mensaje que debe transmitirse tanto en su contenido como en su canal de transmisión. Porque según sea el receptor se cuidará que el mensaje sea transmitido por el medio considerado más oportuno.

Se entiende la comunicación externa como un proceso que consiste en vehicular información o contenidos informativos desde la empresa u organización empresarial hacia el conjunto de la opinión pública a través de los medios de comunicación social. Y sea cual sea la tipología que adopte la comunicación externa de la empresa, lo que no debe olvidar es que esta debe incorporar el estilo de la firma, lo que la distingue de cualquier otra.

Este proceso de comunicación en la organización surge al amparo del concepto de sociedad desarrollada, en el que las relaciones humanas vienen determinadas por el auge que los medios de comunicación están alcanzando en la actualidad. Con ellos aparece el fenómeno de la opinión pública y se da origen a que la demanda y la oferta de información se constituyan en un factor esencial y básico de las relaciones entre sociedad y empresa.

La opinión pública, por tanto, es un fenómeno que implica a todos los ciudadanos de una sociedad libre, desarrollada y democrática, y que se conforma gracias a un constante flujo de oferta y demanda de información entre los distintos grupos y sectores sociales que la integran.

Uno de estos grupos, lo forman los empresarios. La clase empresarial desempeña un papel decisivo en el desarrollo social y por ello tiene el derecho y el deber de participar en el desarrollo de la opinión pública explicando la labor que realiza su empresa, su actividad y los intereses que la defienden. Esta es una labor de divulgación e información que la organización empresarial tiene y debe de asumir ante la sociedad para que esta les preste el apoyo necesario para desempeñar correctamente su actividad.

Todas estas formas de comunicación externa buscan un mismo objetivo y es velar por el bien común de todo lo que compone la empresa, dándola a conocer en todos los sentidos y dándola a promocionar de manera que consiga una imagen externa que es la que se quiere dar a entender. Generalmente se suelen dar todas las acciones de comunicación externa, aunque no todas en el mismo momento. Es muy importante no dejar descuidado ningún ámbito de actuación, pero sobre todo siempre comunicar. Es más importante comunicar en caso de que se de una noticia negativa de la empresa que pueda perjudicar, o incluso en casos de crisis, incluso antes de que agentes externos den la noticia la empresa debe darla a conocer a la vez que afirmen que están trabajando para solucionar todo lo antes posible. Se deben comunicar las crisis a los empleados y al exterior, ya que no hacerlo puede ir en prejuicio de la empresa, y hacerlo puede ofrecer la transparencia que una empresa debe dar, además de tranquilizar a todas las personas que se relacionen con la empresa.

Asimismo, y a medida que la sociedad va ganando en progreso, la voz de los empresarios ha de ir amplificándose en defensa de sus intereses y en la oferta de soluciones para salvaguardar la supervivencia de la empresa. Esta acción debe ser desarrollada a través de los medios de comunicación básicamente y de otras iniciativas dirigidas a estamentos o instituciones públicas o sociales.

Una empresa puede informar de todo lo relacionado con la evolución de sus ventas, los resultados de su ejercicio económico, la creación de sus puestos de trabajo, la introducción de nuevos servicios, el destino de sus ventas, el volumen de exportaciones, la inauguración de nuevas fábricas, centros o establecimientos, sus actividades de mecenazgo o patrocinios, etc.

Toda esta información deberá ser difundida a través de las herramientas de comunicación que la organización posee tanto si son buenas como si son malas noticias; y al mismo tiempo que difunden esta información hacia sus públicos externos, es conveniente que lo hagan también hacia el interior.

Esta iniciativa de comunicación debe partir de la propia empresa y debe informar cuando y como lo estime conveniente. Esta noticia debe despertar el interés de los propios medios de comunicación así como de otros organismos que la empresa tenga especial interés en mantener informados, como pueden ser los casos de clientes, accionistas, entidades financieras, organismos estatales, etc. Por ello, es importante también analizar cuál es el modo más eficaz para que se produzca esa presencia de la noticia en los medios de comunicación y llegue a la audiencia o a la opinión pública de la forma más adecuada esos mensajes transmitidos por la empresa.

Y tan importante como informar, es cuidar el mensaje que debe transmitirse tanto en su contenido como en su canal de transmisión. Porque según sea el receptor se cuidará que el mensaje sea transmitido por el medio considerado más oportuno.

Así que las relaciones que deben establecerse entre la empresa y los medios son unas relaciones interesadas: el interés de la empresa reside en ofrecer información para que el medio la difunda y el interés del medio consiste en demandar esa información para servir a su público. Los medios de comunicación tienden a obviar aquella información coyuntural que puede parecer interesada, cuando no existe por parte de la fuente informante una actitud previa de estar abierta a la información que se le ha requerido. Porque no basta con informar solo cuando interesa, sino que conviene atender siempre la demanda de los medios. Con lo cual el mensaje más eficaz es el que aparece regularmente, por el motivo que sea. Hay que informar siempre para que los mensajes no parezcan interesados y lleguen regularmente a la opinión pública.

La información que la empresa estime conveniente transmitir al exterior lo hará a través de notas de prensa o documentación propia de la empresa como son: memorias, folletos, revistas de empresa, manual de bienvenida, etc.

Otra forma de transmisión es el contacto permanente con los periodistas responsables de la sección de economía, cultura, y sociedad entre otros de los distintos medios de comunicación a los que se le envía la documentación oportuna cuando la empresa necesite comunicar algo. En otras ocasiones cuando la información que se desea transmitir es urgente se recurre a la rueda de prensa en la que son convocados todos los medios de comunicación: escritos y audiovisuales.

Unido a la importancia de establecer un canal permanente de comunicación en la empresa, se encuentra el compromiso de ofrecer contenidos veraces y reales. La continuidad y la veracidad en la información son los dos elementos que constituyen la transparencia informativa. Ella permite ganarse la fiabilidad y la credibilidad de los medios y de la audiencia.

La transparencia informativa exige adelantarse a los hechos; prever lo que podemos hacer interesante para los medios de comunicación a fin de ofrecérselo y a cambio estar dispuestos a responder a las solicitudes que desde ellos se efectúen. Conviene decir siempre la verdad, por muchos problemas que pueda acarrear. La mentira que se descubre desacredita a la fuente y hay que estudiar los riesgos que se pueden correr cuando se dice la verdad a medias.

Tipos de conales de comunicación externa

Los canales de comunicación que una marca debe utilizar son aquellos que su audiencia utiliza y se comunica.

No son ni canales nuevos ni innovadores. La diferencia para que funcionen en tu empresa está en adaptarlos a las necesidades reales de tu público.

Usar un canal de comunicación no es sinónimo de éxito. El éxito está en cómo lo uses y en ser capaz de conectar con él.

E-mail marketing

Sigue siendo el principal canal de comunicación.

A través del email marketing puedes lanzar diferentes tipos de mensajes: más persuasivos, informativos, de venta... y de fidelización.

Redes sociales

La gran mayoría de empresas cuentan con perfiles en redes. Sin embargo, aquí la clave no es tener mil y un perfiles, sino estar en la red social en la que se encuentra tu audiencia y alimentarla.

Por ello, el primer paso será analizar cómo funciona cada red social, qué perfiles reúne y decidir en cuál o cuáles quieres estar.

Podcast

El podcast es una manera innovadora de conectar con la audiencia y mantenerlo comprometido a través de entregas periódicas que la audiencia espera con ansia. Por otro lado, es un formato accesible y que se puede consumir mientras uno realiza otra tarea como cocinar, conducir o planchar. Finalmente, para las marcas es un contenido fácilmente producible donde solo se necesita micro, grabadora y algo nuevo que contar.

Notas de prensa o comunicados

Una nota de prensa es el documento con el que nos dirigimos al periodista para contarles nuestra noticia, con la intención de que la publique en su medio de comunicación.

La nota de prensa es la herramienta de comunicación que es capaz de reflejar información (de interés periodístico) sobre una marca tal y como quiere la empresa y así hacérsela llegar directamente a los medios de comunicación para que, si se publica, se consiga que se hable de la marca a través de terceros que actuarán como aval de nuestra marca.

Aplicaciones de mensajería instantánea

Hasta la fecha, Whastapp es el rey dentro de las aplicaciones de mensajería... pero Telegram ha pegado fuerte y son muchos los que ya afirman que Telegram es mejor que WhatsApp.

Tanto Whatsapp como Telegram se han convertido en un canal de comunicación externa que va más allá de ser un simple soporte de atención al cliente y han pasado ha convertirse en un agente principal en estrategias de marketing y venta.

Plan de marketing gerontológico

Creación y tutelaje de planes de marketing interno para centros residenciales de la tercera edad (públicos y privados).

Para lograr que un servicio u organización sanitaria destinada a la tercera edad se oriente hacia el mercado, la primera estrategia que tiene que desarrollar la dirección del centro es lograr que entre todos los empleados se plasme y haga efectivo un interés por los clientes. Por ello, la creación de planes de marketing interno para instituciones sanitarias y residencias destinadas a la tercera edad persigue conseguir tres aspectos fundamentales:

Crear una cultura de servicio al cliente en la institución y una del personal hacia ellos.

Mantener en el tiempo esta orientación.

Dar a conocer a los empleados los nuevos servicios, así como estrategias de marketing externo, campañas publicitarias y otras actividades de marketing que realice la institución.

De esta manera se logran los *objetivos de:*

- Afianzar y mejorar el nivel de calidad en la prestación de servicios.
- Profesionalizar y motivar a los empleados.
- Formar a los empleados para que sean capaces de establecer perfectas comunicaciones con los usuarios/clientes.

La población es cada vez más longeva y el número de familiar que delegan el cuidado de sus mayores es mayor. Para ello hay que darse a conocer y dedicar tiempo a la técnicas de publicidad enfocadas a la tercera edad.

BIBLIOGRAFÍA

1. 8 ideas de servicios y negocios para personas mayores. Crear mi empresa. 2020
2. Qué es producto. Significados. 2020. 5 causas por las que puede fracasar un nuevo producto. Pymes y autónomos. 2020
3. El ciclo de vida de un producto y sus 4 etapas. Roberto Espinosa. 2018
4. GONZÁLEZ, A. Desarrollo de nuevos productos. Emprende pyme. 2018
5. Analisis de producto. Escuela de negocios y dirección. 2020
6. GONZÁLEZ, A. Estrategias de lanzamiento de nuevos productos. Emprende pyme. 2017
7. Marketing para residencias geriátricas. Comunicare neuromarketers. 2019
8. Residencias de ancianos: precios, financiación y acceso a plazas públicas. Pensium. 2020
9. ¿Quieres saber cuánto cuesta algún servicio local? Cronoshare. 2020
10. Las residencias de mayores reclaman una subida de precios para combatir el Covid-19. Planta doce. 2020
11. Comunicación interna y externa: claves en tu empresa. Nal3 comunicación. 2016
12. Claves para una comunicación interna eficaz en tu empresa. Opem universidades. 2020
13. ¿Qué es una intranet? Happeo. 2020
14. GÓMEZ, J. Claves para una buena comunicación interna en la empresa. Cerem international business school. 2017
15. La comunicación corporativa: imagen, relaciones públicas y responsabilidad social corporativa. Marketing XXI. CEF. 2020
16. ¿Que es la comunicación externa en la empresa? Centro europeo de postgrado. 2020
17. La comunicación externa en la empresa. Gestión. Org. 2021.
18. Los 5 tipos de canales de comunicación externa que toda empresa debería conocer (y aprovechar). Eli romero comunicación. 2020.

7. CALIDAD EN LA PRESTACIÓN DE LOS SERVICIOS.

Celia Expósito Medina, Dionisio Siles Ortiz y Verónica España Álvarez.

Prestar una buena *calidad asistencial* consiste en conseguir hacer bien lo que se debe de hacer en cada caso, en cada proceso que es atendido, hacerlo con el menor coste posible y de forma que queden satisfechos quienes reciben esa asistencia. Expresado de otro modo, conseguir una alta calidad asistencial pasa por conseguir la adecuación de las prestaciones asistenciales, la excelencia de estas y la satisfacción de quienes las reciben.

En el sector que nos ocupa, el de la asistencia sanitaria, determinar la adecuación de las prestaciones a las necesidades de la población y los niveles de excelencia de la práctica sanitaria requiere la participación de los profesionales que la prestan (profesionales sanitarios), la participación de los profesionales que la planifican (gestores), además de la participación de quienes la reciben (población asistida).

CONCEPTO DE CALIDAD

Podemos definir la *calidad* como el conjunto de propiedades que tiene un producto o un servicio para identificar, cumplir, satisfacer y superar constantemente las exigencias y expectativas de los clientes internos y externos con el mínimo coste posible.

La residencia de calidad será la que cumpla con unos requisitos. Más adelante nos centramos en los mismos: quien los marca, que características tienen que tener, etc. En general para los profesionales la calidad no depende tanto del precio como de las actividades ocupacionales, sociales, de rehabilitación… del funcionamiento de la misma. Significa algo más que comparar instalaciones. Significa planificar, medir y mejorar continuamente el servicio.

Entrando más a fondo en el concepto podríamos diferenciar tres formas de referirnos a *calidad*:

- Cuando hablamos de las características del producto/servicio para satisfacer las necesidades del consumidor.
- Cuando lo hacemos de la gestión de la calidad como una función directiva más, como el marketing o las fianzas.
- O como una filosofa empresarial orientada a la satisfacción de las necesidades del cliente (externo y interno).

A veces uno habla de calidad como lo que me gusta mientras otro lo hace como forma de organizarnos. Hablar de calidad en una residencia significa tener en cuenta todos sus servicios. Sea como quiera todos tenemos claro que es primordial la satisfacción del cliente.

CALIDAD EN LOS SERVICIOS PARA MAYORES

Los cambios sociales y empresariales han provocado importantes debates: el futuro del estado de bienestar, la figura del ciudadano-cliente, el papel de los impuestos, etc., que han planteado nuevos enfoques de gestión. Uno de ellos el de la calidad.

Hasta ahora la gran demanda de plazas y la ausencia de competencia, la falta de referentes que seguir, la novedad y el desconocimiento han provocado indiferencia y un cierto miedo a acometer la tarea de la implantación de un sistema de gestión de la calidad. Pero las cosas están cambiando rápidamente y la calidad se ha convertido en un factor clave para la supervivencia de las organizaciones.

Hoy la falta de calidad ya no solo significa quejas, pérdida de clientes, etc. sino desprestigio, pérdida de imagen o retirada de la autorización administrativa. Por otro lado cada vez más los ciudadanos son clientes exigentes, conscientes de sus derechos y tienen unas expectativas puestas en los servicios sociales.

Justamente la calidad se ha introducido en los servicios sociales por dos sectores: la inserción de las personas con disminución y los servicios para la tercera edad. En este último caso es donde ha habido una mayor introducción de empresas de iniciativa mercantil, ya sea en servicios residenciales o de ayuda a domicilio.

La calidad es necesaria para toda organización y es aplicable a empresas públicas y privadas, con o sin ánimo de lucro y a cualquier campo de actividad empresarial.

DISEÑO E IMPLEMENTACIÓN DE UN SISTEMA DE CALIDAD.

La Norma ISO 9001, perteneciente a la familia de normas ISO 9000 es una norma internacional, aplicable a empresas de todos los sectores y tamaños, y que describe de qué debe constar un sistema de gestión de la calidad, pero sin especificar cómo se debe desarrollar e implantar en cada empresa en particular.

Gracias a esta generalidad de la norma, las empresas no pierden su propia entidad, manteniendo la flexibilidad suficiente para adaptar la norma a sus propias características, integrándola en su funcionamiento diario.

Concretamente la Norma ISO 9001:2008: Sistemas de gestión de la calidad, sucesora de la norma ISO 9001:2000, indica en el apartado 1. Objeto y campo de aplicación, que esta norma se implanta en las *organizaciones* cuando:

- Necesita demostrar su capacidad para proporcionar regularmente productos y servicios que satisfagan los requisitos del cliente y los legales y reglamentarios aplicables.
- Aspira a aumentar la satisfacción del cliente a través de la aplicación eficaz del sistema, incluido los procesos para la mejora continua del sistema y el aseguramiento de la conformidad con los requisitos del cliente y los legales y reglamentarios aplicables.

¿Qué es ISO 9001?

ISO 9001 es la norma para la gestión de la calidad en las empresas con mayor reconocimiento mundial y ayuda a las empresas a cumplir con las necesidades y expectativas de sus clientes entre otros beneficios.

La norma ISO 9001 es el estándar desarrollado por ISO que nos permite implantar un sistema de gestión de la calidad y mejora continua de cualquier organización como garantía de calidad de sus productos y servicios.

El certificado ISO 9001 demuestra el compromiso con la calidad de una empresa. Esto sin duda, puede suponer una ventaja competitiva ya que muchos clientes hoy en día prefieren a las empresas que han establecido su compromiso con la calidad a través de una certificación externa que lo acredite.

Finalmente podemos decir que la norma ISO 9001 2015 se propone como un sistema de gestión basado en el esquema común de todas las Normas ISO por lo que supone una base para lograr la integración posterior con otras normas como ISO 14001 de gestión del medioambiente o ISO 45001 sobre la seguridad y salud de los trabajadores.

La norma ISO 9001 es el modelo más utilizado en las relaciones cliente/proveedor nacionales e internacionales. Es el lenguaje universal en este tipo de intercambios en una multitud de sectores y tiene una especial importancia para las PYMES, ya que les permite demostrar su capacidad para cumplir con las necesidades de sus clientes.

Este modelo, cuyas primeras ediciones solo eran utilizadas por las grandes empresas industriales, ha ido evolucionando en sucesivas revisiones adaptándose a las necesidades de todo tipo de entidades, incluyendo PYMES y otras organizaciones y también ampliando su aplicación a la totalidad de sectores de actividad.

La revisión del año 2000 supuso un gran avance al pasar su objeto del aseguramiento de la calidad a la gestión de la calidad en la organización. Se introdujo una clara orientación a la satisfacción de los clientes y a la gestión de los procesos y todo ello con un enfoque hacia la mejora continua.

Incidiendo en esa línea aparece la revisión de 2015, que se irá implementando en las empresas en los próximos años. Se han reducido los requisitos que podrían ser considerados como *burocráticos* y se potencia aún más el enfoque hacia la gestión eficiente, el análisis del contexto en el que las empresas desarrollan sus actividades y la consideración de los riesgos asociados.

A esto se une la adopción de una estructura de ciclo de mejora, que será la utilizada por todos los modelos de gestión, lo que facilitará la integración de; otros aspectos como los ambientales, de seguridad y salud en el trabajo, de responsabilidad social, etc.

¿Qué beneficios ofrece la norma ISO 9001?

La implantación de un sistema de gestión de calidad bajo la norma ISO 9001 ofrece los siguientes *beneficios:*

- Mejora la imagen de la empresa facilitando la consecución de los plazos de entrega y la optimización de costes humanos y materiales.
- Permite a la empresa ganar cuota de mercado gracias a la confianza que genera entre los clientes y consumidores.
- Mejora la eficiencia de la empresa, aumentando a su vez la motivación y estimulación del personal en torno a un proyecto común, reduciéndose al mínimo el riesgo de no cumplir con las obligaciones para con el cliente.

- Permite a la empresa medir la eficacia de su sistema de gestión de acuerdo con normas internacionales a través de la certificación de terceros.
- Establecer los cimientos a través de los que mejorar continuamente sus procesos internos y reforzar la habilidad de la organización para alcanzar los objetivos estratégicos.
- Mejorar la calificación para acceder a licitaciones y subvenciones públicas.

Adaptación a la nueva norma ISO 9001:2015

La norma ISO 9001:2015 se publicó el 23 de septiembre de 2015. Ahora es necesario comenzar con los trabajos de transición, que no es una tarea fácil.

La nueva ISO 9001 2015 trae cambios muy importantes, aunque el más destacado es la incorporación de la gestión del riesgo o el enfoque basado en riesgos en los sistemas de gestión de la calidad. Aunque es una técnica normalmente aplicada en las organizaciones hasta ahora no estaba alineada con el SGC.

La norma ISO 9001 versión 2015 ya puede ser implantada en una organización, aunque existe un periodo de transición de 3 años especialmente relevante para aquellas que tengan un certificado vigente bajo ISO 9001:2008.

Es muy importante no dejar todo el trabajo para el final del citado periodo, pues puedes poner en riesgo el certificado de calidad de tu organización.

Cronología de la norma ISO 9001. Recorrido hasta su publicación.
JUN 2012. Documento de trabajo de cambios a la norma.
DIC 2012. Aprobación del borrador de especificaciones y WD.
JUN 2013. CD para comentarios y votación.
JUN 2014. Borrador DIS.
JUL 2015. Borrador FDIS.
SEP 2015. Norma internacional (IS).
SEP 2018. Los certificados de ISO 9001:2008 ya no son válidos.

ISO 9001:2008	**ISO 9001:2015**
Objeto y campo de aplicación	Alcance
Normas para la consulta	Referencias normativas
Términos y definiciones	Términos y definiciones
Sistema de gestión de la calidad	Contexto de la organización

Responsabilidad de la dirección	Liderazgo
Gestión de los recursos	Planificación
Realización del producto	Soporte
Medición, análisis y mejora	Operaciones
	Evaluación del desempeño
	Mejora

Diferencias en la estructura de ISO 9001:2008 e ISO 9001:2015

Normas UNE sobre Gestión de servicios en las residencias de mayores

Norma UNE 158001:2000	Gestión Integral
Norma UNE 158002:2000	Espacios e instalaciones de una residencia
Norma UNE 158003:2000	Dotaciones y equipamientos
Norma UNE 158004:2000	Cualificación del personal. Formación
Norma UNE 158005:2000	Categorías laborales

CONTROL Y GESTIÓN DE LA CALIDAD EN SERVICIOS ASISTENCIALES.

Es obvio que desde la finalización de la II Guerra Mundial, fecha en la que los diversos autores marcan el inicio del interés por la calidad tras la visita realizada por profesionales americanos a Japón (Deming, Juran y Feigembaun), hasta nuestros días, el desarrollo de la llamada gestión de calidad ha sido imparable: situada inicialmente en el ámbito de los productos, pasó más tarde, sin salir del entorno empresarial a los servicios, de ahí a las administraciones y por último ha entrado con fuerza en el denominado sector social o sociosanitario.

Podemos decir que desde este último sector se ha desencadenado un interés inusitado por la calidad. Cada vez más entidades intentan mejorar sus servicios a través de la implantación de planes de calidad, lo que supone un reconocimiento implícito de la insatisfacción de la propia entidad en la prestación de los mismos.

La proliferación tanto de normas específicas (las normas UNE sobre gestión de residencias, por ejemplo) como de consultores externos especializados es una buena muestra de la introducción de los planteamientos de la calidad en nuestro sector. Sin embargo en ocasiones se olvida que la gestión de la calidad parte de un planteamiento previo y fundamental para el éxito en su implantación. Desde el punto de vista empresarial el objetivo último de la implantación de un plan de calidad es, como no podía ser de otra manera, el beneficio.

Todo debe resultar subordinado a este *objetivo:* la mejora del producto o servicio, la satisfacción del cliente, la satisfacción de nuestro personal y proveedores, etc. Pero este planteamiento cambia fundamentalmente en nuestro sector. El trabajo dentro del ámbito social o sociosanitario tiene o debe tener como objetivo central la persona y su dignidad. Con nuestro trabajo incidimos en aspectos sustanciales del ser humano (vida, salud, familia, etc.) que hacen que el grado de responsabilidad que se asume en la intervención social, sea desde luego cualitativamente más relevante que en el ámbito empresarial.

Los centros gerontológicos constituyen un nivel asistencial de cuidados de larga duración, destinados de forma prioritaria a pacientes de edad avanzada, con dependencia física y/o psíquica, comorbilidad y problemática social.

La asistencia en estos centros deberá ser planificada centrándose en la persona y en su seguridad. Los profesionales cualificados, implicados y en número suficiente son la piedra angular en la estructura de una atención de calidad. La asistencia deberá monitorizarse y evaluarse de forma continua, implantando acciones innovadoras para mejorarla.

La mejora en la calidad de la asistencia prestada deberá dar como resultado la mejora en la calidad de vida de sus residentes.

La gestión de calidad debe tener en primer lugar un elemento ético indudable: ofrecer una respuesta satisfactoria a las necesidades, objetivas y subjetivas, planteadas por nuestros beneficiarios, única razón de ser de la existencia de nuestra entidad o de la intervención con un determinado colectivo. Para dar respuesta es indispensable que nuestras entidades definan con carácter previo su cultura institucional a través de un establecimiento consensuado de una misión una visión y unos valores. La visión es la imagen de lo que se desea resulte la organización en el futuro. El tipo de organización en que deseamos convertirnos. Los valores son creencias y principios de carácter moral y operativo que inspiran la actuación de la organización.

La Ley de Promoción de la Autonomía Personal y Atención a las Personas en Situación de Dependencia (2006) ha intentado reflejar esta necesidad y apunta en el Título II, artículo 34 de Calidad en el Sistema para la Autonomía y Atención a la Dependencia que se establecerá, (...), la fijación de criterios comunes para la acreditación de centros y planes de calidad del sistema dentro del marco general de calidad de la Administración General del Estado. Así mismo, el comité técnico acordará a) criterios de calidad y seguridad en los centros y servicios, b) indicadores de calidad para la evaluación, la mejora continua y el análisis comparado de los centros y servicios del Sistema.

Por otro lado, el artículo 35 de la citada ley destaca la necesidad de que los centros residenciales cuenten con un Sistema de Gestión de la Calidad. La llamada Ley de Dependencia se hace eco, por tanto, de la necesidad de implantación progresiva de Modelos de Gestión de la Calidad en el sector privado de la atención a personas mayores, fundamentalmente por parte de los centros residenciales. Por su parte, la Secretaría de Estado de Política Social, Familias y Atención a la Dependencia y a la Discapacidad (2008), en su resolución sobre criterios comunes de acreditación de los centros y servicios del Sistema para la Autonomía y Atención a la Dependencia acuerda entre los ámbitos de acreditación (artículo 3°), que los centros y servicios dispongan de un plan de gestión de la calidad que incluya el mapa de procesos, procedimientos y protocolos de actuación, referidos al usuario y a la familia, a los recursos humanos, e indicadores mínimos asociados.

La legislación vigente parece haberse hecho eco de los cambios y exigencias en la calidad de los servicios que se prestan a mayores, aunque la realidad es que en la práctica tiene ciertas peculiaridades. En primer lugar, no existe una sistematización ni puntos comunes en los modelos aplicados, sino que existen multiplicidad y diversidad de modelos desarrollados para centros residenciales lo que convierte en un objetivo difícil la sistematización de la calidad en la gestión de centros residenciales para personas mayores.

La gestión de calidad

La gestión de calidad, es un conjunto de acciones y herramientas que tienen como objetivo evitar posibles errores o desviaciones en el proceso de producción y en los productos o servicios obtenidos mediante el mismo. Así que, antes que nada, tenemos que hacer hincapié en que no se quiere identificar los errores cuando ya se han producido, sino que se deben evitar antes de que ocurran.

De ahí su importancia dentro del sistema de gestión de una organización. De nada sirve corregir los errores de forma continua, si no aprendemos de ellos e intentamos anticiparnos a su aparición.

La gestión de calidad reúne un conjunto de acciones y procedimientos que tratan de garantizar la calidad, no de los productos obtenidos en sí sino del proceso por el cual se obtienen estos productos.

Teniendo en cuenta la definición de calidad, podemos hacer *distinciones* entre:

- Control de calidad, mediante una inspección o determinados exámenes se verifican las propiedades del producto para que este sea satisfactorio.
- Gestión de la calidad, define las directrices a seguir en materia de política de calidad de una empresa, con competencias de planificación, recursos o procesos.

Un sistema de gestión de calidad recoge una serie de *normas y estándares* que deben cumplirse. La norma ISO 9001 se ocupa de establecer los requisitos para certificar que una organización cuenta con un sistema de calidad conforme a los estándares que se contemplan.

Con estas normas se establecen todos los procedimientos que se deben llevar a cabo durante la actividad productiva de la empresa, definiendo la estructura organizativa, los procedimientos que se van a realizar o los recursos que se deben emplear.

El objetivo final es cumplir con los estándares de calidad fijados para asegurar que el resultado final va a ser el mejor para nuestros clientes, a la vez que se simplifican todos los procesos durante la producción.

Un modelo de gestión de calidad aplicable a residencias o centros de día, modelo que en coherencia con lo anteriormente expuesto, debe establecerse en función de la estructura, cultura institucional, miembros y medios de la entidad.

A continuación se exponen algunos de los *aspectos básicos* que debiera recoger dicho modelo:

1. Satisfacción del beneficiario

Determinar la satisfacción de nuestros beneficiarios puede resultar complejo teniendo en cuenta, que no solo nos movemos en el ámbito de lo intangible y subjetivo, sino que, además entramos en el campo de la salud, el desarrollo de la personalidad, la realización personal, etc., en donde entramos a considerar el aspecto subjetivo de nuestro beneficiario, y esto es muy importante, los valores desde los cuales el prestador del servicio se relaciona con el beneficiario y que a lo mejor no tienen porqué coincidir con las necesidades subjetivas de este. Se unen así la calidad necesaria o percibida (aquella que le gustaría recibir a nuestro beneficiario) y la calidad programada (la que la organización, de acuerdo a sus valores pretende dar). En nuestro ámbito, en donde suele primar el aspecto médico-sanitario en la atención a las personas mayores, hay cierta tendencia a prescindir de la calidad necesaria o percibida en beneficio de la programada. Es necesario resaltar que aunque nuestros beneficiarios no tengan capacidad técnica para opinar sobre algunos aspectos de los servicios que se les prestan, sí tienen opinión sobre la calidad global que reciben.

2. Calidad de servicio

La calidad del servicio es muy importante en la actualidad, ya que, los clientes son cada vez más exigentes y están más informados gracias a la tecnología.

En los últimos años se ha advertido una clara evolución y sensibilización de las empresas respecto a los conceptos *servicio* y *servicios*. Donde la importancia de la *calidad de servicio* es cada día mayor, entendiendo la calidad siempre desde el punto de vista de los clientes, la percepción que tiene el cliente de la prestación, la diferencia entre el servicio prestado y sus expectativas previas al consumo. Como consecuencia de todo esto nuestra economía es, desde algún tiempo, una economía de servicios.

Aunque cómo hemos señalado determinar cuándo un servicio es de calidad o no depende de múltiples variables, podemos afirmar que existen elementos que facilitan el acercamiento de ese servicio a la calidad: accesibilidad del recurso, mejora en el nivel de atención al beneficiario, grado óptimo de correlación recursos-resultados, competencia profesional, visión del beneficiario como persona y sobre todo, evaluación de nuestro trabajo.

Para entidades prestadoras de apoyos a personas, la calidad del servicio se relaciona con el grado de satisfacción de los clientes y con cómo el servicio responde a sus expectativas y aspiraciones. En definitiva, la calidad tiene que ver con los logros y las realizaciones de las personas, es decir, con la mejora de su calidad de vida.

La idea de hacer las cosas *bien*, crear valor para los destinatarios (ciudadanos/clientes) y adoptar una actitud de aprendizaje continuo y de mejora permanente, dando respuesta a la misión que la organización tiene encomendada, es básica tanto para sobrevivir como para tener reconocimiento social por parte de los ciudadanos.

3. Evaluación

El establecimiento en nuestra entidad de un plan de gestión de calidad, por sólido que este fuera, degenerará en fracaso si no lo llevamos más allá, hasta la mejora continua. El plan de calidad no puede ser considerado como dogma para nuestra organización, sino que debe ser revisado constantemente. Esa revisión debiera ser en primer lugar interna, fruto del compromiso de nuestros profesionales en la mejora continua y después externa para evitar vicios o dinámicas, inevitables por otro lado en cualquier organización. La evaluación, tanto interna como externa requiere la determinación sistemática de las áreas a evaluar, para que del resultado de cada una de ellas podamos reflejar el funcionamiento global de nuestra entidad. Como ejemplo podemos integrar aquí las *principales áreas* evaluadas en las residencias para personas mayores:

1. Atención a las personas:

1. Proceso de ingreso.
2. Plan de atención personalizado.
3. Promoción de la autonomía.
4. Tratamiento farmacológico.
5. Prevención de riesgos.
6. Nutrición.
7. Higiene del residente.
8. Protocolos de atención.

2. Relaciones y derechos de la persona:

9. Confidencialidad.
10. Intimidad.
11. Adaptación al centro.
12. Relaciones con los compañeros y la comunidad.
13. Satisfacción de la persona y su familia.
14. Participación en decisiones.
15. Actividades de ocio.

3. Confort, entorno y servicios hoteleros:

16. Calidad de la comida.
17. Imagen de la persona.
18. Personalización del entorno.
19. Accesibilidad y seguridad.
20. Higiene del entorno.

4. Organización:

21. Funcionamiento del equipo interdisciplinar.
22. Formación continuada de los profesionales.

23. Documentación de la atención al residente.
24. Calidad y cantidad de servicios externos.

EVALUACIÓN DE LOS PROGRAMAS SOCIALES

Conocer el nivel de calidad de la atención que presta un centro pasa por valorar tres grandes *aspectos:* La adecuación de los servicios que presta, la excelencia con que los presta y la satisfacción de quienes los prestan y de quienes los reciben.

Una vez analizados los componentes de la calidad asistencial se deduce fácilmente que conocer el nivel de calidad de la atención que presta un centro pasa por valorar tres grandes aspectos o determinantes de la misma: La adecuación, y especialmente la pertinencia de dicha atención; la excelencia de la misma y la satisfacción de la persona o paciente que recibe esa atención.

Por lo que se refiere al primero de estos determinantes, el grado de adecuación de los diferentes procedimientos que se aplican a los pacientes, existe un gran número de estudios que muestran la variabilidad intercentros en la aplicación de los mismos.

En segundo lugar, cuando un procedimiento se ha demostrado que es eficaz, es decir, que resulta útil para resolver un problema de salud y bajo condiciones ideales de actuación, el siguiente paso es hacer que sea efectivo. Utilizarlo de forma efectiva es hacerlo útil en condiciones reales de actuación.

Por último, en lo que se refiere al tercer determinante, buscar la satisfacción del paciente con la atención recibida, dándole de forma comprensible toda la información sobre su proceso para que este pueda participar activamente en la toma de decisiones y para mantener el comportamiento ético, que exige la perfecta relación que caracteriza la relación profesional-paciente y que asegura que el primero actúa solo en interés del segundo, es una de las obligaciones más importantes de quienes trabajamos en este sector.

Las personas clientes/ciudadanas son las receptoras o beneficiarias de la actividad, los productos o los servicios de las organizaciones.

Los centros prestan servicios de acuerdo a las políticas del gobierno central, Consejería y Dirección General y de sus asociaciones y son responsables de su rendimiento ante dichas administraciones.

Las mediciones de satisfacción de clientes y ciudadanos/as suelen realizarse sobre áreas que han sido identificadas como importantes por los grupos de clientes y se basan en lo que el centro puede mejorar en el marco de sus competencias específicas para la prestación de servicios.

Para todas las organizaciones es muy importante medir directamente la satisfacción de sus clientes y ciudadanos/as en relación con la imagen global del centro, los productos y servicios que presta, su transparencia y la participación de los/as clientes y ciudadanos/as. Generalmente, las organizaciones utilizan encuestas para conocer su satisfacción, pero pueden utilizarse otras herramientas complementarias tales como grupos focales, paneles de usuarios/as, etc.

En la medida de la satisfacción, los centros deberán esforzarse por aplicar instrumentos adecuados a las posibilidades y características de las personas usuarias, exponiéndolas en caso necesario, a situaciones y experiencias que permitan conocer su grado de satisfacción o insatisfacción. En algunas ocasiones deberán recurrir a sus familiares y amistades como fuentes de información.

Las técnicas y herramientas necesarias para llevar a cabo estos tres procesos tienen un amplio uso en la industria. Sin embargo, en la gestión de la calidad de la atención sociosanitaria prácticamente las únicas desarrolladas han sido las de evaluación y control de la calidad, con todos los problemas que esto puede conllevar. En este terreno, y antes de que lo hiciera Donabedian (1966), aunque de modo más incompleto, ya fueron formuladas por Makover (1951) y Sheps (1955) estrategias para evaluar la calidad asistencial y continuaron apareciendo años después variantes sobre el mismo tema. Pues como refleja Donabedian en un *estudio comparativo* que hizo de todas ellas en 1980, todas se basaban en la que él había desarrollado de:

- Análisis de la estructura, lo que lleva consigo realizar un estudio adecuado de los medios que pueden ser:
  - Humanos.
  - Materiales.
  - Financiación.
- Análisis del proceso o valoración de los métodos empleados.
- Análisis de los resultados como un estudio del producto obtenido.

Aunque parece lógico pensar que si los análisis de la estructura y del proceso son buenos también lo será el del resultado, esto no siempre es así. Lo que sí hay que tener en cuenta es que si uno de los dos, la estructura o el proceso, falla, el análisis del resultado con gran posibilidad alojara resultados negativos.

Métodos de evaluación y mejora de la calidad científica-técnica

El ciclo de la evaluación, aunque sencillo, requiere emplear el método científico en cada una de las fases del mismo.

Tanto en la fase de planificación como de control o de mejora de la calidad, es necesario partir de un conocimiento exhaustivo de la realidad. Este conocimiento debe permitir, en lo posible, llegar a cuantificar la misma. Para ello, el primer paso será decidir qué es lo que queremos medir *(criterios),* qué herramienta o tipo de indicador y escala de medición utilizaremos y qué valores consideraremos como aceptables *(estándares).* En segundo lugar, buscaremos aquellas fuentes de datos que consideramos más fiables. Una vez recogidos y analizados estos datos, tendremos en nuestras manos una información que nos permitirá conocer hasta qué punto estamos dentro del nivel que habíamos fijado como aceptable. Pero antes de tomar una decisión, conviene someter esta información al juicio de los expertos *(peer review)* y será entonces cuando estemos en condiciones de difundida y de implantar las acciones correctores que se hayan considerado necesarias basándose en esta medición.

Habitualmente, la evaluación suele estar dirigida a monitorizar aquellos aspectos que se consideran como determinantes o claves para la calidad de la atención de una organización o servicio (infección, mortalidad, aspectos relacionados con la farmacia, documentación, etc.) o bien aquello que se ha identificado y priorizado como un problema para dicho servicio o unidad. En cualquiera de los casos, los pasos son los que se esquematizan en la figura.

Figura 1. El ciclo de la evaluación.

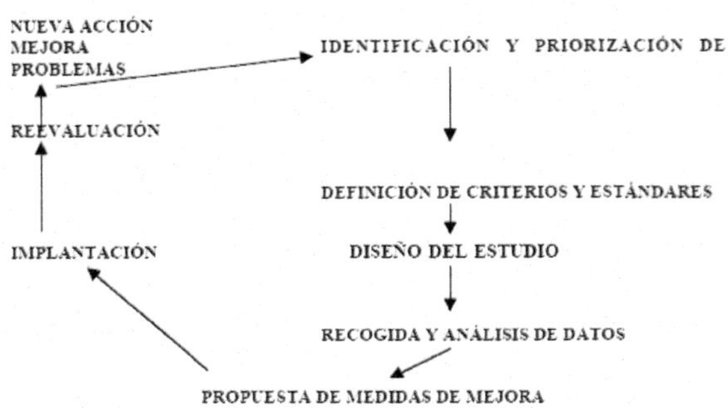

CERTIFICACIÓN Y NORMALIZACIÓN.

¿Qué se entiende por normalización?

La *normalización* es una actividad colectiva encaminada a establecer soluciones a situaciones repetitivas.

En particular, esta actividad consiste en la elaboración, difusión y aplicación de normas.

La normalización ofrece importantes beneficios, como consecuencia de adaptar los productos, procesos y servicios a los fines a los que se destinan, proteger la salud y el medio ambiente, prevenir los obstáculos al comercio y facilitar la cooperación tecnológica.

Ventajas de la normalización

Para los fabricantes:

- Racionaliza variedades y tipos de productos.
- Disminuye el volumen de existencias en almacén y los costes de producción.
- Mejora la gestión y el diseño.
- Agiliza el tratamiento de los pedidos.
- Facilita la comercialización de los productos y su exportación.
- Simplifica la gestión de compras.

Para los consumidores:

- Establece niveles de calidad y seguridad de los productos y servicios.
- Informa de las características del producto.
- Facilita la comparación entre diferentes ofertas.

Para la Administración:

- Simplifica la elaboración de textos legales.
- Establece políticas de calidad, medioambientales y de seguridad.
- Ayuda al desarrollo económico.
- Agiliza el comercio.

En definitiva, la utilización de las normas incide en la evolución de los países, favoreciendo el desarrollo de su economía tanto en el ámbito industrial como en el de servicios, contribuyendo a la mejora en la educación y bienestar de la sociedad en su conjunto y a la protección del medio ambiente.

¿Qué es una norma?

Las normas son documentos técnicos con las siguientes *características:*

- Contienen especificaciones técnicas de aplicación voluntaria.

- Son elaborados por consenso de las *partes interesadas:*
  - Fabricantes.
  - Administraciones.
  - Usuarios y consumidores.
  - Centros de investigación y laboratorios.
  - Asociaciones y colegios profesionales.
  - Agentes sociales, etc.
- Están basados en los resultados de la experiencia y el desarrollo tecnológico.
- Son aprobados por un organismo nacional/regional/internacional de normalización reconocido.
- Están disponibles al público.

Las normas ofrecen un lenguaje común de comunicación entre las empresas, la administración, las organizaciones, los usuarios y consumidores, establecen un equilibrio socioeconómico entre los distintos agentes que participan en las transacciones comerciales, base de cualquier economía de mercado, y son un patrón necesario de confianza entre cliente y proveedor.

¿Qué ventajas ofrece la normalización?

- Para los *consumidores:*
  - Establece niveles de calidad y seguridad de los productos y servicios.
  - Informa de las características del producto.

  Facilita la comparación entre diferentes ofertas.
- Para los *fabricantes:*
  - Racionaliza variedades y tipos de productos.
  - Disminuye el volumen de existencias en almacén y los costes de producción.
  - Mejora la gestión y el diseño.
  - Agiliza el tratamiento de los pedidos.
  - Facilita la comercialización de los productos y su exportación.
  - Simplifica la gestión de compras.
- Para la *organización:*
  - Simplifica la elaboración de textos legales.
  - Establece políticas de calidad, medioambientales y de seguridad.
  - Ayuda al desarrollo económico.
  - Agiliza el comercio.

¿Qué clases de normas existen?

Los documentos normativos pueden ser de diferentes tipos dependiendo del organismo que los haya elaborado.

En la *clasificación* tradicional de normas se distingue entre:

- *Normas nacionales:* son elaboradas, sometidas a un período de información pública y sancionadas por un organismo reconocido legalmente para desarrollar actividades de normalización en un ámbito nacional. En España estas normas son las normas UNE, aprobadas por AENOR, que es el organismo reconocido por la Administración Pública española para desarrollar las actividades de normalización en nuestro país (Real Decreto 2000/1995).
- *Normas regionales:* son elaboradas en el marco de un organismo de normalización regional, normalmente de ámbito continental, que agrupa a un determinado número de organismos nacionales de normalización. Las más conocidas, aunque no las únicas, son las normas europeas elaboradas por los Organismos Europeos de Normalización (CEN, CENELEC, ETSI), y preparadas con la participación de representantes acreditados de todos los países miembros. AENOR es el organismo nacional de normalización español miembro de CEN y CENELEC y, por lo tanto, la organización a través de la cual se canalizan los intereses y la participación de los agentes socioeconómicos de nuestro país en la normalización europea.
- *Normas internacionales:* tienen características similares a las normas regionales en cuanto a su elaboración, pero se distinguen de ellas en que su ámbito es mundial. Las más representativas por su campo de actividad son las normas CEI/IEC (Comité Electrotécnico Internacional) para el área eléctrica, las UIT/ITU (Unión Internacional de Telecomunicaciones) para el sector de las telecomunicaciones y las normas ISO (Organización Internacional de Normalización) para el resto. AENOR es el organismo nacional de normalización español miembro de ISO y CEI y, por lo tanto, la organización a través de la cual se canalizan los intereses y la participación de los agentes socioeconómicos de nuestro país en la normalización internacional.

Normalización en Sanidad

La normalización es la actividad de elaboración de documentos, denominados *normas*, que recogen las especificaciones de un proceso o de su resultado, es decir, de un producto o servicio. A no ser que sean adoptadas en la legislación, su aplicación es voluntaria pero su uso se deriva de las ventajas que aporta a todas las partes interesadas. Considerando la definición de norma, se puede hacer una *clasificación* de normas en función de quién las elabora: una empresa para su propio uso, las asociaciones o las federaciones como normas sectoriales, las publicadas por organismos de normalización nacionales o las normas internacionales elaboradas por los organismos de normalización internacionales. Asimismo, se puede hacer una clasificación en función de su contenido. Los organismos de normalización internacionales han consensuado una clasificación de normas por tipos: normas de terminología, normas de aptitud para el uso, normas de ensayo o normas de producto, que recoge las especificaciones técnicas que lo definen.

¿Quién es UNE, la Asociación Española de Normalización?

Es el Organismo de Normalización que en España posee el reconocimiento oficial para emitir normas UNE, de acuerdo con el Real Decreto 2200/1995 por el que se aprueba el Reglamento de la Infraestructura para la Calidad y la Seguridad Industrial. El Reglamento 1025/2012 es el que regula la normalización europea sobre la base de la representación nacional.

Organización independiente, multisectorial y sin ánimo de lucro.

Las *normas* buscan armonizar la asistencia sanitaria con el fin de:

- Reducir costes.
- Mejorar procesos.
- Aumentar la eficiencia de la asistencia.
- Facilitar el trabajo de los equipos interdisciplinares.
- Proporcionar seguridad a los profesionales y a los usuarios.
- Reducir riesgos…

Tras la recientemente aprobada *Ley de Cohesión y Calidad*, se legisla por primera vez la *Infraestructura de la Calidad Sanitaria* conformada por las actividades de normalización, acreditación de formación continuada, acreditación de centros y servicios y evaluación de la competencia de los profesionales. Para la ordenación de la infraestructura el Ministerio de Sanidad y Consumo crea, entre otros elementos, la *Agencia del Calidad del SNS.*

En el ámbito de la estandarización, la citada ley establece la necesidad de normalizar los procesos asistenciales mediante guías, estándares, indicadores y, asigna a la agencia para que sean elaborados o adoptados, mediante convenios.

Por otro lado, la *Ley de Ordenación de las Profesiones Sanitarias* (LOPS) ratifica dichas líneas de desarrollo mediante afirmaciones tales como:

Se tenderá a la unificación de criterios de actuación, que estarán basados en la evidencia científica y en los medios disponibles, y soportados en guías y protocolos de práctica clínica y asistencial potenciando la necesidad de una normalización y estandarización a nivel nacional.

La Asociación Española de Normalización ha incorporado 67 nuevas normas UNE para impulsar la calidad y la seguridad de productos y servicios santiarios, según el *Informe Apoyo de la Normalización a los productos y servicios sanitarios*, impulsado por el organismo y que contabiliza que, en total hay más de 900 de estas regulaciones en nuestro país.

Estos estándares se elaboran en los Comités Técnicos de Normalización (CTN) de UNE, y son fruto del consenso de todas las partes implicadas. Para los pacientes, usuarios y profesionales sanitarios, las normas buscan armonizar la asistencia sanitaria con el fin de reducir costes, mejorar procesos, aumentar la eficiencia de la asistencia, facilitar el trabajo de los equipos interdisciplinares, proporcionar seguridad a los profesionales y a los usuarios, reduciendo riesgos.

Pero la normalización también se extiende a la gestión, como por ejemplo, normas de *gestión de la calidad* (como la norma ISO 9000) o modelos como el EFQM, de gestión medioambiental, de riesgos laborales, etc. Dichas normas definen requisitos de carácter general aplicables a las distintas áreas de una organización con el fin de mejorar su gestión y conseguir objetivos relativos a la calidad, el medioambiente y los riesgos laborales.

En el ámbito sanitario, podemos identificar esencialmente dos líneas relativas a la gestión de calidad de los centros. Por un lado, la más centrada en el cumplimiento de *estándares*, como la *Joint Commission* o el *modelo Visitatie*. Por otra, la denominada *gestión por procesos* que defienden explícitamente modelos como la norma ISO 9000 o EFQM. La implantación de este tipo de sistemas de gestión de la calidad se basa en normalizar y controlar los procesos que se realizan en la organización con el fin de los resultados cumplan con los estándares de calidad fijados. Esto se realiza mediante la elaboración de un conjunto de documentos, llamados *procedimientos*, donde se establecen de forma detallada las actividades que permiten garantizar la calidad del servicio ofrecido.

Dichos modelos son genéricos, es decir que son aplicables a cualquier empresa, independientemente de su ámbito de actividad. Esto implica la necesidad de crear modelos de gestión de calidad específicos para sectores de actividad, en este caso el sanitario, denominados *referenciales*, que reflejen la complejidad y particularidad de la gestión de un centro sanitario.

La *Ley de Cohesión y Calidad* también aborda el ámbito de la *acreditación* de los centros sanitarios conforme a normas de gestión de calidad. De esta forma, establece la *evaluación de la calidad... de los centros y servicios sanitarios mediante auditorias por parte de instituciones públicas o privadas, totalmente independientes de la gestión de los centros*. Esta línea responde a que si el instrumento para mejorar la calidad es la normalización, el instrumento para reconocer la calidad es la acreditación.

Herramientas indispensables

Además, para la industria, las normas son *herramientas indispensables* para que el tejido productivo pueda proporcionar *productos útiles, interoperables y seguros*. Por su parte, la Administración pública utiliza las normas como una herramienta para evaluar los productos y servicios que adquieren, así como en su labor reguladora, ya que muchas de ellas dan presunción de conformidad con respecto a las directivas y reglamentos europeos, y les ayudan en la contratación pública.

De hecho, tal y como ha comentado la organización, las comunidades autónomas, en sus pliegos citan normas que les proporcionan seguridad con respecto a los productos que adquieren y les garantiza que no existen barreras al comercio.

Finalmente, el informe ha subrayado cómo las normas sanitarias facilitan a las organizaciones la consecución del *objetivo de desarrollo sostenible* (ODS) sobre salud y bienestar. *La normalización es un aliado estratégico de las organizaciones en la consecución de este ODS, ya que proporcionan las buenas prácticas, colaboración y consenso que requiere este desafío global*, ha zanjado.

SISTEMAS DE ASEGURAMIENTO DE CALIDAD

Asegurar es, dejar firme y seguro, afirmar la certeza de lo que se refiere o tranquilizar, infundir confianza, y también preservar o resguardar de daño las personas o cosa*s*.

Cuando se refiere a la acreditación, es hacer digna de crédito alguna cosa, probar su certeza o realidad, afamar, dar crédito o reputación, dar seguridad de que alguna persona o cosa es lo que representa o parece y dar testimonio en *documento fehaciente...*

La acreditación, es un proceso por el cual un centro sanitario se somete, con carácter voluntario, a un procedimiento de verificación externo, en orden a evaluar su grado de cumplimiento de criterios y estándares previamente establecidos por un órgano independiente, que a la vista de los resultados obtenidos emitirá finalmente el *dictamen* correspondiente: *procede la acreditación del centro, acreditación con reparos o no procede la acreditación.*

El proceso de acreditación implica la evaluación de la estructura organizativa del hospital y la provisión de asistencia, en comparación con estándares profesionales contemporáneos, para determinar si el hospital, centro sanitario, organización residencial, etc., cumple un número suficiente de estándares para merecer el certificado de acreditación.

Este tipo de evaluación de la calidad de la asistencia lleva implícitas dos *tipos de nociones:*

- *Noción de prevención:* la mejora de la calidad pasa por un análisis metódico de las causas que provocan una disfunción y por la puesta en marcha de acciones correctoras de manera previa a la obtención de la acreditación.
- *Noción de confianza:* el paciente debe tener *pruebas* de que el la organización sanitaria, hospital, etc., está dotado de los medios necesarios para poder *gestionar* el riesgo que supone el ejercicio profesional de la medicina.

En íntima relación con la acreditación, aunque con significado y contenido diferente, y que con frecuencia se confunden con aquella, tenemos:

- *Autorización:* la administración pública establece criterios mínimos que han de cumplir los centros de manera previa al inicio de su actividad. Su finalidad es preservar el interés público.
- *Certificación:* una empresa autorizada da la conformidad con relación al cumplimiento de unas normas. Su

finalidad es garantizar que se documentan y siguen determinados procedimientos.

- *Auditoría:* evalúa si un centro cumple determinados parámetros. Su finalidad es fiscalizadora.

En nuestro país, la acreditación asistencial ha tenido poco desarrollo hasta la fecha, debido fundamentalmente a ser nuestro sistema sanitario de tipo nacional y de mercado cautivo. En cambio, un excelente ejemplo en nuestro país de este tipo de actuación lo constituye la acreditación docente, que tiene una amplia tradición ligada al sistema de formación de médicos especialistas.

Los sistemas de gestión de calidad no bastan por sí solos. Es decir, no son una fórmula mágica que elimine los fallos de la noche a la mañana. Si la idea es obtener resultados óptimos, es necesario complementarlos con otras medias.

En un mercado cada vez más competitivo, es lógico que la calidad sea un concepto en permanente evolución. Las medidas requieren adaptación constante y por eso resulta necesario actualizarlas y complementarlas. De hecho, en la actualidad se habla de que el gran objetivo de estos procesos es la calidad total.

La familia normativa ISO 9000, que promueve prácticas idóneas en este campo desde el año 1987, hace una distinción necesaria a la hora de hablar de este tema:

Gestión de calidad: son sistemas orientados a la mejora de los procesos y de la calidad de los productos de una empresa.

Aseguramiento de calidad: son prácticas planificadas y sistemáticas que se incluyen dentro de la gestión de calidad. Su objetivo no es otro que garantizar la permanencia en el tiempo de los logros obtenidos

Beneficios del sistema de aseguramiento de la calidad

Al ser un complemento del sistema de gestión de calidad, el *proceso de aseguramiento de la calidad* puede definirse como un análisis elaborado sobre los resultados que han arrojado las primeras medidas del mejoramiento de la calidad.

De hecho, en algunos casos ni siquiera pueda hablarse de un proceso independiente de implementación, pues el sistema de aseguramiento trabaja en el mismo sentido que el de la gestión de calidad. Actúa, por tanto, como un refuerzo.

Esto es especialmente útil para las empresas cuya actividad requiera una evaluación permanente de la calidad de sus productos, como por ejemplo aquellas que pertenezcan a sectores como la alimentación, el farmacéutico o el nuclear.

Teniendo en cuenta esto, podemos enumerar algunos de los principales beneficios de desarrollar un proceso de aseguramiento de la calidad basados en las directrices de la norma ISO 9001, primera referencia internacional en gestión de calidad.

Refuerza la coordinación de tareas:

Si la gestión de calidad se enfoca en optimizar los procesos, el aseguramiento se encarga de confirmar la efectividad de los mismos. Es una especie de doble mirada que garantiza el buen funcionamiento de los procesos. En ese sentido, garantiza a la dirección de las compañías que los indicadores de calidad establecidos en la gestión de calidad se estén cumpliendo dentro de lo previsto

Confianza y seguridad

Para los clientes e inversores, las empresas que cuenten con un sistema de este tipo son mucho más atractivas. Para los primeros, porque es una forma de salvaguardar sus inversiones; para los segundos, porque les genera confianza suficiente a la hora de elegir los productos en el mercado.

Disminuye el riesgo de fallos

La monitorización de un sistema de aseguramiento de la calidad supone un menor índice de fallos al interior de los procesos. No quiere decir que se elimine cualquier probabilidad de que ocurran, pero sí que las organizaciones están mejor preparadas para afrontarlos. Es un sistema continuo de prevención.

NORMAS, GUÍAS Y MODELOS PARA LA GESTIÓN DE LA CALIDAD

El desarrollo de la gestión de calidad total a nivel internacional ha dado lugar a la aparición de varios modelos de gestión de calidad total. Estos modelos están preparados para servir como instrumento de autoevaluación para las organizaciones.

Existen diversos modelos pero en todos ellos subyacen los principios básicos de la gestión de calidad total, es decir, las mejores prácticas en el ámbito de la gestión de las organizaciones.

Aspectos comunes:

- El diseño y su difusión ha sido por parte de las instituciones públicas como apoyo al incremento de la competitividad de las empresas.
- Han constituido grandes premios para las empresas más excelentes.

- El objetivo final es crear una cultura de calidad en toda la región.
- Son modelos que permiten la autoevaluación de la gestión empresarial.
- Son modelos que consideran similares valores y fundamentos.
- Son modelos que se pueden aplicar a cualquier tipo de empresa para lograr su excelencia.
- Son dinámicos por lo que van evolucionando y adaptándose a los cambios que se producen en el entorno.

La tendencia actual de la sociedad occidental tanto en el sector privado como en el público es la adopción de modelos de gestión que sirvan de referente y guía en los procesos permanentes de mejora de los productos y servicios que ofrecen.

Un modelo es una descripción simplificada de una realidad que se trata de comprender, analizar y, en su caso, modificar.

Un modelo de referencia para la organización y gestión de una empresa permite establecer un enfoque y un marco de referencia objetivo, riguroso y estructurado para el diagnóstico de la organización, así como determinar las líneas de mejora continua hacia las cuales deben orientarse los esfuerzos de la organización. Es, por tanto, un referente estratégico que identifica las áreas sobre las que hay que actuar y evaluar para alcanzar la excelencia dentro de una organización.

Un modelo de gestión de calidad es un referente permanente y un instrumento eficaz en el proceso de toda organización de mejorar los productos o servicios que ofrece. El modelo favorece la comprensión de las dimensiones más relevantes de una organización, así como establece criterios de comparación con otras organizaciones y el intercambio de experiencias.

La utilización de un *modelo de referencia* se basa en que:

- Evita tener que crear indicadores, ya que están definidos en el modelo.
- Permite disponer de un marco conceptual completo.
- Proporciona unos objetivos y estándares iguales para todos, en muchos casos ampliamente contrastados.
- Determina una organización coherente de las actividades de mejora.
- Posibilita medir con los mismos criterios a lo largo del tiempo, por lo que es fácil detectar si se está avanzado en la dirección adecuada.

Existen diversos modelos, que previa adaptación pueden utilizarse en el ámbito educativo. Los modelos de gestión de calidad total más difundidos son el modelo Deming creado en 1951, el modelo Malcolm Baldrige en 1987 y el Modelo Europeo de Gestión de Calidad, EFQM. en 1992.

Modelo Deming

El Doctor Deming fue el primer experto en calidad norteamericano que enseñó la calidad en forma metódica a los japoneses. Entre los mayores aportes realizados por Deming se encuentran los ya conocidos 14 puntos de Deming, así como el ciclo de Shewart conocido también como PDCA, planifique, haga, verifique y actué.

El Dr. Deming es posiblemente mejor conocido por sus logros en Japón, donde desde 1950 se dedicó a enseñar a ingenieros y altos ejecutivos sus conceptos y metodología de gerencia de calidad. Estas enseñanzan cambiarían radicalmente la economía japonesa.

En reconocimiento, la Unión Japonesa de Ciencia e Ingeniería instituyó sus premios anuales Deming para quienes alcanzan grandes logros en calidad y confiabilidad del producto.

El primer modelo, el Deming, se desarrolla en Japón en 1951 por la JUSE (Unión Japonesa de Científicos e Ingenieros). Este modelo recoge la aplicación práctica de las teorías japonesas del control total de la calidad (TQC) o control de la calidad en toda la empresa.

El principal objetivo de la evaluación es comprobar que mediante la implantación del control de calidad en toda la compañía, se hayan obtenido buenos resultados. El enfoque básico es la satisfacción del cliente y el bienestar público.

Este modelo recoge diez *criterios de evaluación de la gestión de calidad* de la organización:

- Políticas y objetivos.
- Organización y operativa.
- Educación y su diseminación.
- Flujo de información y su utilización.
- Calidad de productos y procesos.
- Estandarización.
- Gestión y control.
- Garantía de calidad de funciones, sistemas y métodos.
- Resultados.
- Planes para el futuro.

Modelo Malcom Baldrige

El modelo Malcolm Baldrige lleva el nombre de su creador. El modelo está elaborado en torno a 11 valores que representan su fundamento e integran el conjunto de *variables y criterios de calidad:*

- Calidad basada en el cliente.
- Liderazgo.
- Mejora y aprendizaje organizativo.
- Participación y desarrollo del personal.
- Rapidez en la respuesta.
- Calidad en el diseño y en la prevención.
- Visión a largo plazo del futuro.
- Gestión basada en datos y hechos.
- Desarrollo de la asociación entre los implicados.
- Responsabilidad social.
- Orientación a los resultados.

Estos valores han tenido amplias modificaciones a lo largo de los años. En el año 1996 apareció una versión para la educación que se está implantando.

El modelo que se utiliza para la autoevaluación tiene siete grandes *criterios* que aparecen recogidos en el cuadro siguiente:

- *Liderazgo:* el concepto de liderazgo está referido a la medida en que la alta dirección establece y comunica al personal las estrategias y la dirección empresarial y busca oportunidades. Incluye el comunicar y reforzar los valores institucionales, las expectativas de resultados y el enfoque en el aprendizaje y la innovación.
- *Planificación estratégica:* como la organización plantea la dirección estratégica del negocio y como esto determina proyectos de acción claves, así como la implementación de dichos planes y el control de su desarrollo y resultados.
- *Enfoque al cliente:* como la organización conoce las exigencias y expectativas de sus clientes y su mercado. Asimismo, en que proporción todos, pero absolutamente todos los procesos de la empresa están enfocados a brindar satisfacción al cliente.
- *Información y análisis:* examina la gestión, el empleo eficaz, el análisis de datos e información que apoya los procesos claves de la organización y el rendimiento de la organización.

- *Enfoque al recurso humano:* examinan como la organización permite a su mano de obra desarrollar su potencial y como el recurso humano esta alineado con los objetivos de la organización.
- *Proceso administrativo:* examina aspectos como factores claves de producción, entrega y procesos de soporte. Cómo son diseñados estos procesos, cómo se administran y se mejoran.
- *Resultados del negocio:* examina el rendimiento de la organización y la mejora de sus áreas claves de negocio: satisfacción del cliente, desempeño financiero y rendimiento de mercado, recursos humanos, proveedor y rendimiento operacional. La categoría también examina como la organización funciona en relación con sus competidores.

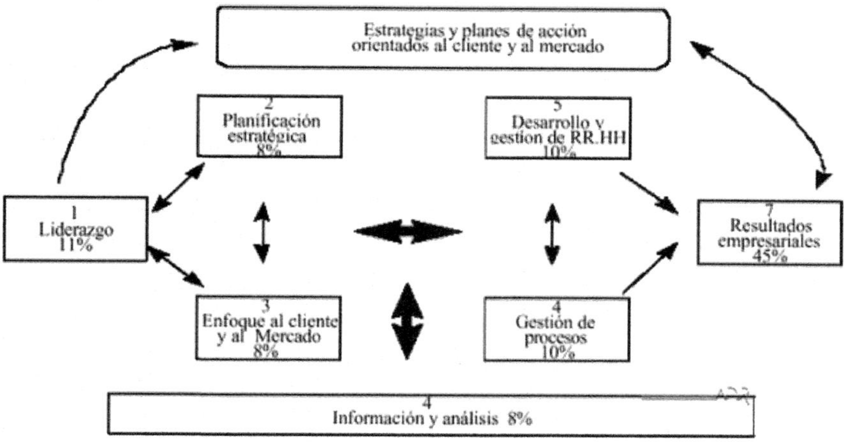

Modelo europeo de excelencia en la gestión

En el ámbito de la Unión Europea se está implantando el modelo EFQM de excelencia como modelo de referencia.

El modelo EFQM surge en la década de los 80, en el ámbito de las empresas, ante la necesidad de ofrecer a los clientes, productos y servicios de mayor calidad, como única forma de supervivencia ante la competencia internacional, procedentes sobre todo de Japón y Estados Unidos.

Reconociendo el potencial para la obtención de una ventaja competitiva en Europa a través de la aplicación de la gestión de la excelencia, 14 importantes empresas de Europa tomaron la iniciativa de crear la *Fundación Europea para la Gestión de Calidad* (EFQM) en 1988.

En 1991, la organización EFQM junto a la comisión de la Unión Europea y la *European Organization for Quality* (EQQ – *Organización Europea de la Calidad*) desarrollaron un modelo de gestión de la calidad total llamado a ser el referencial básico para el continente europeo, el modelo EFQM.

El punto de partida fundamental para el éxito de una gestión total de la calidad es la implicación de la dirección de la empresa. Si ellos no se comprometen realmente con el logro de la calidad, el sistema está condenado al fracaso.

El modelo inicial fue modificado en 1999 (coincidió en el tiempo con la transición del concepto de *calidad total a excelencia*) y pasó a denominarse *EFQM Model of Excellence*. La EFQM planea revisar el modelo europeo cada dos años para garantizar de este modo la mejora continua.

El modelo europeo o modelo EFQM se caracteriza porque un equipo (liderazgo) actúa sobre unos agentes facilitadores para generar unos procesos cuyos resultados se reflejarán en las personas de la organización, en los clientes y en la sociedad en general.

Liderazgo es la influencia que se ejerce o se puede ejercer sobre una colectividad para motivarla y ayudarla a trabajar con entusiasmo por alcanzar unos objetivos. Es la capacidad de conseguir que otros quieran hacer lo que tú quieres que hagan.

Proceso es el conjunto de actividades que se desarrollan para los objetivos propuestos.

Resultados son los logros alcanzados.

El *modelo excelencia europeo* se basa en los resultados conjuntos de nueve criterios divididos en agentes facilitadotes y resultados. Cada criterio se compone a su vez de distintos subcriterios.

El modelo EFQM de excelencia utiliza un esquema lógico, denominado REDER. Este modelo establece lo que una organización necesita realizar sistemáticamente en su proceso de mejora continua.

El modelo lógico REDER (RADAR en inglés) sintetizado en el gráfico determina unos agentes facilitadores y unos resultados. Los agentes facilitadores son: Enfoque (planificar), despliegue (hacer), evaluación (verificar) y revisión (actuar).

REDER es el método de puntuación empleado por EFQM para realizar la evaluación.

Los elementos enfoque, despliegue, evaluación y revisión se abordan en cada uno de los criterios agente (1 al 5) y el elemento Resultado, (los Indicadores) deben presentarse en los Criterios Resultados (6 a 9).

El modelo EFQM de excelencia tiene como objetivo ayudar a las organizaciones (empresariales o de otros tipos) a conocerse mejor a sí mismas y, en consecuencia, a mejorar su funcionamiento. Para ello, tiene como premisa, *la satisfacción del cliente, la satisfacción de los empleados y un impacto positivo en la sociedad se consiguen mediante el liderazgo en política y estrategia, una acertada gestión de personal, el uso eficiente de los recursos y una adecuada definición de los procesos, lo que conduce finalmente a la excelencia de los resultados empresariales.*

Se trata de un modelo de aplicación continua en el que cada uno de sus 9 elementos (criterios) se desglosan en un cierto número de subcriterios, pudiendo utilizarse de forma independiente o conjunta. Estos subcriterios se evalúan y ponderan para determinar el progreso de la organización hacia la excelencia.

La base del modelo es la autoevaluación, entendida como un examen global y sistemático de las actividades y resultados de una organización que se compara con un modelo de excelencia empresarial (normalmente una organización puntera). Aunque la autoevaluación suele ser aplicada al conjunto de la organización, también puede evaluarse un departamento, unidad o servicio de forma aislada. La autoevaluación permite a las organizaciones identificar claramente sus puntos fuertes y sus áreas de mejora y, a su equipo directivo, reconocer las carencias más significativas, de tal modo que estén capacitados para sugerir planes de acción con los que fortalecerse.

La idea básica del modelo es proporcionar a las organizaciones una herramienta de mejora de su sistema de gestión. La herramienta no es normativa ni prescriptiva: no dice cómo hay que hacer las cosas, respetando así las características de cada organización y la experiencia de sus miembros.

Para mejorar, es necesario conocer primero la situación actual y para ello es útil tener una guía que nos lleve a examinar de forma sistemática todos los aspectos del funcionamiento de la organización. A estos aspectos los denominaremos *criterios*.

Conceptos que fundamentan el modelo

El Modelo EFQM de excelencia es un marco de trabajo que se sustenta sobre ciertos conceptos que sirven de base al modelo. Estos *conceptos* son:

- *Orientación hacia los resultados.* La excelencia depende del equilibrio y la satisfacción de todos los grupos o sectores relacionados con la organización: personal de la organización, proveedores, clientes externos, sociedad en general, accionistas, etc.
- *Orientado al cliente.* El cliente es el árbitro final de la calidad del producto o del servicio. La mejor forma de mantener al cliente y ampliar la cuota de mercado es mediante una orientación clara hacia las necesidades actuales y futuras del cliente actual y potencial.
- *Liderazgo y constancia en los objetivos.* Un adecuado liderazgo suscita en la organización seguridad en el funcionamiento, claridad en los objetivos, confianza en las metas, etc.
- *Gestión por procesos y hechos.* El funcionamiento de la organización es más efectivo cuando las actividades se coordinan y las decisiones se toman a partir de información fiable con la participación de los grupos afectados.
- *Desarrollo e implicación de las personas.* El potencial de cada una de las personas de la organización aflora mejor cuando se comporten valores, existe una cultura de confianza y se asumen las responsabilidades que le corresponden.
- *Aprendizaje, innovación y mejora continuos.* La organización alcanza su máximo rendimiento cuando gestionan y comparten su conocimiento dentro de una cultura general de aprendizaje, innovación y mejora continuos.
- *Desarrollo de alianzas.* La organización trabaja de un modo más efectivo cuando establece alianzas con otras organizaciones unas relaciones basadas en la confianza, en compartir conocimientos y en la integración.
- *Responsabilidad social.* El mejor modo de servir a los intereses a largo plazo de la organización y las personas que la integran es adoptar un enfoque ético.

Características del modelo EFQM

El modelo EFQM se *caracteriza* porque:

- Permite establecer un marco de referencia o excelencia global, que recoge las pautas o prácticas que debe seguir una organización que quiere dirigirse hacia la excelencia.

- Proporciona, a través de la autoevaluación, un enfoque objetivo, riguroso y estructurado para el diagnóstico y la mejora continua.
- Posibilita, en cualquier momento, obtener una visión de la situación en que se encuentra la organización e identificar los logros alcanzados en cada una de las áreas de mejora.
- Favorece la formación e implicación de los miembros en la mejora continua.

Modelo iberoamericano de excelencia en la gestión.

El *modelo iberoamericano de excelencia en la gestión* es un Modelo supranacional que trata de crear un punto de referencia único en el que se encuentren reflejados los distintos modelos de excelencia nacionales de los países iberoamericanos.

Este modelo es aplicable a empresas privadas e instituciones públicas de todo tipo de sector de actividad y tamaño, y sirve como referente para evaluar una organización, establecer planes de progreso, identificar sus puntos fuertes y áreas de mejora, y así mismo es una poderosa fuente de información para el desarrollo y la planificación estratégica.

El modelo sirve también como referencia para el Premio iberoamericano de la calidad.

El modelo iberoamericano de excelencia en la gestión es creado por FUNDIBEQ en 1999. Ese mismo año se publican las bases de la primera edición del Premio iberoamericano de la calidad.

Este modelo se desarrolló en 1999 para ser aplicado a cualquier organización pública y privada y de cualquier sector de actividad o tamaño, que deseen proseguir en el camino de la excelencia.

Su objetivo es la evaluación de la gestión de las organizaciones, identificando sus puntos fuertes y áreas de mejoras que sirvan para establecer planes de progreso y también sirva como información para el desarrollo y la planificación estratégica.

El modelo iberoamericano de excelencia en la gestión es el documento de referencia para la concesión del Premio iberoamericano a la calidad e incluye; el método de Evalución, la hoja REDER y un glosario iberoamericano de términos de calidad y excelencia.

La Fundación iberoamericana para la gestión de la calidad, propietaria del modelo, lo desarrolla, actualiza y difunde gratuitamente.

La experiencia en la aplicación del modelo iberoamericano de excelencia en la gestión puso de manifiesto la conveniencia de elaborar una versión destinada a las Administraciones Públicas. Para ello, un equipo de expertos elaboró la versión del Modelo adaptada a las características de las Administraciones Públicas, cuya primera versión fue aprobada en 2009.

En 2019, se ha llevado a cabo una profunda revisión de ambos modelos, empresarial y público por parte de un equipo especializado en el que se ha tenido en cuenta las últimas tendencias en materia de gestión, experiencias recabadas por los evaluadores en estos años y las organizaciones visitadas, así como las orientaciones de los modelos de excelencia de los países de nuestro área, y otros modelos internacionales. La revisión fue refrendada por las organizaciones nacionales y regionales (ONAS y ORAS) asociadas a FUNDIBEQ, REDIBEX, expertos y otros organismos.

FUNDIBEQ participa en el GEC *(Global Excellence Model Council)* como responsable del modelo iberoamericano de excelencia en la gestión. El GEC es un foro de intercambio de conocimientos entre los modelos de excelencia más conocidos a nivel internacional (EFQM-Europa, MBNQA-Estados Unidos, Japón, Australia, etc).

PLAN GENERAL DE INTERVENCIÓN > PGI RESIDENCIAS PARA MAYORES

La intervención en residencia es un proceso dinámico, como lo es la realidad social, y por tanto, en continua adaptación a nuevas situaciones de la demanda para ofrecer soluciones, en cada momento, con los programas y servicios adecuados.

Además, este proceso de intervención ha de ser global, interactuando los diversos componentes que lo integran: residentes, profesionales, ambiente (físico y social), familias y contexto comunitario.

Este proceso de intervención debe desarrollarse de forma organizada mediante un plan de intervención o marco de referencia, que lo englobe y de sentido, siendo su finalidad la optimización en el logro de los objetivos.

Objetivos Generales

Objetivos dirigidos a la persona mayor

- Facilitar la adaptación e integración en el medio residencial ofreciéndole apoyo psicosocial y la atención sociosanitaria que por su situación requiera.
- Recuperar y/o mantener la mayor autonomía posible, evitando la sobreprotección en los cuidados y potenciando sus capacidades de desarrollo personal: psíquicas, físicas y sociales.
- Desarrollar su autoestima, estado de ánimo y habilidad social, mediante la participación en actividades adecuadas.
- Promover su integración social, facilitándole el acceso y participación en el contexto social comunitario.

Objetivos dirigidos a la familia

- Facilitar la implicación de la familia, como cuidador natural, en la atención al residente con medidas de mantenimiento y refuerzo del apoyo familiar.
- Fomentar la cooperación de los familiares, como grupo de intereses comunes, desarrollando cauces efectivos de participación en el centro.

Objetivos dirigidos al personal de la residencia

- Proporcionar mediante la formación continua, conocimientos, habilidades y actitudes que garanticen una eficaz y eficiente atención de calidad.
- Favorecer la satisfacción laboral con la mejora en la organización de la actividad profesional y el desarrollo del trabajo en equipo en un buen clima social.

Objetivos dirigidos al ambiente residencial

- Lograr un entorno físico estimulante, seguro y confortable que favorezca la autonomía y bienestar de la persona mayor.
- Organizar la dinámica del centro en un ambiente social de participación y fluídas relaciones, establecidas desde la garantía y fomento de los derechos personales y privilegios sociales.

Objetivos dirigidos a la comunidad

- Impulsar la apertura e integración comunitaria de la residencia mediante la coordinación con los diversos recursos del contexto social.
- Prestar apoyo a la persona mayor y familia cuidadora potenciando y diversificando servicios y modalidades

asistenciales alternativas de mantenimiento en el medio habitual.

- Promover y organizar la colaboración del voluntariado social en la residencia.

Programas de intervención

El Plan se configura, como sistema de intervención global con el conjunto de programas interrelacionados, dirigidos a los objetivos anteriores, a través de los cuales se organizan y gestionan todos los servicios y práctica asistencial en las diversas áreas (salud, integración social, relación familiar, actividades...) a aplicar de forma interdisciplinar e individualizada en las distintas y cambiantes situaciones personales.

Para ello, los programas deberán ser abiertos y flexibles, es decir, con capacidad de expansión y adaptación a una realidad social concreta y dinámica a la que atender en sus distintas dimensiones y en su misma dirección de cambio. Deberán ademas, como condición imprescindible, obedecer a unos principios y modelo de residencia, dentro de un plan global de intervención que les sirva de referencia.

En base a esta idea, se propone el siguiente *esquema* general programático que configura el plan de intervención:

Programas de intervención con la persona mayor

Integran la atención directa interdisciplinar de apoyo y cuidados individualizados:

- Apoyo a la adaptación e integración: organiza la intervención profesional al ingreso para facilitar su satisfacción en el medio residencial.
- Atención sociosanitaria: ofrece cuidados en función de las necesidades individuales a través de programas generales y específicos (cuidados básicos de enfermería, rehabilitación, demencias, problemas sensoriales, terminales, etc.).
- Actividades terapéuticas: para el desarrollo de las capacidades personales mediante la participación grupal en diversas actividades de estimulación funcional, cognitiva y social.

Programas de intervención ambiental

Medidas en el ambiente físico y social facilitadotas de su autonomía, convivencia y desarrollo personal:

- Adaptación del contexto físico: para ofrecer un espacio accesible, seguro, estimulante y agradable, que favorezca el confort y normal desenvolvimiento.

- Adaptación del ambiente social: organizando el funcionamiento del centro para tener un clima social participativo (residente-personal-familias) en unas fluídas relaciones democráticas, basadas en el respeto a los derechos personales.

Programas de recursos humanos

Garantía de una atención profesional cualificada mediante la formación continuada del personal asistencial, el desarrollo del trabajo en equipo y otras medidas dirigidas hacia una mayor participación y satisfacción profesional.

Programas de intervención con la familia

Actuaciones dirigidas a la implicación de la familia como agente de intervención en la residencia:

- Apoyo familiar: se centra en favorecer, a nivel individual, la implicación de la familia como vínculo afectivo y cuidador natural en la atención residencial.
- Participación familiar en el centro: para impulsar la colaboración familiar, a nivel colectivo, como grupo con intereses comunes, desarrollando cauces de participación efectiva en la residencia (asociacionismo).

Programas de integración comunitaria

Organiza, mediante la coordinación comunitaria, la colaboración con los diversos servicios del contexto social para la mejor atención e integración social de los mayores en una optimización de los recursos comunitarios:

- Actividades de integración social: incluye diversas actividades de animación sociocultural al objeto de mantener la participación social en la comunidad.
- Apoyo a los mayores de la comunidad: ofrece servicios desde las residencias ara el mantenimiento de la persona mayor en su entorno habitual.
- Colaboradores sociales: pretende potenciar y organizar la labor de apoyo de colaboración social en la residencia, complementaria al trabajo de los profesionales.

Gestión del plan de intervención

Implantación

Cada residencia ha de elaborar su propio plan de intervención con los correspondientes programas que organicen y gestionen los servicios y atención del centro. Para ello, los programas generales propuestos serán especificados y desarrollados con las estrategias y actuaciones que los profesionales de cada residencia, conocedores de las peculiaridades del centro, consideren más efectivas para el logro de los objetivos establecidos.

En cualquier caso, los programas han de ser suficientes, abarcando las distintas dimensiones del sistema de intervención, y adecuados a la realidad del centro, dando respuesta a las situaciones y principales necesidades de la población atendida de acuerdo a las características y posibilidades de la residencia.

En definitiva, no se trata de ofrecer una atención uniforme y preestablecida en todas las residencias, ya que cada centro tiene, y debe tener, su propia entidad, estilo y diferencias que lo distinguen de los demás. Sin embargo, sí deben ser comunes las líneas generales de actuación, así como la metodología e instrumentos básicos de registro de información que permitan la evaluación y control de calidad necesarios en todas las residencias para ofrecer una atención cualificada a la que todas y cada una de lsa personas atendidas tienen legítimo derecho.

Unidad de implantación: Equipo interdisciplinar (EI)

La intervención en residencia requiere un abordaje interdisciplinar con una metodología de trabajo en equipo de los distintos profesionales asistenciales que, desde un conocimiento global del plan de intervención, con una filosofía compartida y objetivos comunes, establezcan y asuman sus funciones y responsabilidades en relación al propio plan.

Funciones del E.I

- Diseño, implantación, desarrollo y evaluación continuada del plan general de intervención (PIR).
- Elaboración, desarrollo, seguimiento y evaluación del Plan individual de intervención de cada residente.
- Elaboración y cumplementación de los documentos correspondientes del sistema de información: Código de la práctica asistencial, Manual del centro, Protocolo de evaluación, etc.

Metodología

Para la organización y desarrollo del plan de intervención se utilizará una metodología general común a todos los centros residenciales, basada en el trabajo interdisciplinar por objetivos:

- En los correspondientes programas del PIR (metodología de programas).
- En cada residente para la atención individualizada (metodología de individualización del plan).

Metodología de programación

Los programas de intervención serán elaborados y desarrollados con una metodología básica común de acuerdo a las siguientes *fases* del proceso continuo de intervención residencial.

- *Estudio de necesidades:* los programas serán pertinentes en la medida en que den respuesta a las necesidades del grupo de población objeto de intervención. Es condicion necesaria y previa a la programación, elaborar un minucioso diagnóstico de *necesidades:* características y necesidades de las personas mayores (nivel físico, psíquico y social) y de las distintas áreas que abarcan los programas descritos.
- *Estudio de recursos:* buscando en un análisis minucioso el mejor aprovechamiento de los medios humanos, materiales y financieros disponibles y su ajuste a las necesidades.
- *Definir objetivos:* adecuados a las necesidades detectadas y recursos disponibles, reales, medibles, compatibles entresí y acordes a los objetivos generales del sistema de intervención.
- *Establecer actuaciones:* planificar actuaciones o estrategias, escoger las alternativas más apropiadas para los objetivos, organizar dichas actuaciones y temporalizarlas.
- *Seguimiento y evaluación:* durante el desarrollo de los programas, se realizará un seguimiento de los mismos en las siguientes *fases:*
  - *Evaluación del diseño:* una vez detectadas las necesidades, analizados los recursos y definidos unos objetivos y actuaciones, se evaluará este diseño de programa para determinar en qué grado son idóneas y factibles las acciones propuestas para resolver la situación de entrada al sistema.
  - *Evaluación del desempeño:* analiza la forma en que se está comportando un p rograma en relación a las previsiones hechas. Para ello, valora las actuaciones y la metodología en la ejecución de esas tareas. Sirve para la retroalimentación del programa con las correcciones oportunas.
  - *Evaluación del impacto:* mide en qué grado los resultados confirman haber alcanczado los objetivos establecidos (eficacia); la relación entre el esfuerzo

invertido y los beneficios obtenidos (eficiencia); así como, los efectos (previstos y no previstos) sobre la población beneficiaria (efectividad).

- *Toma de decisiones:* en función de la evaluación de los resultados de un programa a partir del análisis de su eficacia, efectividad y eficiencia, se podrá decidir sobre el futuro desarrollo del mismo. Si se han alcanzado los objetivos y se cumplen los criterios de eficiencia y ausencia de efectos negativos, el programa no necesitará modificaciones. Si, por el contrario, no se cumple alguno de los criterios, el programa deberá ajustarse antes de ser aplicado de nuevo.

Metodología de individualización del plan

La metodología interdisciplinar para individualizar la atención en cada residente se basa en el trabajo por objetivos específicos en las diferentes áreas de autonomía personal (AVD, movilidad, funciones cognitivas y relación/integración) que se desarrolla en las siguientes *fases de intervención:*

- *Evaluación inicial interdisciplinar:*
  La situación física, psíquica y social del nuevo ingreso, será evaluada durante los primeros días de estancia por los diferentes miembros del equipo.
- *Valoración inicial interdisciplinar:* diseño del plan individual
  - *Priorizar necesidades:* se realizará una reunión de equipo para, con una puesta en común de la información recogida, valorar el estado clínico, funcional, cognitivo y social del residente, identificar –priorizando- sus necesidades, y diseñar el plan individual de intervención.
  - *Consensuar y delimitar el objetivo:* Relacionados con las cuatro áreas de autonomía siguientes: AVD, movilidad, funciones cognitivas y relación social.
  - *Incluir en los programas de intervención específicos:* en función de los objetivos se procederá a derivar a los programas específicos que se consideren adecuados.
  - *Prescribir pautas concretas:* Se prescribirán en los distintos programas a aplicar pautas concretas (médicas, sociales, ambientales, conductuales, etc.) para cada caso.
  - *Intercambio y consenso de la intervención:* Se realizará consensuando con el residente y/o la familia el

plan individual y su participación en él. De esta forma el plan individual formalizado en el documento correspondiente (protocolo de intervención integral) se constituye como un contrato asistencial del centro con la persona atendida.

Intervención y seguimiento del plan individual: sistema de tutorías.

Los distintos profesionales del centro aplicarán los planes individualizados siguiendo las actuaciones y pautas consensuadas interdisciplinarmente para cada caso. Para facilitar dicha aplicación y seguimiento, se procederá en cada centro a organizar el sistema de tutorías: asignación proporcional a las auxiliares del seguimiento de los residentes. Cada auxiliar/tutor –o persona de referencia– realizará un seguimiento continuado de los casos asignados, consistente en valorar su evolución (bimestralmente) según el protocolo de evaluación por áreas de autonomía, y participará en las reuniones de equipo que se establezcan para dichos casos. Este sistema de seguimiento se complementa con la recogida de información en el instrumento común – hoja de incidencias- sobre los sucesos o incidencias que, por su carácter no habitual, puedan alterar el plan individual.

Evaluación del plan individual

La evaluación general del plan individual, por parte del todo el equipo, se realizará semestralmente. En ella se evaluará de nuevo la situación individual (nuevas valoraciones, nuevas necesidades, cambios en el plan individual de intervención, cambio de pautas). No obstante, por diferentes motivos (situaciones inesperadas, marcha inadecuada del plan de intervención, dificultades en la aplicación de las pautas, etc.), el auxiliar tutor/a o persona de referencia, podrá solicitar reuniones de seguimiento antes del período de seis meses.

CALIDAD EN LOS SERVICIOS SOCIALES DE LA JUNTA DE ANDALUCÍA

La calidad de los servicios sociales constituye un derecho de las personas usuarias y, en consecuencia, es un objetivo prioritario del Sistema Público de Servicios Sociales de Andalucía, correspondiendo a la Consejería de Igualdad y Políticas Sociales la mejora continua de la calidad de los servicios, a través del desarrollo de los instrumentos que permitan la evaluación y acreditación de la calidad de los servicios y centros de servicios sociales.

El sistema de certificación de la calidad de los servicios sociales se articula a través de un programa de certificación de la calidad y del diseño de manuales de estándares específicos.

La entidad certificadora de los servicios designada por la Consejería de Igualdad y Políticas Sociales es la ACSA (Agencia de Calidad Sanitaria de Andalucía).

Pueden solicitar su certificación las entidades, públicas o privadas, titulares de servicios sociales. Se pueden certificar:

- Servicios residenciales.
- Servicios de día.
- Servicios de información, orientación, asesoramiento, diagnóstico y valoración en servicios sociales especializados.
- Servicios sociales comunitarios.

La certificación del servicio es el resultado de un proceso que incluye una autoevaluación y una evaluación externa, en la que evaluadoras y evaluadores cualificados garantizan que los servicios prestados por la entidad o centro se ajustan a los estándares fijados en el manual de referencia. Es un proceso mediante el cual se observa y reconoce en qué forma la atención que se presta a las personas responde a su modelo de calidad, siempre con la finalidad de favorecer e impulsar la mejora continua, una atención de calidad. Se trata de un reconocimiento expreso y público al cumplimiento de los requisitos necesarios para desarrollar una atención de calidad. Al ser una herramienta y no un fin es sí misma, la certificación favorece e impulsa procesos de mejora y evaluación dentro de las organizaciones.

La autoevaluación se realiza con la ayuda de una aplicación informática vía web (ME_jora C) que permite realizar el trabajo de forma estructurada, identificar y planificar áreas de mejora y gestionar la documentación de los servicios. Se favorece además el aprendizaje continuo mediante el intercambio de buenas prácticas entre los servicios en proceso de certificación. La vigencia de la certificación es de 5 años.

La certificación tiene diferentes *grados*, cada uno de mayor complejidad y exigencia que el anterior, propiciando así la mejora continua. Los niveles de certificación son avanzado, óptimo y excelente.

MANUAL DE ESTÁNDARES DE SERVICIOS

La Agencia de Calidad Sanitaria de Andalucía (ACSA) se creó en el año 2002. Su finalidad es fomentar la cultura de calidad y seguridad en el ámbito de la salud y el bienestar social, para impulsar la mejora continua y para promover actuaciones que permitan la generación de conocimiento sobre calidad.

Misión

La Agencia de Calidad Sanitaria tiene como misión promover la excelencia en los servicios de atención a la salud y el bienestar social, mediante el impulso de la calidad, la seguridad y el desarrollo profesional.

Visión

Nuestra visión es ser reconocidos como una organización de referencia internacional en el ámbiton de la calidad.

Valores

Los valores en los que basamos nuestro trabajo diario son la transparencia, la integridad, la cooperación, el compromiso con el cambio, la creatividad e innovación, el rigor científicometodológico, la independencia y la integralidad.

Características de el Modelo

El Modelo de Certificación de la Agencia de Calidad Sanitaria presenta unas *características* propias:

- Es coherente con los planes, estrategias y herramientas de gestión para la mejora continua (ej. gestión por procesos, gestión por competencias, gestión del conocimiento, recomendaciones sobre mejores prácticas, elementos de seguridad, etc.).
- Aborda la calidad desde un enfoque integral, pues pretende abarcar los diferentes agentes que intervienen en la atención sanitaria y/o social. Por ello la ACSA cuenta con varios programas de certificación: centros y unidades sanitarias, servicios sociales, competencias profesionales, centros, programas y actividades de formación continuada, páginas web, etc.
- Tiene un carácter progresivo, identificando distintos tramos o grados de avance hacia la excelencia. Más allá de suponer un *hito* aislado o un reconocimiento obtenido en un momento determinado, la certificación es un proceso dinámico, continuo y evolutivo que refleja y pone de manifiesto no solo el momento en el que se está sino, y sobre todo, el potencial de desarrollo y mejora para crecer en calidad.

La certificación es un reconocimiento expreso y público al cumplimiento de los requisitos necesarios para desarrollar una atención de calidad por parte de los centros y unidades sanitarias, los servicios sociales, los profesionales, las páginas web, etc., que han emprendido una línea de mejora continua. Al ser una herramienta y no un fin en sí misma, la certificación favorece e impulsa procesos de mejora y evaluación dentro de las organizaciones.

El Modelo de Certificación de la Agencia de Calidad Sanitaria constituye un marco de referenciacomún para todos los programas de certificación que lo integran.

Programas de certificación de la Agencia de Calidad Sanitaria

- *Centros y unidades sanitarias* (centros asistenciales, unidades sanitarias, oficinas de farmacia, unidades de hemodiálisis, laboratorios clínicos, centros y unidades de diagnóstico por la imagen, centros de salud bucodental, centros sin internamiento, establecimientos sanitarios de ortopedia, etc.).
- *Servicios sociales* (servicios residenciales, servicios de atención de día, servicios de información y asesoramiento, etc.).
- *Competencias profesionales* (para los distintos grupos de profesionales).
- *Formación continuada* (actividades, programas y centros de formación).
- *Páginas Web.*

El modelo de certificación parte de un patrón de referencia con el que los centros, unidades, profesionales, páginas web, etc. caminan hacia la mejora de sus servicios a las personas y a la puesta en marcha de unas herramientas de gestión de mejora de la calidad.

Cada programa se elabora contando con profesionales expertos del sistema sanitario y de los servicios sociales a través de comités técnicos asesores.

Los programas de certificación puestos en marcha comparten la misma estructura y contemplan, desde cada una de sus perspectivas, las mismas áreas clave para la gestión de la calidad. Se articulan en bloques que se corresponden con distintas dimensiones de la calidad en torno a las que se agrupan los contenidos de los diferentes programas. A su vez, cada bloque está constituido por uno o varios criterios según las áreas temáticas de los patrones de referencia que lo constituyen (ej. estándares, competencias, etc.).

Metodología

En todos los programas de certificación de la Agencia de Calidad Sanitaria se otorga un papel relevante a la Autoevaluación, pues permite identificar a los implicados su posición actual, determinar a donde quieren llegar y planificar las actuaciones para conseguirlo, generando un espacio de consenso y de mejora compartida.

- En el caso de los procesos de certificación de centros y unidades sanitarias, servicios sociales, formación continuada y páginas web, en la autoevaluación se analizan los estándares y su propósito, reflexionándose sobre qué es lo que se hace y cómo puede demostrarse, dando lugar a las evidencias positivas y sobre qué resultados se han obtenido y cómo se pueden mejorar, dando lugar a la identificación de áreas de mejora.
- En el caso de los procesos de certificación de competencias profesionales, en la autoevaluación se analizan las competencias y buenas prácticas presentes en el desempeño profesional aportándose evidencias y pruebas que demuestren el nivel de competencia que tenían previamente o que han alcanzado durante el proceso.

La evaluación externa es otro de los elementos comunes de los procesos de certificación. Es realizada por los equipos de evaluadores de la Agencia de Calidad Sanitaria, que valoran las pruebas aportadas durante los procesos de certificación. En función de su cumplimiento, se determina el grado de certificación obtenido, los puntos fuertes y las áreas de mejora.

Cada una de las fases del proceso de certificación, y en especial la autoevaluación, se sustentan en una serie de aplicaciones informáticas en entorno web, denominadas ME_jora, que permiten conducir de forma segura y con apoyo de los profesionales de la Agencia de Calidad Sanitaria cada proceso de certificación.

El manual

Marco conceptual

El programa de certificación de servicios residenciales está orientado a impulsar la mejora continua y su punto de partida es el potencial de mejora del propio servicio. Está configurado bajo un punto de vista innovador, cualitativo y eficiente en el consumo de tiempo y recursos.

El modelo de certificación parte de la definición de un patrón de referencia (estándares) con el que el servicio residencial camina hacia la mejora de sus servicios y de unas herramientas de gestión de mejora de la calidad (metodología, áreas de mejora, aplicación informática, etc.) que favorecen su óptimo progreso en tiempo y forma.

La certificación de los servicios residenciales se concibe como el proceso mediante el cual se observa y reconoce en qué forma la atención que prestamos a las personas residentes responde a nuestro modelo de calidad, siempre con la finalidad de favorecer e impulsar la mejora continua.

Ámbito de aplicación del manual

Este manual de estándares es de aplicación a las residencias o viviendas que tienen una función sustitutoria del hogar familiar, de forma temporal o permanente, y prestan la atención requerida en función de las necesidades de las personas. Se podrán certificar por tanto:

- Servicios residenciales para personas mayores.
- Servicios residenciales para personas con discapacidad.
- Servicios residenciales de atención a menores del sistema de protección.
- Servicios residenciales para personas con graves problemas sociales y personas migrantes.
- Servicios residenciales de atención a personas con problemas de drogodependencias y adicciones sin sustancias.

Estructura del manual

Los estándares del manual se distribuyen en *3 grupos* que permitirán al servicio residencial identificar una secuencia priorizada para su abordaje:

- Los estándares del grupo I contemplan, entre otros aspectos, los derechos consolidados de las personas, la calidad de vida, la seguridad de los residentes y profesionales y los principios éticos de los profesionales.
- En el grupo II de estándares se incluyen los elementos asociados a un mayor desarrollo de la organización (sistemas de información, nuevas tecnologías y rediseño de espacios organizativos).
- El grupo III abarca aquellos estándares que demuestran que el servicio residencial genera innovación y desarrollo para la sociedad en general.

En el grupo I se encuentran los estándares que tienen la consideración de obligatorios y, por tanto, han de estar necesariamente presentes y estabilizados para alcanzar cualquier grado de certificación.

Fase 1.- Preparación. Solicitud de certificación y visita de presentación

El responsable del servicio residencial solicita iniciar el proceso de certificación mediante la cumplimentación de una solicitud en la aplicación ME_jora C de la Agencia de Caliadd Sanitaria de Andalucía, disponible en su página web: *http://www.juntadeandalucia.es/agenciadecalidadsanitaria.*

Tras la solicitud se realiza una planificación conjunta del proceso de certificación entre el servicio residencial y ACSA, designándose un responsable del proyecto en ACSA y un responsable interno del proceso de certificación en el servicio residencial, para facilitar el desarrollo del mismo y la comunicación.

Por último, de forma consensuada se planifica la realización de una visita de presentación del proceso de certificación.

Fase 2.- Enfoque interno: Autoevaluación

La autoevaluación se concibe como la comprobación permanente de los espacios de mejora de la organización, para lo que se toma como referencia el manual de estándares. Durante esta fase, los profesionales que integran el servicio residencial llevarán a cabo un ejercicio detectando lo que están haciendo (evidencias positivas) y lo que pueden hacer para mejorar (áreas de mejora).

La autoevaluación está encaminada a la consecución de los siguientes *objetivos:* > Promocionar y difundir el modelo de calidad ACSA entre los profesionales.

- Facilitar al servicio residencial el camino hacia la mejora continua y hacia la certificación mediante:
  - La identificación de los puntos fuertes con el propósito de mantenerlos e incluso mejorarlos, y de las áreas de mejora, a fin de reforzarlas y llegar a convertirlas en puntos fuertes.
  - La ampliación de la información sobre el propósito y alcance del estándar y el aporte de ejemplos de buenas prácticas.
- Posibilitar la autoevaluación periódica, dentro y fuera de los ciclos de certificación, para evaluar los progresos de manera continuada.

- Fomentar el aprendizaje entre los servicios residenciales en proceso de certificación y la gestión del conocimiento.

En el diseño de la autoevaluación se ha optado por un enfoque cualitativo para determinar el nivel de cumplimiento (ciclo PDCA de Deming).

Así, siguiendo la metodología PDCA (Planificar -*Plan*-, Hacer -*Do*-, Verificar -*Check*- y Corregir -*Act*-), para cada uno de los estándares se desarrolla un ciclo de mejora continua. De este modo se evita que el cumplimiento de un estándar se quede en un hecho estático o puntual asociado al momento de la evaluación. Con la utilización del ciclo PDCA se pretende que la organización revise el enfoque que tiene para el cumplimiento de ese estándar, realice una planificación previa, lo lleve a la práctica, valore la efectividad del estándar y desarrolle acciones para mejorar su implantación y desarrollo, garantizando de este modo la consolidación y estabilización del estándar a lo largo del tiempo.

Fases de la autoevaluación

La fase de autoevaluación se compone a su vez de las siguientes *fases:*

- El equipo de dirección establece los objetivos y el plan de acción para la autoevaluación del servicio residencial. En la planificación se establece cómo se va a desplegar la autoevaluación, cuál es el plan de comunicación tanto interno como externo, etc.
- Se designa un responsable interno del proceso de certificación del servicio residencial, que asumirá el papel de persona clave para la organización y coordinación de todo el proceso y ejercerá de interlocutor con ACSA. Entre sus principales *funciones* estarían:
  - Establecer el cronograma que se va seguir y velar por su cumplimiento.
  - Participar en la selección de los autoevaluadores, darles soporte y apoyo formativo.
  - Fijar y dirigir las reuniones de los autoevaluadores.
- Se seleccionan los autoevaluadores y se les asignan unos determinados estándares. En esta fase se designa un grupo de autoevaluadores dependiendo de la magnitud del servicio residencial. Es recomendable que estos autoevaluadores sean multidisciplinares, ya que así se potenciará el aprendizaje y la creación de conocimiento organizativo. Dado el carácter dinámico tanto de los es-

tándares como del propio proceso, este equipo no tendría que constituirse únicamente para un ejercicio de autoevaluación puntual; debería seguir trabajando en las áreas de mejora detectadas y en las recomendaciones de la evaluación externa, y habría de actualizar periódicamente la autoevaluación. Para potenciar el trabajo en equipo y hacerlo eficiente, resulta asimismo recomendable repartir los estándares entre los profesionales que van a participar en la autoevaluación.

- Los autoevaluadores se entrenan en el manejo de la aplicación informática.
  El/la responsable del proceso de certificación de ACSA se encargará de facilitar la formación suficiente para garantizar el manejo de la aplicación informática y seguimiento del proceso.
- Se completan las fichas de autoevaluación.
  Coordinados por el/la responsable interno del proceso de certificación, el grupo de trabajo revisa los estándares y cumplimenta las fichas de la aplicación informática ME_jora C. La revisión de los estándares conlleva la reflexión sobre si el estándar se cumple, en cuyo caso habrá que describir las evidencias positivas que lo sustentan. Si no hubiera evidencias que demostraran el cumplimiento del estándar, el autoevaluador ha de describir las áreas de mejora que el servicio residencial tendría que desplegar para que se pueda cumplir y estabilizar el estándar. La aplicación informática permite adjuntar ficheros a las evidencias positivas y áreas de mejora actuando de este modo de gestor documental.
- El grupo de autoevaluación comparte los hallazgos (evidencias positivas y áreas de mejora) y finaliza la autoevaluación.
  A continuación se ponen en común los resultados de la autoevaluación, al tiempo que se clarifican algunas respuestas, se comparte y completa la información.
- Se priorizan las áreas de mejora.
  Tras compartir los resultados obtenidos por los distintos grupos, se abordan globalmente las áreas de mejora, en busca de líneas de acción comunes. La aplicación informática permite la priorización, planificación y asignación de responsables de las áreas de mejora.

Se desarrollan y se ponen en marcha los planes de mejora.

La aplicación informática permite la descripción de actuaciones para cada área de mejora, lo que junto a la posibilidad de planificar y designar responsables, hace que se convierta en un fácil sistema de gestión de la mejora continua para el servicio residencial.

Se evalúa y se mejora el proceso de autoevaluación.

Finalmente, el proceso de autoevaluación pasa a ser contemplado como fórmula de aprendizaje, a fin de introducir mejoras en el mismo y preparar así las sucesivas autoevaluaciones. La aplicación informática dispone de un módulo de resultados que facilita y apoya la planificación, seguimiento y consecución de las acciones derivadas de la gestión de la mejora que se realiza en la fase de autoevaluación.

Fase 3.- Enfoque externo. Visita de evaluación

Una vez completada la fase de autoevaluación, se planifica de forma consensuada con el equipo directivo del servicio residencial la visita de evaluación externa por el equipo de evaluadores de ACSA. Dicho equipo se encarga de verificar el cumplimiento de los estándares a partir de las evidencias positivas y áreas de mejora aportadas por el servicio residencial durante la autoevaluación y de otras evidencias que se recogerán durante la visita de evaluación y que serán documentales, de entrevistas y de observación directa.

Fase 4.- Informe

Concluida la visita de evaluación externa, el equipo de evaluadores de ACSA elabora un informe de situación en el que se especifica el grado de cumplimiento de los estándares. Este informe es remitido al equipo directivo del servicio residencial.

Fase 5.- Seguimiento

Se realizará una visita de seguimiento al servicio residencial durante la validez de su certificado (5 años) o alguna más si existieran circunstancias que lo justificasen para verificar que se mantiene el cumplimiento de los estándares a lo largo del tiempo. Resultados de la certificación.

En todos y cada uno de los ámbitos (centros, unidades sanitarias, servicios sociales, profesionales, formación continuada, etc.), el modelo articula la progresión en diferentes grados, cada uno de mayor complejidad y exigencia que el anterior, propiciando así la mejora continua. Los niveles de certificación son avanzado, óptimo y excelente.

Como consecuencia de las mejoras que se producirán en las organizaciones debido a las nuevas tecnologías, nuevas prestaciones, nuevas formas de organización y nuevas exigencias de los usuarios y de los profesionales, los estándares establecidos para los distintos grados serán actualizados periódicamente. Así por ejemplo, lo que hoy puede verse como lejano para cualquier sistema, podrá ser, en el camino de la mejora continua, la excelencia del mañana.

En definitiva, el proceso de certificación es una herramienta metodológica útil, que permite comprobar en qué medida las actividades se realizan de acuerdo a unas normas de calidad, y brinda, a la luz de evaluaciones externas, un reconocimiento público y expreso a aquellas instituciones y profesionales que lo cumplen y demuestran.

El *resultado* obtenido del proceso de certificación puede ser:

- *Pendiente de estabilización de estándares obligatorios.*
  Situación que se mantiene hasta que los planes de mejora del servicio residencial cumplan con los estándares obligatorios del grupo I. La consecución de estos permitirá optar a algún nivel de certificación.
- *Certificación avanzada.*
  Certificación obtenida al lograr un cumplimiento mayor del 70% de estándares del grupo I (incluyéndose dentro de este porcentaje la totalidad de los considerados como obligatorios).
- *Certificación óptima.*
  Se alcanza cuando se da un cumplimiento del 100% de los estándares del grupo I y cumplimiento mayor del 40% de los estándares del grupo II.
- *Certificación excelente.*
  El nivel de Excelencia se obtiene cuando se da un cumplimiento del 100% de los estándares del grupo I y del grupo II, y cumplimiento mayor del 40% de los estándares del grupo III.

Los *objetivos* planteados para la fase de seguimiento son:

- Consolidar los resultados obtenidos, mediante la estabilización del cumplimiento de los estándares a lo largo de los cinco años.
- Mantener y aumentar el impulso de la mejora, mediante la implantación de aquellas áreas de mejora detectadas,

junto con la oportunidad de continuar identificando nuevas áreas de mejora.

Desde la obtención de la certificación el servicio residencial tiene disponible la ficha de autoevaluación de seguimiento, de forma que a los dos años y medio de la visita de evaluación inicial se realiza la evaluación de seguimiento que consiste en:

- Análisis de las consideraciones previas sobre modificaciones estructurales y organizativas que se hubieran podido producir en el servicio residencial y que pudieran afectar al ámbito de la certificación.
- Posicionamiento y análisis del cumplimiento de los estándares obligatorios, con el objetivo de asegurar el mantenimiento de su cumplimiento a lo largo del tiempo.
- Actualización de las áreas de mejora detectadas en la fase de autoevaluación y pendientes de cumplir.
- Actualización de los indicadores de actividad.

Herramientas de apoyo

Para facilitar el proceso de certificación, ACSA pone a disposición de los servicios residenciales varias *herramientas de apoyo:*

- *Responsable de ACSA:* En el momento en el que el servicio residencial solicita iniciar su proceso de certificación se le asigna un profesional de ACSA que le acompañará durante todo su proceso. La comunicación con el responsable de ACSA es continua (contactos telefónicos, comunicación electrónica a través de la web, visita de presentación, etc.).
- *ME_jora C:* Con el fin de facilitar especialmente la fase de autoevaluación, se ha diseñado esta aplicación informática en entorno web. ME_jora C permite al servicio residencial reflexionar sobre los estándares de calidad, aportar las evidencias necesarias relacionadas con su actividad, identificar mejoras, aportar documentos, resolver dudas con el responsable de ACSA y consultar el estado de su certificación en cualquier fase del proceso.
- *Guía de uso de la aplicación informática ME_jora C:* documento de apoyo para proporcionar a los profesionales de los servicios residenciales información sobre las utilidades y funcionalidades de la aplicación que da soporte al proceso de certificación.

- *Guía de apoyo a la autoevaluación:* documento de apoyo para proporcionar a los profesionales de los servicios residenciales herramientas de trabajo, consejos, orientaciones y claves para poder realizar un adecuado diagnóstico interno de situación y establecer un punto de partida para iniciar su trabajo en relación a la certificación.
- *Documento general de certificación de servicios:* documento en el que se establecen las reglas para la concesión, mantenimiento y renovación de la certificación de servicios conforme a todos los manuales de estándares definidos por ACSA.

100 RECOMENDACIONES BÁSICAS PARA FOMENTAR LA CALIDAD EN RESIDENCIAS

Introducción

La Sociedad Española de Geriatría y Gerontología intenta generar procesos de participación en su seno, a través de las actividades que realizan sus grupos de trabajo. No es fácil que profesionales procedentes de diversas disciplinas, ocupados en su quehacer cotidiano, dediquen parte de su tiempo a una actividad voluntaria como la que les solicitamos que además exige rigor científico y un esfuerzo especial para aunar posiciones y culturas profesionales diferentes, ofreciendo un trabajo interdisciplinar, consensuado, de alta calidad y útil para profesionales y personas mayores.

Todas estas características las reúne el documento que presentamos hoy y que es fruto del trabajo del grupo sobre *Criterios de calidad asistencial en servicios sociosanitarios para personas mayores*.

Sintetizar en cien, las recomendaciones para mejor la calidad de las residencias, ha sido una labor compleja que ha obligado a los miembros de este grupo de trabajo a revisar toda la legislación producida por las administraciones públicas, así como las propuestas y trabajos de investigación sobre calidad, su evaluación, indicadores y modelos de acreditación que en los últimos años han proliferado en Europa y también en nuestro país.

No se trataba de duplicar o sustituir la tarea que las administraciones autonómicas tienen encomendada en materia de inspección de centros residenciales y acreditación de su calidad. El trabajo que se ofrece a continuación es mucho mas modesto. Solo intenta sistematizar en diferentes apartados aquellos aspectos que se consideran imprescindibles para que una residencia sea un lugar donde las personas que viven en ella, temporal o permanentemente, puedan disfrutar de una vida cotidiana digna, en la que los derechos y las obligaciones están asumidas por todos, personas mayores y trabajadores, cualquiera que sea su grado de responsabilidad.

Pretendemos ofrecer una herramienta de autoevaluación que sirva de orientación y guía a responsables y trabajadores de residencias y también, porque no, a las personas mayores y sus familias que se enfrentan a la difícil tarea de elegir, cuando es posible, un centro residencial.

Desde la Junta directiva de la SEGG es una satisfacción presentar este trabajo, muy especialmente en un momento como el que estamos viviendo en el que el mundo de la gerontología y la geriatría tienen puestas sus expectativas en la implantación de un modelo de protección a la dependencia que saque de la penuria a nuestro sistema de servicios sociales, y también sanitarios, destinados a las personas que necesitan ayuda para desenvolverse con dignidad. La mayoría de ellas son muy mayores y si además no tienen una red social y familiar suficiente, están abocadas a ser usuarias de una residencia o centro sociosanitario.

1. Dirección y organización

1.A. Aspectos de normativa

1. La dirección del centro debe velar por la correcta adecuación del mismo a las diferentes normativas legales vigentes en todos los ámbitos que pudieran corresponder, en función de la actividad desarrollada. Se vela por el cumplimiento de la legislación civil y penal. Se vela por el cumplimiento de la normativa autonómica y municipal correspondiente, sobre instalaciones, aspectos funcionales, plantilla, sistemas de acreditación, etc.

2. El centro está inscrito en el registro correspondiente a su actividad, dispone de la licencia preceptiva y la autorización administrativa correspondiente. Se dispone de copia de estos documentos en la propia residencia y están expuestos en lugar visible.

3. Se cumple con la normativa de calidad de la Comunidad Autónoma correspondiente (procesos, indicadores de calidad, manuales de buena práctica, protocolos, programas, modelos de valoración y registros, etc.).

La dirección del centro cuenta con sistemas que permiten evaluar la calidad de la asistencia y la adecuación de la cualificación del personal según la cartera de servicios de la residencia.

4. La dirección del centro cumple con los requisitos y perfiles definidos por la normativa autonómica vigente.

5. El plan de emergencias y evacuación se encuentra debidamente elaborado y visado por las autoridades competentes, de acuerdo a las normativas aplicables, así como correctamente implementado.

6. Se cumple con la normativa establecida según la Ley Orgánica de Protección de Datos. Se toman todas las medidas de seguridad, para asegurar el control de acceso a personas autorizadas a la información de elevado nivel de protección. Si existen bases de datos o ficheros informáticos, estos se encuentran registrados en la Agencia de Protección de Datos autonómica o estatal.

7. Se garantiza por parte de la dirección del centro la protección legal de los usuarios, ejerciendo la guarda de hecho, cuando sea necesario, y se comunican al juez los ingresos de presuntos incapaces.

8. En residencias privadas, concertadas y públicas (en este último caso según normativa autonómica vigente), se realiza un contrato con cada residente, en el que se detalla la relación y condiciones del servicio.

9. El sistema interno de recepción, seguimiento y resolución de quejas, debe estar organizado de tal modo que pueda quedar constancia escrita del motivo de la queja, así como de las actuaciones emprendidas para dar curso y solucionar el problema en que la queja se base. Este sistema debe permitir, a medio plazo, identificar las áreas, personas y actuaciones que de manera mas frecuente sean motivo de quejas. El centro dispone de registro de reclamaciones con hojas numeradas, que permitan copias, las cuales se enviarán a la institución competente y serán contestadas por escrito.

10. El centro cuenta con los planes y libros regulados por decretos y leyes: plan de mantenimiento preventivo y correctivo, plan de aguas para prevención de legionellosis, libro de comedor colectivo, libros de reclamaciones, plan de emergencia y evacuación. Se cumple la normativa en relación a la identificación de todos los residuos generados en el centro y su correcto tratamiento, almacenamiento y eliminación, según las directrices de protección medioambiental.

11. El centro cuenta con un sistema de guarda y custodia de los objetos de valor de los residentes.

1.B. Funciones de gobierno

12. El centro dispone de un organigrama que indica los puestos de responsabilidad y sus funciones. Dicho organigrama está actualizado y se da a conocer a residentes, familiares y trabajadores.

13. La residencia dispone de un órgano de gobierno, según la normativa vigente en cada Comunidad Autónoma, contemplando la presencia, en todos los casos, de la dirección del centro. El centro tiene un sistema de participación democrática de los usuarios o sus representantes legales, que se reúne al menos dos veces al año con la dirección del centro.

1.C. Funciones directivas

14. La dirección del centro participa en los programas de prevención y reducción de riesgos de lesiones y accidentes en los usuarios, personal y visitas.

15. La dirección del centro vela por la prestación de una asistencia de calidad que tenga en cuenta la satisfacción del cliente interno y externo, la mejora de la actuación, la vigilancia de la cualificación del personal y la eficiencia y adecuación del uso de recursos.

16. La dirección del centro tendrá conocimiento personalizado de los residentes, familiares y trabajadores.

1.D. Planificación, organización y gestión

17. El centro dispone de instrumentos de planificación de mejora. Toda esta información quedará reflejada por escrito. El personal y los residentes tendrán capacidad para aconsejar la introducción de mejoras. Este plan de mejora es conocido por todos los implicados en el mismo.

18. El centro dispone de los seguros pertinentes a las actividades que en él se realizan y los deberá exigir a terceros que presten actividades profesionales en el centro.

19. El centro dispone de un horario general, en el que se contemplan al menos las comidas, los traslados y los horarios de los apoyos en actividades de la vida diaria. El centro dispone de un horario de programas y actividades, detallando los residentes que asisten a los mismos.

20. La dirección del centro evalúa periódicamente el nivel de satisfacción de residentes, familiares y trabajadores y adopta las medidas necesarias para su mejora.

21. Según la normativa autonómica, existe un plan de centro, con programación de actividades, programas, criterios de organización, planificación y funcionamiento de todos sus servicios.

2. Residentes

2.A. Derechos de los residentes

22. El centro dispone de un reglamento de derechos y deberes de los residentes, aprobado por el órgano competente, que es dado a conocer de modo claro e inteligible, tanto a todos los residentes, como al personal del centro. A toda persona que ingrese se le entregará, en forma escrita, la normativa sobre los aspectos particulares del centro y se le explicará verbalmente para garantizar que la ha entendido.

23. Todos los residentes tienen derecho a mantener relaciones con sus familiares y allegados, respetando las normas del centro. Los residentes y familiares tienen derecho a ser informados de cualquier cambio que pueda originarse en la dinámica de funcionamiento de la residencia.

24. Toda persona que ingrese en una residencia tendrá derecho a una atención personalizada y un plan de cuidados individuales, respetándose sus preferencias y su capacidad de decisión. En centros con residentes en situación de dependencia se dispone de una figura de referencia para cada residente (adicional al director), que vele por sus derechos.

25. Todos los residentes tienen derecho a una atención sin discriminación por razón de edad, sexo, raza, religión, ideología o cualquier otra circunstancia personal o social, tienen derecho al máximo respeto de su persona y a recibir un trato correcto por parte del personal y otros residentes.

26. Todos los trabajadores del centro están sometidos al secreto profesional y confidencialidad de los datos personales, historia de valoración, seguimiento y expediente del usuario, así como toda la información a la que tengan acceso en el desarrollo de su labor profesional.

27. Todos los residentes tienen derecho a recibir una información clara y completa sobre su trayectoria en el centro, sobre las condiciones y normativas del centro y toda la información que el individuo considere relevante.

28. Todos los residentes tienen derecho a la toma de decisiones acerca de todo lo concerniente a su vida e, incluso, en los momentos próximos a la muerte (siempre que no se transgredan los derechos de otros o los principios profesionales). Todos los residentes tienen derecho a una muerte digna.

29. Todos los residentes tienen derecho a estar informados de manera completa y a decidir su incorporación en estudios o investigaciones clínicas, sabiendo que pueden negarse a ello sin

que esto represente ninguna clase de discriminación por parte del personal del centro o la entidad.

30. Todos los residentes tienen derecho a conocer a los profesionales del centro y derecho a conocer quién es la persona o personas a las que puede dirigir sus preguntas o solicitar informaciones sobre cuestiones relacionadas con el centro, su organización, su estancia en el, y a ser recibido en horarios convenientes para ambas partes.

31. Todos los residentes tienen derecho a la información y a la participación democrática, en los términos establecidos en las leyes y normativas al respecto.

32. Todos los residentes tienen derecho a mantener su vida cultural, social o política, salvaguardando en cualquier caso, el legítimo pluralismo de opinión.

33. Todos los residentes tienen derecho a expresar las sugerencias o reclamaciones que consideren necesarias, ante la dirección del centro.

34. Todos los residentes tienen derecho al cumplimiento en la prestación de los servicios, en las condiciones establecidas, acordadas y convenidas contractualmente, entre el residente o tutor y el centro.

35. Todos los residentes tienen derecho a considerar como domicilio propio el establecimiento residencial que lo acoge así como a ejercer sus derechos individuales, con especial alusión al ejercicio de la vida afectiva y la libertad de expresión.

36. Todos los residentes tienen derecho a la intimidad en su proceso de atención, independientemente de las condiciones estructurales del centro.

37. Todos los residentes tienen derecho a la atención sanitaria que sea precisa, por los servicios propios de la residencia, los servicios del sistema público de atención primaria, hospitalaria u otros servicios ajenos o privados del residente, según su elección.

38. Todos los residentes tienen derecho a la tutela de las autoridades públicas, para garantizar el disfrute de los derechos establecidos.

39. El residente tiene derecho a recibir la información adecuada y suficiente sobre los programas y tratamientos oportunos, incluyendo beneficios, desventajas y posibles alternativas. Cuando el usuario no se halla en condiciones de recibir información ni de tomar decisiones, el centro promueve la consulta a la familia o su tutor.

2.B. Deberes de los residentes

40. Colaborar al máximo en el cumplimiento de las normas internas del centro. Respetar las condiciones de admisión, estancia y salida del centro, recogidas en la reglamentación o contrato.

41. Debe colaborar en la vida cotidiana del centro, en su autocuidado (según sus capacidades) y en llevar una vida activa.

42. Tratar con el máximo respeto al personal del centro y a los otros residentes. Todo residente tiene el deber de respetar la intimidad, el reposo y la tranquilidad de los demás residentes.

43. Respetar y cuidar las instalaciones y equipos que utilice y colaborar para su mantenimiento en buen estado.

2.C. Otros aspectos

44. El centro debe facilitar la adaptación del residente y sus familiares, tanto en la fase previa al ingreso, como en posteriores.

45. El centro debe disponer de un expediente individual por usuario, con historia de valoración, plan de cuidados, tratamiento, protocolos y registros de incidencias.

46. El centro debe contar con un Consejo de Mayores o Junta de Gobierno y un sistema de participación democrática de los usuarios o sus representantes sociales, que se reúna con la dirección, al menos, dos veces al año.

47. El centro debe permitir a los usuarios la personalización de los espacios privados. En cualquier caso, si existen habitaciones compartidas, el propio centro velará por no invadir los derechos de otros residentes.

48. El centro tiene definido un plan de actividades (al menos con periodicidad anual), que fomente la participación e integración de residentes y familias, teniendo en cuenta las necesidades y preferencias individuales. Dicho plan será publicado y conocido por todos.

49. Se evitan en la residencia situaciones perniciosas y no deseadas por el residente, tales como aislamiento, soledad o marginación.

50. Se establecen por escrito los criterios de distribución de habitaciones, por perfiles de dependencia, convivencia y relación.

51. El centro cuenta con un plan asistencial, en el que se detallan al menos las áreas y criterios de intervención, servicios y modelos de valoración y seguimiento. El centro dispone de registros escritos para el control de todos los procesos asistenciales.

52. El equipo técnico del centro realiza reuniones de coordinación con una periodicidad mínima quincenal.

53. El centro tiene definidos y por escrito, los sistemas de prevención, atención e intervención sobre síndromes geriátricos y patologías que originen dependencia (síndromes demenciales, caídas, inmovilidad, úlceras, problemas afectivos, incontinencia, desnutrición, estreñimiento y polifarmacia, entre otros).

54. La medicación es preparada por profesional adecuado según la normativa de la C.C.A.A., se controla y se registra su administración y se vigila periódicamente la caducidad. Los medicamentos de riesgo se conservan bajo llave y se cumplen las condiciones de almacenamiento adecuadas. Se comunican los efectos secundarios o reacciones adversas al organismo competente.

55. El centro analiza periódicamente la evolución de los residentes y reestructura su proceso de intervención según los resultados.

3. Familia

56. Se entrega un ejemplar del Reglamento de Régimen Interno a los familiares o allegados designados por el residente, junto con un folleto en el que se refleja el horario de atención al familiar o allegados (con presencia física o telefónica) de los distintos profesionales.

57. Existe en la residencia una sala de visitas a disposición de los familiares para facilitar la intimidad necesaria. Las familias pueden acceder a las habitaciones de los residentes, siempre respetando la intimidad y descanso de otros residentes.

58. El equipo técnico del centro, junto con la dirección, mantiene al menos dos reuniones anuales con el residente o tutor y familia (salvaguardando la opinión del residente o tutor en los aspectos a tratar), en la que se les informa personalmente de los programas de atención individualizada y planes de cuidados.

59. Previo consentimiento del residente, la familia es informada puntualmente de incidencias importantes en el estado de salud del residente, quedando constancia por escrito de dicha comunicación en su expediente o historia.

60. El horario de visitas familiares será amplio y flexible. La residencia facilita la presencia nocturna de la familia para acompañar al residente, en aquellos casos en que este lo solicite. La residencia cuenta con un programa de apoyo y participación de las familias.

61. Los familiares deben cumplir con sus deberes civiles hacia el residente, en todos sus procesos de atención.

4. Servicios generales:

4.a. Administración

62. El centro cuenta con un plan de contabilidad que se ajusta al Plan General de Contabilidad. Se dispone de un sistema de seguimiento de la correspondencia entrante y saliente, existiendo, igualmente, un procedimiento para la gestión de información electrónica (e-mail).

63. Hay un inventario, actualizado al menos anualmente, del que se responsabiliza el administrador del centro.

4.B Mantenimiento

64. El centro dispone de todos los planos arquitectónicos del edificio y de todas las modificaciones posteriores, incluyéndose los relativos a instalaciones.

65. El centro tiene un plan integral de mantenimiento, regulador, preventivo y reparador, que incluye un plan de control de instalaciones, alta y baja tensión, grupo electrógeno, plan de aguas, ascensores, climatización, alarmas, sistemas contra incendios, robo, fugas y cualquier otro según necesidades y normativa. El centro dispone de un control escrito de partes de averías y de tareas de reparación y mantenimiento.

66. Se realizan y están protocolizadas las tareas de desinsectación, desratización y desinfección (D.D.D.).

4.C Restauración

67. Se cumple con la normativa de control de comedores colectivos y cocina, teniendo implantado el sistema de A.P.P.C.C. (Análisis de Peligros y Puntos Críticos de Control) y el equipamiento cumple dicha normativa.

68. Los menús se ajustan a las necesidades y preferencias dietéticas de los residentes y están expuestos en lugar público y firmados por el médico, el cocinero y la dirección del centro. Se fomentará la opinión y participación activa del residente en la elaboración de los menús.

69. Los trabajadores que tengan contacto directo con los alimentos, tienen un certificado de formación y manipulación de alimentos y el centro cuenta con un plan de formación continuada para estos manipuladores.

4.D. Lavandería

70. Las zonas de limpio y de sucio están separadas por barreras que permiten diferenciar los flujos de entrada y salida de ropa, en todos sus circuitos.

71. Se hace un marcaje personalizado de la ropa, que permite realizar una correcta distribución y control de la calidad del servicio. El centro vela por un correcto estado de higiene y mantenimiento del material de lavandería y ropa que utilizan los residentes y el personal.

4.E. Recepción y vigilancia

72. El personal de recepción lleva un control de las entradas y salidas de los residentes, así como de las visitas. Desde recepción se vela por una adecuada gestión de llamadas a los residentes.

73. El centro debe velar por la seguridad de los residentes, y por la vigilancia y control de accesos a zonas de riesgo y posibles fugas o accidentes de personas incapacitadas.

74. Las ventanas y puertas cuentan con sistemas de seguridad en las plantas altas, en las que residan personas con problemas cognitivos o intentos de autolisis.

4.F. Limpieza

75. El centro tiene definida y se cumple la periodicidad de tareas de limpieza, dotando al personal de útiles y protección para su realización y aplicando las medidas preventivas de manipulación de productos químicos. El centro mantendrá una adecuada limpieza de todas las instalaciones, fomentando unas condiciones adecuadas de aspecto, olor e higiene, que generen satisfacción en las personas que viven y visitan el centro.

76. El centro tiene un protocolo de eliminación de residuos según la normativa vigente y la eliminación de material contaminado o sanitario, se hace por entidad acreditada.

77. El centro cuenta con fichas de seguridad, para el uso y manipulación de productos de limpieza, a disposición de todo el personal.

5. Recursos humanos

78. La plantilla es adecuada y acorde con el tamaño del centro y está fijada cumpliendo la normativa vigente y siguiendo criterios de adecuación profesional, exigiéndose la titulación correspondiente y los conocimientos necesarios, de acuerdo al tipo de actividad y usuarios del centro.

79. Existen reuniones de equipo directivo del centro, con una periodicidad al menos mensual, de las cuales se elaboran actas y se sigue el grado de cumplimiento de las recomendaciones en ella elaboradas.

80. Se da cumplimiento a la Ley de Prevención de Riesgos Laborales.

81. Se fomenta la integración y adecuación de puestos de trabajo al personal con discapacidad, cumpliendo la normativa vigente.

82. Se cumplen los derechos sindicales de los trabajadores. Las condiciones laborales se rigen por el convenio y las tablas salariales vigentes y aplicables. Los contratos favorecen la estabilidad del personal en el puesto de trabajo.

83. Se fomentan las buenas prácticas de trabajo en el centro. Los profesionales poseen la titulación y colegiación adecuada a su desempeño profesional.

84. Existe y se realiza un programa de formación continuada, ajustado a las necesidades del proceso asistencial y de los trabajadores.

85. La política de dirección, recursos humanos y formación, tiene en cuenta al trabajador, para prevenir, detectar o tratar situaciones de estrés profesional.

6. Entorno

86. Se establecen cauces o canales formales de comunicación con aquellos recursos socioasistenciales que tengan una relación mas frecuente con la residencia, con el fin de garantizar la adecuada continuidad asistencial de los usuarios, cuando estos se encuentren, tanto dentro, como fuera del centro. Se trabaja en el consenso de protocolos interinstitucionales de ámbito sociosanitario para la recepción y derivación de residentes.

87. Cuando el usuario deba ser trasladado a otro centro, servicio sanitario o social (según sea la causa de derivación), el personal de la residencia con la participación activa del usuario, o representante legal y de su familia, orientará el tipo de institución más apropiada a las características y necesidades del residente, gestionando, además, su traslado. Cuando el residente sea derivado a otra institución, el centro de origen facilitará los informes correspondientes, respetando la LOPD.

88. Se dispone de un programa de relación con el entorno, constituido por actividades de carácter lúdico, educativo y/o terapéutico, orientadas, por una parte, a la integración de los residentes en el entorno y, por otra, a la relación de la comunidad con el centro. Se potencian las capacidades de los usuarios, según sus preferencias y motivaciones. El centro contará con registros de las actuaciones de coordinación.

89. El centro facilita a la familia y/o cuidadores del residente información básica sobre el plan de cuidados, en situaciones de traslados o estancias en el domicilio, previo consentimiento del residente o tutor legal.

90. Si el centro cuenta con voluntarios, estos forman parte de un programa de voluntariado, cumpliendo la normativa vigente. Se trabaja en la coordinación con distintas entidades sociales en las que puedan participar los residentes como voluntariado.

91. Se ofrecen las instalaciones de la residencia como lugar de encuentro o reunión, para favorecer la participación ciudadana. Se promueven actividades de animación sociocultural, mediante el intercambio entre centros de mayores. Los profesionales pueden impartir charlas en centros educativos, y entorno comunitario, para ofrecer información que favorezca la comprensión y aceptación del proceso de envejecimiento.

7. Aspectos arquitectónicos y de accesibilidad

7.A. Diseño del edificio

92. Todas las instalaciones del centro cumplen con la normativa vigente de su Comunidad Autónoma. El centro está diseñado teniendo en cuenta los criterios de accesibilidad, adaptabilidad, y seguridad de los usuarios, familiares y personal. El diseño del edificio debe fomentar la intimidad, facilitar la orientación, personalizar los ambientes y ofrecer un aspecto hogareño.

93. El diseño del edificio favorece la accesibilidad interior y exterior, en los planos vertical y horizontal, que permite a todos los residentes el libre desplazamiento. Las zonas de circulación son adecuadas a las necesidades de los residentes y las vías de comunicación horizontal y vertical tienen las dimensiones adecuadas. Se dispone de un sistema interior de señalización que permite localizar y acceder a las diferentes zonas y servicios.

94. El diseño del edificio está dotado de medidas que evitan lesiones o daños a las personas, dispone de accesos adecuados para los servicios de emergencia y contempla la adecuada distribución de los circuitos de limpio y sucio.

95. Dispone de zonas que favorecen la privacidad de los contactos entre usuarios, y entre estos y sus visitas. El centro está adecuadamente situado en su entorno y dispone de sistemas de climatización adaptables a los cambios estacionales y acordes con su ubicación geográfica.

96. El centro dispone de servicio telefónico con el exterior, cubriendo todas las necesidades de funcionamiento nor-

mal y emergencias, tanto del centro, como de los residentes. El sistema de megafonía funciona en las zonas comunes y cumple con la normativa vigente. La iluminación permite una adecuada orientación incluso durante la noche, sin que lesione el derecho al descanso de aquellas personas que estén durmiendo.

97. El centro, en función de su tamaño, cuenta con las instalaciones de tanatorio, cumpliendo la normativa vigente y tiene sistemas propios e independientes de acceso.

7.B. Habitaciones

98. Por razones de intimidad y satisfacción de los residentes, se recomienda que el diseño de la residencia tenga un elevado porcentaje de habitaciones individuales. Se recomiendan habitaciones individuales o como máximo dobles. Los baños, pudiendo ser compartidos, deben permitir el acceso desde el interior de cada habitación.

7.C Equipamiento

99. El diseño del equipamiento y mobiliario tendrá en cuenta los criterios ergonómicos, cumple los requisitos de seguridad para su uso por personas mayores autónomas y dependientes y tiene un mantenimiento, conservación y reposición, que permite su uso en condiciones adecuadas.

100. El centro cuenta con las ayudas técnicas necesarias. Según la complejidad de cuidados médicos y de enfermería proporcionados, el centro cuenta con los elementos necesarios para limpieza, desinfección y esterilización.

BIBLIOGRAFÍA

1. LLECHA I SABATÉ, J. *La calidad en los servicios gerontológicos.* Revista de educación social. 2021.
2. ¿Que es ISO 9001? Calidad y gestión. 2021.
3. ISO 9001 te hace grande. Certificación de calidad ISO 9001. Aenor. 2020
4. Adaptación a la nueva norma ISO 9001:2015. NUEVA ISO 9001:2015
5. La nueva norma ISO 9001:2015. Componentes clave, cambios y desafíos. Blog calidad y excelencia. Isotools excellence. 2015
6. ÁLVAREZ DE ARCAYA VITORIA, M. *Calidad asistencial en centros gerontológicos.* Revista española de geriatría y gerontología. Vol. 42. 2021.
7. MARTÍNEZ FERNANDEZ, R. *La calidad integrada: análisis de la implantación de sistemas de gestión de la calidad en residencias de personas mayores en España.* Tesis doctoral. Universidad Pablo de Olavide. 2017
8. ¿Que es la calidad de servicio? Centro europeo de postgrado. 2020
9. La gestión de la calidad en los servicios sociales. Blog índice formación consultoría. 2021.
10. Manual de Estándares de Calidad en Centros Residenciales y de Día. Estrategias para la mejora. Junta de Andalucía. 2021.
11. ¿Que se entiende por normalización y que es una norma? Club responsable de gestión de calidad. 2014
12. Apoyo de la Normalización a los productos y servicios sanitarios. Informes de normalización. UNE. 2020
13. ESTEBAN, C. *La sanidad española incorpora 67 nuevas normas para regular su seguridad.* Redacción médica. 2020
14. ¿En que consiste el sistema de aseguramiento de la calidad ISO 9001? Blog de calidad y excelencia. Iso tools excellence. 2015
15. LÓPEZ CUBINO, R. *Modelos de gestión de calidad.* 2021.
16. Plan general de intervención de residencias para mayores. Infogerontología. 2020
17. Calidad en los servicios sociales. Consejería de igualdad, políticas sociales y conciliación. Junta de Andalucía. 2021.

18. Manual de estándares, servicios residenciales. Consejería de igualdad, políticas sociales y conciliación. Agencia de calidad sanitaria de Andalucía. Junta de Andalucía. 2014
19. Normas de gestión de servicios en residencias para personas mayores: UNE-158000.
20. Servicios Integrales: UNE 158001
21. Espacios e Instalaciones: UNE 158002.
22. Dotación y Equipos: UNE 158003.
23. Cualificación y Formación: UNE 158004.
24. Personal de la Residencia: UNE 18005.
25. Norma ISO 9001:2000. Sistemas de gestión de la calidad. Requisitos.

8. INDICADORES ASISTENCIALES Y RESULTADOS

Celia Expósito Medina, Anabel Pareja Ortiz y Verónica España Álvarez.

DATOS GENERALES.

Investigación

La investigación evaluativa es el proceso de evaluar el propósito de una investigación en lugar de un método específico. Consiste en valorar sistemáticamente el mérito del tiempo, el dinero, el esfuerzo y los recursos que utilizados para lograr una meta.

Este método mejora el conocimiento y la toma de decisiones, y conduce a aplicaciones prácticas en el mundo real. Además, Se pueden utilizar muchos métodos, como encuestas y experimentos, etc.

El proceso consiste en el análisis de datos y la presentación de informes en un proceso riguroso y sistemático que implica la recopilación de datos sobre organizaciones, procesos, proyectos, servicios y/o recursos.

La investigación evaluativa está estrechamente relacionada con la investigación social más convencional, pero es ligeramente diferente, debido a que dentro de un contexto organizacional, requiere habilidades de equipo, habilidades interpersonales, habilidades de gestión, inteligencia política, etc. Además, requiere que se tengan en cuenta los intereses de las partes interesadas.

Ventajas de la investigación evaluativa

A continuación, tenemos algunos de los *beneficios* de la investigación evaluativa:

- Obtener información sobre un proyecto o programa y sus operaciones: La investigación evaluativa te permite entender lo que funciona y lo que no, dónde estabas, dónde estás y hacia dónde te diriges.

- Evaluar los efectos: Después de evaluar los esfuerzos, puedes ver qué tan bien estás cumpliendo con los objetivos y metas. Las evaluaciones te permiten medir si los beneficios previstos están llegando realmente a la audiencia objetivo y, en caso afirmativo, con qué eficacia.
- Fortalecer la capacidad: Las evaluaciones te ayudan a analizar el patrón de demanda y predecir si necesitarás más fondos, mejorar tus habilidades y la eficiencia de las operaciones.
- Puedes encontrar las áreas de mejora e identificar las fortalezas. Por lo tanto, te ayudará a averiguar en qué necesitas centrarte más y si hay alguna amenaza para tu negocio. También puedes averiguar si actualmente hay sectores ocultos en el mercado que aún no han sido explotados.
- Mejorar la práctica: Es esencial medir el rendimiento pasado y entender qué fue lo que falló para poder ofrecer mejores servicios a tus clientes. A menos que se trate de una comunicación bidireccional, no hay manera de mejorar lo que tienes para ofrecer.

La investigación evaluativa ofrece a los empleados y clientes la oportunidad de expresar cómo se sienten y si hay algo que les gustaría cambiar. También te permite modificar o adoptar una práctica de manera que aumente las posibilidades de éxito.

Importancia de la investigación evaluativa

El objetivo común de la mayoría de las evaluaciones es extraer información significativa de la audiencia y proporcionar ideas valiosas a los evaluadores, tales como patrocinadores, donantes, grupos de clientes, administradores, personal, entre otros.

En la mayoría de los casos, la retroalimentación se percibe como útil si ayuda a la toma de decisiones. Sin embargo, la investigación evaluativa no siempre crea un impacto que pueda ser aplicado en cualquier otro lugar, a veces no influye en las decisiones a corto plazo.

También es igualmente cierto que inicialmente puede parecer que no tiene ninguna influencia, pero puede tener un impacto retardado cuando la situación es más favorable. A pesar de ello, existe un acuerdo general de que el principal objetivo de la investigación evaluativa debe ser mejorar la toma de decisiones mediante la utilización.

Evaluación. Proceso de evaluación

La evaluación se ha convertido en un aspecto importante en la administración y manejo de programas. A los que se encargan de evaluación de programas educativos, muchas veces se les pide que *evalúen su programa para averiguar si se han cumplido los propósitos del programa.*

El proceso de evaluación permite verificar el cumplimiento de los objetivos educativos y comprobar que se ha producido el aprendizaje previsto... Evaluación es el proceso de obtención de información y de su uso para formular juicios que se utilizan para tomar decisiones.

Una gran variedad de personas ofrecen consejos parecidos, los cuales parecen directos, al intentar ayudar al personal del programa realizar una evaluación defensible. Para realizar una evaluación, es importante obtener datos o evidencia en una manera sistemática acerca de los aspectos del comportamiento o procesos educativos que el programa pretende influir.

La evaluación puede entenderse como un proceso dinámico, continuo y sistemático, enfocado hacia los cambios de las conductas y rendimientos, por medio del cual verificamos los logros adquiridos en función de los objetivos inicialmente establecidos.

Existen varias clases de propósitos empleados durante la vida de un programa educativo, lo cual da lugar a la posibilidad de que entre el personal del programa haya una confusión sobre el papel que juegan los propósitos en la evaluación del programa. En esta sección se presentan varias clases de evaluaciones y se detallan sus usos. Sin embargo, toda evaluación conlleva un proceso para asegurar que las actividades del esfuerzo produzcan datos que informen sobre los efectos de la *intervención* educativa. Es decir, toda evaluación desea informar con datos válidos y *reliable* acerca los efectos del programa. Para asegurar datos confiables se siguen un proceso de distintos pasos en una manera sistemática. Los *pasos* a seguir en realizar una evaluación incluyen los siguientes:

1. *Definición de los objetivos de la evaluación:* Muchos de los programas educativos plantean sus metas en términos globales. Es preciso definir estas metas u objetivos del programa a cosas que se puedan medir. Por ejemplo, para un programa que tiene como objetivo el mejorar la calidad educativa, es importante definir como es que se realizará este objetivo ¿Será por medio de la implementación de un currículum? ¿Por medio de capacitaciones? ¿Por medio de la elaboración de textos?

Aun así, es importante especificar que comportamientos serán afectados. Por ejemplo, ¿serán conocimientos? ¿actitudes? ¿Habilidades? Y, ¿de quiénes, docentes?, ¿alumnos?, ¿padres? Es importante definir que es lo que será afectado por medio del programa.

2. *Traducción de los objetivos a indicadores:* Después de haber especificado los objetivos, es necesario traducir estos a indicadores. Se especifican aún más los objetivos del programa para identificar que variables son importantes para examinar y como se medirán estos variables. La sección de identificación de objetivos proporciona más información sobre este tema.

3. *Elaboración de instrumentos que incorporan estos indicadores para medir los efectos del programa.* El proceso de la elaboración de instrumentos se inicia por identificar la mejor manera de conseguir información de es indicador. Por ejemplo, indicadores de comportamientos se pueden observar; actitudes o sentimientos se pueden preguntar.

Entonces, se hace una unificación entre el indicador y la estrategia más apropiada para conseguir información sobre el indicador. Esta etapa incluye la elaboración de preguntas para cada estrategia (entrevista, observación, grupo focal, encuesta, etc.), el pilotaje de los instrumentos, la capacitación para los investigadores y la elaboración de un manual de campo que explica los instrumentos, los procedimientos para aplicarlos y otros instrucciones importantes para realizar el esfuerzo. Vea la sección de Instrumentos para información más profunda sobre la elaboración de instrumentos.

4. *Recopilación de datos:* El proceso de recopilación de datos requiere gran planificación. Hay que programar las visitas al campo, asegurar que hay mecanismos para comunicarse con los investigadores, hay un plan de supervisión, hay horarios con fechas topes, y que existen procedimientos para asegurar que los investigadores estén consiguiendo datos fieles y válidos. La sección de procedimientos del campo trata estos temas con más profundidad.

5. *Análisis de datos.* El análisis de datos tanto cualitativos como cuantitativos se inicia con el diseño del proyecto. El objetivo de la evaluación en conjunto con la teoría o el modelo que informa el estudio plantea cierta manera de ver el programa y las asociaciones entre los distintos variables. El proceso de análisis involucra la reducción de datos, las estrategias para mostrar estos y las estrategias examinar que pasó: describir; contar, encontrar

patrones. Vea la sección de análisis de datos para más información sobre este tema.

6. *Elaboración de informes y presentaciones.* Es importante hacer de conocer los resultados de la evaluación. Esto se realiza por medio de informes, presentaciones u otras estrategias de diseminación de la información. En considerar como se presentará la información, es importante tomar en cuenta la audiencia para el informe. Si una organización ha contratado la evaluación, hay que identificar desde el inicio que esperan en el informe y si existe un formato en particular como prefieren su informe. También es importante presentar la información en una manera adecuada para el nivel de la audiencia: administradores; docentes; padres de familia.

Tipos de evaluación

Evaluación formativa: También llamado *monitorización*, incluye el sinfín de trabajos que hacen falta para proveer al personal la información necesaria para que el programa funcione sin problemas. Debe incluir un examen de la implementación del programa y sus logros en cuanto a sus propósitos ya que es necesario entender el nivel al cual el programa progresa hacia sus propósitos para que se puedan ajustar los componentes del programa cuando hace falta.

Monitorizacion es el proceso sistemático de recolectar, analizar y utilizar información para hacer seguimiento al progreso de un programa en pos de la consecución de sus objetivos, y para guiar las decisiones de gestión. El monitoreo generalmente se dirige a los procesos en lo que respecta a cómo, cuándo y dónde tienen lugar las actividades, quién las ejecuta y a cuántas personas o entidades beneficia.

El monitoreo se realiza una vez comenzado el programa y continúa durante todo el período de implementación. A veces se hace referencia al monitoreo como proceso, desempeño o evaluación formativa.

Monitorización requiere mucho tiempo porque involucra familiarizarse con aspectos múltiples del programa y proporcionar al personal del programa información y consejos para ayudarles a que lo mejoren. Antes de comenzar la monitorización, asegure que será posible realizar cambios para mejorar el programa, sino será posible, no será de utilidad la monitorización.

Preguntas para evaluación formativa
Patrocinadores:
¿Cómo se podría mejorar el programa?
¿Cómo se podría hacer más eficiente y eficaz?
Evaluadores/Personal:
¿Cuáles son los propósitos y objetivos del programa?
¿Cuales son las características claves del programa - materiales, personal, actividades, arreglos administrativos?
¿Cómo contribuyen a cumplir los objetivos las actividades del programa?
¿Se están implementando las características claves del programa?
¿Contribuyen los componentes del programa a sus objetivos?
¿Cuáles son las actividades que contribuyen a la realización de cada objetivo?
¿Cuáles son los ajustes en la gerencia y apoyo del programa (desarrollo profesional del personal, incentivos, etc.) que se requieren?
¿Sirve mejor a ciertas clases de participantes el programa o algunos aspectos del programa?
¿Cuáles problemas existen y como se podrían resolver?
¿Cuáles medidas o diseños se recomendarían para la evaluación (formativa/de impacto?) del programa?

Decisiones y acciones que normalmente siguen evaluación formativa

Los objetivos del proceso de monitorización tienen que ver con los procedimientos que se esperan implementar en un programa. Por ejemplo, en el contexto típico de una escuela, un maestro que busca mejorar las discusiones en su clase podría poner como objetivo solicitar la participación de cada estudiante por lo menos dos veces en cada discusión. Se revisa el personal, las actividades, la organización, y otras materias del programa como resultado de la monitorización. Los ajustes se realizan durante el proceso de monitorización.

Evaluación de impacto: Una evaluación de impacto busca recopilar y presentar la información necesaria para resúmenes del programa y declaraciones sobre el valor del programa o sus componentes. El evaluador intenta proveer una base para comparar los logros del programa.

Las evaluaciones de impacto permiten medir, mediante el uso de metodologías rigurosas, los efectos que un programa puede tener sobre su población beneficiaria y conocer si dichos efectos son en realidad atribuibles a su intervención. El principal reto de una evaluación de impacto es determinar qué habría pasado con los beneficiarios si el programa no hubiera existido.

La evaluación de impacto es un instrumento que contribuye a la toma de decisiones y a la rendición de cuentas, es decir, aporta información tanto para actores a nivel gerencial, como para los ciudadanos sobre la efectividad de los programas a los cuales se destina un presupuesto público.

Podría comparar los efectos de gastos del programa con los de otro programa con metas idénticas. En casos donde no es posible una comparación así, el de los participantes se puede comparar con el de los que no participan en ningún programa parecido. El estándar de comparación podría resultar de la comparación de los resultados del programa con las metas que identifican los que diseñaron el programa o la comunidad en general.

En algunos casos no es apropiada la evaluación de impacto. Por ejemplo, no se debería de preparar un resumen de un programa que no existe por tiempo suficiente para haber sido desarrollado por completo. Si un programa tiene propósitos y objetivos claros y que se pueden medir además de materiales, organización, y actividades consistentes y recreables, es más adecuado para una evaluación de impacto.

Decisiones y acciones que normalmente siguen evaluación (monitorización) de impacto

La evaluación de impacto es una herramienta que permite identificar los efectos atribuibles a un proyecto o programa de intervención social. En un contexto donde cada vez más entidades emprenden proyectos sociales o iniciativas de Responsabilidad Social Corporativa, se hace necesario y ético contar con evidencias que demuestren su eficacia.

La evaluación de impacto tiene la particularidad de ofrecer un juicio sobre los resultados logrados de un programa o proyecto desde una óptica científica, aportando datos convincentes sobre su efectividad y el impacto resultante en su público objetivo.

La realización de una evaluación de impacto parte de la necesidad de conocer los resultados atribuibles a un determinado proyecto; siendo su objetivo principal el de aportar información para descubrir qué actuaciones funcionan y cuáles no.

Este tipo de evaluación está siendo una herramienta cada vez más importante para la toma de decisiones del sector público, para el diseño de políticas sociales o decisiones sobre los recursos destinados al desarrollo internacional con metas como: reducir la pobreza, combatir el desempleo o mejorar la salud de millones de personas, entre otros.

Las empresas, con un papel cada vez más relevante en el desarrollo de dichos programas sociales, han iniciado el uso de esta metodología para mejorar en el desempeño de sus iniciativas con impacto social.

Preguntas para evaluación de impacto
Patrocinadores:
¿Cómo es el programa X? ¿Qué logra el programa?
¿Cuan eficaz es?
¿Qué se puede concluir sobre los efectos del programa X o sus componentes?
¿Vale la pena seguir con o expandir el programa?
Evaluadores:
¿Cuáles son los propósitos y objetivos del programa X?
¿Cuáles son las características claves del programa - materiales, personal, actividades, arreglos administrativos?
¿Por qué contribuyen a cumplir los objetivos del programa estas actividades?
¿Se realizó el programa planeado?
¿Conduce a cumplir las metas el programa?
¿Cuáles programas existan que podrían ser alternativas al programa X?
¿Cuán eficaz es el programa X? ¿En comparación con programas alternativos?
¿Es más eficaz con ciertas clases de participantes o en ciertos lugares?
¿Cuán caro es el programa?

Implementar una evaluación de impacto

Diferentes especialistas y organizaciones internacionales como el Banco Mundial señalan que se debe partir de la necesidad de identificar la relación causal entre el proyecto y los resultados esperados. Es decir, que debe haber una preocupación inicial por saber cuál es el impacto de un programa y conocer cuáles fueron los resultados (esperados y no esperados) ocasionados en las personas. Para poder detallar estos resultados es necesario identificar los efectos directamente atribuibles al programa a través de una serie de pasos.

El *proceso* para realizar una evaluación de este tipo consiste en cinco etapas o pasos, cuyo alcance puede variar según la amplitud del programa, costes y otros aspectos:

- Diseño de la evaluación.

- Estudio de gabinete.
- Levantamiento de información y recolección de datos.
- Análisis, redacción y diseminación.
- Aprendizaje.

La principal característica de las evaluaciones de impacto es la utilización de un enfoque causa-efecto y de atribución de impactos al programa. Para valorar este efecto atribuible, uno de los métodos comunes es el diseño del contrafactual, que permite identificar qué resultados se habrían obtenido si los participantes del programa no se hubieran beneficiado del mismo. Todo ello, con el fin de extraer unas conclusiones que sean completamente fiables y verificables sobre el impacto logrado sobre el grupo elegido como beneficiario principal.

ÁREA PSICOSOCIAL

El área psicosocial está conformada por psicólogos y asistentes sociales formados en neuropsicología. El objetivo de la intervención es favorecer el proceso de rehabilitación e inclusión social, a través de la intervención psicosocial con la persona, su familia y comunidad, colocando énfasis en la protección de derechos.

Tercera Edad

Como sector de población definido como las personas mayores de 65 años, este ámbito es por razones demográficas y sociales uno de los que mayor proyección están presentando para los profesionales de la psicología, aglutinándose en la actualidad en torno a nuevos conceptos como psicogerontología o gerontología social. El enfoque en el que la vejez era caracterizada fundamentalmente por un declive y deterioro generalizado, ha ido cambiando hacia una visión de esta etapa de la vida como un reto adaptativo que cada persona supera de forma diferente en función de un conjunto de factores muy heterogéneos.

El fomento de la independencia y autonomía del individuo, de su participación en la vida social, la solución independiente de sus problemas, y la permanencia de las personas mayores en su domicilio y entorno habitual son recomendaciones que han sido enfatizadas por diversas organizaciones y asambleas internacionales referidas a la gerontología social.

En términos generales, los *psicólogos* que atienden a personas mayores se encargan de: Hacer un análisis del estado emocional y del comportamiento del mayor. Seguir la evolución del paciente en lo que se refiere a sus capacidades cognitivas y la mejora o empeoramiento del estado emocional.

El psicólogo ha pasado a tener un papel relevante en la intervención con las personas mayores desde esta perspectiva del envejecimiento como una etapa evolutiva especialmente importante en el que la calidad de vida se ve especialmente amenazada. El objetivo es ayudar en este proceso adaptativo tanto con intervenciones sobre el propio sujeto como con su entorno familiar o de convivencia.

Los psicólogos realizan evaluaciones a nivel emocional, cognitivo, neuropsicológico, además hacen una labor de coordinación intersectorial e intervención psicoterapéutica dentro del proceso de rehabilitación.

Indicaciones de atención ambulatoria psicológica:

- Manejo conductual:
  - Competencias parentales.
  - Evaluación psicométrica.
  - Orientación familiar en el desarrollo socio-emocional.
  - Orientación familiar en manejo conductual.
  - Orientación familiar en manejo de Bullying.
  - Manejo de la depresión del cuidador.
  - Estimulación cognitiva.
  - Manejo desvinculación terapéutica (pacientes crónicos o larga data).
  - Manejo trastornos emocionales.

La evaluación psicológica en esta edad exige una adaptación de las técnicas que son utilizadas en otros ámbitos, así como el desarrollo de instrumentos específicos (actividades de la vida cotidiana, salud percibida, etc.). Las intervenciones individuales y grupales están dando lugar a programas de habilidades cognitivas y sociales, de dinamización de la actividad y el ocio, de la participación social, etc.

La función principal del psicólogo en el ámbito de la tercera edad está relacionada con promover la participación activa de la persona mayor en un momento concreto de su vida en el que, tanto el buen funcionamiento físico y la adecuada capacidad cognitiva y alto compromiso con la vida, lo sitúan en un nivel aceptable de participación psicoterapéutica. Los factores psicológicos que permiten una adecuada adaptación a los cambios vinculados al proceso de envejecimiento son los relativos al declive físico y los asociados al ambiente social. Ejemplos de estos últimos serían los derivados de la jubilación o la pérdida de seres queridos.

En cuanto a las estrategias de afrontamiento necesarias para encarar el deterioro físico y cognitivo, nuestro interés consistiría en que la persona fije sus objetivos, valore sus capacidades y busque, de alguna forma, cómo llegar a las metas propuestas, a pesar de las limitaciones. Hay que considerar que, durante las primeras etapas de la vida, los recursos de la persona se centran en el crecimiento, en la adultez, en los recursos de mantenimiento y, finalmente, en la vejez, estos se centran en la regulación de las pérdidas. La persona mayor tiene que ir renunciando cada vez a un mayor número de cosas.

En el trabajo de consulta, interesa desarrollar en la persona habilidades de afrontamiento. El afrontamiento es un factor estabilizador que facilita la adaptación psicológica a periodos de estrés. Se sabe que, a medida que envejecemos, se muestra una mayor preferencia por desarrollar estrategias internas de afrontamiento frente a los problemas, debido, principalmente, a la pérdida de los recursos físicos, sociales y psicológicos.

Funciones del/la grado en trabajo social en residencias para personas mayores

El trabajador social es el mediador entre la residencia de mayores, el anciano y su entorno

El papel del trabajador social (TS) en una residencia de mayores pasa muchas veces desapercibido y, sin embargo, es fundamental para el bienestar de nuestros mayores. Es el responsable de que la calidad de vida de los ancianos no decaiga por estar en una residencia. Además, es el encargado de velar por sus derechos e intereses. Es el enlace entre el residente y su entorno: la dirección, las administraciones públicas y, a veces, la propia familia.

Sus funciones son muy variadas ya que debe atender las necesidades de los residentes en varios frentes. Por un lado, es el encargado, junto con el terapeuta social, de planificar y organizar las actividades. Siguiendo los informes médicos y de dirección el trabajador social y el terapeuta ocupacional se encargarán de diseñar aquellas actividades que favorezcan la integración y participación del residente en el centro.

Un TS no es nadie sin un equipo interdisciplinario, ya que necesita nutrirse de los otros profesionales implicados en el centro residencial. Las educadoras organizan diferentes actividades para los residentes, y ellas más que nadie saben qué usuarios participan o no en estas actividades, son conocedoras de mucha información que traspasan a la TS, y sus objetivos de trabajo, son los mismos que tiene la TS. Y lo mismo sucede con el resto de profesionales.

La TS se alimenta de toda esta información y tiene que trabajar para la consecución de objetivos del resto de profesionales, para tratar al usuario de manera íntegra y global, por lo que es necesario la cooperación interdisciplinar. Los PIAI y objetivos interprofesionales son los objetivos del TS, para intentar garantizar el mayor bienestar posible y calidad de vida para del usuario.

Funciones del trabajador social

- *Planificar y organizar el trabajo social* del centro mediante una programación de objetivos adecuada y una racionalización del trabajo.
- *Colaborar y realizar estudios de investigación* de aspectos sociales relativos a los beneficiarios, para así poder efectuar la valoración personal, familiar y social que rodee al residente.
- *Realizar los informes sociales* del residente y actualizarlos cada vez que sea necesario.
- *Controlar* que todos los residentes cobren la pensión correctamente.
- *Administrar, con la supervisión de la Dirección, las pensiones de los residentes* que así lo requieran, y/o tengan soporte familiar y/o que la familia no se haga cargo.
- *Comunicación formal de ingresos* a los otros servicios del centro y a las entidades y/o organismos que sea necesario.
- *Elaboración y tramitación de Declaraciones Juradas.*
- *Gestionar* cambios de pensiones, renovaciones de D.N.I., empadronamientos en el nuevo domicilio, y todas aquellas gestiones necesarias para garantizar sus derechos. Asesorar y orientar al residente y a sus familias en todo aquello que soliciten.
- *Coordinación con otras entidades* en todo aquello que represente los intereses de los residentes: Ayuntamientos, Bienestar Social, Sanidad, Centros Socio-sanitarios, hospitales, entidades privadas, etc.
- Entrevistar al nuevo residente y a la familia con el fin de preparar el ingreso en la residencia y *realizar la valoración inicial al ingreso.*

- *Fomentar la integración y participación* de los residentes en la vida del centro y, a la vez, evitar que se produzca un alejamiento con el entorno y la familia.
- *Controlar que todos los residentes participen* de los servicios que ofrece el centro: podología, peluquería, etc.
- *Realizar,* conjuntamente con el resto del equipo, el plan de atención personalizada interdisciplinario de los residentes. Hacer el seguimiento mensual del estado del residente, como también realizar el seguimiento anual del plan.
- *Actualizar* datos personales y familiares de los residentes.
- *Fomentar el mantenimiento de las funciones del residente.* Establecer, conjuntamente con el equipo, el plan de actividades individuales y/o grupales para el mantenimiento y promoción de las capacidades funcionales.
- Procurar que exista un *nivel de higiene personal adecuado del residente.*
- *Realizar el acompañamiento en el proceso de la muerte* de los residentes y familiares, dando el soporte adecuado en cada caso. En caso de defunción de un residente, contactar con los familiares y iniciar todos los trámites burocráticos para proceder a su traslado.
- *Realizar la acogida al ingreso* del nuevo residente, siendo así la persona de referencia para el familiar y residente.
- *Coordinar las actividades de ocio.* Realizar, coordinándose con la terapeuta ocupacional, la evaluación trimestral de las actividades y el programa anual de actividades del centro.
- *Promover las relaciones con la familia y con la comunidad.* Planificar y organizar conjuntamente con la Dirección, una adecuada distribución de horarios de visitas a los residentes, favoreciendo la promoción de actividades conjuntas de los residentes con las familias tanto individual como colectivamente, y definir un programa de voluntariado como función de soporte a los residentes y acción complementaria a la acción familiar.
- *Hacer el seguimiento* y, si es el caso, realizar las visitas necesarias a aquellos residentes ingresados en centros hospitalarios, dando soporte a la familia.

- *Formar parte del equipo interdisciplinar* o multidisciplinar, representando la atención psico-social del residente y la familia en todos sus aspectos.
- *Recopilar la documentación de atención al residente*, la historia clínica y los registros de ámbitos diferentes al TS, para poder tener toda la información sobre el estado del residente y su evolución, para planificar las diversas actividades y evaluar la atención que se le proporciona.
- *Realización de los protocolos* relacionados con sus funciones.
- *Definir,* conjuntamente con la Dirección, un sistema de gestión de las sugerencias y de las reclamaciones, y posteriormente realizar las actuaciones necesarias para mejorar la calidad del centro.
- *Para conocer el grado de satisfacción de los residentes y sus familias*, realizar y posteriormente evaluar el protocolo de atención.
- *Definir conjuntamente con el equipo interdisciplinar*, las Normas ético-profesionales para la preservación de la confidencialidad de los residentes.
- *Facilitar la asistencia espiritual* a los residentes que así lo especifiquen.
- *Fomentar la personalización y intimidad del residente en el centro.*
- *Procurar por una imagen adecuada del residente.*
- *Velar por el cumplimiento de los derechos de los residentes conjuntamente con el resto del equipo.*
- *Realizar la historia social y la ficha social del residente.*

ÁREA MÉDICA, DE ENFERMERÍA Y TÉCNICOS AUXILIARES

Certificado de defunción

Un certificado de defunción es un documento que tiene la firma de un médico y que acredita que la persona ha fallecido e un día y hora determinado. Sin este documento la empresa funeraria no puede empezar a trabajar. La familia deberá entregárselo a la funeraria que contrate para que esta solicite a un juez el permiso para enterrar o incinerar al fallecido.

Al contratar, el agente funerario rellena también una documentación la licencia de enterramiento, que entregará junto con el certificado médico de defunción en el que se detalla el servicio que se ha contratado, es decir si la persona será inhumada o cremada y demás detalles.

Puede ser solicitado por cualquier ciudadano que así lo requiera y tenga interés, salvo las excepciones legalmente previstas, que impiden que se dé publicidad sin autorización especial.

Las implicaciones jurídicas que lleva implícito tal documento son por tanto de gran importancia, ya que con la muerte de una persona se terminan la mayoría de su relación jurídica y pueden nacer determinados derechos para otros. El artículo 274 del Reglamento del Registro Civil establece *El facultativo que haya asistido al difunto en su última enfermedad o cualquier otro que reconozca el cadáver enviará inmediatamente al registro parte de defunción en el que, además del nombre, apellidos, carácter y número de colegiación del que lo suscribe, constará que existen señales inequívocas de muerte, su causa, y con la precisión que la inscripción requiere, la fecha, la hora y lugar del fallecimiento...*

Es tarea exclusiva de los médicos la elaboración de los certificados de defunción. Se exige que figuren en los certificados de defunción los siguientes *datos:*

- *Datos referentes al médico que certifica:* nombre, apellidos, colegiación y circunstancia por la que emite el certificado. Estos datos son imprescindibles tanto para la validez del propio documento, como para la atribución de responsabilidades a que hubiera lugar.
- *Datos sobre el fallecimiento:* estado del cadáver, fecha, hora y lugar donde se produce la muerte. La modificación de la hora del fallecimiento llevaba aparejada la concurrencia con el delito de inhumación ilegal ya que en el artículo 85 del Registro Civil se establece la necesidad de su expedición para proceder a la inhumación del cadáver. Una omisión o modificación en cuanto a la descripción del estado en que se encontraba el cadáver puede engendrar una responsabilidad penal pudiendo, incluso, el médico ser inculpado como encubridor.
- *Datos identificativos del fallecido.* Se debe advertir que cuando estos datos sean dados por los familiares se hará constar este extremo en el certificado es aconsejable que el familiar se identifique y firme el documento. Así el médico quedará libre de responsabilidad alguna en cuenta a la veracidad de tales datos.

El certificado de defunción pasa al Registro Civil y el juzgado devuelve firmado y sellado una parte de la licencia de enterramiento/cremación.

Este documento lo tendrá que entregar el agente funerario en el crematorio o cementerio para que efectivamente se pueda realizar el servicio.

El impreso de certificado médico se puede comprar en la farmacia y en los hospitales también los tienen normalmente, aunque en algunas clínicas privadas no lo facilitan.

También las empresas funerarias los tienen. Suele llevarlo consigo el agente de contratación por si es necesario cuando les llama la familia.

El juez concede la autorización definitiva para enterrar o incinerar y el certificado se lo quedan en el Registro Civil. Se necesitarían otro tipo de certificados si hubiese que realizar un traslado fuera de la comunidad autónoma en la que nos encontramos o si además se va a realizar una práctica tanatológica. Pero el proceso normal es el anterior.

- Si el fallecimiento se produce en un hospital el certificado se hace inmediatamente.
- Si el fallecimiento se produce en un domicilio, la familia deberá adquirir el impreso para que cuando llegue el médico pueda cumplimentarlo.

Al avisar a la funeraria se puede solicitar que lleven el impreso, de esta manera se evita que la familia tenga que realizar el desplazamiento hasta la farmacia y se agiliza el trámite de certificación.

El facultativo en algunas ocasiones puede verse forzado por los familiares del fallecido para que varíe la hora del fallecimiento o para que no conste su defunción a la salida del hospital. A este respecto debemos citar el artículo 15 el Reglamento de Policía Sanitaria Mortuoria, donde se establece que el cadáver deberá permanecer en el domicilio mortuorio hasta la confirmación de 1a defunción por el médico.

Así mismo se prescribe que la permanencia no podrá ser inferior, con carácter general, a las veinticuatro horas, ni exceder de cuarenta y ocho horas desde el fallecimiento.

Además, hasta después de haberse concedido la licencia de enterramiento no podrán concederse autorizaciones de traslado.

En estos supuestos el médico se puede ver inculpado en un delito de inhumación ilegal contemplado en el actual artículo 339 del C. Penal castigándose con arresto mayor y multa de 600 a 3.000 euros a quien practicara una inhumación contraviniendo lo dispuesto por las leyes o reglamentos respecto a tiempo, sitio y demás formalidades prescritas para las inhumaciones.

Sin embargo, este ilícito penal ha sido eliminado en el Proyecto de Código Penal.

Mediante la tipificación de esta conducta se intentaba proteger la salud pública, ya que la normativa existente en esta materia trata de impedir o prevenir la propagación de enfermedades; además, se protegía también que no se diera entierro a una persona que estuviera muerta de forma aparente.

Puede ocurrir que el facultativo, en determinadas circunstancias, se encuentre incapacitado para redactar el parte de defunción con todos los detalles y precisiones que requiere el Reglamento del Registro Civil en su artículo 274.

Por ejemplo, se puede dar esta situación cuando se asista a un anciano que vive solo o que ha sido abandonado.

El médico deberá evitar hacer el parte de defunción y se deberá remitir a los familiares, si los hubiera, al facultativo que habitualmente trataba al paciente para que este, conocedor de todos los datos, sea el que efectivamente remita el certificado al Registro Civil.

Cuando se desconozca el nombre de su médico habitual se deberá requerir al Registro Civil para que sea el médico que tienen adscrito quien redacte el certificado.

No son desgraciadamente infrecuentes aquellas situaciones en las que el anciano posee signos de haber tenido una muerte por lesiones, pero cuyos familiares quieren ocultar.

La ley es taxativa al afirmar que el certificado oficial de defunción debe ser cumplimentado y firmado por un médico, que no puede expedirse en caso de muerte no natural, y que sin el certificado oficial de defunción no se pueden iniciar los trámites de traslado e inhumación o incineración del cadáver.

Las *circunstancias de la muerte* son las que la definen como natural o no. Así tenemos:

- *Muerte natural:* resultado final de un proceso morboso en el que no existe participación de ninguna fuerza exógena o extraña al organismo, fuera de las causas infecciosas.
- *Muerte violenta:* aquella que es consecuencia de la intervención de un mecanismo exógeno o externo al sujeto,

clásicamente dividida en muerte accidental, homicida o suicida.

- *Muerte sospechosa de criminalidad:* aquella que por las circunstancias del hecho, del sujeto, de la manera de producirse o por desconocimiento de la causa, es susceptible de investigación judicial (muerte sin asistencia médica, proceso clínico de evolución atípica, muerte súbita, etc.).

Queda claro que ningún médico debería firmar un certificado de defunción en las 2 últimas circunstancias, pues representaría un delito tipificado en la Ley de Enjuiciamiento Criminal, y agravado por los hechos de tratarse de un empleado público y ejercer laboralmente como profesional de la salud.

Se debe advertir que no solo se debe realizar una autopsia en aquellos casos en los que hay muerte violenta, sino también cuando se desconoce la causa del fallecimiento.

Se debe destacar que en los casos en los que el Geronte institucionalizado dispone de póliza aseguradora de entierro en su condicionado entra la firma por parte del médico adscrito a la compañía del certificado de defunción siendo tal facultativo el que deberá pues rubricar la defunción.

Información al geronte

Consentimiento informado.

Es el procedimiento que permite respetar la libertad de las personas enfermas para decidir sobre su cuerpo, su salud y su vida, permitiéndoles así asumir sus propias responsabilidades en la toma de decisiones sanitarias.

Es por tanto uno de los ejes principales, aunque no el único, de una relación sanitaria moderna y éticamente coherente.

Marco jurídico

El artículo 8 de la Ley 41/2002, de 14 de noviembre, básica reguladora de la autonomía del paciente y de derechos y obligaciones en materia de información y documentación clínica dice que *el consentimiento será verbal por regla general*, pero que *se prestará por escrito en los casos siguientes: intervención quirúrgica, procedimientos diagnósticos y terapéuticos invasores y, en general, aplicación de procedimientos que suponen riesgos o inconvenientes de notoria y previsible repercusión negativa sobre la salud del paciente.*

Consentimiento informado, un derecho del paciente

La regulación del consentimiento informado se recoge en la Ley 41/2002, de 14 noviembre, básica reguladora de la autonomía del paciente y de derechos y obligaciones en materia de información y documentación clínica. Esta ley refuerza y da trato especial al derecho a la autonomía del paciente, que recoge la Ley General de Sanidad.

1. ¿Qué es el consentimiento informado?

El consentimiento informado es un proceso a través del cual el profesional médico informa al paciente sobre el tratamiento que le realizará, así como de los riesgos, beneficios y alternativas.

Este proceso de información y comprensión culmina con la firma del formulario escrito de consentimiento informado, un documento donde el paciente autoriza la realización de la prestación médica.

El consentimiento debe de ser firmado de forma consciente y voluntaria por el paciente, que puede aceptarlo o bien rechazarlo. El objetivo es que este pueda tomar las decisiones referentes a su salud de acuerdo con su libre y propia voluntad.

Los tres *requisitos* necesarios:

Voluntariedad----Información ------Comprensión

Con el escrito del consentimiento informado se verifica que el paciente ha recibido y entendido la información facilitada por el profesional responsable de su tratamiento.

Dicho consentimiento informado se debe custodiar dentro de la historia clínica del paciente, ya que ostenta un valor probatorio ante de cualquier discrepancia o futura reclamación.

Pero en ningún caso, la firma del consentimiento informado supone la exoneración del profesional ante una responsabilidad por mala praxis. Son dos conceptos diferentes.

2. ¿Cómo se realiza el consentimiento informado? ¿verbal o escrito?

A pesar de que el consentimiento será verbal por regla general, el artículo 8.2 de la Ley 41/2002, de 14 noviembre exige su prestación por escrito en los *casos* siguientes:

Intervención quirúrgica. Procedimientos diagnósticos y terapéuticos invasores.

En general, en los procedimientos que suponen riesgos de notoria y previsible repercusión negativa sobre la salud del paciente.

La Ley 41/2002, de 14 de noviembre en su artículo 10. 2 señala que, cuanto más dudoso sea el resultado de una intervención, más necesario resulta el previo consentimiento por escrito del paciente. Es por ello que es recomendable utilizar el consentimiento escrito por su valor como medio de prueba ante posibles discrepancias como anteriormente comentamos.

Por otra parte, los consentimientos informados también deberán firmarlos los profesionales que intervengan en los tratamientos.

Siempre es necesario que la información se entregue al paciente excepto cuando esté declarado judicialmente incapaz, sea menor de edad o cuando, a criterio del profesional médico, un paciente no sea capaz de tomar decisiones o su estado físico o psíquico no le permita hacerse cargo de la situación.

En estos casos, la información se dirigirá el representante legal, a la persona que ostente la patria potestad o las personas vinculadas a él por razones familiares o de hecho.

3. ¿Qué ocurre si el paciente no quiere que se le informe?

En el caso de que un paciente manifieste que no quiere ser informado, según el artículo 9.1 de la Ley 41/2002, *se respetará su voluntad haciendo constar su renuncia documentalmente, sin perjuicio de la obtención de su consentimiento previo para la intervención.*

4. ¿Qué información debe contener el consentimiento informado?

El consentimiento informado, según dispone la Ley 41/2002, debe contener como mínimo:

- Las consecuencias relevantes o de importancia que la intervención origina con seguridad.
- Los riesgos relacionados con las circunstancias personales o profesionales del paciente.

Los riesgos probables en condiciones normales de acuerdo con la experiencia y en el estado de la ciencia o directamente relacionados con el tipo de intervención.

Contraindicaciones.

Esta información debe ser verdadera, y además es obligación del facultativo transmitirla de forma comprensible al paciente.

Además, se debería especificar en un apartado que el paciente puede retirar el consentimiento por escrito en cualquier momento sin tener que dar justificación alguna.

5. ¿Cuándo y en qué casos se debe firmar el consentimiento informado?

Es necesario que se entregue con tiempo suficiente para que el paciente pueda leerlo y, si es necesario, aclarar con el profesional lo que crea conveniente.Esto no regirá en el caso de situaciones de emergencia o similares que requieran de una rápida actuación médica. Por ello es aconsejable que el propio consentimiento contemple la fecha de entrega de este, que puede en todo caso diferir con la fecha de la actuación a realizar.

Señalar además que el consentimiento informado se debe obtener actualizado cada vez que lo requiera un nuevo tratamiento.

La Ley 41/2002 no pasa por alto en su artículo 7 el carácter confidencial de los datos referentes a la salud y su especial protección como una manifestación más del derecho a la intimidad, que impide su acceso más allá del interesado y de los supuestos legalmente previstos.

6. Conservación de los consentimientos informados

Los consentimientos informados son una parte fundamental del contenido de la historia clínica de un paciente. El propio paciente o el representante que lo haya firmado tiene derecho a solicitar una copia de su historia clínica.

El artículo 12.4 a) de la Ley 21/2000, de 29 de diciembre, sobre los derechos de información concernientes a la salud y la autonomía del paciente, y la documentación clínica, modificado por la Ley 16/2010, de 3 de junio, indica que *la historia clínica debe conservarse como mínimo durante quince años desde la fecha de alta de cada proceso asistencial* y por tanto también los correspondientes documentos del consentimiento informado.

7. ¿Cómo interviene la enfermera en el consentimiento informado?

La obtención del consentimiento informado afecta a todos los profesionales sanitarios que interactúan con el paciente.La ley señala que *los profesionales que le atiendan durante elproceso asistencial o le apliquen una técnica o un procedimiento concreto también serán responsables de informarle.*

Junto con el médico, la enfermera es responsable de la correcta información al paciente, por eso es conveniente su participación en todas las actuaciones sanitarias.

Por tanto la obtención del consentimiento informado afecta a todos los profesionales sanitarios que interactúan con el paciente. La enfermera deberá colaborar con el médico para evaluar el grado de información y de comprensión del paciente, así como su nivel de competencia para tomar decisiones.

La enfermera, por tener un contacto más continuo con el paciente, puede tener que proporcionar alguna aclaración posterior, por lo que debe conocer la información para poderla transmitir sin introducir aspectos nuevos que no haya transmitido el médico.

Sería conveniente que la enfermera esté presente mientras el médico trasmite la información, para que no haya dudas posteriormente sobre el modo en que se realizó y los contenidos de la misma.

8. La firma electrónica del consentimiento informado

El consentimiento informado también se puede prestar de manera electrónica gracias a nuestra solución de firma electrónica avanzada para el sector salud.

Recoger el consentimiento informado a través de la firma electrónica de Signaturit posibilita poder suprimir el papel en el historial médico y conservarlo en soporte digital.La firma electrónica proporciona ventajas desde el punto de vista económico, de seguridad y de eficiencia en la gestión del consentimiento informado de un paciente.

Puesto que nuestra solución de firma electrónica avanzada está optimizada para dispositivos móviles, la firma del consentimiento informado, tanto por parte del paciente como del médico, puede obtenerse de forma fácil y rápida mediante el uso de una tablet.

Resumen

- Informar y ser informado son deberes y derechos fundamentales.
- La información y el consentimiento informado son de enorme trascendencia legal. Según la Ley 41/2002, obtenerlo es una obligación inexcusable.
- La información y el consentimiento informado deben asumirse directamente por el médico que realiza o, en su caso, el que asiste el acto asistencial y se realizarán con la debida antelación.
- El consentimiento informado puede ser verbal, pero se deberá hacer por escrito cuando cualquier intervención quirúrgica o procedimientos diagnósticos y terapéuticos invasores supongan un riesgo para el paciente.
- En el consentimiento informado *no debe faltar la naturaleza y finalidad de cada intervención, sus riesgos y*

consecuencias. La información será suficiente, verdadera y leal y no deberá inducir a alarmas, ni esperanzas injustificadas.

- El médico debe respetar también el *derecho del paciente a no ser informado.*
- Es posible el consentimiento informado por representación de terceros en los casos previstos por la ley.
- El trámite de obtener firmado el consentimiento informado por parte del paciente y del médico puede agilizarse gracias a la firma electrónica avanzada.

Conclusión

Aunque el documento del consentimiento informado no es necesario que sea excesivamente extenso, debe cumplir unos aspectos básicos para que se pueda afirmar con seguridad que un paciente fue debidamente informado acerca de un tratamiento o intervención quirúrgica, para prevenir cualquier posible reclamación profesional.

Los centros de salud acumulan miles de consentimientos en papel y por tanto, su digitalización y su vinculación a la historia clínica electrónica se hace imprescindible a día de hoy.

Las ONR en geriatría hacia las OAT

Se endiente por ONR, la orden médica de carácter normalmente hospitalario que indica *orden de no resucitación*, tal indicación de abstención se anota en el curso clínico y en las ordenes Medicas al personal de enfermería y auxiliar, su finalidad es la de evitar en casos de enfermos premortem y/o terminales con nulas posibilidades terapéuticas y calidad de vida ínfima, el proceder a alargar con maniobras de RCP (resucitación cardiopulmonar), su estado agónico.

Evidentemente tales ONR son consensuadas de forma multidisciplinarias y cuentan con el beneplácito del entorno familiar del enfermo.

En el caso de la asistencia geriátrica institucionalizada y de forma preferente en los centros asistidos o socio-sanitarios las ONR son infrecuentemente anotadas pues es francamente excepcional el recurrir a maniobras de RCP en los ingresados los cuales por su pluripatologia y edad no acostumbran a ser subsidiarios de tales maniobras.

En la actualidad, existe un intento de renombrar a la misma como orden de no intentar la reanimación o, mejor aún, como orden de permitir una muerte natural para enfatizar que lo que se ordena es permitir las consecuencias naturales de la enfermedad y que se debe iniciar, continuar e intensificar el resto de medidas de cuidados a aplicar en el final de la vida. Podríamos definir a la ONR como aquella orden que, explícitamente escrita, firmada y fechada por un médico en la historia clínica del paciente tras su consenso con él, o con su representante o familiar en caso de incapacidad, únicamente prohíbe el uso de medidas de reanimación en caso de parada cardiorrespiratoria (PCR) y que se aplica, por tanto, exclusivamente en el caso de que el paciente se encuentre inconsciente y sin pulso.

En primer lugar es importante destacar que la ONR es la única orden que requiere del consentimiento previo del paciente para que no se le realice un acto médico: la reanimación cardiopulmonar (RCP).

En segundo lugar se ha de definir en qué consiste una PCR, entendiéndose por ella la interrupción súbita, inesperada y potencialmente reversible de la circulación y de la respiración espontáneas. Lógicamente, cuando esta situación no se revierte en los primeros minutos de evolución, el resultado inexorable es la muerte biológica. El adjetivo inesperada hace referencia a aquellas situaciones donde no se conociera la existencia de alguna alteración mórbida que pudiera conducir a la PCR. La calificación como potencialmente reversible permite diferenciar la PCR de la muerte, la cual representa la última estación en la evolución natural y terminal de una enfermedad incurable.

En tercer lugar se debe delimitar en qué consiste una RCP. Esta comprende la aplicación de un conjunto de maniobras estandarizadas y de aplicación secuencial (compresiones torácicas, respiración boca-boca, ventilación con mascarilla, uso de desfibriladores, respiradores artificiales y medicación intravenosa) encaminadas a revertir la PCR -que no la muerte-, sustituyendo la respiración y la circulación espontáneas y buscando la recuperación, de forma que existan posibilidades razonables de preservar las funciones neurológicas superiores.-

Una ONR tampoco implica ninguna otra forma de omisión o suspensión de tratamiento. Sedación, oxigenoterapia, nutrición, analgesia, soporte ventilatorio, vasopresores, etc., deben ser continuados y mantenidos salvo que hayan sido limitados en una u otra forma . En todo caso, las órdenes de no iniciar o no continuar cualquiera de esos tratamientos deben ser especificadas independientemente de la ONR.

El paciente y sus derechos

Es lógico pensar que estas decisiones tomadas de manera individual por un médico comienzan a originar una creciente preocupación por la ausencia de información al paciente y a sus familiares sobre dicha decisión de no reanimar, y por el momento y personal más adecuado para tomarla. Ello va a coincidir además temporalmente con los inicios del desarrollo de uno de los principios más modernos de la bioética, el de autonomía, el cual se expresa como el derecho al respeto a la capacidad de decisión de los pacientes correctamente informados y al respeto de su voluntad en aquellas cuestiones que se refieren a ellos mismos. Los grupos de trabajo intrahospitalarios de ley y ética comienzan a enfrentarse al dilema de cómo compatibilizar las políticas y estándares de tratamiento médico previo que incluían *actuar afirmativamente para preservar la vida de todos los pacientes, incluyendo las personas que padecen de enfermedad terminal irreversible*, el respeto a *a la aceptación o rechazo informado del paciente competente al tratamiento, incluyendo la reanimación cardiopulmonar* y el reconocimiento que en determinados casos, el uso de medidas heroicas no deseadas en un paciente con enfermedad terminal irreversible e irreparable podría ser tan contrario a los deseos y expectativas del paciente que no estuviera justificado.

En España no fue hasta la aprobación en 2002 de la Ley de Autonomía del Paciente, cuando en nuestro país se reguló por primera vez en su artículo 11 el documento de instrucciones previas (o voluntades anticipadas), reconociéndose además el derecho a designar un representante para servir de interlocutor con el médico o el equipo sanitario para, llegado el caso, procurar el cumplimiento de esas instrucciones previas. Desafortunadamente en España no disponemos de datos globales relativos al uso y ejecución de las ONR. En ausencia de esa información de carácter general, tan solo disponemos de algunos datos provenientes de estudios en su gran mayoría monocéntricos y restringidos a determinados grupos de pacientes y patologías.

Perspectivas futuras

A pesar las décadas transcurridas desde el inicio de su uso, en la actualidad el desarrollo de las ONR sigue siendo problemático. En un intento de mejorar el uso práctico de estas órdenes se han propuesto diversas medidas, las cuales han presentado resultados dispares. Es probable, que el fomento de las conversaciones médico-paciente sobre los cuidados al final de la vida sí pueda mejorar ampliamente su implementación. Nuestro objetivo principal ha de ser adecuar las vivencias finales del paciente con sus deseos, siendo preciso también que los mismos estén basados en información real, deseada, objetiva y actualizada, puesto que es sabido que sus preferencias dependerán de las expectativas creadas en ellos y estas parecen actualmente bastante alejadas de la realidad.

La Ponencia de Gerontología del Consell, definió las líneas de competencias de las enfermeras en el campo de la Gerontología que se resumen en el *decálogo* que publicamos a continuación:

- Los servicios gerontólogos deben ser gestionados, es decir planificados y organizados, por una enfermera que tenga formación reconocida en este campo.
- La enfermera gerontológica debe tener conocimientos teóricos y específicos y debe desarrollar actitudes y habilidades para asumir las responsabilidades de sus decisiones y acciones.
- Es la responsable de elaborar y desarrollar el plan de cuidados que llevara a cabo con los cuidadores y/o familia y la persona mayor, considerando sus valores y su historia de vida, el entorno y los recursos disponibles, realizando regularmente la valoración integral y sistemática de su estado de salud.
- Será necesario que utilice los diagnósticos de enfermería.
- Mediante el plan de cuidados proporcionara la atención para mantener y restablecer las capacidades globales, prevenir o retrasar las complicaciones y las incapacidades, adaptándose a las nuevas situaciones y acompañando en el proceso de muerte.
- Es preciso que evalúe sistemáticamente sus intervenciones en la realización de los cuidados como respuesta a las necesidades de la persona mayor y su familia para determinar el grado de consecución de los objetivos propuestos.
- Debe participar con el resto de miembros del equipo interdisciplinario a la hora de prestar atenciones a la persona mayor, ajustando decisiones y comportamientos a los principios bioéticos.
- Realizará trabajos de investigación en enfermería gerontológica destinados a generar, organizar y profundizar el corpus de conocimiento propio.

- Es necesario que asuma la responsabilidad de desarrollo profesional, contribuyendo al crecimiento de los miembros del equipo.
- Sus decisiones y su práctica se sustentaran en el código deontológico.

¿Qué es la enfermería geriátrica?

Esta especialidad, que trabaja junto a la enfermería generalista, atiende a las personas mayores manteniendo su calidad de vida en su entorno y su comunidad. Así mismo, la enfermería geriátrica nos ofrece la oportunidad de vivir un envejecimiento adecuado con la funcionalidad máxima. Aprovechando al máximo nuestras capacidades. Además, con el objetivo de conseguir y mantener el bienestar de las personas mayores evalúa la atención que presta. Así, mejora su labor. Con esta disciplina los profesionales se preparan para la enseñanza, la supervisión, la investigación, la gestión, el asesoramiento o el liderazgo en los cuidados dedicados a las personas mayores.

¿Qué objetivos persigue la enfermería geriátrica?

Los objetivos que persigue la enfermería geriátrica se centran en satisfacer las necesidades de las personas mayores. Esto lo consiguen en diferentes *ámbitos* y son los siguientes:

Promover la atención integral

Una enfermera geriátrica trabaja con unos valores imprescindibles. Como son la dignidad de las personas mayores, su bienestar y su calidad de vida, la autonomía, etc. Unos valores que le permiten atender a las personas cuidando sus necesidades, características e intereses. Así consigue una atención integral teniendo en cuenta todos los ámbitos, atendiendo de forma global.

Cuidados de calidad

Para ofrecer unos cuidados de calidad, la enfermería tiene en cuenta varios *aspectos:*

- Las diferencias individuales, lo que diferencia a cada persona. Y las historias de vida, la historia personal y las vivencias de cada uno.
- La participación activa de las personas mayores. Es decir, hacerlas partícipes por ejemplo en la toma de decisiones y en la organización y planificación.
- El plan de cuidados. Organizar, desarrollar e implementar un plan de cuidados adecuado para cada persona.

Visión dinámica del proceso de envejecimiento

Cada persona que envejece lo hace de manera distinta. Somos diferentes también en la vejez. Y tenerlo en cuenta es fundamental en la prestación de atención y cuidados.

Funciones de la enfermería geriátrica

La enfermería geriátrica atiende a un sector de la población específica, las personas mayores. Con unas problemáticas y patologías también específicas. Por ello ofrece una atención especializada acorde con esta población. Además, promociona la salud y el bienestar de las personas mayores, ofrece apoyo a los familiares o a las personas del entorno cercano y trabaja junto a otros profesionales para alcanzar los objetivos. Las *funciones* que se realizan pueden ser:

Asistencial

La enfermería de geriatría se centra en atender a las personas mayores de forma individualizada. También promoviendo el autocuidado, fomentando la autonomía y por tanto retrasando las situaciones de dependencia. Además, valora casos y detecta situaciones de riesgo. O resuelve comportamientos inadecuados que perjudiquen a la salud.

Gestora

Esta función se trata de la coordinación del equipo de enfermería y redacción de los informes relacionados con los cuidados. Así mismo, se organizan los recursos disponibles (materiales y personales) y se realizan funciones administrativas.

Docente

La docencia en enfermería geriátrica trata de formar y reciclar a los enfermeros y enfermeras. También tiene en cuenta las necesidades de los profesionales, de las personas mayores y de sus familiares.

Investigadora

A través de esta función, la profesional participa en proyectos de investigación de esta y otras disciplinas. Su objetivo es el de mejorar los cuidados y la atención a este sector de la población y sus familiares.

Con estas funciones nos hacemos una idea de la calidad de su trabajo. También de que podemos estar equivocados en la imagen que tenemos de la enfermería. Quizás imaginas una enfermera tomando la tensión, sacando sangre o controlando la medicación. Pero su labor va más allá. Es una disciplina que abarca muchas funciones y ofrece una atención integral. Veamos dónde pueden trabajar los profesionales de la enfermería geriátrica.

ÁREA DE FISIOTERAPIA Y TERAPIA OCUPACIONAL.

Introducción

Uno de los mayores retos de nuestro tiempo en la atención a los ancianos lo constituye la discapacidad, ello es debido a que la disminución de la capacidad funcional en el área física, cognitiva o social puede tener un gran impacto en la vida de las personas y que la progresión de la pérdida funcional más allá de ciertos umbrales puede alterar gravemente la calidad de la supervivencia.

Por esta razón, la prevención de la discapacidad en las personas mayores constituye una línea de investigación y desarrollo (I+D) preferente en el presupuesto de investigación de la Unión Europea.

La rehabilitación médica permite adoptar estrategias que frenen o mejoren la existencia de discapacidades en los ancianos, y la necesidad de desarrollar programas de rehabilitación para estas personas aumenta en todos los sistemas sanitarios avanzados.

Según la OMS, la salud de las personas mayores no debe medirse en términos de enfermedad sino de función ya que esta es la que determina mejor la expectativa y calidad de vida y los recursos o apoyos que se precisarán. Si el objetivo en los mayores es mantener un nivel de función que permita el grado de autonomía más elevado posible y la fisioterapia es la encargada de desarrollar, mantener y recuperar el máximo movimiento y la capacidad funcional de las personas.

Por norma general y en contra de la creencia popular, los tratamientos activos han demostrado su superioridad frente a los tratamientos pasivos en los que el paciente se deja hacer. Tumbarse en la camilla y no mover un dedo es una práctica que irá disminuyendo poco a poco y quedará limitada a los casos comprobados científicamente.

La cada vez mayor presencia en las residencias de personas mayores con cuadros de discapacidades susceptibles de ser tratadas y recuperadas, o menos atenuadas, convierte al equipo profesional interdisciplinar rehabilitador en una baza importante en la calidad de la prestación asistencial que se realiza. La necesidad de desarrollar programas terapéuticos de rehabilitación para unidades de medía estancia en estos centros es ya una realidad en nuestro entorno.

Abordaremos los objetivos y contenidos de la rehabilitación médica aplicada a las personas mayores, con el objetivo de facilitar a los profesionales que trabajan con estas personas elementos que mejoren el abordaje de la discapacidad.

Concepto de rehabilitación

Se define como *rehabilitación* al conjunto coordinado de medidas médicas, sociales, educativas y profesionales destinados a favorecer la recuperación funcional del paciente y a reintegrarlo a sus actividades de vida diaria con la mayor capacidad a independencia posibles (OMS 1968).

En el anciano, la rehabilitación incluye todas las medidas tendentes a disminuir el efecto de las lesiones que producen incapacidad y minusvalías, a controlar los síntomas por medios físicos y a permitir que la persona pueda mantener las óptimas habilidades para su autonomía personal y la integración en el entorno.

A nivel del proceso de envejecimiento permitirá a través de los programas de ejercicio físico frenar la velocidad del proceso de deterioro funcional.

Objetivos

Los objetivos de la medicina de rehabilitación son de dos tipos: primarios y secundarios.

- ***Primario***. Combatir la incapacidad.
- ***Secundario:***
  - Desarrollar o mantener la máxima movilidad posible
  - Retrasar el deterioro.
  - Evitar las complicaciones e incapacidades.
  - Preservar la dignidad de las personas.

Tal como muestra la clasificación internacional de deficiencias, discapacidades y minusvalías (ICIDH) de la tabla.

CLASIFICACIÓN INTERNACIONAL DE LA DEFICIENCIA, DISCAPACIDAD Y MINUSVALÍA

Enfermedad	Eficiencia	Discapacidad	Minusvalía
Patología intrínseca o desorden.	Pérdida o anormalidad de estructuras o de nivel de función orgánica.	Restricción o falta de habilidad para realizar una Actividad.	Desventaja causada por la deficiencia o discapacidad que limita o dificulta el cumplimiento del rol social con normalidad.

Algunos autores consideran más apropiado la modificación de Nagi de los modelos de discapacidad que se, muestra en la tabla.

ESQUEMA MODIFICADO DE NAGI			
Patología activa	**Deficiencia**	**Limitación funcional**	**Discapacidad**
Interrupción o interferencia del proceso normal y los esfuerzos para retornar al estado de normalidad.	Anormalidad o pérdida anatómica, fisiológica, mental o emocional.	Limitación en la ejecución de un nivel o de todo el organismo.	Limitación en la ejecución del rol definido socialmente y para las tareas que integran en un entorno sociocultural y físico.

La medicina de rehabilitación está diseñada para atender las necesidades específicas de cada paciente; por ello, cada programa es diferente. Algunos *componentes generales* del tratamiento en los programas de rehabilitación son los siguientes:

- Tratar la enfermedad básica y prevenir las complicaciones.
- Tratar la incapacidad y mejorar la funcionalidad.
- Proporcionar instrumentos adaptativos y modificar el entorno.
- Enseñar al paciente y su familia y ayudarlos a adaptarse a los cambios en el estilo de vida.

El éxito en la rehabilitación depende de numerosas *variables*, entre las cuales se incluyen las siguientes:

- El tipo y la severidad de la enfermedad, el trastorno o la lesión.
- El tipo y el grado de los deterioros e incapacidades resultantes.
- El estado general de salud del paciente.
- El apoyo de la familia.

La *rehabilitación* es necesaria cuando una enfermedad o una lesión provocan un deterioro. Considere lo siguiente:

- Un deterioro es la pérdida de la función normal de una parte del cuerpo, como por ejemplo parálisis de una pierna.
- Una discapacidad se produce cuando una persona no es capaz de realizar una actividad de forma normal como resultado de un deterioro, como por ejemplo no poder caminar.

- Un impedimento se produce cuando existen límites que le impiden a una persona con una discapacidad realizar algo que es normal para ella, como por ejemplo el no poder trabajar. El impedimento hace referencia a una barrera que puede imponer la sociedad, el entorno o la actitud del propio paciente.

Equipo profesional

La rehabilitación del paciente mayor requiere, como para cualquier otra persona, la existencia de un equipo multidisciplinar integrado por profesionales del mismo o de diferentes niveles asistenciales: médico rehabilitador, fisioterapeuta terapeuta ocupacional, psicólogo, logopeda, trabajador social auxiliados por el equipo médico de grados en enfermería y cuidadores que tratan habitualmente al paciente.

Principios de la rehabilitación geriátrica

Parreño definió tres grandes tipos de *procesos patológicos* que inciden en el anciano:

- Síndromes invalidantes.
- Síndromes no invalidantes.
- Síndromes involutivos y degenerativos.

Estableciendo que, desde una perspectiva terapéutica, la actitud rehabilitadora en el anciano debe concretarse en la prevención de invalideces y complicaciones secundarias y el establecimiento de un tratamiento activo que anule o frene la sintomatología primaria invalidante.

En el paciente geriátrico se deben respetar los siguientes *principios básicos:*

- Mantener la máxima movilidad. Mantener o restaurar la independencia en actividades básicas de la vida diaria. Desde el inicio, del tratamiento obtener la confianza y cooperación del paciente. Crear una atmósfera razonablemente esperanzadora y optimista.
- Aplicar tratamientos simples.
- Conseguir la cooperación del paciente.
- Crear una atmósfera de esperanza razonable.
- Diseñar la duración de las sesiones terapéuticas para períodos de tiempo cortos.
- Motivar a todo el equipo profesional para trabajar coordinadamente.

En la *rehabilitación geriátrica* es necesario utilizar:

- Instrumentos de valoración funcional, que Informen de la intensidad de las limitaciones, tanto para la realización de las actividades de la vida diaria (AVD) corno de las actividades instrumentales de la vida diaria (AND).
- Protocolizar por procesos los contenidos terapéuticos de forma que puede garantizarse la calidad de la intervención.
- Evaluar los resultados obtenidos periódicamente, para introducir las mejoras o correcciones necesarias.

Niveles de intervención en rehabilitación.

La rehabilitación se plantea sus objetivos en la fase de prevención de las discapacidades, de abordaje terapéutico de las mismas y a nivel terciario en las secuelas o limitaciones que han generado las discapacidades.

NIVELES DE INTERVENCIÓN EN REHABILITACIÓN		
Prevención primaria	Prevención secundaria	Prevención terciaria
Estilos de vida saludables. Ejercicio físico.	Detección precoz de la pérdida de autonomía mediante la utilización de la evaluación geriátrica integral. Identificar tareas centinela.	Detección de la pérdida funcional, física, mental y social (incluyendo a las familias). Controlar la morbilidad.

Las ventajas de la inclusión de las personas mayores en programas de rehabilitación en los diferentes niveles de prevención han sido analizadas por varios grupos de investigadores, mostrando de forma inequívoca resultados significativos a favor de la inclusión en estos programas incluso la OMS lo preconiza con el concepto del *envejecimiento activo.* Estas ventajas se esquematizan en la lectura horizontal de la tabla.

Son conocidos también los beneficiosos efectos del ejercicio físico sobre los diferentes sistemas del organismo.

VENTAJAS DE LOS PROGRAMAS DE EJERCICIO FÍSICO PARA ANCIANOS		
Conveniencia del ejercicio	Puntos fuertes	Puntos débiles
Entrenado	Detección precoz de la pérdida de autonomía mediante la utilización de la evaluación geriátrica integral. Identificar tareas centinela.	Detección de la pérdida funcional, física, mental y social (incluyendo a las familias). Controlar la morbilidad.

Factores y principios de aplicación

- Necesidad de tratamiento precoz y, a menudo, preventivo:
  - Toda deficiencia motriz, de origen nervioso o articular, debe recibir un tratamiento de reeducación.
  - La persistencia de una actividad física consistirá en la mejor higiene de vida.
- Los principios generales de la rehabilitación en el anciano, cualquiera que sea el proceso del que se trate, debe aplicarse como medida general para luego aplicar las técnicas específicas correspondientes al proceso.
  1. Mantener la máxima movilidad articular.
  2. Mantener o restaurar la independencia en actividades de la vida diaria (AVD).
  3. Mantener o incrementar la fuerza muscular.
  4. Lograr un buen patrón de marcha y equilibrio.
  5. Valorar postura.
  6. Historial de caídas sufridas.
  7. Lograr la confianza y cooperación del paciente desde el inicio.
- Adaptación de la psicología individual del anciano para asimilar los elementos de la reeducación.
- Utilización de un máximo de métodos activos y de un mínimo de aparatos y accesorios, si no es con finalidad ocupacional (ergoterapia).
- Creación de un ambiente psicológico favorable junto con la necesaria paciencia por parte del fisioterapeuta.

- Potenciar el hábito de la realización de ejercicios diarios y sin fatiga.
- Los objetivos han de ser, a menudo, modestos y una de las metas principales será la readquisición de una independencia real tan completa como sea posible, teniendo en cuenta las capacidades residuales del paciente.
- Criterios que podrán determinar el grado de autonomía de la persona de edad:
  - Movilidad (posibilidades de desplazamiento).
  - Independencia física funcional.
  - Ocupación (preparar comida, realizar pequeñas limpiezas).
  - Orientación en relación con el entorno.
  - Independencia económica.
- El dominio de la aplicación de la fisioterapia geriátrica se puede aplicar a pacientes de edad afectados de enfermedades invalidantes que conciernan al aparato locomotor, cardiorrespiratorio y circulatorio; así como a pacientes con problemas psíquicos o psicológicos.
- Las afecciones referidas al aparato locomotor son, principalmente:
  - Afecciones Reumáticas degenerativas (artrosis, osteoporosis) o inflamatorias (artritis).
  - Hemiplejías.
  - Fracturas (cuello de húmero, cadera).

Indicaciones generales:

- Los objetivos apuntarán a la prevención de un envejecimiento acelerado o inarmónico de una degradación demasiado rápida de las aptitudes funcionales, debiendo actuar sobre:
  - Sistema respiratorio:
    * Ejercicios de control y regularización de la respiración: Ventilación amplia y controlada.
    * Evitar contenciones abdominales que aumenten la presión, luchar contra las posiciones defectuosas, obesidad y la prolongada permanencia en cama.
  - Sistema locomotor: Las posibilidades de locomoción condicionan la vida de relación y de comunicación de las personas de edad, numerosos *factores* influyen en la locomoción del anciano:
    * Estado articular.
    * Grado de mineralización ósea (osteoporosis).

* Daños neurológicos asociados.
* Estado cardiovascular y pulmonar.
* Secuelas de traumatismos.

* Entre las *medidas* de las que disponemos para mejorar el sistema locomotor se encuentran:

- Masaje general circulatorio y/o linfático (no volver al paciente dependiente de este tratamiento).
- Movilizaciones activas ++, ejercicios autoasistidos, gimnasia individual y colectiva.
- Ejercicios funcionales que insistan en los desplazamientos laterales y oblicuos en asociación con una estimulación del control visual (empleo de objetos en movimiento y de referencias coloreadas y luminosas).
- Estimulación del equilibrio: importancia del sistema oculomotor y de la movilidad cervical.
- Actividad muscular, sobre todo estática, con resistencia igual al 50% de resistencia máxima (RM).
- Medios físicos (termoterapia, hidroterapia).
- Enseñanza de un correcto régimen de vida.
- Lucha contra el miedo a caerse (equilibrio ++) y aprendizaje para *levantarse del suelo*.
- Práctica de un deporte adaptado o gimnasia funcional que persiga:
  - Movimientos simples.
  - Diversidad de ejercicios.
  - Carácter funcional y utilitario.
  - Adaptación progresiva a un esfuerzo siempre tolerable.
  - Períodos frecuentes de recuperación y de relajación.

Factor psicológico

Ayudar al paciente a conservar e incluso desarrollar un mejor concepto psíquico.

El envejecimiento y su repercusión sobre le sistema locomotor puede ocasionar dificultades durante las actividades de la vida diaria, los consejos sencillos y la utilización de ayudas técnicas (bastón, muletas, andador) pueden secundar a la persona de edad en su deseo de conservación o recuperación de autonomía. Estas ayudas técnicas pueden solucionar numerosos problemas debidos al déficit de movilidad articular, la falta de fuerza y la coordinación y a las alteraciones visuales.

Características del programa de ejercicio físico

Cualquier programa de ejercicio físico debe diseñarse *a medida* para las personas que deben realizarlo en el caso de las personas mayores debe tenerse especial cuidado en que el programa propuesto se adapte a las posibilidades reales de su capacidad física, por lo que es obligatorio una exhaustiva valoración previa que incluya una anamnesis completa y la exploración cardiovascular respiratoria y músculo-esquelética.

El programa debe contemplar actividades de fortalecimiento, actividades de flexibilización y ejercicio aeróbico con una intensidad de ejercicio aeróbico que ha de estar entre el 70% y el 90% de la frecuencia máxima cardíaca aproximadamente 220 - la edad en años aunque algunos autores recomiendan incluso porcentajes más bajos.

La duración del programa debe ser entre 20 y 60 min. con una frecuencia de 3 a 5 sesiones semanales.

El ejercicio será rítmico dinámico y global, de forma que favorezca el trabajo de grandes grupos musculares y adecuado en intensidad y duración a la capacidad de la persona.

Medios terapéuticos para tratamiento geriátrico

Los *medios terapéuticos* más usados son:

- *Cinesiterapia:* Pasiva, activo-pasivo, activo.
- *Hidroterapia:* Con y sin presión a distintas temperatura local o general y también se puede realizar diferentes ejercicios sin que haya mayor peso que el del agua para realizar también es muy importante está técnica a la hora de una cirugía ortopédica ya que ayuda recuperar el AMA y la fuerza muscular.
- *Termoterapia:* en los dolores de la artritis, lumbares. Cervicales, capsulitis adhesiva del hombro.
- *Crioterapia:* consigue un cierto grado de recomendación al aplicarse a las artrosis y a las lumbalgias post quirúrgicas.
- *Ondas de choque:* estudios clínicos demuestran la aceleración de la unión ósea en situación de pseudoartrosis y retardo de consolidación osea en las fracturas.
- *Estimulación eléctrica funcional:* estimulación nerviosa mediante electrodos de superficie. Eficaz en casos muy seleccionados de lesiones medulares y para hemiplejias.
- *Ortesis y prótesis:* las ortesis son dispositivos que modifican la estructura o función del sistema neurológico y músculo esquelético pueden ser:

- *Ortesis de miembro superior:* mano, muñeca (férulas de inmovilización o para el síndrome del túnel del carpo), codo y hombro.
- *Ortesis de miembro inferior:* pie (plantillas), tobillo-pie (antiequinos), rodilla.
- *Ortesis de columna:* collarines cervicales, marco de Jewett en los aplastamientos vertebrales, etc. Las prótesis pueden tener una finalidad estética o funcional y en general las de extremidad inferior. Se consiguen mejor sus objetivos, pues sus objetivos son demandas son más simples (permitir la marcha), comparadas con la de extremidad superior cuyos objetivos son el agarre, la presión, etc.

Rehabilitación de procesos agudos

En este apartado se incluyen todos aquellos procesos patológicos en fase aguda que cursan con una afectación funcional.

El programa debe incluir todas las técnicas necesarias para facilitar la restauración precoz de la función perdida, y si ello no es posible, el mantenimiento de las funciones que se conservan y el desarrollo de las sustituciones posibles.

El uso sistematizado de escalas de valoración de la discapacidad como la medida de la independencia funcional (FIM), el índice de Katz, o la escala de Barthel, entre muchas otras, facilita el reconocimiento de todos los déficits funcionales que presente el paciente.

Es conveniente insistir en la necesidad de protocolizar los programas terapéuticos de rehabilitación para garantizar mejor la calidad y homogeneidad de las intervenciones.

El paciente geriátrico no presenta por razón de su edad limitaciones en el acceso a los programas de rehabilitación lo que sí requiere son adaptaciones específicas de estos programas.

Rehabilitación de procesos crónicos

La rehabilitación de procesos crónicos o de larga evolución *debe aplicarse a:*

- Pacientes afectos de secuelas neurológicas causadas por accidentes cerebro vasculares, traumatismos craneoencefálicos lesiones medulares o amputaciones múltiples.
- Pacientes con alteraciones severas secundarias a dolor crónico, fobias o trastornos del comportamiento obsesivo-compulsivo.

- Pacientes con comorbilidad elevada, dados recientemente de alta de unidades de cuidados críticos, u hospitalizados durante mucho tiempo, o pacientes que precisen ventilación asistida
- Pacientes con disfunción física que requieran tratamiento diario con una o más técnicas terapéuticas.

Cuando la discapacidad es progresiva o está estabilizada el objetivo terapéutico principal es el confort del paciente, por lo que el programa de rehabilitación debe orientarse a mantener la máxima independencia posible, evitando complicaciones secundarias y favoreciendo la calidad de vida del enfermo.

El uso de las ayudas técnicas debe ser considerado cuando puedan mejorar la capacidad y seguridad del enfermo para realizar tareas, y su prescripción debe hacerse siguiendo criterios técnicos.

Accidente cerebrovascular

El tratamiento en unidades multidisciplinarias reduce la mortalidad, la dependencia, y menor estadía posible en hospitalización. La recuperación funcional se alcanza en 3 meses en el 95% de los casos la función completa de miembro superior se alcanza en el 79% de los pacientes con paresia inicial leve y solo el 15 presentan una paresia grave. No se espera cambios significativos más allá de los 6 meses posteriores. Es fundamental empezar la fisioterapia lo más rápido mas rápido posible ya que esto le da mayor eficacia está debe durar 30- 60 minutos, es importante fomentar la simetría en el esquema corporal y el movimiento y la recuperación de sensibilidad es decir hacer a los pacientes conscientes de cada movimiento hasta el más pequeño.

Se puede distinguir 3 *fases* en el programa de rehabilitación del Ictus:

- *Fase aguda:* son las primeras 48 horas insistir en la posición correcta en la cama, cambios posturales, movilización activa del hemicuerpo cuerpo afectado, fisioterapia respiratoria.
- *Fase subaguda:* desde la 1 semana a los 3 meses; se comienza lo que es la sedestación, transferencias, reeducación del equilibrio, paralelas para marcha, isométricos, isotónicos trabajo de la mano afectada reaprendizaje motor orientada a la tarea, fortalecimiento del lado afectado y restricción del sano.

- *Fase crónica:* más de 3 meses; mantener lo que se ha conseguido, evaluar lo que se ha mejorado y enfocarse en las dificultades presentadas, sugerir adaptaciones y reintegrar al paciente en su ámbito socio-familiar.

Fractura de cadera

Es una de las patologías que más discapacidad deja los adultos mayores el *grado de eficacia de la rehabilitación* según el modelo utilizado es:

Recuperación de la marcha independiente se sitúa entre un 20-40% y un 30-50% al año. El *orden de recuperación* de la discapacidad motora producida por una fractura de cadera es:

- En el cuarto mes ya hay una post fractura, mayor recuperación de las AVD relacionadas a miembros superiores.
- A los 6-9 meses se da una mayor recuperación de la marcha el equilibrio.
- En el mes 11 realizarán las actividades básicas que concierne a los miembros inferiores.

La movilización pasiva, preventiva y precoz es fundamental para prevenir las complicaciones en el post operatorio inmediato ya que esto puede modificar el diagnostico de rehabilitación ha de comenzar lo antes posible al igual que la rehabilitación. Mediante ejercicios isométricos del miembro afectado y la movilización resistida contralateral se conseguirá mantener la musculatura esto consiste en extensiones de rodilla y flexiones de cadera el fortalecimiento del cuádriceps facilita las transferencias y el del abductor de cadera y la recuperación de la marcha independiente. Se inicia la carga precoz y la bipedestación y la deambulación progresiva al principio con ayudas externas (andador, bastones de apoyo cubital) por último se iniciara un entrenamiento para subir y bajar escaleras. Es recomendable informar a paciente y familia tras el alta en el hospital sobre como entrar y salir del coche, el uso de almohada entre las piernas para evitar asimetrías evitar el decúbito lateral en el lado intervenido.

Enfermerdad de Parkinson

El tratamiento debe ser proporcionado no solo a unas técnicas de fisioterapia especifica sino ver los deficits motores individuales, la foniatría y la terapia ocupacional. Hay que vigilar constantemente en todo momento la aparición de otros síntomas asociadas a la enfermedad como puede ser la hipotensión ortostática, la disfagia o el estreñimiento.

Las sesiones deben durar de 20 a 60 minutos unas 3 veces por semanas, durante las primeras 8 semanas se deben aprovechas las fases ON y en la tarde suele ser el momento más apropiado. Se potenciará la musculatura mediante mesas, ejercicios aeróbicos e insistir en los músculos extensores de cuello, tórax y extremidades para evitar las posturas flexoras típicas de la enfermedad y las contracturas.

Contra la rigidez se emplean diversos métodos de relajación y ejercicios suaves, insistiendo en la movilización de los hombros pues estas articulaciones tienden a doler. El fortalecimiento muscular y la reeducación postural también ayudan y ejercicios de coordinación como el baile puede mejorar el control del equilibrio.

Actitud de los profesionales en el proceso de rehabilitación del anciano

Es importante reconocer que la actitud del profesional en el abordaje de la rehabilitación del anciano tiene repercusiones directas sobre los resultados funcionales obtenidos.

La adaptación y el entrenamiento de los profesionales del equipo de rehabilitación para atender en *condiciones óptimas* a estos pacientes debe contemplar sus:

- Limitaciones físicas.
- Déficits de motivación.
- Necesidades de soporte psicológico.
- Madurez y actitud positiva ante los déficits.
- Necesidad de privacidad.
- Expectativas de adaptabilidad decreciente.
- Control de las complicaciones.

Ideas erróneas sobre rehabilitación

La rehabilitación no es un servicio específico de la discapacidad para personas con trastornos duraderos. Tampoco es un servicio orientado únicamente a personas con deficiencias físicas. Al contrario, es una parte esencial de la atención sanitaria efectiva que ha de recibir cualquier persona que presente algún problema de salud, agudo o crónico, alguna deficiencia o alguna lesión que suponga una limitación para su vida cotidiana, por lo que todo aquel que la necesite ha de poder acceder a ella.

No solo se ofrece en centros especializados en rehabilitación, sino que también puede ser muy eficaz cuando está integrada en programas más amplios.

La rehabilitación no es un lujo ni un servicio de salud opcional para quienes puedan permitírselo. Tampoco es una estrategia de último recurso para cuando fallan las intervenciones preventivas y curativas. Para que se materialicen todos los beneficios sociales, económicos y sanitarios de la rehabilitación, es necesario que todo el mundo pueda tener acceso a intervenciones de rehabilitación oportunas y asequibles. En muchos casos, ello implica empezar con la rehabilitación en cuanto se detecta un problema de salud, y continuar con ella mientras se llevan a cabo otras intervenciones sanitarias.

Como se puede integrar mejor la rehabilitación en los sistemas sanitarios

En 2019, la OMS puso en marcha la iniciativa *Rehabilitación 2030*, por la que se hace un llamamiento a todos los interesados para llevar a cabo acciones concertadas y coordinadas que permitan desarrollar la rehabilitación a mayor escala. Para lograrlo, se identificaron diez *esferas prioritarias* para reforzar la rehabilitación en los sistemas sanitarios:

- Crear un liderazgo sólido y lograr apoyo político para promover la rehabilitación a nivel subnacional, nacional y mundial.
- Reforzar la planificación y la aplicación de la rehabilitación a nivel nacional y subnacional, también en el marco de la preparación y respuesta frente a emergencias.
- Mejorar la integración de la rehabilitación en el sector de la salud y reforzar los vínculos intersectoriales para atender de manera efectiva y eficiente las necesidades de la población.
- Incorporar la rehabilitación en la cobertura sanitaria universal.
- Crear modelos integrales de prestación de servicios de rehabilitación para conseguir de manera progresiva un acceso equitativo a servicios de calidad, también a las ayudas técnicas, para toda la población, incluidas las personas que viven en zonas rurales y remotas.
- Desarrollar una red multidisciplinar de profesionales de la rehabilitación que se adapte al contexto de cada país, y promover los conceptos de la rehabilitación en la formación de los profesionales sanitarios.
- Ampliar la financiación destinada a la rehabilitación por conducto de los mecanismos apropiados.

- Recopilar información pertinente sobre rehabilitación para mejorar los sistemas de información sanitaria, incluidos los datos relativos a los sistemas de rehabilitación e información sobre el funcionamiento empleando la Clasificación Internacional del Funcionamiento, de la Discapacidad y de la Salud (CIF).
- Impulsar la capacidad investigadora y ampliar la disponibilidad de datos sólidos sobre rehabilitación.
- Crear y reforzar redes y alianzas en la esfera de la rehabilitación, particularmente entre países de ingresos bajos, medianos y altos.

Respuesta de la OMS

A fin de *reforzar los sistemas sanitarios* para ofrecer servicios de rehabilitación, la OMS:

- Ofrece orientación normativa y apoyo técnico para reforzar la gobernanza de los servicios de rehabilitación, así como la financiación y la prestación de servicios de calidad.
- Aumenta la cantidad de datos sólidos disponibles sobre rehabilitación reuniendo datos mundiales y orientando el programa de investigación.
- Desarrolla normas y recursos para favorecer la integración de la rehabilitación en la respuesta y la coordinación en situaciones de emergencia.
- Fomenta las redes y las alianzas en el ámbito de la rehabilitación.

Resultados en rehabilitación

A menudo es muy difícil en el campo de la rehabilitación poder evaluar los resultados obtenidos tras un programa de rehabilitación si no se han producido cambios funcionales significativos.

Jette definió el diferente impacto que una misma discapacidad física puede generar en las personas a través de dos factores, atributos y conceptos de relación.

El primero es el estado individual del paciente lo que llama sus atributos como la fuerza muscular, la capacidad de movimiento o las características de la postura o la marcha, el segundo son las capacidades personales individuales para la relación social y relación con el entorno a las que llama conceptos de relación.

Estos dos factores explicarían por qué frente a situaciones similares de potencial evolutivo los resultados pueden ser muy diferentes.

El *modelo básico de resultados* definido por R.L. Kane en rehabilitación corresponde a la siguiente fórmula:

Resultados = f (situación de partida, factores de tratamiento, entorno).

En la situación de partida se situarían los atributos de Jette.

El interés del modelo de Kane reside en que no solo pone el énfasis en la situación de partida y la comorbilidad existente, sino que reconoce también el papel que el entorno de la persona puede jugar en los resultados obtenidos en el proceso de rehabilitación, al margen del tratamiento aplicado.

En la medida de resultados del programa de rehabilitación, Kane identifica las *áreas de información,* que deben incluirse:

Funcional	Psicológica
Afectos	Integración social
Dolor y malestar	Cognitiva
Rol social	Satisfacción

Es especialmente importante la percepción del propio paciente sobre los resultados obtenidos al finalizar el programa y qué aspectos considera de mayor repercusión en su vida diaria.

La persona valora los *resultados del programa recibido en función de:*

- Mejoría en su capacidad para las actividades de vida diaria.
- Capacidad de desarrollar actividades sociales y recreativas.
- Posibilidad de retorno a la comunidad.
- Satisfacción con la participación y los cuidados recibidos.

Beneficios de la rehabilitación

Algunos de los *beneficios* que aporta la rehabilitación física son:

- Los buenos ejercicios de rehabilitación reducen el impacto a largo plazo de las lesiones.
- Mejora el tono muscular.
- Las terapias físicas te devuelven movilidad, libertad e independencia.
- Ayuda a corregir problemas físicos.

- Tanto la calidad del hueso como la fuerza muscular, la elasticidad mejoran.

Además:

Calidad de vida para ti

La primera toma de contacto con tu fisio implicará un reconocimiento de tu cuerpo, y problemas en los que como profesional sabrá aconsejarte. Ayudándote a recuperarte de una lesión contribuirá a que esta no se vuelva a dar.

Cuida la salud de tus articulaciones

Te ayudará, con ejercicios adaptados a cada tipo de lesión, a fortalecer dichas articulaciones o músculos que hayan perdido fuerza.

Ganas equilibrio y fuerza

Al tratar una lesión adecuadamente lograrás ganar fortaleza en los músculos y articulaciones a través de pequeños ejercicios que te aportará un profesional que podrá ayudarte durante ese período de rehabilitación.

Te quitará los miedos a una nueva lesión

Realizando una correcta rehabilitación te sentirás más confiado y evitarás el típico miedo a lesionarte de nuevo. Te dará confianza en ti mismo, a la vez que te dotará de pequeñas prácticas positivas para tu cuerpo.

Disminución de la inflamación del tejido y cicatrización mejorada

Cuanto antes comienzas a realizar la rehabilitación mejor será de cara a una recuperación previa.

Ayuda a no perder movilidad y rango de movimiento tras la lesión

Es frecuente que tras una lesión al cuerpo le cueste volver a ganar cierta movilidad, incluso es probable que haya perdido gran parte de la misma. Gracias a la rehabilitación trabajarás para impedir que esto suceda.

BIBLIOGRAFÍA

1. ¿Qué es una investigación evaluativa? Investigación de mercado. Questionpro. 2020
2. Evaluación de la política social. Consejo nacional de evaluación de la política de desarrollo social. 2021.
3. El valor de la evaluación de impacto. Observatorio empresarial para el crecimiento inclusivo. 2016
4. Área psicosocial. Rehabilitamos. 2018
5. REGADERA, J.J. ¿Cuál es el papel del psicólogo en la tercera edad? Cattell psicólogos. 2021.
6. Funciones de una trabajadora social en una residencia. Geriatricarea. 2015
7. Certificado de defunción. Partida de defunción y justificante de fallecimiento. Blog Efuneraria. 2019
8. Certificado de defunción. Trámites. Gobierno de España. 2021.
9. Certificado de defunción. Partida de defunción y justificante de fallecimiento. Blog. Efuneraria. 2019
10. Consentimiento informado. Derechos y calidad asistencial. Junta de Andalucía.
11. ¿Cuáles son los objetivos y funciones de la enfermería geriátrica? Grupo las mimosas. 2019
12. RUIZ-GARCIA, J. ET ALL. Las ordines de no reanimar. Historia y situación actual. 2021.
13. La fisioterapia en el ámbito de la geriatría. Qmayor magazine. 2018
14. Rehabilitación en el adulto mayor. Módulos de valoración clínica. Módulo 8. Organización panamericana de la salud. Oficina regional de la organización mundial de la salud. 2021.
15. MEJÍA ZAPATA, L.M. Guía de rehabilitación geriátrica: tratamientos de fisioterapia en el adulto mayor. Laura María Mejía fisioterapeuta. 2018
16. Beneficios de la rehabilitación. Ortotecsa. 2019
17. Rehabilitación. Organización mundial de la salud. 2019
18. Los 6 beneficios de una buena rehabilitación. Salud, física, psíquica y social. 2021.

9. MARCO LEGAL DE LA ATENCIÓN A LA VEJEZ

EXPOSICIÓN DE MOTIVOS

1. La atención a las personas en situación de dependencia y la promoción de su autonomía personal constituye uno de los principales retos de la política social de los países desarrollados. El reto no es otro que atender las necesidades de aquellas personas que, por encontrarse en situación de especial vulnerabilidad, requieren apoyos para desarrollar las actividades esenciales de la vida diaria, alcanzar una mayor autonomía personal y poder ejercer plenamente sus derechos de ciudadanía.

En octubre de 2003 se aprobó en el Pleno del Congreso de los Diputados la Renovación del Pacto de Toledo con una Recomendación Adicional 3.ª que expresa: *resulta por tanto necesario configurar un sistema integrado que aborde desde la perspectiva de globalidad del fenómeno de la dependencia y la Comisión considera necesaria una pronta regulación en la que se recoja la definición de dependencia, la situación actual de su cobertura, los retos previstos y las posibles alternativas para su protección.*

El reconocimiento de los derechos de las personas en situación de dependencia ha sido puesto de relieve por numerosos documentos y decisiones de organizaciones internacionales, como la Organización Mundial de la Salud, el Consejo de Europa y la Unión Europea. En 2002, bajo la presidencia española, la Unión Europea decidió tres criterios que debían regir las políticas de dependencia de los estados miembros: universalidad, alta calidad y sostenibilidad en el tiempo de los sistemas que se implanten.

Las conclusiones del Informe de la Subcomisión sobre el estudio de la situación actual de la discapacidad, de 13 de diciembre de 2003, coinciden en la necesidad de configurar un sistema integral de la dependencia desde una perspectiva global con la participación activa de toda la sociedad.

En España, los cambios demográficos y sociales están produciendo un incremento progresivo de la población en situación de dependencia. Por una parte, es necesario considerar el importante crecimiento de la población de más de 65 años, que se ha duplicado en los últimos 30 años, para pasar de 3,3 millones de personas en 1970 (un 9,7% de la población total) a más de 6,6 millones en 2000 (16,6%). A ello hay que añadir el fenómeno demográfico denominado *envejecimiento del envejecimiento*, es decir, el aumento del colectivo de población con edad superior a 80 años, que se ha duplicado en solo veinte años.

Ambas cuestiones conforman una nueva realidad de la población mayor que conlleva problemas de dependencia en las últimas etapas de la vida para un colectivo de personas cada vez más amplio. Asimismo, diversos estudios ponen de manifiesto la clara correlación existente entre la edad y las situaciones de discapacidad, como muestra el hecho de que más del 32% de las personas mayores de 65 años tengan algún tipo de discapacidad, mientras que este porcentaje se reduce a un 5% para el resto de la población.

A esta realidad, derivada del envejecimiento, debe añadirse la dependencia por razones de enfermedad y otras causas de discapacidad o limitación, que se ha incrementado en los últimos años por los cambios producidos en las tasas de supervivencia de determinadas enfermedades crónicas y alteraciones congénitas y, también, por las consecuencias derivadas de los índices de siniestralidad vial y laboral.

Un 9% de la población española, según la Encuesta sobre Discapacidades, Deficiencias y Estado de Salud de 1999, presenta alguna discapacidad o limitación que le ha causado, o puede llegar a causar, una dependencia para las actividades de la vida diaria o necesidades de apoyo para su autonomía personal en igualdad de oportunidades. Para este colectivo se legisló recientemente con la Ley 51/2003, de 2 de diciembre, de Igualdad de Oportunidades, no discriminación y accesibilidad universal de las personas con discapacidad.

2. La atención a este colectivo de población se convierte, pues, en un reto ineludible para los poderes públicos, que requiere una respuesta firme, sostenida y adaptada al actual modelo de nuestra sociedad. No hay que olvidar que, hasta ahora, han sido las familias, y en especial las mujeres, las que tradicionalmente han asumido el cuidado de las personas dependientes, constituyendo lo que ha dado en llamarse el «apoyo informal». Los cambios en el modelo de familia y la incorporación progresiva de casi tres millones de mujeres, en la última década, al mercado de

trabajo introducen nuevos factores en esta situación que hacen imprescindible una revisión del sistema tradicional de atención para asegurar una adecuada capacidad de prestación de cuidados a aquellas personas que los necesitan.

El propio texto constitucional, en sus artículos 49 y 50, se refiere a la atención a personas con discapacidad y personas mayores y a un sistema de servicios sociales promovido por los poderes públicos para el bienestar de los ciudadanos. Si en 1978 los elementos fundamentales de ese modelo de Estado del bienestar se centraban, para todo ciudadano, en la protección sanitaria y de la Seguridad Social, el desarrollo social de nuestro país desde entonces ha venido a situar a un nivel de importancia fundamental a los servicios sociales, desarrollados fundamentalmente por las Comunidades Autónomas, con colaboración especial del tercer sector, como cuarto pilar del sistema de bienestar, para la atención a las situaciones de dependencia.

Por parte de las Administraciones Públicas, las necesidades de las personas mayores, y en general de los afectados por situaciones de dependencia, han sido atendidas hasta ahora, fundamentalmente, desde los ámbitos autonómico y local, y en el marco del Plan Concertado de Prestaciones Básicas de Servicios Sociales, en el que participa también la Administración General del Estado y dentro del ámbito estatal, los Planes de Acción para las Personas con Discapacidad y para Personas Mayores. Por otra parte, el Sistema de Seguridad Social ha venido asumiendo algunos elementos de atención, tanto en la asistencia a personas mayores como en situaciones vinculadas a la discapacidad: gran invalidez, complementos de ayuda a tercera persona en la pensión no contributiva de invalidez y de la prestación familiar por hijo a cargo con discapacidad, asimismo, las prestaciones de servicios sociales en materia de reeducación y rehabilitación a personas con discapacidad y de asistencia a las personas mayores.

Es un hecho indudable que las entidades del tercer sector de acción social vienen participando desde hace años en la atención a las personas en situación de dependencia y apoyando el esfuerzo de las familias y de las corporaciones locales en este ámbito. Estas entidades constituyen una importante malla social que previene los riesgos de exclusión de las personas afectadas.

La necesidad de garantizar a los ciudadanos, y a las propias Comunidades Autónomas, un marco estable de recursos y servicios para la atención a la dependencia y su progresiva importancia lleva ahora al Estado a intervenir en este ámbito con la regulación contenida en esta Ley, que la configura como una nueva modalidad de protección social que amplía y complementa la acción protectora del Estado y del Sistema de la Seguridad Social.

Se trata ahora de configurar un nuevo desarrollo de los servicios sociales del país que amplíe y complemente la acción protectora de este sistema, potenciando el avance del modelo de Estado social que consagra la Constitución Española, potenciando el compromiso de todos los poderes públicos en promover y dotar los recursos necesarios para hacer efectivo un sistema de servicios sociales de calidad, garantistas y plenamente universales. En este sentido, el Sistema de Atención de la Dependencia es uno de los instrumentos fundamentales para mejorar la situación de los servicios sociales en nuestro país, respondiendo a la necesidad de la atención a las situaciones de dependencia y a la promoción de la autonomía personal, la calidad de vida y la igualdad de oportunidades.

3. La presente Ley regula las condiciones básicas de promoción de la autonomía personal y de atención a las personas en situación de dependencia mediante la creación de un Sistema para la Autonomía y Atención a la Dependencia (SAAD), con la colaboración y participación de todas las Administraciones Públicas.

El Sistema tiene por finalidad principal la garantía de las condiciones básicas y la previsión de los niveles de protección a que se refiere la presente Ley. A tal efecto, sirve de cauce para la colaboración y participación de las Administraciones Públicas y para optimizar los recursos públicos y privados disponibles. De este modo, configura un derecho subjetivo que se fundamenta en los principios de universalidad, equidad y accesibilidad, desarrollando un modelo de atención integral al ciudadano, al que se reconoce como beneficiario su participación en el Sistema y que administrativamente se organiza en tres niveles.

En este sentido, la competencia exclusiva del Estado para la regulación de las condiciones básicas que garanticen la igualdad de todos los españoles en el ejercicio de los derechos y en el cumplimiento de los deberes constitucionales (artículo 149.1CE), justifica la regulación, por parte de esta Ley, de las condiciones básicas de promoción de la autonomía personal y de atención a las personas en situación de dependencia mediante la creación de un Sistema para la Autonomía y Atención a la Dependencia con la colaboración y participación de todas las Administraciones Públicas, y con pleno respeto de las competencias que las mismas hayan asumido en materia de asistencia social en desarrollo del artículo 148.1.20 de la Constitución.

La Ley establece un nivel mínimo de protección, definido y garantizado financieramente por la Administración General del Estado. Asimismo, como un segundo nivel de protección, la Ley contempla un régimen de cooperación y financiación entre la Administración General del Estado y las Comunidades Autónomas mediante convenios para el desarrollo y aplicación de las demás prestaciones y servicios que se contemplan en la Ley. Finalmente, las Comunidades Autónomas podrán desarrollar, si así lo estiman oportuno, un tercer nivel adicional de protección a los ciudadanos.

La propia naturaleza del objeto de esta Ley requiere un compromiso y una actuación conjunta de todos los poderes e instituciones públicas, por lo que la coordinación y cooperación con las Comunidades Autónomas es un elemento fundamental. Por ello, la ley establece una serie de mecanismos de cooperación entre la Administración General del Estado y las Comunidades Autónomas, entre los que destaca la creación del Consejo Territorial del Sistema para la Autonomía y Atención a la Dependencia. En su seno deben desarrollarse, a través del acuerdo entre las administraciones, las funciones de acordar un marco de cooperación interadministrativa, la intensidad de los servicios del catálogo, las condiciones y cuantía de las prestaciones económicas, los criterios de participación de los beneficiarios en el coste de los servicios o el baremo para el reconocimiento de la situación de dependencia, aspectos que deben permitir el posterior despliegue del sistema a través de los correspondientes convenios con las Comunidades Autónomas.

Se trata, pues, de desarrollar, a partir del marco competencial, un modelo innovador, integrado, basado en la cooperación interadministrativa y en el respeto a las competencias.

La financiación vendrá determinada por el número de personas en situación de dependencia y de los servicios y prestaciones previstos en esta Ley, por lo que la misma será estable, suficiente, sostenida en el tiempo y garantizada mediante la corresponsabilidad de las Administraciones Públicas. En todo caso, la Administración General del Estado garantizará la financiación a las Comunidades Autónomas para el desarrollo del nivel mínimo de protección para las personas en situación de dependencia recogidas en esta Ley.

El sistema atenderá de forma equitativa a todos los ciudadanos en situación de dependencia. Los beneficiarios contribuirán económicamente a la financiación de los servicios de forma progresiva en función de su capacidad económica, teniendo en cuenta para ello el tipo de servicio que se presta y el coste del mismo.

El sistema garantizará la participación de las entidades que representan a las personas en situación de dependencia y sus familias en sus órganos consultivos.

Se reconocerá también la participación de los beneficiarios en el sistema y la complementariedad y compatibilidad entre los diferentes tipos de prestaciones, en los términos que determinen las normas de desarrollo.

4. La Ley se estructura en un título preliminar; un título primero con cinco capítulos; un título segundo con cinco capítulos; un título tercero; dieciséis disposiciones adicionales; dos disposiciones transitorias y nueve disposiciones finales.

En su título preliminar recoge las disposiciones que se refieren al objeto de la Ley y los principios que la inspiran, los derechos y obligaciones de las personas en situación de dependencia, y los titulares de esos derechos.

El título I configura el Sistema de Atención a la Dependencia, la colaboración y participación de todas las Administraciones Públicas en el ejercicio de sus competencias, a través de los diversos niveles de protección en que administrativamente se organizan las prestaciones y servicios. La necesaria cooperación entre Administraciones se concreta en la creación de un Consejo Territorial del sistema, en el que podrán participar las Corporaciones Locales y la aprobación de un marco de cooperación interadministrativa a desarrollar mediante Convenios con cada una de las Comunidades Autónomas. Asimismo, se regulan las prestaciones del sistema y el catálogo de servicios, los grados de dependencia, los criterios básicos para su valoración, así como el procedimiento de reconocimiento del derecho a las prestaciones.

El título II regula las medidas para asegurar la calidad y la eficacia del sistema, con elaboración de planes de calidad y sistemas de evaluación, y con especial atención a la formación y cualificación de profesionales y cuidadores. En este mismo título se regula el sistema de información de la dependencia, el Comité Consultivo del sistema en el que participarán los agentes sociales y se dota del carácter de órganos consultivos a los ya creados, Consejo Estatal de Personas Mayores y del Consejo Nacional de la Discapacidad y Consejo Estatal de Organizaciones no Gubernamentales de Acción Social.

Por último, se regulan en el título III las normas sobre infracciones y sanciones vinculadas a las condiciones básicas de garantía de los derechos de los ciudadanos en situación de dependencia.

Las disposiciones adicionales introducen los cambios necesarios en la normativa estatal que se derivan de la regulación de esta Ley. Así, se realizan referencias en materia de Seguridad Social de los cuidadores no profesionales, en la Ley del Impuesto sobre la Renta de las Personas Físicas, en la normativa sobre discapacidad, gran invalidez y necesidad de ayuda de tercera persona, y se prevén las modificaciones necesarias para regular la cobertura privada de las situaciones de dependencia.

La disposición transitoria primera regula la participación financiera del Estado en la puesta en marcha del sistema en un periodo transitorio hasta el año 2015, de acuerdo con las previsiones del calendario de aplicación de la Ley que se contiene en la disposición final primera.

TÍTULO PRELIMINAR.

Disposiciones generales

Artículo 1. *Objeto de la Ley.*

1. La presente Ley tiene por objeto regular las condiciones básicas que garanticen la igualdad en el ejercicio del derecho subjetivo de ciudadanía a la promoción de la autonomía personal y atención a las personas en situación de dependencia, en los términos establecidos en las leyes, mediante la creación de un Sistema para la Autonomía y Atención a la Dependencia, con la colaboración y participación de todas las Administraciones Públicas y la garantía por la Administración General del Estado de un contenido mínimo común de derechos para todos los ciudadanos en cualquier parte del territorio del Estado español.

2. El Sistema para la Autonomía y Atención a la Dependencia responderá a una acción coordinada y cooperativa de la Administración General del Estado y las Comunidades Autónomas, que contemplará medidas en todas las áreas que afectan a las personas en situación de dependencia, con la participación, en su caso, de las Entidades Locales.

Artículo 2. *Definiciones.*

A efectos de la presente Ley, *se entiende por:*

1. Autonomía: la capacidad de controlar, afrontar y tomar, por propia iniciativa, decisiones personales acerca de cómo vivir de acuerdo con las normas y preferencias propias así como de desarrollar las actividades básicas de la vida diaria.

2. Dependencia: el estado de carácter permanente en que se encuentran las personas que, por razones derivadas de la edad, la enfermedad o la discapacidad, y ligadas a la falta o a la pérdida de autonomía física, mental, intelectual o sensorial, precisan de la atención de otra u otras personas o ayudas importantes para realizar actividades básicas de la vida diaria o, en el caso de las personas con discapacidad intelectual o enfermedad mental, de otros apoyos para su autonomía personal.

3. Actividades Básicas de la Vida Diaria (ABVD): las tareas más elementales de la persona, que le permiten desenvolverse con un mínimo de autonomía e independencia, tales como: el cuidado personal, las actividades domésticas básicas, la movilidad esencial, reconocer personas y objetos, orientarse, entender y ejecutar órdenes o tareas sencillas.

4. Necesidades de apoyo para la autonomía personal: las que requieren las personas que tienen discapacidad intelectual o mental para hacer efectivo un grado satisfactorio de autonomía personal en el seno de la comunidad.

5. Cuidados no profesionales: la atención prestada a personas en situación de dependencia en su domicilio, por personas de la familia o de su entorno, no vinculadas a un servicio de atención profesionalizada.

6. Cuidados profesionales: los prestados por una institución pública o entidad, con y sin ánimo de lucro, o profesional autónomo entre cuyas finalidades se encuentre la prestación de servicios a personas en situación de dependencia, ya sean en su hogar o en un centro.

7. Asistencia personal: servicio prestado por un asistente personal que realiza o colabora en tareas de la vida cotidiana de una persona en situación de dependencia, de cara a fomentar su vida independiente, promoviendo y potenciando su autonomía personal.

8. Tercer sector: organizaciones de carácter privado surgidas de la iniciativa ciudadana o social, bajo diferentes modalidades que responden a criterios de solidaridad, con fines de interés general y ausencia de ánimo de lucro, que impulsan el reconocimiento y el ejercicio de los derechos sociales.

Artículo 3. *Principios de la Ley.*

Esta Ley se inspira en los siguientes *principios:*

a) El carácter público de las prestaciones del Sistema para la Autonomía y Atención a la Dependencia.

b) La universalidad en el acceso de todas las personas en situación de dependencia, en condiciones de igualdad efectiva y no discriminación, en los términos establecidos en esta Ley.

c) La atención a las personas en situación de dependencia de forma integral e integrada.

d) La transversalidad de las políticas de atención a las personas en situación de dependencia.

e) La valoración de las necesidades de las personas, atendiendo a criterios de equidad para garantizar la igualdad real.

f) La personalización de la atención, teniendo en cuenta de manera especial la situación de quienes requieren de mayor acción positiva como consecuencia de tener mayor grado de discriminación o menor igualdad de oportunidades.

g) El establecimiento de las medidas adecuadas de prevención, rehabilitación, estímulo social y mental.

h) La promoción de las condiciones precisas para que las personas en situación de dependencia puedan llevar una vida con el mayor grado de autonomía posible.

i) La permanencia de las personas en situación de dependencia, siempre que sea posible, en el entorno en el que desarrollan su vida.

j) La calidad, sostenibilidad y accesibilidad de los servicios de atención a las personas en situación de dependencia.

k) La participación de las personas en situación de dependencia y, en su caso, de sus familias y entidades que les representen en los términos previstos en esta Ley.

l) La colaboración de los servicios sociales y sanitarios en la prestación de los servicios a los usuarios del Sistema para la Autonomía y Atención a la Dependencia que se establecen en la presente Ley y en las correspondientes normas de las Comunidades Autónomas y las aplicables a las Entidades Locales.

m) La participación de la iniciativa privada en los servicios y prestaciones de promoción de la autonomía personal y atención a la situación de dependencia.

n) La participación del tercer sector en los servicios y prestaciones de promoción de la autonomía personal y atención a la situación de dependencia.

ñ) La cooperación interadministrativa.

o) La integración de las prestaciones establecidas en esta Ley en las redes de servicios sociales de las Comunidades Autónomas, en el ámbito de las competencias que tienen asumidas, y el reconocimiento y garantía de su oferta mediante centros y servicios públicos o privados concertados.

p) La inclusión de la perspectiva de género, teniendo en cuenta las distintas necesidades de mujeres y hombres.

q) Las personas en situación de gran dependencia serán atendidas de manera preferente.

Artículo 4. *Derechos y obligaciones de las personas en situación de dependencia.*

1. Las personas en situación de dependencia tendrán derecho, con independencia del lugar del territorio del Estado español donde residan, a acceder, en condiciones de igualdad, a las prestaciones y servicios previstos en esta Ley, en los términos establecidos en la misma.

2. Asimismo, las personas en situación de dependencia disfrutarán de todos los derechos establecidos en la legislación vigente, y con carácter especial de los siguientes:

a) A disfrutar de los derechos humanos y libertades fundamentales, con pleno respeto de su dignidad e intimidad.

b) A recibir, en términos comprensibles y accesibles, información completa y continuada relacionada con su situación de dependencia.

c) A ser advertido de si los procedimientos que se le apliquen pueden ser utilizados en función de un proyecto docente o de investigación, siendo necesaria la previa autorización, expresa y por escrito, de la persona en situación de dependencia o quien la represente.

d) A que sea respetada la confidencialidad en la recogida y el tratamiento de sus datos, de acuerdo con la Ley Orgánica 15/1999, de 13 de diciembre, de Protección de Datos de Carácter Personal.

e) A participar en la formulación y aplicación de las políticas que afecten a su bienestar, ya sea a título individual o mediante asociación.

f) A decidir, cuando tenga capacidad de obrar suficiente, sobre la tutela de su persona y bienes, para el caso de pérdida de su capacidad de autogobierno.

g) A decidir libremente sobre el ingreso en centro residencial.

h) Al ejercicio pleno de sus derechos jurisdiccionales en el caso de internamientos involuntarios, garantizándose un proceso contradictorio.

i) Al ejercicio pleno de sus derechos patrimoniales.

j) A iniciar las acciones administrativas y jurisdiccionales en defensa del derecho que reconoce la presente Ley en el apartado 1 de este artículo. En el caso de los menores o personas incapacitadas judicialmente, estarán legitimadas para actuar en su nombre quienes ejerzan la patria potestad o quienes ostenten la representación legal.

k) A la igualdad de oportunidades, no discriminación y accesibilidad universal, en cualquiera de los ámbitos de desarrollo y aplicación de esta Ley.

l) A no sufrir discriminación por razón de orientación o identidad sexual.

3. Los poderes públicos adoptarán las medidas necesarias para promover y garantizar el respeto de los derechos enumerados en el párrafo anterior, sin más limitaciones en su ejercicio que las directamente derivadas de la falta de capacidad de obrar que determina su situación de dependencia.

4. Las personas en situación de dependencia y, en su caso, sus familiares o quienes les representen, así como los centros de asistencia, estarán obligados a suministrar toda la información y datos que les sean requeridos por las administraciones competentes para la valoración de su grado de dependencia, a comunicar todo tipo de ayudas personalizadas que reciban, a aplicar las prestaciones económicas a las finalidades para las que fueron otorgadas y a cualquier otra obligación prevista en la legislación vigente.

Artículo 5. *Titulares de derechos.*

1. Son titulares de los derechos establecidos en la presente Ley los españoles que cumplan los siguientes *requisitos:*

a) Encontrarse en situación de dependencia en alguno de los grados establecidos.

b) Para los menores de 3 años se estará a lo dispuesto en la disposición adicional décimotercera.

c) Residir en territorio español y haberlo hecho durante cinco años, de los cuales dos deberán ser inmediatamente anteriores a la fecha de presentación de la solicitud. Para los menores de cinco años el periodo de residencia se exigirá a quien ejerza su guarda y custodia.

2. Las personas que, reuniendo los requisitos anteriores, carezcan de la nacionalidad española se regirán por lo establecido en la Ley Orgánica 4/2000, de 11 de enero, sobre derechos y libertades de los extranjeros en España y su integración social, en los tratados internacionales y en los convenios que se establezcan con el país de origen. Para los menores que carezcan de la nacionalidad española se estará a lo dispuesto en las Leyes del Menor vigentes, tanto en el ámbito estatal como en el autonómico, así como en los tratados internacionales.

3. El Gobierno podrá establecer medidas de protección a favor de los españoles no residentes en España.

4. El Gobierno establecerá, previo acuerdo del Consejo Territorial del Sistema para la Autonomía y Atención a la Dependencia, las condiciones de acceso al Sistema de Atención a la Dependencia de los emigrantes españoles retornados.

TÍTULO I.

El Sistema para la Autonomía y Atención a la Dependencia.

CAPÍTULO I.

Configuración del Sistema.

Artículo 6. *Finalidad del Sistema.*

1. El Sistema para la Autonomía y Atención a la Dependencia garantiza las condiciones básicas y el contenido común a que se refiere la presente Ley; sirve de cauce para la colaboración y participación de las Administraciones Públicas, en el ejercicio de sus respectivas competencias, en materia de promoción de la autonomía personal y la atención y protección a las personas en situación de dependencia; optimiza los recursos públicos y privados disponibles, y contribuye a la mejora de las condiciones de vida de los ciudadanos.

2. El Sistema se configura como una red de utilización pública que integra, de forma coordinada, centros y servicios, públicos y privados.

3. La integración en el Sistema para la Autonomía y Atención a la Dependencia de los centros y servicios a que se refiere este artículo no supondrá alteración alguna en el régimen jurídico de su titularidad, administración, gestión y dependencia orgánica.

Artículo 7. *Niveles de protección del Sistema.*

La protección de la situación de dependencia por parte del Sistema se prestará en los términos establecidos en esta Ley y de acuerdo con los siguientes *niveles:*

1. º El nivel de protección mínimo establecido por la Administración General del Estado en aplicación del artículo 9.

2. º El nivel de protección que se acuerde entre la Administración General del Estado y la Administración de cada una de las Comunidades Autónomas a través de los Convenios previstos en el artículo 10.

3. º El nivel adicional de protección que pueda establecer cada Comunidad Autónoma.

Artículo 8. *Consejo Territorial del Sistema para la Autonomía y Atención a la Dependencia.*

1. Se crea el Consejo Territorial de Servicios Sociales y del Sistema para la Autonomía y Atención a la Dependencia como instrumento de cooperación para la articulación de los servicios sociales y la promoción de la autonomía y atención a las personas en situación de dependencia.

Este Consejo estará adscrito al Ministerio de Sanidad, Servicios Sociales e Igualdad, a través de la Secretaría de Estado de Servicios Sociales e Igualdad, y estará constituido por la persona titular de dicho Ministerio, que ostentará su presidencia, y por los Consejeros competentes en materia de servicios sociales y de dependencia de cada una de las comunidades autónomas, recayendo la Vicepresidencia en uno de ellos. Adicionalmente, cuando la materia de los asuntos a tratar así lo requiera, podrán incorporarse al Consejo otros representantes de la Administración General del Estado o de las comunidades autónomas, como asesores especialistas, con voz pero sin voto. En la composición del Consejo Territorial tendrán mayoría los representantes de la comunidades autónomas.

2. Sin perjuicio de las competencias de cada una de las Administraciones Públicas integrantes, corresponde al Consejo, además de las *funciones* que expresamente le atribuye esta Ley, ejercer las siguientes:

a) Acordar el Marco de cooperación interadministrativa para el desarrollo de la Ley previsto en el artículo 10.

b) Establecer los criterios para determinar la intensidad de protección de los servicios previstos de acuerdo con los artículos 10.3 y 15.

c) Acordar las condiciones y cuantía de las prestaciones económicas previstas en el artículo 20 y en la disposición adicional primera.

d) Adoptar los criterios de participación del beneficiario en el coste de los servicios.

e) Acordar el baremo a que se refiere el artículo 27, con los criterios básicos del procedimiento de valoración y de las características de los órganos de valoración.

f) Acordar, en su caso, planes, proyectos y programas conjuntos.

g) Adoptar criterios comunes de actuación y de evaluación del Sistema.

h) Facilitar la puesta a disposición de documentos, datos y estadísticas comunes.

i) Establecer los mecanismos de coordinación para el caso de las personas desplazadas en situación de dependencia.

j) Informar la normativa estatal de desarrollo en materia de dependencia y en especial las normas previstas en el artículo 9.1.

k) Servir de cauce de cooperación, comunicación e información entre las Administraciones Públicas.

El Consejo Territorial del Sistema, una vez constituido, acordará sus normas en cuanto a funcionamiento y Presidencia.

3. Asimismo, corresponde al Consejo Territorial conseguir la máxima coherencia en la determinación y aplicación de las diversas políticas sociales ejercidas por la Administración General del Estado y las Comunidades Autónomas mediante el intercambio de puntos de vista y el examen en común de los problemas que puedan plantearse y de las acciones proyectadas para afrontarlos y resolverlos.

Artículo 9. *Participación de la Administración General del Estado.*

1. El Gobierno, oído el Consejo Territorial de Servicios Sociales y del Sistema para la Autonomía y Atención a la Dependencia, determinará el nivel mínimo de protección garantizado para cada uno de los beneficiarios del sistema, según el grado de su dependencia, como condición básica de garantía del derecho a la promoción de la autonomía personal y atención a la situación de dependencia. La asignación del nivel mínimo entre las comunidades autónomas se realizará considerando el número de beneficiarios, el grado de dependencia y la prestación reconocida.

2. La financiación pública de este nivel de protección correrá a cuenta de la Administración General del Estado que fijará anualmente los recursos económicos en la Ley de Presupuestos Generales del Estado de acuerdo con los criterios establecidos en el artículo 32.

Artículo 10. *Cooperación entre la Administración General del Estado y las Comunidades Autónomas.*

1. En el seno del Consejo Territorial del Sistema para la Autonomía y Atención a la Dependencia, la Administración General del Estado y las Comunidades Autónomas acordarán el marco de cooperación interadministrativa que se desarrollará mediante los correspondientes Convenios entre la Administración General del Estado y cada una de las Comunidades Autónomas.

2. A través de los Convenios a los que se refiere el apartado anterior, la Administración General del Estado y las Comunidades Autónomas acordarán los objetivos, medios y recursos para la aplicación de los servicios y prestaciones recogidos en el Capítulo II del presente Título, incrementando el nivel mínimo de protección fijado por el Estado de acuerdo con el artículo 9.

3. En aplicación de lo previsto en el apartado anterior, el Consejo Territorial del Sistema para la Autonomía y Atención a la Dependencia establecerá los criterios para determinar la intensidad de protección de cada uno de los servicios previstos en el Catálogo, y la compatibilidad e incompatibilidad entre los mismos, para su aprobación por el Gobierno mediante Real Decreto.

4. Los Convenios establecerán la financiación que corresponda a cada Administración para este nivel de prestación, en los términos establecidos en el artículo 32 y en la disposición transitoria primera de esta Ley, así como los términos y condiciones para su revisión. Igualmente, los Convenios recogerán las aportaciones del Estado derivadas de la garantía del nivel de protección definido en el artículo 9.

Artículo 11. *Participación de las Comunidades Autónomas en el sistema.*

1. En el marco del Sistema para la Autonomía y Atención a la Dependencia, corresponden a las Comunidades Autónomas, sin perjuicio de las competencias que les son propias según la Constitución Española, los Estatutos de Autonomía y la legislación vigente, las siguientes *funciones:*

a) Planificar, ordenar, coordinar y dirigir, en el ámbito de su territorio, los servicios de promoción de la autonomía personal y de atención a las personas en situación de dependencia.

b) Gestionar, en su ámbito territorial, los servicios y recursos necesarios para la valoración y atención de la dependencia.

c) Establecer los procedimientos de coordinación sociosanitaria, creando, en su caso, los órganos de coordinación que procedan para garantizar una efectiva atención.

d) Crear y actualizar el Registro de Centros y Servicios, facilitando la debida acreditación que garantice el cumplimiento de los requisitos y los estándares de calidad.

e) Asegurar la elaboración de los correspondientes Programas Individuales de Atención.

f) Inspeccionar y, en su caso, sancionar los incumplimientos sobre requisitos y estándares de calidad de los centros y servicios y respecto de los derechos de los beneficiarios.

g) Evaluar periódicamente el funcionamiento del sistema en su territorio respectivo.

h) Aportar a la Administración General del Estado la información necesaria para la aplicación de los criterios de financiación previstos en el artículo 32.

2. En todo caso, las Comunidades Autónomas, de conformidad con lo establecido en el artículo 7 podrán definir, con cargo a sus presupuestos, niveles de protección adicionales al fijado por la Administración General del Estado en aplicación del artículo 9 y al acordado, en su caso, conforme al artículo 10, para los cuales podrán adoptar las normas de acceso y disfrute que consideren más adecuadas.

Artículo 12. *Participación de las Entidades Locales.*

1. Las Entidades Locales participarán en la gestión de los servicios de atención a las personas en situación de dependencia, de acuerdo con la normativa de sus respectivas Comunidades Autónomas y dentro de las competencias que la legislación vigente les atribuye.

2. Las Entidades Locales podrán participar en el Consejo Territorial del Sistema para la Autonomía y Atención a la Dependencia en la forma y condiciones que el propio Consejo disponga.

CAPÍTULO II.

Prestaciones y Catálogo de servicios de atención del Sistema para la Autonomía y Atención a la Dependencia.

Sección 1.ª Prestaciones del sistema.

Artículo 13. *Objetivos de las prestaciones de dependencia.*

La atención a las personas en situación de dependencia y la promoción de su autonomía personal deberán orientarse a la consecución de una mejor calidad de vida y autonomía personal, en un marco de efectiva igualdad de oportunidades, de acuerdo con los siguientes *objetivos:*

a) Facilitar una existencia autónoma en su medio habitual, todo el tiempo que desee y sea posible.

b) Proporcionar un trato digno en todos los ámbitos de su vida personal, familiar y social, facilitando su incorporación activa en la vida de la comunidad.

Artículo 14. *Prestaciones de atención a la dependencia.*

1. Las prestaciones de atención a la dependencia podrán tener la naturaleza de servicios y de prestaciones económicas e irán destinadas, por una parte, a la promoción de la autonomía personal y, por otra, a atender las necesidades de las personas con dificultades para la realización de las actividades básicas de la vida diaria.

2. Los servicios del catálogo del artículo 15 tendrán carácter prioritario y se prestarán a través de la oferta pública de la Red de Servicios Sociales por las respectivas Comunidades Autónomas mediante centros y servicios públicos o privados concertados debidamente acreditados.

3. De no ser posible la atención mediante alguno de estos servicios, en los Convenios a que se refiere el artículo 10 se incorporará la prestación económica vinculada establecida en el artículo 17. Esta prestación irá destinada a la cobertura de los gastos del servicio previsto en el Programa Individual de Atención al que se refiere el artículo 29, debiendo ser prestado por una entidad o centro acreditado para la atención a la dependencia.

4. El beneficiario podrá, excepcionalmente, recibir una prestación económica para ser atendido por cuidadores no profesionales, siempre que se den condiciones adecuadas de convivencia y de habitabilidad de la vivienda y así lo establezca su Programa Individual de Atención.

5. Las personas en situación de dependencia podrán recibir una prestación económica de asistencia personal en los términos del artículo 19.

6. La prioridad en el acceso a los servicios vendrá determinada por el grado de dependencia y, a igual grado, por la capacidad económica del solicitante. Hasta que la red de servicios esté totalmente implantada, las personas en situación de dependencia que no puedan acceder a los servicios por aplicación del régimen de prioridad señalado, tendrán derecho a la prestación económica vinculada al servicio prevista en el artículo 17 de esta ley.

7. A los efectos de esta Ley, la capacidad económica se determinará, en la forma que reglamentariamente se establezca, a propuesta del Consejo Territorial del Sistema para la Autonomía y Atención a la Dependencia, en atención a la renta y el patrimonio del solicitante. En la consideración del patrimonio se tendrán

en cuenta la edad del beneficiario y el tipo de servicio que se presta.

Artículo 15. *Catálogo de servicios.*

1. El catálogo de servicios comprende los servicios sociales de promoción de la autonomía personal y de atención a la dependencia, en los términos que se especifican en este capítulo:

a) Los servicios de prevención de las situaciones de dependencia y los de promoción de la autonomía personal.

b) Servicio de Teleasistencia.

c) Servicio de Ayuda a domicilio:

(i) Atención de las necesidades del hogar.

(ii) Cuidados personales.

(d) Servicio de Centro de Día y de Noche:

(i) Centro de Día para mayores.

(ii) Centro de Día para menores de 65 años.

(iii) Centro de Día de atención especializada.

(iv) Centro de Noche.

e) Servicio de Atención Residencial:

(i) Residencia de personas mayores en situación de dependencia.

(ii) Centro de atención a personas en situación de dependencia, en razón de los distintos tipos de discapacidad.

2. Los servicios establecidos en el apartado 1 se regulan sin perjuicio de lo previsto en el artículo 14 de la Ley 16/2003, de 28 de mayo, de Cohesión y Calidad del Sistema Nacional de Salud.

Artículo 16. *Red de servicios del Sistema para la Autonomía y Atención a la Dependencia.*

1. Las prestaciones y servicios establecidos en esta Ley se integran en la Red de Servicios Sociales de las respectivas Comunidades Autónomas en el ámbito de las competencias que las mismas tienen asumidas. La red de centros estará formada por los centros públicos de las Comunidades Autónomas, de las Entidades Locales, los centros de referencia estatal para la promoción de la autonomía personal y para la atención y cuidado de situaciones de dependencia, así como los privados concertados debidamente acreditados.

2. Las Comunidades Autónomas establecerán el régimen jurídico y las condiciones de actuación de los centros privados concertados. En su incorporación a la red se tendrá en cuenta de manera especial los correspondientes al tercer sector.

3. Los centros y servicios privados no concertados que presten servicios para personas en situación de dependencia deberán contar con la debida acreditación de la Comunidad Autónoma correspondiente.

4. Los poderes públicos promoverán la colaboración solidaria de los ciudadanos con las personas en situación de dependencia, a través de la participación de las organizaciones de voluntarios y de las entidades del tercer sector.

Sección 2. ª Prestaciones económicas.

Artículo 17. *Prestación económica vinculada al servicio.*

1. La prestación económica, que tendrá carácter periódico, se reconocerá, en los términos que se establezca, únicamente cuando no sea posible el acceso a un servicio público o concertado de atención y cuidado, en función del grado de dependencia y de la capacidad económica del beneficiario, de acuerdo con lo previsto en el convenio celebrado entre la Administración General del Estado y la correspondiente comunidad autónoma.

2. Esta prestación económica de carácter personal estará, en todo caso, vinculada a la adquisición de un servicio.

3. Las Administraciones Públicas competentes supervisarán, en todo caso, el destino y utilización de estas prestaciones al cumplimiento de la finalidad para la que fueron concedidas.

Artículo 18. Prestación económica para cuidados en el entorno familiar y apoyo a cuidadores no profesionales.

1. Excepcionalmente, cuando el beneficiario esté siendo atendido por su entorno familiar, y se reúnan las condiciones establecidas en el artículo 14.4, se reconocerá una prestación económica para cuidados familiares.

2. Previo acuerdo del Consejo Territorial de Servicios Sociales y del Sistema para la Autonomía y Atención a la Dependencia se establecerán las condiciones de acceso a esta prestación, en función del grado reconocido a la persona en situación de dependencia y de su capacidad económica.

3. El cuidador deberá ajustarse a las normas sobre afiliación, alta y cotización a la Seguridad Social que se determinen reglamentariamente.

4. El Consejo Territorial del Sistema para la Autonomía y Atención a la Dependencia promoverá acciones de apoyo a los cuidadores no profesionales que incorporarán programas de formación, información y medidas para atender los periodos de descanso.

Artículo 19. *Prestación económica de asistencia personal.*

La prestación económica de asistencia personal tiene como finalidad la promoción de la autonomía de las personas en situación de dependencia, en cualquiera de sus grados. Su objetivo es contribuir a la contratación de una asistencia personal, durante un número de horas, que facilite al beneficiario el acceso a la educación y al trabajo, así como una vida más autónoma en el ejercicio de las actividades básicas de la vida diaria. Previo acuerdo del Consejo Territorial de Servicios Sociales y del Sistema para la Autonomía y Atención a la Dependencia se establecerán las condiciones específicas de acceso a esta prestación.

Artículo 20. *Cuantía de las prestaciones económicas.*

La cuantía de las prestaciones económicas reguladas en los artículos de esta Sección se acordará por el Consejo Territorial del Sistema para la Autonomía y Atención a la Dependencia, para su aprobación posterior por el Gobierno mediante Real Decreto.

Sección 3. ª Servicios de promoción de la autonomía personal y de atención y cuidado.

Artículo 21. *Prevención de las situaciones de dependencia.*

Tiene por finalidad prevenir la aparición o el agravamiento de enfermedades o discapacidades y de sus secuelas, mediante el desarrollo coordinado, entre los servicios sociales y de salud, de actuaciones de promoción de condiciones de vida saludables, programas específicos de carácter preventivo y de rehabilitación dirigidos a las personas mayores y personas con discapacidad y a quienes se ven afectados por procesos de hospitalización complejos. Con este fin, el Consejo Territorial del Sistema para la Autonomía y Atención a la Dependencia acordará criterios, recomendaciones y condiciones mínimas que deberían cumplir los Planes de Prevención de las Situaciones de Dependencia que elaboren las Comunidades Autónomas, con especial consideración de los riesgos y actuaciones para las personas mayores.

Artículo 22. *Servicio de teleasistencia.*

1. El servicio de teleasistencia facilita asistencia a los beneficiarios mediante el uso de tecnologías de la comunicación y de la información, con apoyo de los medios personales necesarios, en respuesta inmediata ante situaciones de emergencia, o de inseguridad, soledad y aislamiento. Puede ser un servicio independiente o complementario al de ayuda a domicilio.

2. Este servicio se prestará a las personas que no reciban servicios de atención residencial y así lo establezca su Programa Individual de Atención.

Artículo 23. *Servicio de Ayuda a Domicilio.*

El servicio de ayuda a domicilio lo constituye el conjunto de actuaciones llevadas a cabo en el domicilio de las personas en situación de dependencia con el fin de atender sus *necesidades* de la vida diaria, prestadas por entidades o empresas, acreditadas para esta función, y podrán ser los siguientes:

a) Servicios relacionados con la atención personal en la realización de las actividades de la vida diaria.

b) Servicios relacionados con la atención de las necesidades domésticas o del hogar: limpieza, lavado, cocina u otros. Estos servicios solo podrán prestarse conjuntamente con los señalados en el apartado anterior.

Artículo 24. *Servicio de Centro de Día y de Noche.*

1. El servicio de Centro de Día o de Noche ofrece una atención integral durante el periodo diurno o nocturno a las personas en situación de dependencia, con el objetivo de mejorar o mantener el mejor nivel posible de autonomía personal y apoyar a las familias o cuidadores. En particular, cubre, desde un enfoque biopsicosocial, las necesidades de asesoramiento, prevención, rehabilitación, orientación para la promoción de la autonomía, habilitación o atención asistencial y personal.

2. La tipología de centros incluirá Centros de Día para menores de 65 años, Centros de Día para mayores, Centros de Día de atención especializada por la especificidad de los cuidados que ofrecen y Centros de Noche, que se adecuarán a las peculiaridades y edades de las personas en situación de dependencia.

Artículo 25. *Servicio de Atención residencial.*

1. El servicio de atención residencial ofrece, desde un enfoque biopsicosocial, servicios continuados de carácter personal y sanitario.

2. Este servicio se prestará en los centros residenciales habilitados al efecto según el tipo de dependencia, grado de la misma e intensidad de cuidados que precise la persona.

3. La prestación de este servicio puede tener carácter permanente, cuando el centro residencial se convierta en la residencia habitual de la persona, o temporal, cuando se atiendan estancias temporales de convalecencia o durante vacaciones, fines de semana y enfermedades o periodos de descanso de los cuidadores no profesionales.

4. El servicio de atención residencial será prestado por las Administraciones Públicas en centros propios y concertados.

Sección 4.ª Incompatibilidad de las prestaciones

Artículo 25 bis. *Régimen de incompatibilidad de las prestaciones.*

1. Las prestaciones económicas serán incompatibles entre sí y con los servicios del catálogo establecidos en el artículo 15, salvo con los servicios de prevención de las situaciones de dependencia, de promoción de la autonomía personal y de teleasistencia.

2. Los servicios serán incompatibles entre sí, a excepción del servicio de teleasistencia que será compatible con el servicio de prevención de las situaciones de dependencia, de promoción de la autonomía personal, de ayuda a domicilio y de centro de día y de noche.

No obstante lo anterior, las administraciones públicas competentes podrán establecer la compatibilidad entre prestaciones para apoyo, cuidados y atención que faciliten la permanencia en el domicilio a la persona en situación de dependencia, de tal forma que la suma de estas prestaciones no sea superior, en su conjunto, a las intensidades máximas reconocidas a su grado de dependencia. A los efectos de la asignación del nivel mínimo establecido en el artículo 9, estas prestaciones tendrán la consideración de una única prestación.

CAPÍTULO III.
La dependencia y su valoración.

Artículo 26. *Grados de dependencia.*

1. La situación de dependencia se clasificará en los siguientes *grados:*

a) Grado I. Dependencia moderada: cuando la persona necesita ayuda para realizar varias actividades básicas de la vida diaria, al menos una vez al día o tiene necesidades de apoyo intermitente o limitado para su autonomía personal.

b) Grado II. Dependencia severa: cuando la persona necesita ayuda para realizar varias actividades básicas de la vida diaria dos o tres veces al día, pero no quiere el apoyo permanente de un cuidador o tiene necesidades de apoyo extenso para su autonomía personal.

c) Grado III. Gran dependencia: cuando la persona necesita ayuda para realizar varias actividades básicas de la vida diaria varias veces al día y, por su pérdida total de autonomía física, mental, intelectual o sensorial, necesita el apoyo indispensable y continuo de otra persona o tiene necesidades de apoyo generalizado para su autonomía personal.

2. Los intervalos para la determinación de los grados se establecerán en el baremo al que se refiere el artículo siguiente.

Artículo 27. *Valoración de la situación de dependencia.*

1. Las comunidades autónomas determinarán los órganos de valoración de la situación de dependencia, que emitirán un dictamen sobre el grado de dependencia con especificación de los cuidados que la persona pueda requerir. El Consejo Territorial de Servicios Sociales y del Sistema para la Autonomía y Atención a la Dependencia deberá acordar unos criterios comunes de composición y actuación de los órganos de valoración de las comunidades autónomas que, en todo caso, tendrán carácter público.

2. Los grados de dependencia, a efectos de su valoración, se determinarán mediante la aplicación del baremo que se acuerde en el Consejo Territorial de Servicios Sociales y del Sistema para la Autonomía y Atención a la Dependencia para su posterior aprobación por el Gobierno mediante real decreto. Dicho baremo tendrá entre sus referentes la Clasificación Internacional del Funcionamiento, la Discapacidad y la Salud (CIF) adoptada por la Organización Mundial de la Salud. No será posible determinar el grado de dependencia mediante otros procedimientos distintos a los establecidos por este baremo.

3. El baremo establecerá los criterios objetivos de valoración del grado de autonomía de la persona, de su capacidad para realizar las distintas actividades de la vida diaria, los intervalos de puntuación para cada uno de los grados de dependencia y el protocolo con los procedimientos y técnicas a seguir para la valoración de las aptitudes observadas, en su caso.»

4. El baremo valorará la capacidad de la persona para llevar a cabo por sí misma las actividades básicas de la vida diaria, así como la necesidad de apoyo y supervisión para su realización por personas con discapacidad intelectual o con enfermedad mental.

5. La valoración se realizará teniendo en cuenta los correspondientes informes sobre la salud de la persona y sobre el entorno en el que viva, y considerando, en su caso, las ayudas técnicas, órtesis y prótesis que le hayan sido prescritas.

CAPÍTULO IV.

Reconocimiento del derecho.

Artículo 28. *Procedimiento para el reconocimiento de la situación de dependencia y del derecho a las prestaciones del Sistema.*

1. El procedimiento se iniciará a instancia de la persona que pueda estar afectada por algún grado de dependencia o de quien ostente su representación, y su tramitación se ajustará a las previsiones establecidas en la Ley 30/1992, de 26 de noviembre, de Régimen Jurídico de las Administraciones Públicas y del Procedimiento Administrativo Común, con las especificidades que resulten de la presente Ley.

2. El reconocimiento de la situación de dependencia se efectuará mediante resolución expedida por la Administración Autonómica correspondiente a la residencia del solicitante y tendrá validez en todo el territorio del Estado.

3. La resolución a la que se refiere el apartado anterior determinará los servicios o prestaciones que corresponden al solicitante según el grado de dependencia.

4. En el supuesto de cambio de residencia, la Comunidad Autónoma de destino determinará, en función de su red de servicios y prestaciones, los que correspondan a la persona en situación de dependencia.

5. Los criterios básicos de procedimiento para el reconocimiento de la situación de dependencia y las características comunes del órgano y profesionales que procedan al reconocimiento serán acordados por el Consejo Territorial del Sistema para la Autonomía y Atención a la Dependencia.

6. Los servicios de valoración de la situación de dependencia, la prescripción de servicios y prestaciones y la gestión de las prestaciones económicas previstas en la presente Ley, se efectuarán directamente por las Administraciones Públicas no pudiendo ser objeto de delegación, contratación o concierto con entidades privadas.

Artículo 29. *Programa Individual de Atención.*

1. En el marco del procedimiento de reconocimiento de la situación de dependencia y las prestaciones correspondientes, los servicios sociales correspondientes del sistema público establecerán un programa individual de atención en el que se determinarán las modalidades de intervención más adecuadas a sus necesidades de entre los servicios y prestaciones económicas previstos en la resolución para su grado, con la participación,

previa consulta y, en su caso, elección entre las alternativas propuestas por parte del beneficiario y, en su caso, de su familia o entidades tutelares que le representen.

No obstante lo establecido en el párrafo anterior, la determinación de la prestación económica por cuidados en el entorno familiar corresponderá a la Administración competente, a propuesta de los servicios sociales.

2. El programa individual de atención será revisado:

a) A instancia del interesado y de sus representantes legales.

b) De oficio, en la forma que determine y con la periodicidad que prevea la normativa de las Comunidades Autónomas.

c) Con motivo del cambio de residencia a otra Comunidad Autónoma.

Artículo 30. *Revisión del grado o nivel de dependencia y de la prestación reconocida.*

1. El grado de dependencia será revisable, a instancia del interesado, de sus representantes o de oficio por las Administraciones públicas competentes, por alguna de las siguientes *causas:*

a) Mejoría o empeoramiento de la situación de dependencia.

b) Error de diagnóstico o en la aplicación del correspondiente baremo.

2. Las prestaciones podrán ser modificadas o extinguidas en función de la situación personal del beneficiario, cuando se produzca una variación de cualquiera de los requisitos establecidos para su reconocimiento, o por incumplimiento de las obligaciones reguladas en la presente Ley.

Artículo 31. *Prestaciones de análoga naturaleza y finalidad.*

La percepción de una de las prestaciones económicas previstas en esta Ley deducirá de su cuantía cualquier otra prestación de análoga naturaleza y finalidad establecida en los regímenes públicos de protección social. En particular, se deducirán el complemento de gran invalidez regulado en el artículo 139.4 de la Ley General de la Seguridad Social, Texto Refundido aprobado por Real Decreto legislativo 1/1994, de 20 de junio, el complemento de la asignación económica por hijo a cargo mayor de 18 años con un grado de minusvalía igual o superior al 75%, el de necesidad de otra persona de la pensión de invalidez no contributiva, y el subsidio de ayuda a tercera persona de la Ley 13/1982, de 7 de abril, de Integración Social de los Minusválidos (LISMI).

CAPÍTULO V.

Financiación del sistema y aportación de los beneficiarios.

Artículo 32. *Financiación del sistema por las Administraciones Públicas.*

1. La financiación del Sistema será la suficiente para garantizar el cumplimiento de las obligaciones que correspondan a las Administraciones Públicas competentes y se determinará anualmente en los correspondientes Presupuestos.

2. La Administración General del Estado asumirá íntegramente el coste derivado de lo previsto en el artículo 9.

3. En el marco de cooperación interadministrativa previsto en el artículo 10, los Convenios que se suscriban entre la Administración General del Estado y cada una de las administraciones de las Comunidades Autónomas determinarán las obligaciones asumidas por cada una de las partes para la financiación de los servicios y prestaciones del sistema. Dichos Convenios, que podrán ser anuales o plurianuales, recogerán criterios de reparto teniendo en cuenta la población dependiente, la dispersión geográfica, la insularidad, emigrantes retornados y otros factores, y podrán ser revisados por las partes.

La aportación de la Comunidad Autónoma será, para cada año, al menos igual a la de la Administración General del Estado como consecuencia de lo previsto en este apartado y en el anterior.

Artículo 33. *La participación de los beneficiarios en el coste de las prestaciones.*

1. Los beneficiarios de las prestaciones de dependencia participarán en la financiación de las mismas, según el tipo y coste del servicio y su capacidad económica personal.

2. La capacidad económica del beneficiario se tendrá también en cuenta para la determinación de la cuantía de las prestaciones económicas.

3. El Consejo Territorial del Sistema para la Autonomía y Atención a la Dependencia fijará los criterios para la aplicación de lo previsto en este artículo, que serán desarrollados en los Convenios a que se refiere el artículo 10.

Para fijar la participación del beneficiario, se tendrá en cuenta la distinción entre servicios asistenciales y de manutención y hoteleros.

4. Ningún ciudadano quedará fuera de la cobertura del Sistema por no disponer de recursos económicos.

TÍTULO II.

La calidad y eficacia del sistema para la Autonomía y Atención a la Dependencia.

CAPÍTULO I.

Medidas para garantizar la calidad del sistema.

Artículo 34. *Calidad en el sistema para la Autonomía y Atención a la Dependencia.*

1. El Sistema para la Autonomía y Atención a la Dependencia fomentará la calidad de la atención a la dependencia con el fin de asegurar la eficacia de las prestaciones y servicios.

2. Sin perjuicio de las competencias de cada una de las Comunidades Autónomas y de la Administración General del Estado, se establecerán, en el ámbito del Consejo Territorial, la fijación de criterios comunes de acreditación de centros y planes de calidad del Sistema para la Autonomía y Atención a la Dependencia, dentro del marco general de calidad de la Administración General del Estado.

3. Asimismo, sin perjuicio de las competencias de las Comunidades Autónomas y de la Administración General del Estado, el Consejo Territorial acordará:

a) Criterios de calidad y seguridad para los centros y servicios.

b) Indicadores de calidad para la evaluación, la mejora continua y el análisis comparado de los centros y servicios del sistema.

c) Guías de buenas prácticas.

d) Cartas de servicios, adaptadas a las condiciones específicas de las personas dependientes, bajo los principios de no discriminación y accesibilidad.

Artículo 35. Calidad en la prestación de los servicios.

1. Se establecerán estándares esenciales de calidad para cada uno de los servicios que conforman el catálogo regulado en la presente Ley, previo acuerdo del Consejo Territorial del Sistema para la Autonomía y Atención a la Dependencia.

2. Los centros residenciales para personas en situación de dependencia habrán de disponer de un reglamento de régimen interior, que regule su organización y funcionamiento, que incluya un sistema de gestión de calidad y que establezca la participación de los usuarios, en la forma que determine la Administración competente.

3. Se atenderá, de manera específica, a la calidad en el empleo así como a promover la profesionalidad y potenciar la forma-

ción en aquellas entidades que aspiren a gestionar prestaciones o servicios del Sistema para la Autonomía y Atención a la Dependencia.

CAPÍTULO II.

Formación en materia de dependencia.

Artículo 36. *Formación y cualificación de profesionales y cuidadores.*

1. Se atenderá a la formación básica y permanente de los profesionales y cuidadores que atiendan a las personas en situación de dependencia. Para ello, los poderes públicos determinarán las cualificaciones profesionales idóneas para el ejercicio de las funciones que se correspondan con el catálogo de servicios regulado en el artículo 15.

2. Los poderes públicos promoverán los programas y las acciones formativas que sean necesarios para la implantación de los servicios que establece la Ley.

3. Con el objetivo de garantizar la calidad del sistema, se fomentará la colaboración entre las distintas Administraciones Públicas competentes en materia educativa, sanitaria, laboral y de asuntos sociales, así como de estas con las universidades, sociedades científicas y organizaciones profesionales y sindicales, patronales y del tercer sector.

CAPÍTULO III.

Sistema de información.

Artículo 37. *Sistema de información del Sistema para la Autonomía y Atención a la Dependencia.*

1. El Ministerio de Trabajo y Asuntos Sociales, a través del organismo competente, establecerá un sistema de información del Sistema para la Autonomía y Atención a la Dependencia que garantice la disponibilidad de la información y la comunicación recíproca entre las Administraciones Públicas, así como la compatibilidad y articulación entre los distintos sistemas. Para ello, en el seno del Consejo Territorial del Sistema para la Autonomía y Atención a la Dependencia se acordarán los objetivos y contenidos de la información.

2. El sistema contendrá información sobre el catálogo de servicios e incorporará, como datos esenciales, los relativos a población protegida, recursos humanos, infraestructuras de la red, resultados obtenidos y calidad en la prestación de los servicios.

3. El sistema de información contemplará específicamente la realización de estadísticas para fines estatales en materia de dependencia, así como las de interés general supracomunitario y

las que se deriven de compromisos con organizaciones supranacionales e internacionales.

Artículo 38. *Red de comunicaciones.*

1. El Ministerio de Trabajo y Asuntos Sociales, a través de la utilización preferente de las infraestructuras comunes de comunicaciones y servicios telemáticos de las Administraciones Públicas, pondrá a disposición del Sistema para la Autonomía y Atención a la Dependencia una red de comunicaciones que facilite y dé garantías de protección al intercambio de información entre sus integrantes.

2. El uso y transmisión de la información en esta red estará sometido al cumplimiento de lo dispuesto en la Ley Orgánica 15/1999, de 13 de diciembre, de Protección de Datos de Carácter Personal, y a los requerimientos de certificación electrónica, firma electrónica y cifrado, de acuerdo con la legislación vigente.

3. A través de dicha red de comunicaciones se intercambiará información sobre las infraestructuras del sistema, la situación, grado de dependencia y prestación reconocida a los beneficiarios, así como cualquier otra derivada de las necesidades de información en el Sistema para la Autonomía y Atención a la Dependencia.

CAPÍTULO IV.

Actuación contra el fraude.

Artículo 39. *Acción administrativa contra el fraude.*

Las Administraciones Públicas velarán por la correcta aplicación de los fondos públicos destinados al Sistema para la Autonomía y Atención a la Dependencia, evitando la obtención o disfrute fraudulento de sus prestaciones y de otros beneficios o ayudas económicas que puedan recibir los sujetos que participen en el Sistema o sean beneficiarios del mismo. Igualmente establecerán medidas de control destinadas a detectar y perseguir tales situaciones.

A tales efectos, las Administraciones Públicas desarrollarán actuaciones de vigilancia del cumplimiento de esta Ley y ejercerán las potestades sancionadoras conforme a lo previsto en el Título III de la misma, haciendo uso, en su caso, de las fórmulas de cooperación interadministrativa contenidas en esta Ley.

CAPÍTULO V.

Órganos consultivos del Sistema para la Autonomía y Atención a la Dependencia.

Artículo 40. *Comité Consultivo.*

1. Se crea el Comité Consultivo del Sistema para la Autonomía y Atención a la Dependencia como órgano asesor, adscrito al Ministerio de Trabajo y Asuntos Sociales, mediante el cual se hace efectiva, de manera permanente, la participación social en el sistema y se ejerce la participación institucional de las organizaciones sindicales y empresariales en el mismo.

2. Sus funciones serán las de informar, asesorar y formular propuestas sobre materias que resulten de especial interés para el funcionamiento de dicho sistema.

3. La composición del Comité tendrá carácter tripartito, en tanto que integrado por las Administraciones públicas, las organizaciones empresariales y las organizaciones sindicales, y paritario entre Administraciones Públicas por una parte y organizaciones sindicales y empresariales por otra, en los términos establecidos en el siguiente apartado. Los acuerdos del Comité se adoptarán por mayoría de los votos emitidos en cada una de las partes, requiriendo así la mayoría de los votos de las Administraciones Públicas y la mayoría de los votos de las organizaciones sindicales y empresariales.

4. El Comité Consultivo estará presidido por el representante de la Administración General del Estado que designe el titular del Ministerio de Trabajo y Asuntos Sociales. Su funcionamiento se regulará por su reglamento interno. Estará integrado por los siguientes *miembros*, nombrados en los términos que se establezcan reglamentariamente:

a) Seis representantes de la Administración General del Estado.

b) Seis representantes de las administraciones de las Comunidades Autónomas.

c) Seis representantes de las Entidades locales.

d) Nueve representantes de las organizaciones empresariales más representativas.

e) Nueve representantes de las organizaciones sindicales más representativas.

Artículo 41. *Órganos consultivos.*

1. Serán órganos consultivos de participación institucional del Sistema para la Autonomía y Atención a la Dependencia los siguientes:

- El Comité Consultivo del Sistema para la Autonomía y Atención a la Dependencia.
- El Consejo Estatal de Personas Mayores.
- El Consejo Nacional de la Discapacidad.
- El Consejo Estatal de Organizaciones no Gubernamentales de Acción Social.

2. Las funciones de dichos órganos serán las de informar, asesorar y formular propuestas sobre materias que resulten de especial interés para el funcionamiento del sistema.

TÍTULO III.

Infracciones y sanciones.

Artículo 42. *Responsables.*

1. Solo podrán ser sancionadas por hechos constitutivos de infracción administrativa las personas físicas o jurídicas que resulten responsables de los mismos.

2. Se consideran autores de las infracciones tipificadas por esta Ley quienes realicen los hechos por sí mismos, conjuntamente o a través de persona interpuesta.

3. Tendrán también la consideración de autores quienes cooperen en su ejecución mediante una acción u omisión sin la cual la infracción no hubiese podido llevarse a cabo.

Artículo 43. *Infracciones.*

Constituirá *infracción:*

a) Dificultar o impedir el ejercicio de cualquiera de los derechos reconocidos en esta Ley.

b) Obstruir la acción de los servicios de inspección.

c) Negar el suministro de información o proporcionar datos falsos.

d) Aplicar las prestaciones económicas a finalidades distintas a aquellas para las que se otorgan, y recibir ayudas, en especie o económicas, incompatibles con las prestaciones establecidas en la presente Ley.

e) Incumplir las normas relativas a la autorización de apertura y funcionamiento y de acreditación de centros de servicios de atención a personas en situación de dependencia.

f) Tratar discriminatoriamente a las personas en situación de dependencia.

g) Conculcar la dignidad de las personas en situación de dependencia.

h) Generar daños o situaciones de riesgo para la integridad física o psíquica.

i) Incumplir los requerimientos específicos que formulen las Administraciones Públicas competentes.

Artículo 44. *Clasificación de las infracciones.*

1. Las infracciones se clasificarán en leves, graves y muy graves, de acuerdo con criterios de riesgo para la salud, gravedad de la alteración social producida por los hechos, cuantía del beneficio obtenido, intencionalidad, número de afectados y reincidencia.

2. Se calificarán como leves las infracciones tipificadas de acuerdo con el artículo 43 cuando se hayan cometido por imprudencia o simple negligencia, y no comporten un perjuicio directo para las personas en situación de dependencia.

3. Se calificarán como infracciones graves las tipificadas de acuerdo con el artículo 43 cuando comporten un perjuicio para las personas, o se hayan cometido con dolo o negligencia grave. También tendrán la consideración de graves, aquellas que comporten cualesquiera de las siguientes *circunstancias:*

a) Reincidencia de falta leve.

b) Negativa absoluta a facilitar información o a prestar colaboración a los servicios de inspección, así como el falseamiento de la información proporcionada a la Administración.

c) Coacciones, amenazas, represalias o cualquier otra forma de presión ejercitada sobre las personas en situación de dependencia o sus familias.

4. Se calificarán como infracciones muy graves todas las definidas como graves siempre que concurran alguna de las siguientes *circunstancias:*

a) Que atenten gravemente contra los derechos fundamentales de la persona.

b) Que se genere un grave perjuicio para las personas en situación de dependencia o para la Administración.

c) Que supongan reincidencia de falta grave.

5. Se produce reincidencia cuando, al cometer la infracción, el sujeto hubiera sido ya sancionado por esa misma falta, o por otra de gravedad igual o mayor o por dos o más infracciones de gravedad inferior, durante los dos últimos años.

Artículo 45. *Sanciones.*

1. Las infracciones a la presente Ley serán sancionadas por las administraciones competentes con pérdida de las prestaciones y subvenciones para las personas beneficiarias; con multa para los cuidadores no profesionales; y con multa y, en su caso, pérdida de subvenciones, cese temporal de la actividad o cierre

del establecimiento, local o empresa para las empresas proveedoras de servicios. En todo caso, la sanción implicará el reintegro de las cantidades indebidamente percibidas.

2. La graduación de las sanciones será proporcional a la infracción cometida y se establecerá ponderándose según los siguientes *criterios:*

a) Gravedad de la infracción.

b) Gravedad de la alteración social y perjuicios causados.

c) Riesgo para la salud.

d) Número de afectados.

e) Beneficio obtenido.

f) Grado de intencionalidad y reiteración.

3. La graduación de las multas se ajustará a lo siguiente:

a) Por infracción leve, multa de hasta 300 euros a los cuidadores y hasta treinta mil euros a los proveedores de servicios.

b) Por infracción grave, multa de trescientos a tres mil euros a los cuidadores; y de treinta mil uno a noventa mil euros a los proveedores de servicios.

c) Por infracción muy grave, multa de tres mil uno a seis mil euros a los cuidadores; y de noventa mil uno hasta un máximo de un millón euros a los proveedores de servicios.

4. En los supuestos en los que se acuerde la suspensión de prestaciones o subvenciones, esta se graduará entre uno y seis meses según la gravedad de la infracción.

5. Además, en los casos de especial gravedad, reincidencia de la infracción o trascendencia notoria y grave, las infracciones muy graves se sancionarán con la suspensión temporal de la actividad por un máximo de cinco años o, en su caso, con el cierre de la empresa o la clausura del servicio o establecimiento.

6. Durante la sustanciación del procedimiento sancionador, la Administración competente podrá acordar, como medida cautelar, la suspensión de cualquier tipo de ayudas o subvención de carácter financiero que el particular o la entidad infractora haya obtenido o solicitado de dicha Administración Pública.

7. Durante la sustanciación del procedimiento por infracciones graves o muy graves, y ante la posibilidad de causar perjuicios de difícil o imposible reparación, la Administración competente podrá acordar, como medida cautelar, el cierre del centro o la suspensión de la actividad.

Artículo 46. *Prescripción.*

1. Las infracciones a que se refiere la presente Ley prescribirán:

a) Al año, las leves.

b) A los tres años, las graves.

c) A los cuatro años, las muy graves.

2. El plazo de prescripción comenzará a contarse a partir del día que se haya cometido la infracción y se interrumpirá por la iniciación, con conocimiento del interesado, del procedimiento sancionador.

3. Las sanciones impuestas por faltas muy graves prescribirán a los cinco años, por faltas graves a los cuatro años y por faltas leves al año.

Artículo 47. *Competencias.*

1. Las Comunidades Autónomas desarrollarán el cuadro de infracciones y sanciones previstas en la presente Ley.

2. La incoación e instrucción de los expedientes sancionadores, así como la imposición de las correspondientes sanciones, corresponderá a cada Administración Pública en el ámbito de sus respectivas competencias.

3. En el ámbito de la Administración General del Estado será órgano competente para imponer las sanciones por conductas previstas como infracciones en el artículo 43:

a) El titular de la Dirección General del Instituto de Mayores y Servicios Sociales, cuando se trate de sanciones por la comisión de infracciones leves.

b) El titular de la Secretaría de Estado de Servicios Sociales, Familias y Discapacidad, cuando se trate de sanciones por la comisión de infracciones graves.

c) El titular del Ministerio de Trabajo y Asuntos Sociales, cuando se trate de sanciones por la comisión de infracciones muy graves, si bien se requerirá el acuerdo previo del Consejo de Ministros cuando las sanciones sean de cuantía superior a 300.000 euros o en los supuestos de cierre de la empresa o clausura del servicio o establecimiento.

Disposición adicional primera. *Financiación de las prestaciones y servicios garantizados por la Administración General del Estado.*

La Ley de Presupuestos Generales del Estado de cada ejercicio determinará la cuantía y la forma de abono a las Comunidades Autónomas de las cantidades necesarias para la financiación de los servicios y prestaciones previstos en el artículo 9 de esta Ley.

Disposición adicional segunda. *Régimen aplicable a los sistemas de Concierto y Convenio.*

La financiación de los servicios y prestaciones del Sistema en la Comunidad Autónoma del País Vasco y en la Comunidad Foral de Navarra que corresponda, según lo previsto en el artículo 32 de esta Ley, a la Administración General del Estado con cargo a su presupuesto de gastos se tendrá en cuenta en el cálculo del cupo vasco y de la aportación navarra, de conformidad con el Concierto Económico entre el Estado y la Comunidad del País Vasco y con el Convenio Económico entre el Estado y la Comunidad Foral de Navarra, respectivamente.

Disposición adicional tercera. *Ayudas económicas para facilitar la autonomía personal.*

La Administración General del Estado y las administraciones de las Comunidades Autónomas podrán, de conformidad con sus disponibilidades presupuestarias, establecer acuerdos específicos para la concesión de ayudas económicas con el fin de facilitar la autonomía personal. Estas *ayudas* tendrán la condición de subvención e irán destinadas:

a) A apoyar a la persona con ayudas técnicas o instrumentos necesarios para el normal desenvolvimiento de su vida ordinaria.

b) A facilitar la accesibilidad y adaptaciones en el hogar que contribuyan a mejorar su capacidad de desplazamiento en la vivienda.

Disposición adicional cuarta. *Seguridad Social de los cuidadores no profesionales.*

Reglamentariamente el Gobierno determinará la incorporación a la Seguridad Social de los cuidadores no profesionales en el Régimen que les corresponda, así como los requisitos y procedimiento de afiliación, alta y cotización.

Disposición adicional quinta. *Registro de Prestaciones Sociales Públicas.*

La prestación económica vinculada al servicio, la prestación económica para cuidados en el entorno familiar y la prestación económica de asistencia personalizada, reguladas en esta ley, quedan integradas en el Registro de Prestaciones Sociales Públicas. Con tal fin, las entidades y organismos que gestionen dichas prestaciones vendrán obligados a suministrar los datos que, referentes a las que se hubiesen concedido, se establezcan en las normas de desarrollo de esta Ley.

Disposición adicional sexta. *Modificación del Real Decreto Legislativo 3/2004, de 5 de marzo, por el que se aprueba el texto refundido de la Ley del Impuesto sobre la Renta de las Personas Físicas.*

Se añade un nuevo apartado al artículo 7 del texto refundido de la Ley del Impuesto sobre la Renta de las Personas Físicas, aprobado por Real Decreto Legislativo 3/2004, de 5 de marzo, con el siguiente texto:

v) Las prestaciones económicas públicas vinculadas al servicio para cuidados en el entorno familiar y de asistencia personalizada que se derivan de la Ley de Promoción de la Autonomía Personal y de Atención a las personas en situación de dependencia.

Disposición adicional séptima. *Instrumentos privados para la cobertura de la dependencia.*

1. El Gobierno, en el plazo de seis meses, promoverá las modificaciones legislativas que procedan, para regular la cobertura privada de las situaciones de dependencia.

2. Con el fin de facilitar la cofinanciación por los beneficiarios de los servicios que se establecen en la presente Ley, se promoverá la regulación del tratamiento fiscal de los instrumentos privados de cobertura de la dependencia.

Disposición adicional octava. *Terminología.*

Las referencias que en los textos normativos se efectúan a *minusválidos* y a *personas con minusvalía*, se entenderán realizadas a *personas con discapacidad*».

A partir de la entrada en vigor de la presente Ley, las disposiciones normativas elaboradas por las Administraciones Públicas utilizarán los términos *persona con discapacidad* o *personas con discapacidad* para denominarlas.

Disposición adicional novena. *Efectividad del reconocimiento de las situaciones vigentes de gran invalidez y de necesidad de ayuda de tercera persona.*

Quienes tengan reconocida la pensión de gran invalidez o la necesidad de asistencia de tercera persona según el Real Decreto 1971/1999, de 23 de diciembre, de procedimiento para el reconocimiento, declaración y calificación del grado de minusvalía, tendrán reconocido el requisito de encontrarse en situación de dependencia en el grado que se disponga en el desarrollo reglamentario de esta ley.

Disposición adicional décima. Investigación y desarrollo.

1. Los poderes públicos fomentarán la innovación en todos los aspectos relacionados con la calidad de vida y la atención de las personas en situación de dependencia. Para ello, promoverán la investigación en las áreas relacionadas con la dependencia en los planes de I+D+I.

2. Las Administraciones Públicas facilitarán y apoyarán el desarrollo de normativa técnica, de forma que asegure la no discriminación en procesos, diseños y desarrollos de tecnologías, productos y servicios, en colaboración con las organizaciones de normalización y todos los agentes implicados.

Disposición adicional undécima. *Ciudades de Ceuta y Melilla.*

El Ministerio de Trabajo y Asuntos Sociales suscribirá acuerdos con las Ciudades de Ceuta y Melilla sobre centros y servicios de atención a la dependencia en ambas Ciudades, pudiendo participar en el Consejo Territorial del Sistema en la forma que este determine.

Disposición adicional duodécima. *Diputaciones Forales, Cabildos y Consejos Insulares.*

En la participación de las entidades territoriales en el Sistema para la Autonomía y Atención a la Dependencia se tendrán en cuenta las especificidades reconocidas a las Diputaciones Forales en el caso de la Comunidad Autónoma del País Vasco, a los Cabildos en el caso de la Comunidad Autónoma de Canarias y a los Consejos Insulares en el caso de la Comunidad Autónoma de Illes Balears.

Disposición adicional decimotercera. *Protección de los menores de 3 años.*

1. Sin perjuicio de los servicios establecidos en los ámbitos educativo y sanitario, el Sistema para la Autonomía y Atención a la Dependencia atenderá las necesidades de ayuda a domicilio y, en su caso, prestaciones económicas vinculadas y para cuidados en el entorno familiar a favor de los menores de 3 años acreditados en situación de dependencia. El instrumento de valoración previsto en el artículo 27 de esta Ley incorporará a estos efectos una escala de valoración específica.

2. La atención a los menores de 3 años, de acuerdo con lo dispuesto en el apartado anterior, se integrará en los diversos niveles de protección establecidos en el artículo 7 de esta Ley y sus formas de financiación.

3. En el seno del Consejo Territorial del Sistema para la Autonomía y Atención a la Dependencia se promoverá la adopción de un plan integral de atención para estos menores de 3 años en situación de dependencia, en el que se contemplen las medidas a adoptar por las Administraciones Públicas, sin perjuicio de sus competencias, para facilitar atención temprana y rehabilitación de sus capacidades físicas, mentales e intelectuales.

Disposición adicional decimocuarta. *Fomento del empleo de las personas con discapacidad.*

Las entidades privadas que aspiren a gestionar por vía de concierto prestaciones o servicios del Sistema para la Autonomía y Atención a la Dependencia deberán acreditar con carácter previo, en el caso de que vinieran obligadas a ello, el cumplimiento de la cuota de reserva para personas con discapacidad o, en su defecto, las medidas de carácter excepcional establecidas en el artículo 38 de la Ley 13/1082, de 7 de abril, de Integración Social de los Minusválidos, y reguladas en el Real Decreto 364/2005, de 8 de abril.

Disposición adicional decimoquinta. *Garantía de accesibilidad y supresión de barreras.*

Las Administraciones Públicas, en el ámbito de sus respectivas competencias, garantizarán las condiciones de accesibilidad en los entornos, procesos y procedimientos del Sistema para la Autonomía y Atención a la Dependencia, en los términos previstos en la Ley de igualdad de oportunidades, no discriminación y accesibilidad universal de las personas con discapacidad.

Disposición adicional decimosexta. *Pensiones no contributivas.*

Se modifica el apartado 2 del artículo 145 del Texto Refundido de la Ley General de la Seguridad Social, aprobado por Real Decreto legislativo 1/1994, de 20 de junio, en los siguientes términos:

Las cuantías resultantes de lo establecido en el apartado anterior de este artículo, calculadas en cómputo anual, son compatibles con las rentas o ingresos anuales de que, en su caso, disponga cada beneficiario, siempre que los mismos no excedan del 25 por 100 del importe, en cómputo anual, de la pensión no contributiva. En caso contrario, se deducirá del importe de la pensión no contributiva la cuantía de las rentas o ingresos que excedan de dicho porcentaje, salvo lo dispuesto en el artículo 147.

Disposición transitoria primera. *Participación en la financiación de las Administraciones Públicas.*

Durante el período comprendido entre el 1 de enero de 2007 y el 31 de diciembre de 2015, y para favorecer la implantación progresiva del Sistema, la Administración General del Estado establecerá anualmente en sus Presupuestos créditos para la celebración de los convenios con las administraciones de las Comunidades Autónomas de acuerdo con el artículo 10 de esta Ley.

Disposición transitoria segunda.

Durante un periodo máximo de seis meses desde la fecha de inicio para la presentación de solicitudes de reconocimiento de la situación de dependencia, quedará en suspenso lo previsto en el artículo 28.6 sobre delegación, contratación o concierto.

Disposición final primera. *Aplicación progresiva de la Ley.*

1. La efectividad del derecho a las prestaciones de dependencia incluidas en la presente ley se ejercitará progresivamente, de modo gradual, y se realizará de acuerdo con el siguiente calendario a partir del 1 de enero de 2007:

El primer año a quienes sean valorados en el Grado III de Gran Dependencia, niveles 1 y 2.

En el segundo y tercer año a quienes sean valorados en el Grado II de Dependencia Severa, nivel 2.

En el tercer y cuarto año a quienes sean valorados en el Grado II de Dependencia Severa, nivel 1.

El quinto año, que finaliza el 31 de diciembre de 2011, a quienes sean valorados en el Grado I de Dependencia Moderada, Nivel 2, y se les haya reconocido la concreta prestación.

A partir del 1 de julio de 2015 al resto de quienes fueron valorados en el Grado I de Dependencia Moderada, nivel 2.

A partir del 1 de julio de 2015 a quienes hayan sido valorados en el Grado I, nivel 1, o sean valorados en el Grado I de Dependencia Moderada.

2. El reconocimiento del derecho contenido en las resoluciones de las administraciones públicas competentes generará el derecho de acceso a los servicios y prestaciones correspondientes, previstos en los artículos 17 a 25 de esta Ley, a partir del inicio de su año de implantación de acuerdo con el calendario del apartado 1 de esta disposición o desde el momento de su solicitud de reconocimiento por el interesado, si esta es posterior a esa fecha.

3. El derecho de acceso a las prestaciones derivadas del reconocimiento de la situación de dependencia se generará desde la fecha de la resolución de reconocimiento de las prestaciones o, en su caso, desde el transcurso del plazo de seis meses desde la

presentación de la solicitud sin haberse dictado y notificado resolución expresa de reconocimiento de la prestación, salvo cuando se trate de las prestaciones económicas previstas en el artículo 18 que quedarán sujetas a un plazo suspensivo máximo de dos años a contar, según proceda, desde las fechas indicadas anteriormente, plazo que se interrumpirá en el momento en que el interesado empiece a percibir dicha prestación.

4. En la evaluación de los resultados a que se refiere el apartado anterior se efectuará informe de impacto de género sobre el desarrollo de la Ley.

Disposición final segunda. *Consejo Territorial del Sistema para la Autonomía y Atención a la Dependencia.*

En el plazo máximo de tres meses desde la entrada en vigor de la presente Ley, deberá constituirse el Consejo Territorial del Sistema para la Autonomía y Atención a la Dependencia regulado en el artículo 8.

Disposición final tercera. *Comité Consultivo.*

En el plazo máximo de tres meses desde la entrada en vigor de la presente Ley, deberá constituirse el Comité Consultivo del Sistema para la Autonomía y Atención a la Dependencia regulado en el artículo 40.

Disposición final cuarta. *Marco de cooperación interadministrativa para el desarrollo de la Ley.*

En el plazo máximo de tres meses desde su constitución, el Consejo Territorial del Sistema acordará el marco de cooperación interadministrativa para el desarrollo de la Ley previsto en el artículo 10, así como el calendario para el desarrollo de las previsiones contenidas en la presente Ley.

Disposición final quinta. *Desarrollo reglamentario.*

En el plazo máximo de tres meses tras la constitución del Consejo y de conformidad con los correspondientes acuerdos del Consejo Territorial del Sistema, se aprobará la intensidad de protección de los servicios previstos de acuerdo con los artículos 10.3 y 15, así como el baremo para la valoración del grado y niveles de dependencia previstos en los artículos 26 y 27.

Disposición final sexta. *Informe anual.*

1. El Gobierno deberá informar a las Cortes anualmente de la ejecución de las previsiones contenidas en la presente Ley.

2. Dicho informe incorporará la memoria del Consejo Territorial y el dictamen de los Órganos Consultivos.

Disposición final séptima. *Habilitación normativa.*

Se faculta al Gobierno para dictar cuantas disposiciones sean necesarias para el desarrollo y ejecución de la presente Ley.

Disposición final octava. *Fundamento constitucional.*

Esta Ley se dicta al amparo de la competencia exclusiva del Estado para regular las condiciones básicas que garanticen la igualdad de todos los españoles en el ejercicio de los derechos y el cumplimiento de los deberes constitucionales, conforme al artículo 149.1.1.ª de la Constitución.

Disposición final decimoquinta. *Entrada en vigor.*

Este Real Decreto-Ley entrará en vigor el día siguiente al de su publicación en el «Boletín Oficial del Estado».

Dado en Madrid, el 13 de julio de 2012.
Juan Carlos R.
El Presidente del Gobierno,
Mariano Rajoy Brey

ORDEN de 5 de noviembre de 2007, por la que se regula el procedimiento y los requisitos para la acreditación de los centros para personas mayores en situación de dependencia en Andalucía.

La Ley 2/1988, de 4 de abril, de Servicios Sociales de Andalucía, dispone en su artículo 13 que todos los Centros dedicados a la prestación de Servicios Sociales deberán ajustarse a las condiciones que se establezcan reglamentariamente.

La Ley 39/2006, de 14 de diciembre, de Promoción de la Autonomía Personal y Atención a las Personas en Situación de Dependencia, establece en el artículo 16.1 que *Las prestaciones y servicios establecidos en esta Ley se integran en la Red de Servicios Sociales de las respectivas Comunidades Autónomas en el ámbito de las competencias que las mismas tienen asumidas. La red de centros estará formada por los centros públicos de las Comunidades Autónomas, de las Entidades Locales, los centros de referencia estatal para la promoción de la autonomía personal y para la atención y cuidado de situaciones de dependencia, así como los privados concertados debidamente acreditados*. A su vez, en el apartado 3 del mismo artículo se expresa que *Los centros y servicios privados no concertados que presten servicios para personas en situación de dependencia deberán contar con la debida acreditación de la Comunidad Autónoma correspondiente*.

Publicado el Decreto 168/2007, de 12 de junio, por el que se regula el procedimiento para el reconocimiento de la situación de dependencia y del derecho a las Prestaciones del Sistema para la Autonomía y Atención a la Dependencia, así como los órganos competentes para su valoración, resulta necesario abordar la regulación de aquellas otras materias que permitirán completar la aplicación de la Ley 39/2006, de 14 de diciembre, y de sus disposiciones de desarrollo. Así, en desarrollo de la citada normativa ha sido publicada la Orden de 3 de agosto de 2007, por la que se establecen la intensidad de protección de los servicios, el régimen de compatibilidad de las Prestaciones y la Gestión de las Prestaciones Económicas del Sistema de Autonomía y Atención a la Dependencia en Andalucía, en cuyas disposiciones se determina la necesidad de que los centros y servicios privados concertados, así como los centros y servicios privados no concertados que colaboren con el sistema en la atención a personas en situación de dependencia deberán estar acreditados conforme a la normativa aplicable en la Comunidad Autónoma de Andalucía. Por otro lado, el Decreto 87/1996, de 20 de febrero, modificado por el Decreto 102/2000, de 15 de marzo, por el que se regula la autorización, registro y acreditación de los Servicios y Centros de Servicios Sociales de Andalucía, en su Título IV establece la acreditación como acto por el que la Administración garantiza que los Servicios y Centros de Servicios Sociales a quienes se otorgan reúnen los requisitos mínimos de calidad exigidos reglamentariamente.

El Decreto 183/2003, de 24 de junio, por el que se regula la información y atención al ciudadano y la tramitación de procedimientos administrativos por medios electrónicos, nos introduce en la utilización de las nuevas tecnologías para trabajar desde el principio de eficacia en la actuación de la Administración proclamado en el artículo 103.1 de nuestra Constitución.

Por todo ello, a fin de avanzar en los parámetros de calidad alcanzados en esta Comunidad Autónoma, la presente Orden viene a dar respuesta a la nueva realidad que representa el reconocimiento de un nuevo derecho de ciudadanía, que ha de tener su más directo reflejo e implantación en los centros que presten servicios a las personas mayores dependientes. En su virtud, en el ejercicio de las atribuciones conferidas por la disposición final primera del Decreto 87/1996, de 20 de febrero, y a propuesta de la Dirección General de Personas Mayores.

DISPONGO

Artículo 1. *Objeto y ámbito de aplicación.*

1. La presente Orden tiene por objeto regular los requisitos de calidad que deben reunir los centros de atención a personas mayores en situación de dependencia, así como el procedimiento para obtener la acreditación correspondiente.

2. Lo dispuesto en el apartado anterior será de aplicación a los centros ubicados en la Comunidad Autónoma de Andalucía, con independencia de donde radique la sede o domicilio legal de sus titulares, los cuales formarán parte de la Red de Servicios del Sistema para la Autonomía y Atención a la Dependencia.

3. No son objeto de la presente Orden los centros de atención a personas mayores que no se encuentren en situación de dependencia.

Artículo 2. *Centros para personas mayores objeto de acreditación.*

Son objeto de acreditación conforme lo establecido en esta Orden los Centros Residenciales, los Centros de Día o Unidades de Estancias Diurnas (UED), y los Centros de Noche o Unidades de Estancias Nocturnas (UEN), para personas mayores en situación de dependencia.

Artículo 3. *Definición de los Centros.*

1. Centros Residenciales para personas mayores: Son aquellos centros de carácter social que ofrecen alojamiento, convivencia y atención integral. Tienen una función sustitutoria del hogar familiar, ya sea de forma temporal o permanente para personas mayores en situación de dependencia.

2. Centros de Día o Unidades de Estancias Diurnas para personas mayores: Son aquellos centros de carácter social que ofrecen una atención integral durante el período diurno a personas mayores en situación de dependencia, con el objetivo de mejorar o mantener el mejor nivel posible de autonomía personal y calidad de vida, tanto de la persona en situación de dependencia como de su entorno socio-familiar, posibilitando la permanencia de aquella en su entorno habitual.

3. Centros de Noche o Unidades de Estancias Nocturnas para personas mayores: Son aquellos centros de carácter social que ofrecen alojamiento y atención en horario nocturno a personas mayores en situación de dependencia y que tienen una función complementaria a la permanencia de la persona usuaria en el entorno social y/o familiar.

Artículo 4. *Procedimiento.*

1. La acreditación deberá ser solicitada por la persona titular o representante legal del centro a partir del momento en que se haya obtenido la inscripción en el Registro, conforme a lo regulado en el Decreto 87/1996, de 20 de febrero. Los centros deberán ser acreditados en su totalidad sin que se pueda solicitar acreditación parcial de los mismos.

2. Las solicitudes para la obtención y renovación de la acreditación se dirigirán a la Dirección General de Personas Mayores según el modelo del Anexo I. La solicitud de acreditación se acompañará del documento acreditativo de la personalidad del solicitante y, en su caso, de la representación que ostente.

3. Las solicitudes para la obtención y renovación de la acreditación se podrán cursar, según lo dispuesto en el Decreto 183/2003, de 24 de junio, por el que se regula la información y atención al ciudadano y la tramitación de procedimientos administrativos por medios electrónicos, de forma telemática a través del acceso que se disponga para ello en el portal de la Administración de la Junta de Andalucía: http://www.andaluciajunta.es.

4. Los servicios técnicos competentes emitirán los informes sobre el cumplimiento de los requisitos de calidad que se exigen según su tipología y que se establecen en los Anexos II, III, IV y V de esta Orden. Para la emisión de los preceptivos informes y para la previa visita al centro se podrá contar con la participación de entidades colaboradoras.

5. La Dirección General de Personas Mayores dictará resolución, en el plazo de tres meses, concediendo o denegando la oportuna acreditación. Transcurrido dicho plazo sin que haya recaído resolución, la solicitud podrá entenderse estimada. La resolución producirá efectos desde el momento en que sea notificada al interesado.

6. Contra la resolución podrá interponerse recurso de alzada ante la persona titular de la Consejería para la Igualdad y Bienestar Social.

Artículo 5. *Acreditación provisional.*

Podrá concederse una acreditación provisional a los centros que, sin cumplir algunas de las condiciones exigidas en los Anexos II al V, se comprometan a realizar un Plan de adecuación, que deberá ser aprobado por el órgano competente para resolver, señalando el plazo para su ejecución. El incumplimiento, aún de modo parcial, de dicho Plan de adecuación o la falta de justificación de su ejecución, dará lugar a que la acreditación provisional concedida quede sin efecto. Una vez ejecutado el Plan de adecuación en su totalidad, y con los informes que así lo acrediten, procederá el otorgamiento de la acreditación definitiva.

Artículo 6. *Vigencia de la acreditación.*

1. La acreditación se otorgará por un período máximo de cuatro años, condicionada al mantenimiento de los requisitos exigidos para la concesión.

2. Las acreditaciones deberán ser renovadas cada cuatro años, previa solicitud de la persona titular del centro. Dicha solicitud se presentará con una antelación mínima de tres meses respecto a la fecha de terminación de la vigente, siguiendo los mismos trámites que para la solicitud inicial.

3. En el supuesto de que la persona titular del centro no solicitase la renovación de la acreditación en el plazo establecido al efecto, se iniciará un procedimiento de oficio, pudiendo proseguir el concierto o la prestación de servicio hasta que se dicte la correspondiente resolución.

4. Tanto la acreditación inicial que se otorgue como cada una de las renovaciones que se produzcan, se inscribirán de oficio en el Registro de Entidades, Servicios y Centros de Servicios Sociales, mediante nota marginal.

Artículo 7. *Obligaciones.*

Los centros acreditados estarán obligados al mantenimiento de las condiciones y requisitos por los que resultaron acreditados y, además, al cumplimiento de las siguientes *obligaciones:*

a) Remitir anualmente la programación y memoria de actividades del centro conforme al modelo que se acompaña como Anexo VI.

b) Comunicar anualmente las variaciones en las plantillas de personal, en sus aspectos cuantitativos y cualitativos, conforme al modelo que se acompaña como Anexo VII y documentación que se determina.

c) Someterse al sistema de control de calidad fijado por la Administración.

2. La documentación a que se refiere el apartado anterior se remitirá a la Dirección General de Personas Mayores por los medios telemáticos que se determinen.

3. Los centros estarán obligados a adoptar aquellos sistemas de información y gestión (programas informáticos, protocolos, etc.) que se definan por la Administración para un correcto

funcionamiento del Sistema de Promoción de la Autonomía Personal y Atención a la Dependencia.

Artículo 8. *Suspensión o pérdida de la acreditación.*

1. Por la Dirección General de Personas Mayores podrá dictarse resolución suspendiendo o cancelando la autorización, previa tramitación del oportuno procedimiento.

2. Los centros cuyas acreditaciones se suspendan, cancelen o no se renueven, dejarán de formar parte del catálogo de centros del Sistema de Promoción de la Autonomía Personal y Atención a la Dependencia. Si la persona titular del centro volviera a solicitar la acreditación para pertenecer de nuevo al catálogo, deberá acogerse a las condiciones de la presente Orden, salvo lo dispuesto en la disposición transitoria única.

3. Los centros perderán la acreditación que le hubiera sido otorgada cuando concurra cualquiera de los siguientes *motivos:*

a) Incumplir las condiciones exigidas para la acreditación de los centros.

b) Haber sido sancionado por incumplimiento de la normativa asistencial, sanitaria, municipal, fiscal o laboral y de Seguridad Social, sin perjuicio de las demás responsabilidades que pueden proceder.

c) Por solicitud de la persona titular. La resolución que se adopte fijará la fecha de la pérdida de la acreditación, atendiendo a los programas concertados con dicho centro y/o prestaciones económicas vinculadas al servicio que se encuentren pendientes.

4. Las suspensiones o cancelaciones se inscribirán de oficio en el Registro correspondiente mediante nota marginal.

5. La Dirección General de Personas Mayores podrá suspender la validez de la acreditación cuando concurran circunstancias que pudieran causar perjuicios de imposible o difícil reparación.

Artículo 9. *Concierto de plazas.*

Los centros de Entidades públicas o privadas que pretendan concertar plazas para personas mayores con la Administración de la Junta de Andalucía deberán estar previamente acreditados.

Disposición adicional primera. *Coste de la plaza.*

El coste de los distintos tipos de plazas en centros de personas mayores en situación de dependencia objeto de concertación o convenio por la Consejería para la Igualdad y Bienestar Social y sus entidades colaboradoras se regulará en Resolución anual.

Las entidades que a la fecha de publicación de la presente Orden tengan establecido convenio o concierto con la Junta de Andalucía de plazas residenciales para personas mayores o lo hagan en un futuro, y estén acreditadas al amparo de lo dispuesto en la Orden de la Consejería para la Igualdad y Bienestar Social de 1 de julio de 1997, por la que se regula la acreditación de los centros de atención especializada a las personas mayores y personas con discapacidad, se seguirán rigiendo por lo establecido en la Resolución de la Dirección General de Personas Mayores, de 16 de enero de 2007, por la que se actualiza el coste de plazas concertadas y conveniadas con centros de personas mayores, con las actualizaciones anuales del Índice de Precios al Consumo, en adelante «IPC», que proceda en cada ejercicio.

Las entidades que sean acreditadas al amparo de la presente Orden, y que concierten o convenien con la Junta de Andalucía plazas residenciales para personas mayores en situación de dependencia, verán incrementados sus precios en un 3%, a razón de un 1% anual sobre el precio plaza establecido en la Resolución de la Dirección General de Personas Mayores, de 16 de enero de 2007, desde el ejercicio 2008 hasta el ejercicio 2010 y todo ello con las actualizaciones anuales de IPC que procedan.

Las entidades que concierten o convenien plazas de trastornos graves y continuados de conducta recogidas en el punto primero 1.c) de la Resolución de la Dirección General de Personas Mayores, de 16 de enero de 2007, no se verán afectadas por lo dispuesto en el párrafo inmediato anterior.

Disposición adicional segunda. *Excepcionalidad en el procedimiento de acreditación.*

Excepcionalmente, cuando por las condiciones físicas y/o arquitectónicas del edificio sea imposible el cumplimiento total de los requisitos fijados en el Anexo II, podrán ser acreditados aquellos centros que lo justifiquen adecuadamente en la documentación aportada para la solicitud de acreditación.

En el procedimiento de estudio de los expedientes objeto de excepcionalidad, se comprobará y verificará que se contemplan los siguientes *puntos:*

a) Descripción en la memoria del proyecto de los aspectos que, siendo obligatorios según lo dispuesto en la presente Orden, resulten de imposible cumplimiento, motivándolos, mediante las oportunas referencias, entre otras, a las normas sectoriales o impedimentos que condicionen tales supuestos.

b) Relación detallada de las soluciones que se proponen adoptar. Dichas soluciones deberán acercarse lo máximo a los preceptos de la norma, minimizando el impacto y favoreciendo otros aspectos que hagan más viable la solución propuesta.

c) Documentación gráfica de la que se deduzcan las causas en que se fundamentan los impedimentos y en la que queden perfectamente localizados e identificados, así como las soluciones propuestas.

En todo caso, la imposibilidad del cumplimiento de determinados requisitos u obligaciones de la presente Orden no eximirá del cumplimiento del resto de las prescripciones establecidas. Examinada la documentación aportada, se emitirá informe por los servicios técnicos comprobando todos los aspectos técnicos-normativos de aplicación, y se elevará a una comisión integrada por el Jefe de Servicio de Gestión de Centros de Mayores y dos técnicos de la Dirección General de Personas Mayores. Dicha comisión elevará una propuesta de resolución que será motivada.

Disposición adicional tercera. *Actos de aplicación.*

La presente Orden será de aplicación a todos aquellos centros que soliciten la preceptiva autorización previa de creación, construcción y modificación sustancial de carácter estructural y sus respectivas autorizaciones de funcionamiento o de modificación sustancial de carácter funcional conforme a lo establecido en los artículos 9, 10, 11 y 12 del Decreto 87/1996, de 20 de febrero, modificado por el Decreto 102/2000, de 15 de marzo.

Disposición adicional cuarta. *Adecuación normativa.*

Los centros que a la entrada en vigor de la presente Orden tuvieran solicitada o concedida una acreditación definitiva, a todos los efectos, se seguirán rigiendo por lo establecido en la Orden de 1 de julio de 1997.

Los centros ya acreditados para personas mayores asistidas podrán acogerse a lo establecido en la presente Orden si así lo solicitan.

Disposición transitoria única. *Períodos de adaptación.*

1. Los centros que a la entrada en vigor de esta Orden tuvieran solicitada o concedida autorización previa y/o autorización de funcionamiento provisional o definitivo, y cumplan las condiciones de calidad materiales y funcionales recogidas en la Orden de 1 de julio de 1997, podrán optar por acreditarse conforme a las disposiciones de la mencionada Orden cuando así lo soliciten, en un plazo no superior a cinco años desde la fecha de publicación de la presente norma.

Pasado el plazo de cinco años, obligatoriamente deberán acreditarse según lo dispuesto por la presente Orden.

2. Los centros que a la entrada en vigor de esta Orden tuvieran solicitada o concedida una acreditación provisional, se seguirán rigiendo por lo establecido en la Orden de 1 de julio de 1997. No obstante, deberán acreditarse con carácter definitivo conforme a las disposiciones de la citada Orden en el plazo establecido en su Plan de adecuación y, en todo caso, no superior a dos años desde la fecha de publicación de la presente norma.

Disposición derogatoria única

Quedan derogadas cuantas disposiciones de igual o inferior rango se opongan a lo establecido en la presente Orden.

Disposición final primera. *Desarrollo y ejecución.*

Se faculta a la persona titular de la Dirección General de Personas Mayores para establecer las medidas y dictar cuantas resoluciones resulten necesarias para el desarrollo y ejecución de lo dispuesto en esta Orden.

Disposición final segunda. *Entrada en vigor.*

La presente Orden entrará en vigor el día siguiente al de su publicación en el Boletín Oficial de la Junta de Andalucía.

Derecho a la persona física.

Una persona física o natural es, según el derecho, un individuo con existencia real y material, que tiene la capacidad para ejercer sus derechos y contraer obligaciones dentro del marco de la ley y la constitución.

En este sentido, el de persona física es un concepto jurídico, elaborado originalmente en el derecho romano. Se refiere a un individuo humano, con existencia real y concreta.

Un ser humano, por el simple hecho de nacer y existir, está dotado de un conjunto de atributos dados por el derecho, los cuales, a su vez, acaban con su muerte. Estar vivo, pues, es suficiente para encontrarse protegido por la ley en un Estado de derecho.

Los atributos que caracterizan a una persona física son los siguientes: personalidad jurídica, capacidad, nombre, domicilio, estado civil, patrimonio y nacionalidad.

Una persona física o natural está habilitada para ofrecer servicios profesionales, llevar a cabo actividades de naturaleza comercial, arrendar o poseer bienes inmuebles, trabajar a cambio de un sueldo, contraer matrimonio, etc.

Asimismo, una persona física puede actuar en su propio nombre o puede hacerlo en representación de otra persona física o de una persona moral o jurídica.

La persona física: capacidad jurídica y capacidad de obrar.

Persona física o natural es quien ha nacido con figura humana. El Derecho civil reconoce la personalidad o condición de persona, con sus correspondientes derechos y obligaciones, al feto que nazca con figura humana y viva 24 horas desprendido del seno materno.

Hay que añadir que al concebido se le tiene por nacido para todos los efectos que le sean favorables siempre que nazca con las condiciones antes señaladas (véanse los artículos 29 y 30 del Código Civil).

Capacidad jurídica y capacidad de obrar.

Una consecuencia directa de la personalidad, e inseparable de ella, es la capacidad jurídica o aptitud que tiene la persona para ser titular de derechos y obligaciones, esto es, de relaciones jurídicas.

Cualquier persona física, con independencia de su edad o de su estado físico, goza de capacidad jurídica, ya que aunque pudiera no tener obligaciones (por ejemplo, un niño de pocos meses), al menos tiene derechos.

Cuestión distinta de la anterior es la capacidad de obrar o aptitud para realizar actos jurídicos con validez. A este respecto el Derecho exige que quien pretenda realizar dichos actos personalmente debe contar con un determina do nivel de conciencia y responsabilidad garantizado por una edad mínima y un estado de salud que le permita conocer y ejercer su voluntad con razonable autonomía.

Por tanto, no todo el mundo tiene capacidad de obrar, ni quienes la poseen la tienen con la misma intensidad.

Así, por ejemplo, un niño de seis años carece por completo de dicha capacidad; un muchacho de quince año s la tiene muy limitada, ya que puede hacer testamento pero no el resto de actos jurídicos; una persona emancipa da de diecisiete años tiene una capacidad de obrar casi plena, etc.

En definitiva, se puede afirmar que la capacidad de obrar se adquiere de forma progresiva, según la persona cumple determina dos años, por lo que se supone que adquiere conciencia, autonomía y madurez para realizar actos con trascendencia jurídica.

Derecho a la persona jurídica.

Para comprender mejor el mecanismo de operación del orden jurídico se hace necesario estudiar cuales son las personas que el orden jurídico relaciona y regula, y también la manera en que el orden jurídico considera la personalidad y sus circunstancias.

CONCEPTO, CLASIFICACIÓN Y ATRIBUCIONES.

Definición jurídica de persona.

La persona moral o jurídica, en cambio, es toda aquella entidad independiente, de existencia meramente jurídica, que se encuentra constituida por grupos u organizaciones de personas, y establecida mediante una escritura pública donde son fijadas las normas que la definen y los derechos y obligaciones que posee. Son personas jurídicas, por ejemplo, asociaciones, corporaciones, sociedades y fundaciones.

En el sistema jurídico se consideran 2 *tipos básicos de personas:*

- Personas físicas.
- Personas jurídicas.

Las *personas físicas* son todos los individuos, en cuanto sujeto de derechos y obligaciones, también llamados sujetos jurídicos individuales.

Las *personas jurídicas* son las diversas agrupaciones asociaciones, corporaciones o instituciones a las cuales el orden jurídico les concede personalidad, es decir las considera en posibilidad de ser relacionadas con derechos y obligaciones, también llamadas personas jurídicas colectivas.

Los *atributos de las personas*. Para la regularización jurídica, las personas se caracterizan por sus atributos, se llaman atributos de la persona *aquellos rasgos característicos que la definen como sujeto de derechos y obligaciones.*

Se consideran tradicionalmente como *atributos de la persona:*

Estos atributos son la capacidad, el estado civil, el patrimonio, el nombre, el domicilio y la nacionalidad; la participación de todos ellos en la personalidad de un ser humano es constante e invariable y precisamente su conjunto da la plenitud que se observa en dicha personalidad.

1.- Nombre. Para las personas físicas, el nombre se forma dentro del sistema jurídico mexicano por un conjunto de palabras es decir nombre de pila, apellido paterno y apellido materno, que permiten distinguir a una persona física de otra. En las personas jurídicas el nombre es una denominación cualquiera que las identifica y muchas veces indica el fin para el que fueron formadas, o bien es una razón social formada con los nombres de uno, varios o todos los socios.

2.- Domicilio. La determinación del domicilio de una persona es importante para el orden jurídico porque dentro de la organización política y social actual, es el domicilio el que determina las leyes aplicables a la persona y a sus actos jurídicos, así como las autoridades y tribunales a que se halla sujeta.

Para efectos del derecho civil se considera domicilio de una persona física el sitio en que reside una persona con el propósito de establecerse en él; a falta de este el lugar en que tiene el principal asiento de sus negocios y a falta de uno y de otro el lugar en que se halle.

La doctrina civilista distingue entre domicilio voluntario que es el adoptado libremente por la persona y también libremente cambiado por ella; el domicilio legal que es aquel que la ley fija a una persona para el ejercicio de sus derechos y el cumplimiento de sus obligaciones; y el domicilio convencional que es el que en ciertos casos puede señalar una persona para el cumplimiento de determinadas obligaciones.

En cuanto a las personas jurídicas se considera como su domicilio el lugar en donde está establecida su administración.

3.- Nacionalidad. Puede definirse como el conjunto de relaciones jurídicas y políticas que ligan a una persona con un estado determinado.

La necesidad de su determinación radica en la misma causa del domicilio pero en el orden internacional. Es la nacionalidad la que determina las leyes aplicables a los nacionales y extranjeros.

En nuestro país las personas jurídicas son nacionales es decir mexicanas cuando se forman conforme a nuestras leyes y tienen su domicilio en nuestro territorio.

4.- Patrimonio. El patrimonio es el conjunto de bienes, derechos y obligaciones con los que una persona, grupo de personas o empresa cuenta y los cuales emplea para lograr sus objetivos. En ese sentido, se pueden entender como sus recursos y el uso que se les da a estos.

Los elementos que forman parte de un patrimonio pueden considerarse como propios o también como heredados. Por otra parte, dan una idea del estado en términos de riqueza o bienestar de individuos o colectivos.

A menudo se suele identificar el significado de patrimonio con otros términos como riqueza o hacienda, ya sea de personas físicas o jurídicas y procedentes de los ámbitos tanto públicos como privados, lo que incluye a empresas, organizaciones no lucrativas o países.

5.- Capacidad. Es la aptitud para ser titular de derechos y obligaciones.

Se distinguen tradicionalmente dos tipos de capacidad: capacidad de goce y de ejercicio.

La *capacidad de goce* consiste simplemente en la posibilidad de todas las personas de disfrutar para su beneficio y protección de los derechos que les otorga un orden jurídico.

Para las personas físicas esta protección del orden jurídico que les brinda su capacidad de goce, empieza desde antes de su nacimiento y se prolonga mas allá de su muerte.

En las personas jurídicas la capacidad de goce comprende como origen el reconocimiento que el orden jurídico les otorga considerándolas como personas para el derecho y tras de esto consiste en atribuirles todos los derechos de que pueden disfrutar de acuerdo con su especial naturaleza y los fines o propósitos para los que se organizaron o constituyeron.

La *capacidad de ejercicio* consiste esencialmente en la posibilidad concedida a las personas de realizar por sí mismas los actos jurídicos lícitos convenientes para sus fines particulares.

Cuando una persona tiene capacidad de ejercicio o actuación puede en consecuencia disponer de sus bienes, adquirir otros, celebrar toda clase de contratos, ocurrir ante autoridades y tribunales. Su plena capacidad la hace además responsable y sujeta a las sanciones que le correspondan por sus violaciones a las normas del orden jurídico.

Condiciones para tener capacidad de ejercicio. Contrariamente de lo que ocurre con la capacidad de goce, que se concede a las personas físicas simplemente por su condición de ser hombres, la capacidad de ejercicio está sujeta a que concurran en la persona física ciertas condiciones determinadas, en las personas físicas son:

Edad. Que se adquiere al cumplir 18 años que trae aparejada la capacidad de ejercicio, los que no alcanzan tal edad se consideran como menores de edad o incapaces.

Estado mental. Es el estado de equilibrio entre una persona y su entorno socio-cultural garantizando su participación laboral, intelectual y de relaciones para alcanzar un bienestar y calidad de vida.

Actuar jurídicamente al celebrar contratos y otros actos jurídicos implica tener una mente normal para apreciar los beneficios o daños que puede reportar la realización de ciertos actos jurídicos, el sistema jurídico declara incapaces a los afectados de enfermedades mentales.

Nacionalidad. La calidad de extranjero influye en el orden jurídico estableciéndose para los no nacionales por ejemplo ciertas restricciones a su capacidad de ejercicio como la relativa a la adquisición de bienes inmuebles y en cuanto a sus derechos políticos.

Comisión de un delito. El haber cometido un delito y ser sentenciado en firme por ello, implica cuando se trata de penas de prisión una limitación grave de la capacidad de ejercicio de los derechos.

Capacidad de ejercicio de las personas jurídicas. Como estas no pueden estar sujetas a condiciones de edad o estado mental su capacidad de ejercicio se considera condicionada al hecho de que el orden jurídico las reconozca y acepte como personas.

Las personas jurídicas que reconoce nuestro sistema legal son: Personas jurídicas de derecho público y de derecho privado.

Entre las primeras se encuentran: la federación, los estados que la componen, y los municipios.

Las personas jurídicas de derecho privado son las sociedades y asociaciones civiles y mercantiles.

Cómo pueden actuar en derecho las personas jurídicas.

Dado que la capacidad de ejercicio de las personas físicas se basa principalmente en que en su mente y su voluntad pueden apreciar la realidad y decidir lo conveniente para el logro de sus propósitos, como se logra esta situación en las personas jurídicas

Esto se ha logrado dotándolas de diversos órganos de actuación formados por una o más personas físicas en los cuales se forman las decisiones necesarias, mientras otros, representando a la persona jurídica actúan celebrando en su nombre y por su cuenta diversos actos jurídicos mediante los cuales dichas personas jurídicas pueden crear, extinguir, modificar o trasmitir sus derechos y obligaciones del mismo modo que lo haría una persona física.

Como por ejemplo en las sociedades mercantiles el órgano que representa una especie de cerebro de la sociedad que piensa y toma decisiones es la junta o asamblea de sus socios. Los administradores o gerentes son en cambio los órganos de actuación que contratan y celebran negocios como representantes de la sociedad los efectos de tales contratos o negocios en cuanto a sus derechos y obligaciones vienen a perjudicar o beneficiar a la propia sociedad como si ella efectivamente los hubiere realizado.

Diferencias entre personas físicas y personas jurídicas

Las *personas físicas*, también llamadas *personas naturales,* son todos los seres humanos sin distinción, considerados como tales desde la concepción y hasta su muerte.

Las *personas morales o jurídicas* pueden ser empresas, organizaciones no gubernamentales, instituciones, etc. Están conformadas por una o más personas con un objetivo común y puede tener o no fines lucrativos.

Tanto las personas físicas y morales tienen una serie de *atributos:*

- Capacidad.
- Nombre.
- Estado civil.
- Patrimonio.
- Domicilio.
- Nacionalidad.

Derecho de sucesiones

El derecho hereditario o el derecho a la sucesión hereditaria es uno de los derechos más antiguos que se conoce, en todos los países está previsto en su legislación o en el derecho usual del pueblo los efectos del fallecimiento de una personas.

El derecho de sucesión, también se ha regulado sucesivamente en nuestra legislación, primeramente de una manera general, comprendiendo a todo el territorio español, y posteriormente con el derecho de las autonomías se traspasó la recaudación e incluso la legislación del mismo a prácticamente todas ellas.

Aquí únicamente trataremos el derecho a la sucesión recogido en nuestro Código Civil, con carácter general.

El artículo 744 del Código Civil, dice que *Podrán suceder por testamento o abintestato los que no estén incapacitados por la Ley.*

Los derechos a la sucesión de una persona se transmiten desde el momento de su muerte (art. 657 Código Civil).

La *herencia* comprende todos los bienes, derechos y obligaciones de una persona que no se extingan por su muerte (art. 659 CC).

Se llama *heredero* al que sucede a título universal, y legatario el que sucede a título particular.

Legítima: Es la porción de bienes de que el testador no puede disponer por haberla reservado la ley a determinados herederos, llamados por esto herederos forzosos *(art.806 CC).*

Herederos forzosos: Son herederos forzosos:

1º Los hijos y descendientes respecto de sus padres y ascendientes.

2º A falta de los anteriores, los padres y ascendientes respecto de sus hijos y descendientes.

3º El viudo o viuda en la forma y medida que establece este Código (artículo 807 Código Civil).

En caso de que no exista testamento el orden de sucesión sería:

1º. Hijos y descendientes.
2º. Padres y ascendientes.
3º. Cónyuge.
4º. Hermanos e hijos de hermanos.
5º. Resto de parientes colaterales hasta el cuarto grado de consanguinidad.
6º. El Estado.

El derecho de sucesiones o derecho sucesorio es una parte del derecho privado que se encarga de definir cómo y a quién se transmiten los derechos, obligaciones y bienes de una persona cuando fallece. Es lo que se conoce como sucesión mortis causa o *por causa de muerte* y las normas se encargan de definir el reparto de esos bienes y derechos, la forma que deben tomar los testamentos, qué hacer en caso de que no existiese ese documento o los motivos por los que los potenciales herederos no pueden suceder a una persona.

Claves del derecho de sucesiones

La *sucesión*, según la definición que dan los expertos civilistas, es la *sustitución de una persona en el conjunto de las relaciones jurídicas transmisibles que correspondía, al tiempo de su muerte, a otra, o en bienes y derechos determinados que deja el difunto*. La herencia que deja una persona al fallecer implica, por tanto, todos aquellos derechos y obligaciones que no se extingan por la muerte. Es decir, es universal porque comprende tanto el activo como el pasivo del causante, pero deja fuera aquellos derechos personalísimos, como el derecho a la vida, a la salud, a la libertad o al honor, entre otros. La muerte de una persona es el hecho que activa el proceso sucesorio pero la ley permite, en algunos casos, la transmisión de derechos *inter vivos*, es decir, recibir bienes o derechos de una persona cuando esta aún vive.

La conveniencia de dejar testamento

El testamento se puede otorgar en cualquier momento de la vida de una persona, por muy pocas propiedades que posea, siendo el preferible el llamado *testamento abierto*, que es el que se otorga ante Notario, con su asesoramiento previo, y que suele ser el más frecuente en la práctica, siendo el único que tiene una eficacia directa, es decir, no hay que realizar ningún trámite judicial.

¿En cuántas partes se divide una herencia y quienes son los herederos forzosos?

Las herencias en España se dividen en dos bloques. Por una parte está la legítima y por otra parte los bienes de libre disposición.

Los bienes de la legítima suman dos tercios de la herencia y deben quedar reservados a los herederos forzosos o legitimarios. Son *herederos forzosos:*

- Hijos y descendientes.
- Si los anteriores no existen, sus padres o ascendientes.
- Si heredan hijos o descendientes.

Aunque la legítima está formada por dos tercios de la herencia, el reparto de esos dos tercios se organiza de forma diferente por la ley. Uno de ellos, la *legítima estricta*, debe repartirse a partes iguales entre todos los legitimarios. El otro se pude repartir según la voluntad del testador, pero dentro de ese grupo de personas. A este segundo tercio de legítima se le llama también *tercio de mejora.*

Si heredan padres o ascendientes

Solo pueden heredar la mitad de lo que se llama *caudal hereditario*. Y eso solo en el caso de que no haya viudo o viuda.

Herencia entre cónyuges

Se considera al cónyuge superviviente, o sea, al viudo o viuda, heredero forzoso. Pero siempre que no esté separado o divorciado legalmente. Pero no hereda los bienes propiamente dichos, sino su usufructo. Es decir, que puede usar y disfrutar de los bienes de la legítima y la mejora, pero no venderlos. Este tema da lugar a muchas confusiones.

¿Se puede desheredar a los herederos legítimos?

Es complejo y la ley española establece muchas limitaciones, pero sí se pude desheredar a los hijos, a los padres y al resto de herederos legítimos.

Quiénes NO son herederos legítimos

En realidad la ley es muy clara cuando establece quienes lo son: hijos y descendientes, padres y ascendientes, cónyuge viudo no separado o divorciado. Así que NO son herederos forzosos ningunos parientes excepto los mencionados.

¿Qué pasa con las parejas de hecho?

A modo de resumen, diremos que en las herencias españolas las parejas de hecho no tienen derecho a heredar salvo que estén presentes en el testamento. En ese caso solo se les puede dejar el tercio de libre disposición o una parte de él. Algunas comunidades autónomas sí les reconocen derechos hereditarios a estas uniones.

Los hijos de una pareja de hecho son hijos, así que sí son herederos legítimos.

¿Y la herencia entre hermanos?

Puede parecer injusto, pero los hermanos no son herederos legítimos tampoco. Se les puede dejar en testamento una parte o la totalidad del tercio de libre disposición, pero no la legítima ni la mejora.

Herencias en España y el tercio de libre disposición

Como hemos visto hasta ahora, a la hora de hacer testamento debes respetar dos tercios de tus bienes. Esos tienes que dejárselos obligatoriamente a los herederos forzosos. Pero queda un tercio de la herencia con el que puedes hacer lo que quieras. Se trata del tercio de libre disposición. para que tu voluntad se respete es imprescindible que hagas testamento. Ahora bien, en ese testamento puedes poner, respecto a este tercio de libre disposición, lo que quieras:

- Establecer un legado solidario.
- Dejárselo todo a tu mascota.
- Hacer heredero a tu vecino del quinto…

Qué pasa con las herencias en España si no hay testamento

Esto no hace más que dar quebraderos de cabeza a los herederos. Aunque la ley prevé que se puede hacer en estos casos.

Entra en juego la figura de la *sucesión abintestato.* Que también se aplica cuando el testador dice lo que hacer con una parte de sus bienes, pero no con la totalidad de ellos. Y, por supuesto, cuando existe un testamento, pero es incorrecto o ilegal.

Estas son las *reglas para heredar sin testamento:*

- *Parentesco:* Si no hay testamento, solo hereda la familia.
- *Líneas familiares:* tienen preferencia los familiares más cercanos a los más lejanos. Y primero se va hacia abajo (hijos y descendientes), luego hacia arriba (padres y ascendientes) y luego hacia los lados (hermanos, sobrinos, etc). Los últimos son los tíos y los primos, por ese orden.

Al resto de familiares no les afectaría ya que en el caso de que hubiera cónyuge, estaría antes que ellos en la línea sucesoria para heredar.

¿Estamos obligados a aceptar una herencia?

De hecho, hay ocasiones en las que no es en absoluto conveniente aceptar una herencia. Bien porque los impuestos sobre la misma son muy altos. O bien porque las deudas del fallecido son mayores que los bienes.

El sistema de herencias en España te permite renunciar a la herencia. Pero también te da la posibilidad de aceptarla a beneficio de inventario. Esto último es como decir que aceptas la herencia pero solo la parte que quede después de pagar las deudas. Y si no queda nada, pues no te llevas nada, pero al menos tampoco te sale a pagar.

En España coexisten, junto al Derecho Común, los derechos forales citados anteriormente, que se aplican en los territorios referidos como son Aragón, Baleares, Cataluña, Galicia, Navarra, parte de Vizcaya y Álava. En estos territorios, rigen otras particularidades, como sucede en Cataluña, por ejemplo, donde la legítima consiste en la cuarta parte del valor de la herencia y, a diferencia del Derecho Común, el cónyuge superviviente no tiene derechos legitimarios, ni tampoco los abuelos a falta de los padres. El cónyuge solo tiene derecho a la cuarta viudal, es decir a la cuarta parte de la herencia del fallecido y las renta y salarios que perciba y al beneficio del *año de luto*, que le da el derecho al usufructo de toda la herencia durante ese período.

NORMATIVA Y BIBLIOGRAFÍA.

Referencia de las principales normativas autonómicas en residencias: leyes y normativas autonómicas

La atención a personas mayores ya sea en residencias geriátricas, centros de día, ayuda a domicilio, teleasistencia o cualquier otra variedad está muy intervenida por la normativa, principalmente autonómica. Se considera que la tercera edad (término utilizado en la Constitución) debe ser protegida mediante Leyes, Decretos y otras reglamentaciones, por lo que las personas mayores, ancianas (o con el nombre variable que se utiliza para referirse a ellas) que viven en residencias o reciben servicios sociales disponen de unos derechos reconocidos.

Para los prestadores de servicios, la normativa de servicios sociales supone el cumplimiento de unos requisitos materiales y funcionales estrictos.

A continuación se muestran *normas estatales y autonómicas* que son de aplicación.

- VI convenio marco estatal de servicios de atención a las personas dependientes y desarrollo de la promoción de la autonomía personal. Convenio vigente Publicación BOE.
- V convenio marco estatal de servicios de atención a las personas dependientes y desarrollo de la promoción de la autonomía personal (2008-2011).
- Ley 39/2006 de promoción de la autonomía personal y protección a personas en situación de dependencia. (Ley de Dependencia - LAPAD).
- Baremo de Valoración de la Dependencia Real Decreto 174/2011 (deroga el baremo de 2007).
- Orden SSI/2371/2013, de 17 de diciembre, por la que se regula el Sistema de Información del Sistema para la Autonomía y Atención a la Dependencia (modifica la ORDEN TAS/1459/2007).
- Real Decreto 1050/2013, de 27 de diciembre, por el que se regula el nivel mínimo de protección establecido en la Ley 39/2006, de 14 de diciembre, de Promoción de la Autonomía Personal y Atención a las personas en situación de dependencia (antes había sido regulado por el Real Decreto 614/2007, o el Real Decreto 74/2009).
- Real Decreto 1224/2009, de 17 de julio, de reconocimiento de las competencias profesionales adquiridas por experiencia laboral.
- Resolución de 29 de junio de 2010, de la Secretaría General de Política Social y Consumo, por la que se publica el Acuerdo del Consejo Territorial del Sistema para la Autonomía y Atención a la Dependencia sobre modificación del baremo de valoración de la situación de de-

pendencia establecido en el Real Decreto 504/2007, de 20 de abril.

- Real Decreto 175/2011, de 11 de febrero, por el que se modifica el Real Decreto 727/2007, de 8 de junio, sobre criterios para determinar las intensidades de protección de los servicios y la cuantía de las prestaciones económicas de la Ley 39/2006, de 14 de diciembre, de Promoción de la Autonomía Personal y Atención a las personas en situación de dependencia, y el Real Decreto 615/2007, de 11 de mayo, por el que se regula la Seguridad Social de los cuidadores de las personas en situación de dependencia.
- Normas UNE sobre gestión de servicios en las residencias de mayores.
- Real Decreto 496/2003 que establece el Título de Técnico en Atención Sociosanitaria.
- Normativa básica de prevención de incendios NBE-CPI 96.
- Normativa estatal sobre cocinas y preparación de alimentos R.D. 3484/2000.
- Autonomía del paciente y información y documentación clínica (Ley 41/2002).
- Libro Blanco de la Dependencia en España.

Andalucía

- Ley 9/2016, del 27 de diciembre de Servicios Sociales de Andalucía.
- Ley 6/1999, de 7 de julio, de Atención y Protección a las Personas Mayores.
- Decreto 87/1996, de 20 de febrero, por el que se regula la autorización, registro, acreditación e inspección de los Servicios Sociales de Andalucía. Modificado por el Decreto 102/2000.
- Decreto 141/1999, de 8 de Junio, por el que se regula la inspección de Servicios Sociales en la comunidad autónoma de Andalucía.
- Orden de 28 de julio de 2000, por la que se regulan los requisitos materiales y funcionales de los Servicios y Centros de Servicios Sociales de Andalucía, en desarrollo del Decreto 87/1986.
- Orden de 15 de noviembre de 2007, por la que se regula el servicio de ayuda a domicilio en la Comunidad Autónoma de Andalucía.

- Decreto 23/2004, de 3 de febrero, por el que se regula la protección jurídica a las personas mayores.
- Ley 2/1988, de 4 de abril, de Servicios Sociales de Andalucía (Derogada por ley 9/2016 de 27 de diciembre)
- Normativa de acreditación de centros y servicios de atenció a la dependencia en Andalucía.

Incluye:

- Orden de 5 de noviembre de 2007, por la que se regula el procedimiento y los requisitos para la acreditación de los centros para personas mayores en situaciónde dependencia en Andalucía.
- Orden de 21 de diciembre de 2007, por la que se aprueba el modelo de Reglamento de Régimen Interior de los centros residenciales de personas mayores en situación de dependencia que formen parte del Sistema para la Autonomía y Atención a la Dependencia en Andalucía.
- Orden de 21 de diciembre de 2007, por la que se aprueba el modelo de documento contractual para el ingreso de personas mayores en situación de dependencia en centros residenciales del Sistema para la Autonomía y Atención a la Dependencia en la Comunidad Autónoma de Andalucía.

Aragón

- Ley 5/2009, de 30 de junio, de Servicios Sociales de Aragón (BOA de 10 de julio).
- Decreto Ley 1/2016 de 17 de mayo sobre acción concertada para la prestación a las personas de servicios de carácter sanitario y social (Atención, modifica la Ley 2/2009 e incorpora la Directiva Europea 214/24/UE).
- Ley 4/1987, de 25 de marzo de Ordenación de la Acción Social de Aragón (BOA de 30 de marzo).
- Ley 3/1997, de 7 de abril, de promoción de la accesibilidad y supresión de barreras arquitectónicas, urbanísticas, de transportes y de la comunicación (BOA de 18 de abril).
- Decreto 82/1989, de 20 de junio por el que se crea y organiza el registro de entidades, servicios y establecimientos de acción social (BOA de 10 de julio). Sin texto íntegro.

- Decreto 127/1989, de 17 de octubre por el que se dictan normas transitorias en relación con el decreto 82/1989, de 20 de junio, por el que se crea y organiza el registro de entidades, servicios y establecimientos de acción social (BOA de 30 de octubre).
- Decreto 138/1990, de 9 de noviembre, por el que se regulan las infracciones y sanciones en materia de acción social (BOA de 23 de noviembre).
- Decreto 111/1992, de 26 de mayo, por el que se regulan las condiciones mínimas que han de reunir los servicios y establecimientos sociales especializados (BOA 10 de junio de 1992).

Baleares

- Ley 4/1999-03-31, que Regula la Función Inspectora y Sancionadora en materia de Servicios Sociales (Islas Baleares) Boletín Oficial de las Islas Baleares 10/04/1999.
- Decreto 66/1999, de 4 de junio, por el que se aprueba el reglamento regulador del sistema balear de servicios sociales (BOCAIB de 15 de junio de 1999).
- Decreto 244/1999, de 26 de noviembre, por el que se regula el Estatuto Básico de los Centros de Personas Mayores dependientes del Instituto Balear de Asuntos Sociales.
- Ley 14/2001 de 29 de octubre de atribución de competencias a los consejos insulares en materia de servicios sociales y seguridad social.
- Decreto 123/2001, de 19 de octubre, de definición y regulación de las condiciones mínimas de apertura y funcionamiento de los centros y servicio para personas mayores, tanto públicos como privados, ubicados en el territorio de las Illes Balears.
- Decreto 10/2007 que modifica el 123/2001 e introduce unos requisitos específicos de titulación para algunos empleados de las residencias y servicios de atención a mayores dependientes.

Asturias (Principado de)

- Ley 7/91, de 5 de abril, de asistencia y protección al anciano.
- Decreto 10/1998, de 19 de febrero, de la Consejería de Servicios Sociales, por el que se regula el acceso y estancia en los establecimientos residenciales para ancianos.

- Decreto 79/2002, de 13 de Junio, por el que se aprueba el reglamento de autorización, registro, acreditación e inspección de centros de atención de servicios sociales.
- Ley 1/2003, de 24 de febrero de Servicios Sociales.
- Decreto 108/2005, de 27 de octubre, por el que se aprueba el Mapa Asturiano de Servicios Sociales.
- Resolución de 22 de junio de 2009, de la Consejería de Bienestar Social y Vivienda, por la que se desarrollan los criterios y condiciones para la acreditación de centros de atención de servicios sociales.
- Modelo de presentación de memoria ajustado al Decreto 63/2000.

Canarias

- Ley 8/1995, de 6 de Abril de accesibilidad y supresión de barreras físicas y de la Comunicación.
- Decreto 51/1995, de 24 de Marzo, de registro de Pequeños Productores de Residuos Tóxicos y Peligrosos generados en las Islas Canarias.
- Ley 3/1996, de 11 de Julio, de participación de las personas mayores y de la solidaridad entre generaciones, modificada en sus artículos 25 y 27 por la Ley 2/1999, de 4 de Febrero.
- Orden de la Consejería de Política Territorial de 14 de mayo de 1996, por la que se regula el Libro Personal de Registro para Pequeños Productores de Residuos Tóxicos y Peligrosos en Canarias.
- Decreto 227/1997, de 18 de septiembre, por el que se aprueba el Reglamento de la Ley 8/1995, de 6 de Abril, de Accesibilidad y Supresión de Barreras Físicas y de la Comunicación, modificado por el Decreto 148/2001, de 9 de Julio.
- Ley 1/1998, de 8 de enero, de Espectáculos Públicos y Actividades Clasificadas.
- Decreto 236/1998, de 18 de diciembre, por el que se regulan las condiciones de acceso y los criterios para el pago del servicio en centros de alojamiento y estancia para personas mayores, públicos y privados, con participación de la Comunidad Autónoma en su financiación.
- Decreto 63/2000, de 25 de abril, por el que se regula la ordenación, autorización, registro, inspección y régimen

de infracciones y sanciones de centros para personas mayores y sus normas de régimen interno.

- Orden de la Consejería de Sanidad y Consumo de 10 de julio de 2002, por la que se regulan las condiciones para el ejercicio de actividades de formación de manipuladores de alimentos y el régimen de autorización y registro.
- Decreto 104/2002, de 26 de julio, de Ordenación de la Gestión de Residuos Sanitarios.

Cantabria

- Ley 5/1992, de 27 de mayo, de Acción Social de Cantabria.
- Ley 3/1996, de 24 de septiembre, sobre accesibilidad y supresión de barreras arquitectónicas, urbanísticas y de la comunicación de Cantabria.
- Ley 6/2001, de 20 de noviembre, de atención y protección a las personas en situación de dependencia de Cantabria.
- Orden de 2 de agosto de 2002, reguladora de la solicitud de acceso y servicios sociosanitarios.
- Orden de 31 de marzo de 1992 por la que se regula la Autorización y Acreditación de establecimientos de Tercera Edad, Minusválidos, Infancia y Menores.
- Ley de Cantabria 2/2007, de 27 de marzo, de Derechos y Servicios Sociales.
- Decreto 40/08, de 17 de abril, por el que se regulan la Autorización, la Acreditación, el registro y la Inspección de Entidades, Servicios y Centros de Servicios Sociales de la Comunidad Autónoma de Cantabria.
- Orden EMP/37/2010, de 18 de marzo, por la que se establecen los criterios y se regula el procedimiento para la acreditación de centros de servicios sociales destinados a la atención a personas en situación de dependencia.
- Borrador de nueva normativa de autorización y requisitos de servicios sociales, entre ellos residencias de mayores (principios de 2017).
- Borrador de nueva normativa de acreditación de servicios sociales, entre ellos residencias de personas mayores (principios de 2017).

Castilla-La Mancha

- Orden de 21 de mayo de 2001, de la Consejería de Bienestar Social, de la Junta de Comunidades de Castilla-La Mancha, por la que se regulan las Condiciones Mínimas de los Centros destinados a Personas Mayores en Castilla-La Mancha.
- Decreto 53/1999, de 11 de mayo, por el que se desarrolla reglamentariamente la Ley 3/1994, de protección de usuarios de entidades, centros y servicios sociales en Castilla-La Mancha.
- Orden de 29 de diciembre de 1997, de la Consejería de Bienestar Social, por la que se aprueba el Estatuto Básico de Centros de Mayores de la Comunidad Autónoma de Castilla-La Mancha.
- Orden de 21 de febrero de 1997, de la Consejería de Bienestar Social, por la que se aprueba el procedimiento para la Tramitación y el baremo para la valoración de solicitudes y adjudicación de plazas en los Centros Residenciales de Mayores de la Red Pública de Castilla-La Mancha.
- Decreto 131/1996, de 22 de octubre, del Régimen Jurídico y del Sistema de ingreso en las plazas de los centros residenciales de Mayores de la Red Pública de Castilla-La Mancha.
- Ley 3/1994, de 3 de noviembre, de Protección de los Usuarios de Entidades, Centros y Servicios Sociales en Castilla-La Mancha.
- Decreto 131/1996, de 22 de octubre, del Régimen Jurídico y del Sistema de Ingreso en plazas de Centros Residenciales de Mayores de la Red Pública de CLM.
- Resolución de 7 de marzo de 1997, de la Dirección General de Seguridad Social, que regula la composición de comisiones de valoración y otros aspectos del régimen de acceso y causas de exclusión del sistema de Ingreso en plazas de Centros Residenciales.
- Orden de 7 de junio de 2002, de la Consejería de Bienestar Social, que aprueba el procedimiento para la Tramitación y el Baremo para la valoración de solicitudes y adjudicación de plazas en los centros residenciales de Mayores de la red pública de Castilla-La Mancha.

- Orden de 13 de enero de 2003, de la Consejería de Bienestar Social, que modifica la Orden de 7 de junio de 2002.
- Ley 3/1994, de 3 de Noviembre, de protección de los usuarios de entidades, centros y servicios sociales (DOCM 54 de 25-11-94).
- Decreto 158/1997, de 2 de Diciembre, del Código de Accesibilidad de Castilla-La Mancha.
- Ley 14/2010, de 16 de Diciembre de Servicios Sociales de Castilla-La Mancha.
- Orden de 04/06/2013, de la Consejería de Sanidad y Asuntos Sociales, por la que se modifica la Orden de 21/05/2001, de la Consejería de Bienestar Social, por la que se regulan las condiciones mínimasde los centros destinados a las personas mayores en Castilla-La Mancha (incluye requisitos de las residencias geriátricas en Castilla-La Mancha).

Castilla León

- Ley 16/2010, de 20 de diciembre de Servicios Sociales de Castilla y León.
- Ley 5/2003, de 3 de abril, de Atención y Protección a las Personas Mayores de Castilla y León.
- Decreto 2/2016, de 4 de febrero, de autorización y funcionamiento de los centros de carácter social para la atención a las personas mayores en Castilla y León. Se basa en el modelo En Mi Casa. Derogado por sentencia judicial.
- Decreto 14/2017, de 27 de julio, de autorización y funcionamiento de los centros de carácter social para la atención a las personas mayores en Castilla y León.
- Decreto 109/1993, de 20 de mayo, por el que se regula la autorización, la acreditación y el registro de las entidades, servicios y centros de carácter social en Castilla y Leon. (BOCYL de 26 de mayo). Derogado y sustituido por la normativa de 2016.
- Decreto 14/2001, de 18 de Enero, regulador de las condiciones y requisitos para la autorización y el funcionamiento de los centros de carácter social para personas mayores. (BOCYL de 24 de Enero). Derogado y sustituido por la normativa de 2016.

- Orden FAM/298/2015, de 10 de abril, por la que se modifica la Orden FAM/644/2012, de 30 de julio, por la que se regulan las prestaciones del Sistema para la Autonomía y Atención a la Dependencia en Castilla y León, el cálculo de la capacidad económica y las medidas de apoyo a las personas cuidadoras no profesionales. Esta norma permite que, a partir de 2015 un dependiente en Castilla y León pueda cobrar una prestación para el cuidado en el entorno familiar y recibir además servicio de centro de día y/o SAD.
- Recopilación de la legislación de Servicios Sociales de Castilla y León.
- Como el sistema para calcular la ratio de personal, es tan complicado en los artículo 38 y 39 de Decreto 14/2001 la propia administración facilita unos documentos Excel para calcular el personal que se necesita.
- Listado de actualización del grado de dependencia de los usuarios de las unidades residenciales y/o de estancias diurnas, con resumen del personal mínimo con el que debe contar el centro.
- Programa de comprobación del personal mínimo con el que deben contar los centros con unidades residenciales y/o de estancias diurnas, con introducción directa del número de usuarios.

Cataluña

- Nueva ley de Servicios Sociales de Catalunya.
- Ley de inspección de Servicios Sociales en Catalunya.
- Programación Territorial de Recursos de Atención Social 2008-2012.
- Registro de Entidades y Servicios (reses) Diciembre 2012.
- Proceso de Concertación 2010.
- Proceso de Acreditación Transitoria (mayo 2011).
- Decreto 205/2015. Contiene la normativa arquitectónica y de autorización de residencias, centros de día... Requisitos para ser residencia acreditada para acoger a usuarios beneficiarios de PEV (2015).
- Convocatoria de acreditación de residencias colaboradoras. Agosto de 2017 Catalán Castellano.

- Aportació Económica Millora Qualitat (novembre 2010)
- Guia Aplicació Indicadors Millora De Qualitat.
- Decreto 142/2010, de 11 de octubre, por el que se aprueba la Cartera de Servicios Sociales 2010-2011. Versió en Català - Versión en Castellano.
- Decreto 151/2008, de 29 de julio, por el que se aprueba la Cartera de Servicios Sociales 2008-2009. Versión en Català -Versión en Castellano.
- Orden ASC/238/2009 sobre precios públicos de los servicios de atención a la dependencia.
- Orden ACS/433/2007 sobre criterios para determinar el importe de las prestaciones económicas del SAAD.
- Decret 135/1995 - Codi D'accessibilitat De Catalunya. Cuadro de gráficos. Trata de las condiciones arquitectónicas generales para espacios de uso público, incluidos edificios que alberguen residencias geriátricas.
- Ordre del 15 de juliol de 1987 - Orden de condiciones materiales. Solo siguie en vigor el anexo 2 que regula las condiciones materiales específicas de servicios sociales (dormitorios, lavabos, sala de estar, etc..).
- Decreto 284/1996 - modificado por el 176/2000. Recoge sistema de autorización, personal necesario, documentación, protocolos, etc. Versió en Català - Versión en Castellano.
- Convocatoria centros colaboradores 2008. En esta convocatoria aprarecen las condiciones que deben reunir las residencias colaboradoras del ICASS y procedimiento a seguir para ser acreditadas (también trata de centros de día, y viviendas tuteladas para personas con enfermedad mental). Es la última convocatória que se publicó. Versió en Català - Versión en Castellano.
- Decreto de condiciones de centros sociosanitarios. Decret 92/2002. Recoge las condiciones que deben cumplir y sistema de autorización de los centros sociosanitarios Versió en Català - Versión en Castellano.
- Decreto de condiciones de centros de día. Decret 182/2003. Recoge las normativas sobre espacios, personal y otros requisitos para centros de día privados, públicos y con convenio administrativo. Versió Català - Versión en Castellano.

- Ley 21/2000 sobre derechos de información sobre salud (Historia clínica y testamento vital). Interesante normativa sobre decisiones que afectan a la salud de las personas y sobre la vigilancia que se debe tener en relación con las historias clínicas. Versió en català - Versión en Castellano.
- Ley 11/2001 de Acogimiento familiar de personas mayores. Trata sobre la posibilidad de establecer una relación civil entre un acogedor y una persona mayor acogida.
- Orden de procedimiento y criterios de acceso a los servicios y programas dirigidos a personas mayores gestionados por el ICASS BEF/468/2003. Versió en Català - Versión en Castellano-

Extremadura

- Decreto 11/1983 de 23 de mayo por el que se crea el Registros unificado de centros de servicios sociales.
- Ley 5/1987 de 23 de abril de Servicios Sociales de Extremadura.
- Ley 2/1994, de 28 de abril de Asistencia Social Geriátrica de Extremadura.
- Decreto 88/1996, de 4 de junio, por el que se regula el régimen de acceso a los Centros Residenciales dependientes de la Consejería de Bienestar Social para personas mayores.
- Decreto 4/1996, 23 Enero. Regulación de establecimientos de asistencia social geriátrica.
- Decreto 1/1997, de 9 Enero 1997. Regulación concertada de Consejería de Bienestar Social en materia de reserva y ocupación de plazas en centros residenciales.
- Decreto 141/1998, de 1 de diciembre, por el que se dictan normas de gestión, tratamiento y eliminación de los residuos sanitarios y biocontaminados.
- Decreto 83/2000, de 4 de Abril, por el que se regula el estatuto de los centros de mayores de la Consejería de Bienestar Social de la Comunidad Autónoma de Extremadura.
- Decreto 138/2002, de 8 de octubre, por el que se establecen las normas relativas a la formación de los manipuladores de alimentos y al procedimiento de autorización de empresas y entidades de formación de manipuladores de alimentos en la Comunidad Autónoma de Extremadura.

- Decreto 136/2005, de 7 de junio, de ayudas del Plan Integral de Empleo a la conciliación de la vida familiar y laboral y para la promoción de actividad.
- Orden de 9 de junio de 2005 por la que se convoca la concesión de ayudas del Plan Integral de Empleo a la conciliación de la vida familiar y laboral y para la promoción de actividad correspondientes al ejercicio 2005, previstas en el Decreto 136/2005, de 7 de junio.
- Orden de 9 de agosto de 2006 por la que se convocan subvenciones para la adquisición de equipamiento geriátrico y ayudas técnicas para personas mayores, para el ejercicio 2006.

Galicia

- Ley 13/2008, de 3 de diciembre, de servicios sociales de Galicia.
- Capítulo sobre normas generales del libro Normativa Básica de Asuntos Sociales (2002). Contiene los Decretos 291/1995 y 175/1995 PDF de 340 Kb 2 a parte.
- Convenio colectivo del sector de residencias privadas de la tercera edad de la Comunidad Autónoma de Galicia. Julio 2007.
- Ley Gallega 3/2001 de Consentimiento Informado e Historia Clínica.
- Decreto 175/1995 de 16 de junio. De desarrollo de la Ley 4/1993 de 14 de abril. DOG nº 124 de 29 de junio de 1993. Trata de la inspección, y el régimen sancionador.
- Decreto 143/2007. Sustituye Decreto de 1995. DOG nº 218 de 14 de noviembre. Sobre el registro y autorización de centros.
- Orden de 5 de febrero de 1996. De desarrollo del Decreto 291/1995. DOG nº 35 de 19 de febrero de 1996. Funcionamiento del registro y modelos a utilizar en la autorización de servicios sociales.
- Orden de 13 de abril de 2007. De desarrollo del Decreto 243/1995. DOG nº 80 de 25 de abril de 2007. Contiene las condiciones arquitectónicas concretas de las residencias.
- Decreto 176/2000 y Orden de 5 de diciembre de 2000. Regulación de Cheque Asistencial. Contienen la regulación y requisitos de este sistema de financiación.

Madrid

- Decreto 147/1985 sobre Centros, servicios y establecimientos de Bienestar social.
- Orden 11 feb./1986. Publicada en el BOMA 20 febrero de 1989. Desarrollada en Nov. 90.
- Orden 1377/1988, de 13 de julio, de la Consejería de Sanidad y Servicios Sociales, por la que se regula la tramitación de solicitudes y adjudicación de plazas en centros residenciales de atención a personas mayores que integran la red pública de la Comunidad de Madrid.
- Decreto 91/1990 de 26 de octubre sobre autorización de servicios y centros de acción social y servicios sociales.
- Orden 612/1990 de 6 de noviembre, que desarrolla el decreto 91.
- Orden 613/1990 de 6 de noviembre. Creación del Registro de Entidades que desarrollan acción social.
- Decreto 83/1999, de 3 de junio, por el que se regulan las actividades Madrid de producción y gestión de los residuos biosanitarios y citotóxicos en la Comunidad de Madrid.
- Decreto 245/2000 por el que se aprueba el Reglamento de Potestad Sancionadora de la Comunidad de Madrid.
- Orden 2029/2000, de 26 de mayo, del Consejero de Medio Ambiente, por la que se regulan los impresos a cumplimentar en la entrega de pequeñas cantidades del mismo tipo de residuo.
- Decreto 10/2001, de 25 de enero, por el que se establecen las normas relativas a la formación de los manipuladores de alimentos, autorización, control y supervisión de los centros y programas de formación de la Comunidad de Madrid.
- Ley 11/2002, Ordenación de la actividad de los centros y servicios de acción social de mejora de la calidad en la prestación de los servicios sociales de la CAM.
- Ley 2/2002, de 19 de junio de Evaluación Ambiental de la Comunidad de Madrid.
- Ley11/2003 de 27 de marzo de servicios sociales de la C.A.M.
- Decreto 226/2003, de 6 de noviembre, de la Consejería de Servicios Sociales, por el que se aprueba el Reglamento del Registro de Directores de Centros de Servi-

cios Sociales de iniciativa privada de la Comunidad de Madrid.

- Sistema de dispensación de fármacos en residencias (convenio entre el Colegio de Farmacéuticos y la Comunidad Autónoma).

Murcia

- Decreto nº 31/1994, de 25 de febrero de 1994, sobre ingreso y traslado en centros residenciales de la Administración Regional para personas mayores.
- Decreto 31/1994, de 25 de febrero, sobre ingreso y traslado en centros residenciales de la Administración Regional para personas mayores.
- Decreto 54/ 2001, de 15 de junio, de autorizaciones, organización y funcionamiento del registro de entidades, Centros y Servicios Sociales de la Región de Murcia y de la Inspección.
- Decreto nº 60/2002, de 22 de febrero.
- Ley 2/2003, de 10 de Abril, del sistema de servicios sociales de la Región de Murcia.
- Dictamen 6/2003. Consejo Económico y Social de la Región de Murcia. Decreto de condiciones mínimas de centros residenciales para personas mayores.
- Decreto 69/2005, de 3 de junio, por el que se establecen las condiciones mínimas que han de reunir los centros residenciales para personas mayores de titularidad pública o privada.
- Manual de registro e inspección de servicios sociales de la Comunidad Autónoma de la Región de Murcia.
- Documento Libro Blanco de Bases para el Plan de Acción de las Personas Mayores de la Región de Murcia.
- Plan de Acción Social de las Personas Mayores de la Región de Murcia.
- Decreto-Ley 2/2015, de 6 de agosto, por el que se modifica la Ley 3/2003, de 10 de abril del sistema de Servicios Sociales de la Región de Murcia. Introduce el concierto social.
- Decreto n.º 126/2010, de 28 de mayo, por el que se establecen los criterios para determinar la capacidad económica de los beneficiarios y su participación en la financiación de las prestaciones económicas y servicios del sistema de autonomía y atención a la dependencia en la Comunidad Autónoma de la Región de Murcia.

- Manual de registro e inspección de servicios sociales de la Comunidad Autónoma de la Región de Murcia.
- Documento Libro Blanco de Bases para el Plan de Acción de las Personas Mayores de la Región de Murcia.
- Plan de Acción Social de las Personas Mayores de la Región de Murcia.

Navarra

- Ley Foral 14/1983, de 30 de marzo, de Servicios Sociales.
- Ley Foral 9/1990, de 13 de noviembre, de autorizaciónes, infracciones y sanciones en materia de Servicios Sociales.
- Decreto Foral 19/1986, de 24 de Enero, sobre registro de entidades e instituciones que desarrollen actividades en materia de servicios sociales.
- Decreto Foral 209/1991, de 23 de mayo, Por el que se desarrolla la Ley Foral 9/1990 contiene requisitos de las residencias geriátricas en Navarra.
- Decreto Foral 221/2011 que regula el uso de contenciones en residencias geriátricas de Navarra.
- Análisis Jurídico del Decreto por el que se regula el uso de contenciones en residencias para personas mayores de Navarra.
- Orden foral 260/2015, de 27 de abril, del Consejero de Políticas Sociales, por la que se aprueba el Plan de Inspección en materia de Política Social en Navarra, para el año 2015.

País Vasco

- Borrador Decreto autorización de servicios sociales (incluye residencias de personas mayores) en el País Vasco 2017.
- Ley 12/2008 de servicios sociales.
- Decreto 40/1998, de 10 de marzo, del Departamento de Justicia, Economía, Trabajo y Seguridad Social, por el que se regula la autorización, registro, homlogación e inspección de los servicios sociales de la Comunidad Autónoma del País Vasco.
- Decreto 41/1998, de 10 de marzo del Departamento de Justicia, Economía, Trabajo y Seguridad Social, sobre los servicios de residencias para la tercera edad.

- Decreto 202/2000, de 17 de octubre, sobre los centros de día para personas mayores dependientes.
- Decreto foral Guipúzkoa 20/2002 de 30 de abril por el que se regula el régimen de acceso y adjudicación de plazas para personas mayores dependientes en Guipúzkoa.

Diputación Foral de Álava

- Decreto Foral 18/2003, del Consejo de Diputados de 25 de febrero, que aprueba el Reglamento regulador del régimen de acceso y traslado de las personas usuarias de la red foral de centros sociales.

Diputación Foral de Guipúzcoa

- Decreto Foral 2002 de 30 de abril, por el que se regula el régimen de acceso y adjudicación de plazas para personas mayores dependientes en Guipúzcoa.
- Orden Foral 801/2002, de 30 de diciembre, por la que se aprueban los procedimientos y criterios que desarrollan el decreto Foral 30/2002 de 30 de abril.
- Convenio Colectivo de Residencias de Guipúzcoa 2005-2008.

Diputación Foral de Bizkaia

- Decreto Foral 63/2001, de 3 de abril, regulador del sistema de acceso a Residencias Publicas Forales o concertadas y a la concesión de ayudas económicas individuales para el ingreso de personas mayores en servicios sociales residenciales ajenos.
- Decreto Foral 1/2004, de 3 de febrero, por el que se modifica el artículo 9 del Decreto Foral 63/2001, de 3 de abril, regulador del acceso a Residencias Publicas Forales o concertadas y de la concesión de ayudas económicas individuales para el ingreso de personas mayores en servicios sociales residenciales ajenos, en cuanto a las cuantías fijadas para plaza de asistido y para plaza de válido.

Rioja (La)

- Decreto 27/1998, de 6 de marzo, por el que se regulan las categorías y requisitos específicos, de los Centros Residenciales de Personas Mayores en La Rioja.

- Decreto 1/1990 de 5 Enero. BOR 3 de 6 enero de 1990. Condiciones mínimas de Centros residenciales de tercera edad.
- Orden 30 sept. 1991. Sistema de ingreso en residencias. BOR 147, 28 de Noviembre de 1991.
- Orden 3 Nov. de 1993. BOR 138, de 13 de Noviembre. De 1993. Régimen jurídico de precios públicos y de residencias concertadas.
- Decreto 50/1997, por el que se Regulan las Condiciones de Habitabilidad que deben reunir las Viviendas en el Ámbito Territorial de la Comunidad Autónoma de La Rioja.
- Orden de 30 de octubre de 1997, de la Consejería de Salud, Consumo y Bienestar Social, por la que se regulan las condiciones mínimas que deberán reunir los Servicios Médicos Geriátricos de los Centros Residenciales para la Tercera Edad de hasta 40 Plazas.
- Decreto 19/2000, de 28 de abril, por el que se aprueba el Reglamento de Accesibilidad en relación con las Barreras Urbanísticas y Arquitectónicas, en desarrollo parcial de la Ley 5/1994, de 19 de julio.
- Orden 10/2001, de 31 de julio de 2001, de la Consejería de Salud y Servicios Sociales, por la que se establece el sistema de ingreso en las Residencias de Personas Mayores propias y concertadas en la Comunidad Autónoma de la Rioja.
- Corrección de errores de la Orden 10/2001, de la Consejería de Salud y Servicios Sociales, por la que se establece el sistema de ingreso en las Residencias de Personas Mayores propias y concertadas en la Comunidad Autónoma de La Rioja.
- Orden 12/2001, de 4 de septiembre, de la Consejería de Salud y Servicios Sociales por la que se determina el precio público de los centros residenciales de personas mayores propios y concertados con la Comunidad Autónoma de La Rioja.
- Orden 16/2001, de 30 de noviembre, de la Consejería de Salud y Servicios Sociales por la que se modifica la Orden 12/2001 de 4 de septiembre de la Consejería de Salud y Servicios Sociales por la que se determina el precio público de los centros residenciales de personas mayores propios y concertados con la Comunidad Autónoma de La Rioja.

- Decreto 32/2005, de 29 de abril, por el que se crean y regulan las prestaciones para cuidadores de personas mayores dependientes.

Valenciana (Comunidad)

- Decreto 193/1988 12 Diciembre, Consell de Generalitat Valenciana. Normas accesibilidad.
- Orden 9 Abril 1990, Consell Trabajo y Seguridad Social, decreto 40/1990 26 Febrero, registro, acreditación.
- Decreto 54/1990, de 26 de marzo, por el que se aprueba el Nomenclátor de actividades molestas, insalubres, nocivas y peligrosas.
- Decreto 240/1994, de 22 de noviembre, por el que se establece el Reglamento de Gestión de Residuos Sanitarios.
- Orden de 6 de julio de 1994, por la que se regulan los documentos de control y seguimiento de residuos tóxicos y peligrosos para emplear únicamente por pequeños productores de residuos.
- Ley 5/1997 de servicios sociales.
- Ley 1/1998 de 5 de mayo de accesibilidad y supresión de barreras arquitectónicas.
- Normativa de Residencias de Tercera Edad. Dirección General de Servicios Sociales. Julio 1998.
- Ley 1/1998, 5 mayo de Generalitat, accesibilidad y supresión de barreras.
- Guía normativa de autorización de residencias. Año 2000.
- Ley 10/2000, de 12 de diciembre, de Residuos de la Comunidad Valenciana.
- Decreto 73/2001, de 2 de abril, del Gobierno Valenciano, por el que se fijan normas relativas a la formación de manipuladores de alimentos y el procedimiento de autorización de empresas y entidades de formación.
- Decreto 91/2002 de 30 de mayo sobre registro de actividades sociales.
- Decreto 90/2002 de 30 de mayo, sobre control de la calidad de los centros de acción social.
- Orden de 18 de diciembre de 2003, de la Consellería de Bienestar Social, por la que se regula y convoca el programa para financiar estancias en Residencias de Tercera Edad en el año 2004.

- Orden de 4 de febrero de 2005, de la Conselleria de Bienestar Social, por la que se regula el régimen de autorización y funcionamiento de los centros de servicios sociales especializados para la atención de personas mayores.
- Orden de 5 de diciembre de 2007, de la Conselleria de Bienestar Social que regula el Procedimiento de Aprobación del Programa Individual de Atención.

RESUMEN DE LA PRINCIPAL NORMATIVA NACIONAL

Normativa general

Resolución de 26 de agosto de 1987, de la Dirección General del Instituto Nacional de Servicios Sociales (INSERSO), por la que se regulan los ingresos, traslados y permutas en los centros Residenciales para la Tercera Edad.

Orden de 8 de enero de 1986 por la que se aprueban los nuevos baremos de admisiones, traslados y permutas en los Centros residenciales para la tercera edad del Instituto Nacional de Servicios Sociales (INSERSO), de la Seguridad Social.

El BOE de 21 de marzo de 2020, publica la Orden SND/265/2020, de 19 de marzo. Abre nueva ventana, de adopción de medidas relativas a las residencias de personas mayores y centros socio-sanitarios, ante la situación de crisis sanitaria ocasionada por el Covid-19.

Aguas-legionelosis

- Real Decreto 865/2003, de 4 de julio, por el que se establecen los criterios higiénico-sanitarios para la prevención y control de la legionelosis.
- Real Decreto 2207/1995 (Capítulo VII).
- Real Decreto 140/2003, de 7 de febrero por el que se establecen los criterios sanitarios de la calidad del agua de consumo humano.

Medio ambiental-residuos

- Decreto 833/1975 (*).
- Orden de 18 de octubre de 1976, de prevención y corrección de la contaminación atmosférica industrial.
- Real Decreto 833/1988, de 20 de julio, por el que se aprueba el Reglamento para la ejecución de la Ley 20/1986, Básica de Residuos Tóxicos y Peligrosos. (BOE núm. 182, de 30 de julio de 1988).

- Orden MAM/304/2002, de 8 de febrero, por la que se publican las operaciones de valorización y eliminación de residuos y la lista europea de residuos y la lista de residuos.

Prevención de riesgos laborales

- Ley 31/1995 de 8 de noviembre, de Prevención de Riesgos Laborales.
- Real Decreto 216/1999, de 5 de febrero, sobre disposiciones mínimas de seguridad y salud en el ámbito de las Empresas de Trabajo Temporal.
- Orden de 22 de septiembre de 2020, por la que se adoptan medidas preventivas de salud pública en centros sociosanitarios de la Comunidad Autónoma de Andalucía para hacer frente a la crisis sanitaria ocasionada por el coronavirus (Covid-19).

Alimentaria

- Registro General-Real Decreto 1712/1991, de 29 de noviembre, sobre el Sanitario de Registro General Sanitario de Alimentos.
- Real Decreto 2207/1995 (Capítulo I y II) de 28 de diciembre por el que se establecen las normas de higiene relativas a los productos alimenticios (Requisitos estructurales de los locales, instalaciones y equipos, Superficies, instalaciones y equipos).
- Real Decreto 2207/1995 (Capítulo V I) de 28 de diciembre por el que se establecen las normas de higiene relativas a los productos alimenticios.
- Real Decreto 858/1984, de 28 de marzo, por el que se aprueba la Reglamentación Técnico-Sanitaria para la elaboración, circulación y comercio de salsas de mesa. (BOE nº. 112 de 10 de mayo y corrección de errores en BOE nº 310 de 17 de diciembre).
- Real Decreto 126/1989, de 3 de febrero, por el que se aprueba la Reglamentación Técnico-Sanitaria para la elaboración y comercialización de patatas fritas y productos de aperitivo. (BOE nº 33 de 8 de febrero).
- Real Decreto 2452/1998, de 17 de noviembre, por el que se aprueba la Reglamentación técnico-sanitaria para la elaboración, distribución y comercio de caldos, consomés, sopas y cremas. (BOE nº 281 de 24 de noviembre).

- Real Decreto 1254/1991, de 2 de agosto, por que se dictan normas para la preparación y conservación de la mayonesa de elaboración propia y otros alimentos de consumo inmediato en los que figure el huevo como ingrediente (BOE nº 185 de 3 de agosto).
- Real Decreto 3484/2000, de 29 de diciembre, por el que se establecen las normas de higiene para la elaboración, distribución y comercio de comidas preparadas (Artículo 6).
- Real Decreto 3484/2000, de 29 de diciembre, por el que se almacenamiento, establecen las normas de higiene para la elaboración, conservación, distribución y comercio de comidas preparadas (Artículo 7).
- Real Decreto 3484/2000, de 29 de diciembre, por el que se establecen las normas de higiene para la elaboración, distribución y comercio de comidas preparadas (Artículo 8 y 9).
- Real Decreto 3484/2000, de 29 de diciembre, por el que se establecen las normas de higiene para la elaboración, distribución y comercio de comidas preparadas (Artículo 11).
- Real Decreto 202/2000, de 11 de febrero, por el que se establece la norma relativa a los manipuladores de alimentos (BOE nº 48 de 25 de febrero de 2000).

Protección de datos

- Directiva 95/46 de la C.E, del Parlamento Europeo y del Consejo, de 24 de Octubre de 1995, relativa a la protección de las personas físicas en lo que respecta al tratamiento de datos personales y a la libre circulación de estos datos.
- Instrucción de la Agencia de Protección de Datos 1/1998, de 19 de Enero, sobre el ejercicio de los derechos de acceso, rectificación y cancelación.
- Instrucción de la Agencia de Protección de Datos 1/1996, de 1 de Marzo, sobre ficheros automatizados establecidos con la finalidad de controlar el acceso a edificios.
- L.O.P.D 15/1999 de 13 de Diciembre, complementada por el R.D. 994/1999, de 11 de Junio, por el que se aprueba el reglamento de medidas de seguridad de los ficheros automatizados que contengan datos de carácter personal.

Vehículos

- Real Decreto 2822/1998 de 23 de diciembre, Reglamento general de Vehículos.
- Real Decreto 2140/1986 de 9 de octubre, Sobre homologación de tipos de vehículos.
- Real Decreto 1204/1999 de 9 de julio, modificación del R.D. 2140/1986.

Contraincendios

- R.D. 2177/1996, por el que se aprueba la Norma Básica de Edificación NBE CPI/96 condiciones de protección contra incendios de los edificios.
- R.D. 1942/1993 de 5 de noviembre, por el que se aprueba el Reglamento de Instalaciones de protección contra incendios.

Convenio laboral

- III Convenio marco estatal de residencias privadas de personas mayores y del servicio de ayuda a domicilio.

Instalaciones

- Reglamento: ITC-MIE-A P-1. Precalentadores y Legislación: O. 17-03-82 y 28-03-85. Recalentadores

Tuberías de fluidos relativos a calderas

- Reglamento: ITC-MIE-A P-2.
- Legislación: O.06-10-80.

Extintores portátiles

- Reglamento: ITC-MIE-A P-5.
- Legislación: O. 31-05-82, 31-05-85 y 15-11-89.

Recipientes frigoríficos

- Reglamento: ITC-MIE-A P-9.
- Legislación: O. 11-06-83.

Intercambiadores de placas

- Reglamento: ITC-MIE-A P-13.
- Legislación: O. 11-10-88 y O. 11-10-88.

Aparatos para la preparación rápida de café

- Reglamento: ITC-MIE-A P-14.
- Legislación: O. 31-05-85.

Instalaciones de aire comprimido

- Reglamento: ITC-MIE-A P-17.
- Legislación: O 28-06-88.

Recipientes a presión (otros)
- Reglamento: R.R.P.
- Legislación: R.D. 2443/69.

Líquidos inflamables y combustibles
- Reglamento: ITC-MIE-A PQ-1.
- Legislación: O. 12-13-82.

Botellas de gases comprimidos, líquidos y disueltos a presión
- Reglamento: ITC-MIE-A PQ-5.
- Legislación: O.21-07-92.

Instalaciones GPL
- Reglamento: G.L.P.
- Legislación: O. 29-01-86.
- Reglamento: I.P.

Instalaciones para su consumo en la propia instalación
- Legislación: R.D. 2085/94.
- Reglamento: ITC-MIE-IP-3.
- Legislación: R.D. 1523/99.

Instalaciones para suministro en vehículos
- Reglamento: ITC-MIE-IP-4.
- Legislación: R.D. 1523/99.

Ascensores
- Reglamento: ITC-MIE-A EM-2.
- Legislación: O. 23/09/87 Y 12/09/91.

Instalaciones de alta tensión
- Reglamento: R.A.T.
- Legislación: R.D. 3275.

Instalaciones de baja tensión
- Reglamento: R.B.T.
- Legislación: R.D.842/2002.

Seguridad de máquinas
- Reglamento: R.S.M.
- Legislación: R.D. 1215/87.

Plantas e instalaciones frigoríficas
- R.D. 3099/1977, Reglamento de seguridad de plantas e instalaciones frigoríficas.
- Orden de 24 de enero de 1978, aprobación de instrucciones complementarias denominadas MI IF con arreglo a lo dispuesto en el Reglamento de Seguridad.
- Reglamento: MI IF-015 *Inspecciones periódicas*.

Instalaciones
Térmicas de los edificios:

- R.D: 1751/1998 de 31 de julio por el que se aprueba el
- *Reglamento de Instalaciones Térmicas en los Edificios. (RITE) y sus Instrucciones Técnicas Complementarias* (ITE).
- R.D: 1218/2002 de 22 de noviembre que modifica al anterior.
- ITE 08 Mantenimiento.
- Resolución de 2 de noviembre de 1993, de la Dirección General de Trabajo, por la que se dispone la inscripción en el Registro y publicación del Acuerdo Nacional de Formación Continua para el Sector de Centros de Asistencia y Educación infantil. Atención farmacéutica.
- 19 de Diciembre de 2001. Consenso sobre Atención Farmacéutica. Ministerio de Sanidad y Consumo.

BIBLIOGRAFÍA

1. Real Decreto-Ley 20/2012, de 13 de julio, de medidas para garantizar la estabilidad presupuestaria y de fomento de la competitividad. Agencia estatal boletín oficial del estado.
2. Significado de persona física. Significados. 2020.
3. Sánchez Galán, J. Patrimonio. Conomipedia. 2019.
4. 6 diferencias entre persona física y moral. Significados. 2020.
5. Derecho de sucesiones: ¿en qué consiste y cuál es su ámbito de aplicación? Unir, la universidad en internet. 2020.
6. MARTÍ, J. Reglamentación de servicios para personas mayores. Inforesidencias.
7. Normativa de Andalucía. Inforesidencias.
8. Reglamentación en Aragón. Inforesidencias.
9. Normativa de islas Baleares. Inforesidencias.
10. Normativa de Islas Canarias. Inforesidencias.
11. Normativa de Cantabria. Inforesidencias.
12. Normativa de Castilla-La Mancha. Inforesidencias.
13. Normativa de Castilla y León. Inforesidencias.
14. Normativa de Cataluña. Inforesidencias.
15. Normativa de Galicia. Inforesidencias.
16. Normativa de la Comunidad de la Region de Murcia. Inforesidencias.
17. Normativa de la Comunidad Foral de Navarra. Inforesidencias.
18. Normativa del país Vasco. Inforesidencias.
19. Normativa de la comunidad de la Rioja. Inforesidencias.
20. Normativa sobre Servicios Sociales y COVID-19. Instituto de mayores y servicios sociales. Gobierno de España. 2020.
21. Boletín Oficial de la Junta de Andalucía - Histórico del BOJA. Junta de Andalucía. 2020.

10. OTROS DOCUMENTOS.

REGLAMENTO DE RÉGIMEN INTERIOR DE LA RESIDENCIA DE ANCIANOS XX (ANDALUCÍA)

Consejería para la Igualdad y Bienestar Social

Orden de 21 de diciembre de 2007, por la que se aprueba el modelo de reglamento de régimen interior de los centros residenciales de personas mayores en situación de dependencia que formen parte del sistema de autonomía y atención a la dependencia en Andalucía.

La Ley 6/1999, de 7 de julio, de Atención y Protección a las Personas Mayores de Andalucía, regula en su Título III la estructura de los servicios sociales andaluces en sus dos niveles, comunitario y especializado, recogiendo también el catálogo de derechos y deberes de las personas usuarias de los centros y servicios sociales, y estableciendo, además, que estos centros deben disponer de un Reglamento de Régimen Interior regulador de su organización y funcionamiento, de unas normas de convivencia y de unos órganos de participación.

Tras la entrada en vigor de la Ley 39/2006, de 14 de diciembre, de Autonomía Personal y Atención a las Personas en Situación de Dependencia, así como del Decreto 168/2007, de 12 de junio, y la Orden de 3 de agosto de 2007, por los que se establece la intensidad de protección de los Servicios, el régimen de compatibilidad de las Prestaciones y la Gestión de las Prestaciones Económicas del Sistema de Autonomía y Atención a la Dependencia en Andalucía, se manifiesta la necesidad de que todos los centros y servicios que colaboren con el Sistema en la Atención a Personas en Situación de Dependencia, deberán estar acreditados conforme a la normativa aplicable en la Comunidad Autónoma de Andalucía.

Por todo ello, a fin de profundizar en los requisitos de calidad de los centros para personas mayores en situación de dependencia, la Orden de 5 de noviembre de 2007 estableció el procedimiento y los requisitos para la acreditación de los centros para personas mayores en situación de dependencia en Andalucía. En dicha disposición se establece la necesidad de que exista un Reglamento de régimen interior que recoja con claridad y precisión el conjunto de normas que regulan el funcionamiento de los centros.

En concreto, dicho Reglamento regulará, entre otros, los derechos y deberes de las personas usuarias, las obligaciones de la entidad titular del centro residencial, el régimen de ingresos y bajas de sus usuarios, las reglas de funcionamiento del centro, la participación en el coste de los servicios según la naturaleza del centro y el sistema de participación de las personas usuarias.

Con esta finalidad, mediante la presente Orden se aprueba el modelo de Reglamento de Régimen Interior, aplicable a todos los centros residenciales para personas mayores en situación de dependencia, tanto paran los centros existentes en la actualidad como para los futuros centros que inicien su actividad en Andalucía.

Los Centros de Personas Mayores de titularidad de la Junta de Andalucía quedan excluidos de la aplicación de esta Orden, ya que fueron regulados por la Orden de 21 de junio de 2006 que aprueba y establece el Reglamento de Régimen Interior de dichos centros.

En virtud de lo anteriormente expuesto, a propuesta de la Dirección General de Personas Mayores, de conformidad con el artículo 27.6 de la Ley 6/2006, de 24 de octubre, del Gobierno de la Comunidad Autónoma de Andalucía, y en relación con el Decreto 205/2004, de 11 de mayo, por el que se establece la estructura orgánica de la Consejería para la Igualdad y Bienestar Social.

Dispongo

Artículo único. *Objeto y ámbito de aplicación.*

1. La presente Orden tiene por objeto aprobar el modelo tipo de Reglamento de Régimen Interior de todos los centros residenciales de personas mayores en situación de dependencia, públicos y privados acreditados, excepto los centros de titularidad de la Junta de Andalucía, los cuales se regulan por Orden de 21 de junio de 2006.

2. El modelo tipo al que se refiere el apartado anterior, de obligado cumplimiento en todos los centros descritos anteriormente, se establece en el Anexo de esta Orden.

Disposición transitoria única. *Formalización.*

Los centros a que se refiere esta Orden, deberán proceder a la adaptación de sus respectivos reglamentos de régimen interior conforme al nuevo modelo, en el plazo de un año desde la entrada en vigor de la misma.

Disposición final primera. *Desarrollo y ejecución.*

Se faculta a la persona titular de la Dirección General de Personas Mayores de la Consejería para la Igualdad y Bienestar Social para dictar las instrucciones y medidas necesarias en orden a la ejecución de la presente Orden y, expresamente, aquellas que permitirán la incorporación del presente modelo de Reglamento de Régimen Interior a las aplicaciones informáticas que se establezcan.

Disposición final segunda. *Entrada en vigor.*

La presente Orden entrará en vigor el día siguiente al de su publicación en el Boletín Oficial de la Junta de Andalucía.

Sevilla, 21 de diciembre de 2007
MICAELA NAVARRO GARZÓN
Consejera para la Igualdad y Bienestar Social

ANEXO. Modelo de reglamento de régimen interior de los centros residenciales para personas mayores en situación de dependencia

TÍTULO I.

Disposiciones Generales

Artículo 1. *Finalidad*

La finalidad del presente Reglamento de régimen interior es recoger con claridad y precisión el conjunto de normas que regulará el funcionamiento del centro, para su conocimiento y aplicación, a fin de garantizar una correcta prestación del servicio.

Artículo 2. *Denominación y Naturaleza.*

El centro residencial .... ubicado en la localidad de ...., provincia de ...., cuya titularidad corresponde a ...., es un centro de carácter social que ofrece alojamiento, convivencia y atención integral, ya sea de forma temporal o permanente, y que tiene la función sustitutoria del hogar familiar, a las personas mayores en situación de dependencia, teniendo en cuenta la naturaleza de la dependencia, grado de la misma e intensidad de los cuidados que precise la persona, conforme a su Programa Individual de Atención.

TÍTULO II.

Derechos y deberes de las personas usuarias

Artículo 3. *Derechos de las personas usuarias.*

Son *derechos* de las personas usuarias:

a) Derecho a la intimidad y a la no divulgación de los datos personales que figuren en sus expedientes o historiales de acuerdo con la Ley Orgánica 15/1999, de 13 de diciembre de Protección de Datos de Carácter Personal y al apartado d) del artículo 4 de la Ley 39/2006, de 14 de diciembre, de Ley 39/2006, de 14 de diciembre, de Promoción de la Autonomía Personal y Atención a las Personas en situación de Dependencia.

b) Derecho a la integridad física y moral y a un trato digno tanto por parte del personal del centro como de las demás personas usuarias.

c) Derecho a no ser discriminadas por razón de edad, nacimiento, raza, sexo, religión, opinión o cualquier otra condición o circunstancia personal o social.

d) Derecho a la información y a la participación.

e) Derecho a una atención individualizada, acorde con sus necesidades especificas.

f) Derecho a la igualdad de trato y a gozar de todas las prestaciones y servicios que ofrezca el centro, independientemente de la forma de financiación de la plaza residencia que ocupe.

g) Derecho a acceder a servicios de calidad, conforme dispone la Ley 39/2006, así como la Ley Orgánica 2/2007, de 19 de Marzo, de Reforma del Estatuto de Autonomía de Andalucía y el resto de la normativa vigente.

h) Derecho a la asistencia sanitaria y farmacéutica.

I) Derecho a mantener relaciones interpersonales, así como a recibir visitas, promoviéndose las relaciones con sus familiares, persona de referencia y/o representante.

J) Derecho a cesar en la utilización de los servicios o en la permanencia en el centro por voluntad propia, salvo en los casos previstos por la normativa que resulte de aplicación. Así como derecho a ausencias temporales por necesidades familiares u otras circunstancias debidamente justificadas, conforme a lo dispuesto en el artículo 24 de este Reglamento de Régimen interior.

k) Derecho de las personas usuarias a ser protegidas por Ley, tanto ellas como sus bienes y pertenencias, cuando a consecuencia de la pérdida de sus facultades mentales, tengan mermada su capacidad de autogobierno.

l) Derecho a exponer sus sugerencias, quejas y desacuerdos, mediante el Libro de Sugerencias y Reclamaciones o las pertinentes hojas de reclamación, según se dispone en el Decreto 171/1989, de 11 de julio, para los Centros y Servicios de la Administración Pública o Privados Acreditados.

m) Derecho a solicitar el servicio de orientación jurídica, de acuerdo con lo dispuesto en la Ley 1/1996, de 10 de enero, de asistencia jurídica gratuita y su normativa de desarrollo. En estos casos se establece una atención preferente, conforme a lo dispuesto en el artículo 14 del Decreto 23/2004, de 3 de febrero, por el que se regula la protección jurídica a las personas mayores.

Artículo 4. *Deberes de las personas usuarias.*

Son *deberes* de las personas usuarias los siguientes:

a) Participar, en su propio beneficio, en todo aquello que se le requiera, tanto en lo relativo a la atención y cuidado de su salud, como en lo destinado a favorecer y promover su autonomía.

b) Observar una conducta inspirada en el muto respeto, tolerancia y colaboración, encaminada a facilitar una mejor convivencia entre las personas usuarias, así como con el personal que presta servicios en el centro.

c) Respetar los derechos de las demás personas usuarias.

d) Cumplir las normas que rijan el funcionamiento del centro, haciendo un buen uso de todas las instalaciones del mismo.

e) Participar en la financiación del servicio, según el sistema establecido.

f) Facilitar correctamente los datos que les puedan ser solicitados en relación a la prestación o servicio.

g) Cumplir los requerimientos específicos que formulen las Administraciones Públicas competentes.

TÍTULO III.

Obligaciones de la entidad titular del centro Residencial

Artículo 5. *Obligaciones de la entidad titular*
Son obligaciones de la entidad titular del centro:

a) El mantenimiento de la atención residencial desde un enfoque bio-psicosocial.

b) Prevenir, mejorar y mantener, hasta donde sea posible, la capacidad funcional de la persona usuaria.

c) Desarrollar programas de intervención y protocolos de actuación dirigidos y supervisados por profesionales especializados.

d) El centro ofrecerá, por otra parte, los mismos servicios y prestaciones para todas las personas usuarias, garantizando la equidad e igualdad en los derechos y deberes de todos los usuarios/as.

e) Favorecer las buenas relaciones sociales entre las personas residentes, familiares, persona de referencia o representante legal y el personal del centro.

f) Garantizar un régimen nutricional adecuado para todas las personas usuarias.

g) Contar con una póliza de seguros multirriesgo y de responsabilidad civil a fin de garantizar la responsabilidad de la entidad y de sus trabajadores/as. Dicha póliza deberá ser exclusiva para este centro.

TÍTULO IV.

Régimen de ingresos y bajas de las personas usuarias

Artículo 6. *Requisitos para el ingreso en el centro. Son requisitos para el ingreso en el centro residencial, los que a continuación se indican:*

a) Cumplir lo establecido en el artículo 1 del Decreto 28/1990, de 6 de febrero, por el que se establecen las condiciones para ingreso y traslado en residencias para la tercera edad. Ninguna persona podrá ser ingresada sin su consentimiento, salvo que sea suplida su capacidad por tutor legal. En los casos de incapacidad presunta o declarada, en los que no sea posible tal consentimiento, se requerirá la autorización judicial para el ingreso.

b) Cumplimentación de Documento contractual de ingreso.

c) Presentar la siguiente documentación:

1. Documento Nacional de Identidad, o, en su caso, tarjeta de residente.

2. Copia de la sentencia de incapacitación, donde conste la persona nombrada tutor/a del declarado incapaz, o auto judicial de internamiento involuntario, en los supuestos en que así proceda.

3. Tarjeta Sanitaria de la Seguridad Social u otro documento acreditativo de la cobertura de la asistencia sanitaria.

4. Seguro de decesos, en su caso.

5. Resolución del Órgano competente en la que se determine el ingreso.

Artículo 7. *Periodo de adaptación.*

1. Se establecerá, en el momento de ingreso de la persona usuaria en el centro residencial, un período de adaptación y observación máximo de un mes que podrá ser ampliado, excepcionalmente, hasta un máximo de otro.

2. Cuando la persona usuaria no supere este período de adaptación, será la Comisión Técnica de Seguimiento del centro Residencial la que propondrá al órgano competente el traslado de la misma, debiendo ello motivarse suficientemente.

Artículo 8. *Conformación del expediente individual.*

Se conformará un expediente individual de cada persona usuaria, que contendrá como mínimo, además de los documentos recogidos en el artículo 6, los siguientes:

a) Datos identificativos de la persona usuaria: nombre y apellidos, DNI/NIE, lugar y fecha de nacimiento, Documento de la Seguridad Social y teléfono de contacto.

b) Datos de los familiares, así como de la persona de referencia que conste en el documento contractual y/o del representante legal (nombre y apellidos, DNI/NIF, dirección parentesco, teléfono de contacto).

c) Fecha y motivo del ingreso.

d) Historia social.

e) Historia psicológica, en su caso.

f) Historia clínica, con especificación de visitas o consultas facultativas efectuadas, nombre y cargo que ocupa quien hace el reconocimiento, fecha, motivo, diagnóstico, enfermedades padecidas o que estén en curso, tratamiento y otras indicaciones.

g) Contactos de la persona usuaria con familiares, persona de referencia o representante legal (motivo, frecuencia y reacción ante los mismos).

h) Contactos mantenidos por los responsables del centro residencial con familiares, persona de referencia y/o responsables legales (motivos, frecuencia, fecha de los mismos y observaciones).

i) Programación individual de desarrollo integral (biopsico-social) ajustada a la edad y características de la persona usuaria, y evaluación continuada de la misma.

Artículo 9. *Reserva de plaza.*

Las personas usuarias, tendrán derecho a la reserva de su plaza durante las ausencias por enfermedad o atención en Centro Hospitalario, respetando el límite de cuarenta y cinco días anuales, salvo informe médico que justifique una estancia superior.

Artículo 10. *Permuta*

1.- Las personas usuarias del centro residencial podrán solicitar una permuta con otra persona de otro centro residencial en iguales condiciones. La solicitud de permuta se remitirá al centro para el que se haya solicitado dicha permuta. El centro residencial receptor deberá dar a la petición la mayor publicidad posible, exponiéndolo en el tablón de anuncios durante un plazo no inferior a un mes, período en el que podrán solicitar la permuta todas las personas usuarias del centro que lo deseen.

2.- Transcurrido dicho plazo, si se hubiesen recibido solicitudes de permuta, se remitirán todas ellas al órgano competente que corresponda para su resolución, junto con los expedientes de las personas interesadas.

Artículo 11. *Motivos de baja.*

Serán motivos de baja para todas las personas usuarias los siguientes:

a) El fallecimiento del usuario/a.

b) La voluntad expresa del residente o de quien ostente su representación legal, formalizada por escrito y comunicada a la Dirección del Centro.

c) Por resolución administrativa firme acordando el traslado o permuta con persona usuaria de otro centro.

TÍTULO V.

Reglas de funcionamiento.

Artículo 12. *Atención ofrecida.*

Se garantizará la atención integral de las personas usuarias del centro en el conjunto de sus necesidades básicas que se concretan en el articulado incluido en este Título.

CAPÍTULO I.

Alojamiento

Artículo 13. *Habitaciones*

1.- A las personas usuarias se les asignará una habitación, así como, en su caso, la posibilidad de un cambio de la misma, de acuerdo con lo dispuesto en el protocolo que tenga establecido cada centro y en función de la valoración emitida por la Comisión Técnica de Seguimiento.

2.- La persona usuaria podrá disponer de objetos personales en la habitación (cuadros, fotos, etc.), siempre teniendo en cuenta las normas establecidas por la dirección del centro.

3.- Para el uso de electrodomésticos (TV, radio, etc.) en la habitación, será necesario el permiso de la dirección del centro. En todo caso, se respetarán las horas de descanso, especialmente desde las 22,00 a 8,00 horas.

4.- Se preservarán las condiciones adecuadas de protección y seguridad, prohibiéndose además la instalación de mecanismos de cierra de puertas y ventanas por parte de las personas usuarias, así como la colocación de muebles u objetos que obstaculicen la entrada o la salida de las habitaciones, o que supongan peligro para sí o terceros.

5.- Las labores de limpieza de las habitaciones se realizarán estando estas vacías, para garantizar una higiene adecuada, facilitando la persona usuaria esta circunstancia, salvo cuando la situación de su salud requiera su permanencia en la habitación.

6.- Dentro de las habitaciones no se tendrán alimentos que por su naturaleza se puedan descomponer, produzcan malos olores y deterioren el mobiliario, o que por su número o volumen supongan un impedimento para las tareas de limpieza.

7.- Se prohíbe almacenar cualquier producto farmacéutico

8.- En las habitaciones no se podrá fumar.

9.- Los objetos peligrosos no están permitidos, debiendo quedar en depósito en la Dirección del centro, facilitando esta un recibo que justificará su entrega.

10.- Las Personas usuarias mantendrán un uso correcto de las habitaciones.

Artículo 14. *Vestuario personal*

1.- El día de su ingreso en el centro la persona usuaria portará sus enseres personales, los cuales deberán estar debidamente identificados, según determine el centro, al objeto de garantizar su uso exclusivo. Se deberá facilitar por la persona usuaria, su representante legal o la familia, el vestuario que se solicite.

2.- El centro garantizará el lavado y planchado de la ropa. Asimismo, podrá ofrecer servicio de tintorería, que será facturado aparte.

Artículo 15. *Objetos de valor y enseres personales*

1.- La persona usuaria está obligada al inventario de objetos personales y bienes inmuebles que lleve consigo en el momento del ingreso en el centro.

2.- El centro residencial solo se hará responsable de aquellas pertenencias que hayan sido previamente inventariadas y depositadas en lugar destinado al efecto. Dichas pertenencias podrán ser retiradas en cualquier momento por la persona usuaria mediante expedición del correspondiente recibo por el centro.

3.- En caso de fallecimiento de las personas usuarias, sus pertenencias personales y otros bienes inmuebles de inferior valor deberán ser retirados, en el plazo de una semana, por la persona que se especifique a los citados efectos en el documento contractual.

4.- Cualquier objeto que sea encontrado por persona distinta a su propietaria deberá ser entregado inmediatamente a la dirección del centro, a fin de ser restituido a la persona propietaria.

5.- Cuando un residente abandone provisionalmente o definitivamente su habitación, ningún familiar u otra persona ajena al personal del centro podrá entrar en ella, ni podrá disponer de cosa alguna que se encuentre en la misma, salvo que acredite tener autorización para ello. La dirección tomará las medidas oportunas para retirar y disponer los efectos personales que queden en la habitación, según convenga en cada caso.

Artículo 16. *El Servicio de Comedor*

1.- Los horarios fijados para el servicio de comedor por la Dirección del centro conforme al artículo 26 del presente Reglamento deberá ser cumplidos con la mayor rigurosidad, a fin de evitar trastornos en la prestación del servicio.

2.- A las personas usuarias del centro se les garantizará una alimentación equilibrada, consistiendo esta al menos en: desayuno, almuerzo, merienda y cena.

3.- La carta mensual de los menús de las comidas será supervisada a fin de garantizar el aporte dietético y calórico adecuado a las personas residentes. Copia de dicha carta se expondrá en el tablón de anuncios del centro y estará a disposición de los familiares.

4.- A las personas usuarias que lo precisen, por prescripción médica, se les ofrecerá menú de régimen adecuado a sus necesidades.

CAPÍTULO II.

Medidas higiénico-sanitarias y atención social

Artículo 17. *Seguimiento y atención sanitaria.*

1.- Se garantizará que todas las personas usuarias reciban el seguimiento sanitario y los cuidados que precisen, siendo dispensados por profesionales debidamente cualificados.

2.- Cuando así se precise, la persona usuaria será trasladada al centro hospitalario que corresponda. Para ello, será acompañada por algún familiar, persona de referencia o representante legal. Excepcionalmente, podrá ser acompañada por personal del centro o persona ajena, que será remunerada por la persona usuaria.

3.- Si la persona usuaria quedara ingresada en un centro hospitalario, será la familia, la persona de referencia y/o su representante, las encargadas de su atención.

4.- La dirección del centro podrá adoptar decisiones de carácter urgente, por motivos de salud del usuario, dando cuenta a la mayor brevedad posible a sus familiares.

5.- El centro podrá adoptar medidas excepcionales en los supuestos en los que la persona residente presente un desequilibrio psíquico-emocional que ponga en riesgo su salud y seguridad, así como la de las demás, de forma transitoria o permanente. Para llevar a efecto dichas medidas son necesarios los siguientes *condicionantes:*

a) Autorización o información expresa de la familia.

b) Informe médico previo en el que se describa la patología que presenta, los síntomas que provocan un riesgo para la salud y seguridad de la persona residente o la de las demás, así como la recomendación de la adopción de dichas medidas excepcionales.

6.- El Centro contará con una dotación de material sanitario, tanto para primeros auxilio como para emergencias sanitarias, tutelado por persona responsable del mismo.

7.- Se administrará únicamente los medicamentos prescritos por los profesionales correspondientes, no pudiendo las personas usuarias, su representante legal o sus familiares alterar la prescripción en cuanto a la medicación o la alimentación.

8.- Queda prohibido fumar en el centro, excepto en los lugares habilitados para ello, según dispone el artículo 8, apartado 1.a) de la Ley 28/2005 de 26 de diciembre, de medidas sanitarias frente al tabaquismo y reguladora de la venta, el suministro, el consumo y la publicidad de los productos del tabaco, debiéndose observar además el resto de las disposiciones establecidas en el citado texto.

9.- El Centro mantendrá actualizada la historia clínica.

Artículo 18. *Atención social y cultural*

1.- Las personas usuarias recibirán información, asesoramiento, ayuda para trámites administrativos, así como apoyo para la adaptación al centro y a la convivencia en el mismo.

2.- Se facilitará a las personas usuarias información y participación en actividades socioculturales y recreativas, tanto de las realizadas dentro del centro como de otras que se realicen fuera del mismo, fomentándose su colaboración en las tareas de programación y desarrollo.

3.- El Centro mantendrá actualizada la historia social.

4.- El Centro favorecerá las actividades de voluntariados social, tanto por las personas residentes como del entorno, ateniéndose a lo establecido en la Ley 7/2001, del2 de julio, del voluntariado; igualmente favorecerá el asociacionismo.

Artículo 19. *Aseo e higiene personal*

Se garantizará el aseo personal diario de la persona usuaria y el que ocasionalmente pueda ser necesario cuando las circunstancias así lo exijan y la persona usuaria no pueda llevarlo a cabo por sí misma.

Artículo 20. *Mantenimiento e higiene del Centro*

Se prestará especial atención a la conservación y reparación del mobiliario, instalaciones y maquinarias del centro, así como a la limpieza general y permanente del edificio y sus dependencias.

Artículo 21. *Otros servicios*

1. El centro podrá poner a disposición de las personas usuarias, previo pago correspondiente, la utilización de servicios adicionales tales como podología, cafetería, etc., así como cualquier otro servicio que se considere necesario para la atención adecuada de la persona usuaria.

2. En caso de fallecimiento de la persona usuaria, el centro facilitará el uso de la sala de velatorio del mismo o del centro conveniado para la prestación del referido servicio, corriendo a cargo de la familia los trámites y gastos de traslado y entierro. Será igualmente a cargo de la familia el abono de los gastos o facturas pendientes de pago en el momento del fallecimiento de la persona usuaria. Cuando corresponda, asumirá el centro la realización de los trámites y/o gastos correspondientes en el caso de persona usuaria sin familia.

CAPÍTULO III.

Régimen de visitas, salidas y comunicación con el exterior.

Artículo 22. *Salidas del centro*

1. Las personas usuarias podrá salir del centro, solas o acompañadas, siempre que sus condiciones físicas o psíquicas lo permitan.

2. Las personas usuarias que salgan del centro deberá notificarlo al mismo, donde quedará constancia de la salida por escrito.

3. Mediante comunicación expresa al centro podrán los familiares, persona de referencia o representante legal, acompañarlos en sus salidas, siendo los mismos responsables de los daños y perjuicios por accidentes o percances sufridos por la persona usuaria fuera del centro.

Artículo 23. *Ausencia temporal.*

En caso de que la persona usuaria, con motivo de circunstancias familiares u otros causas debidamente justificadas, deba ausentarse temporalmente del centro, lo comunicará con la mayor antelación posible a la Dirección del mismo.

Artículo 24. *Visitas.*

1. Las personas usuarias podrán recibir visitas todos los días, en las dependencias destinadas a tal efecto y en el horario establecido. Se podrá acceder a las habitaciones, previa autorización de la Dirección del centro o persona en quien delegue esta función, si bien habrá que salvaguardar la intimidad de las personas usuarias con las que se compartan la habitación, así como el normal desarrollo del funcionamiento del centro residencial.

2. En el supuesto de personas usuarias con alto nivel de dependencia, que compartan o no habitación, la dirección del centro establecerá normas particulares al respecto. Se facilitará el acceso de los familiares o personas que así lo soliciten para el acompañamiento de la persona usuaria en horario nocturno, cuando las circunstancias así lo aconsejen.

Artículo 25. *Comunicación con el exterior.*

Las personas usuarias podrán tener acceso a las comunicaciones, que se ubicarán en un lugar que permita la intimidad. Asimismo dispondrán, si fuera necesario, de ayuda de carácter personal para hacer efectivas las citadas llamadas. El coste de las llamadas será a cargo de la persona usuaria.

Artículo 26. *Horarios del centro*

1. Se establecerán los siguientes horarios:
   - Horario de apertura y cierre.
   - Horario de comidas.
   - Horario de salidas y de visitas (en el supuesto de existir otros servicios peluquería, podólogo, biblioteca, cafetería, etc. se procederá a la regulación expresa de los mismos).

2. El centro permanecerá abierto los trescientos sesenta y cinco días del año.

3. Se recomienda puntualidad en los horarios acordados para todos los servicios, con el fin de garantizar un mejor funcionamiento del mismo.

CAPÍTULO IV

Relaciones con el personal, sugerencias y reclamaciones.

Artículo 27. *Las relaciones con el personal.*

1. El personal del centro dispondrá de lugares reservados para su uso exclusivo, que no serán utilizados por las personas usuarias del centro.

2. A fin de conseguir el mejor funcionamiento de los servicios prestados y facilitar la mayor calidad en la atención, las personas usuarias del centro, familiares, persona de referencia y/o sus representantes legales, colaborarán con el personal del centro.

3. Se prohíbe dar propinas o retribuciones al personal del centro por la realización de los servicios.

Artículo 28. *Sugerencias y reclamaciones*

El centro tiene, a disposición de las personas usuarias y sus familiares, las Hojas de Reclamaciones establecidas por el decreto 171/1989, de 11 de julio.

TÍTULO VI.

Participación en el coste de los servicios.

Artículo 29. *Coste de la plaza residencial*

1. El coste del servicio vendrá fijado por la Ordenanza Municipal.

2. El coste estará permanentemente expuesto en el tablón de anuncios.

3. Aquellos otros servicios que ofrezca el centro residencial de forma adicional (podología, peluquería, etc.), y utilice la persona usuaria, serán abonados íntegramente por esta, previa factura desglosada del coste de los mismos.

Artículo 30. *Forma de pago y plazo*

1. En los centros residenciales con plazas financiadas por la Junta de Andalucía el copago del servicio por la persona residente será establecido por la normativa vigente.

2. El copago de las mensualidades se efectuará por la persona residente, dentro de los 5 primeros días del mes corriente, preferentemente a través de domiciliación bancaria.

TÍTULO VII

Sistema de participación de las personas usuarias, persona de referencia y/o sus representantes legales.

Artículo 31. *Sistema de participación del centro Se garantizará la participación de las personas usuarias y personal del centro mediante la constitución de un Consejo del centro.*

CAPÍTULO I.

El Consejo del centro

Artículo 32. *El Consejo del centro*

1. El Consejo del centro es el cauce ordinario de participación y comunicación de todos los grupos y personas que se encuentran vinculadas al Centro Residencial, con el propósito de conseguir los objetivos previstos y la calidad necesaria en lo servicios multidisciplinarias que se prestan.

2. El Consejo es un órgano consultivo que estará formado por:

a) Presidente/a, que será el director/a del centro o persona en quien delegue.

b) Vocalías, que serán tres personas usuarias o representantes de las mismas.

c) Secretario/a, que será un trabajador del centro, preferentemente trabajador Social.

d) Un/a representante de los trabajadores, elegido por sus compañeros.

Artículo 33. *Sistema de elección*

1. Los miembros que en representación de las personas usuarias componen el Consejo del centro se elegirán por estas de forma directa mediante votación secreta e individual.

2. La duración en el cargo de los componentes del consejo será de dos años, sin perjuicio de la posibilidad de su reelección.

3. Las personas componentes del Consejo cesarán cuando se modifiquen las circunstancias personales o laborales por las que fueron elegidas o designadas.

Artículo 34. *Funcionamiento del Consejo*

1. El Consejo del centro se reunirá en sesión ordinaria una vez al trimestre, y en sesión extraordinaria cuantas veces se requiera por decisión de la Presidencia, o por petición escrita de la mitad de sus miembros.

2. La convocatoria será realizadas por la Presidencia, con una antelación mínima de setenta y dos horas, fijándose el orden del día, en el que se habrán tenido en cuenta las peticiones de los demás miembros formuladas con suficiente antelación, así como lugar, fecha y hora de celebración. Una copia de la convocatoria será expuesta en el tablón de anuncios, con cuarenta y ocho horas de antelación. En caso de urgencia, la convocatoria de sesión extraordinaria se realizará con la brevedad que la situación requiera, asegurándose su conocimiento a todos/as los miembros del Consejo.

Artículo 35. *Constitución del Consejo del centro*

1. El Consejo se entenderá válidamente constituido en primera convocatoria cuando se encuentren presentes la mitad más uno de sus miembros. En segunda convocatoria, transcurrida al menos media hora, se entenderá válidamente constituido cuando se encuentre presente un número de sus miembros no inferior a tres, siendo uno de ellos la persona titular de la dirección del centro.

2. Los acuerdos se tomarán por mayoría simple, decidiendo, en caso de empate, el voto de quien ostente la Presidencia.

Artículo 36. *Facultades y funciones del Consejo del centro corresponden al mismo las siguientes funciones:*

a) Procurar el buen funcionamiento del centro, dentro de su competencia, para obtener una atención integral adecuada a las persona usuarias del centro residencial.

b) Conocer y proponer los programas anuales de actividades, facilitando que se cubran las preferencias del mayor número de personas usuarias.

c) Velar por unas relaciones de convivencia participativa entre las personas usuarias, facilitando que las entidades de carácter socio-cultural que así lo hayan solicitado puedan desarrollar actividades dentro del centro, siempre previa autorización por la Dirección del mismo.

d) Colaborar en la información y difusión de cuantas actuaciones se programen para las personas mayores usuarias.

e) Emitir los informes que le sean solicitados por los órganos competentes.

f) Fomentar la participación de las personas residentes en las actividades del centro.

g) Seguimiento y control para que se cumplan los sistemas de calidad fijados por la administración.

Artículo 37. F*unciones de la Presidencia del Consejo del centro.*

Corresponden a la misma las siguientes funciones:

a) Ostentar la representación del Consejo del centro y de las personas usuarias del centro en las actividades recreativas, culturales y de cooperación.

b) Presidir las reuniones del Consejo del centro y moderar los debates.

c) Fomentar la convivencia de las personas usuarias en el centro.

Artículo 38. *Funciones de la Secretaría del Consejo del centro.*

1. Corresponden a la misma las siguientes *funciones:*

a) Levantar acta de las sesiones, en la que figurará el visto bueno de quien ostente la Presidencia.

b) Exponer en el tablón de anuncios, en los plazos fijados, las convocatorias y las Actas.

c) Expedir certificaciones de los acuerdos del Consejo del centro, cuando proceda y sea expresamente requerido para ello.

d) Llevar a cabo las funciones de carácter administrativo que se relacionen con las actividades del Consejo.

e) Custodiar los libros, documentos y correspondencia del Consejo.

2. Estas facultades se atribuirán, en caso de ausencia, enfermedad o vacante del Secretario, al miembro elegido de menor edad, salvo que en el consejo hubiere designado a otro.

Artículo 39. *Funciones de los/as Vocales del Consejo del centro.*

Corresponden a los vocales del Consejo del cetro las siguientes *funciones.*

a) Proponer a quien ostente la Presidencia los asuntos que hayan de incluirse en el orden del día de las sesiones del Consejo.

b) Prestar apoyo a los cargos del Consejo del centro, y ejecutas las encomiendas que este le haga dentro de sus competencias.

c) Asistir y participar en los debates.

d) Asistir a las reuniones a las que se les convoquen.

TÍTULO VIII

De la Dirección del Centro y de la Comisión Técnica de Seguimiento

CAPÍTULO I

De la Dirección del centro

Artículo 40. *De la Dirección del centro.*

Sin perjuicio de las facultades directivas y de organización atribuidas por la normativa vigente a la dirección del centro, la persona que ostente dicho cargo ejercerá en particular, las siguientes *funciones:*

a) Representar al centro ante las Instituciones.

b) Dirigir al personal del centro.

c) Llevar a cabo la gestión del centro.

d) Cualesquiera otras que le fueren encomendadas por la entidad titular.

CAPÍTULO II

De la Comisión Técnica de Seguimiento

Artículo 41. *La Comisión Técnica de Seguimiento.*

Se constituirá una Comisión Técnica de Seguimiento cuya función principal será conocer la situación personal de cada una de las personas usuarias, su adaptación al centro, sus circunstancias sociales y personales, así como si reúne las condiciones adecuadas para su permanencia en el mismo, pudiendo proponer su traslado, de forma motivada, tanto interno como a otro centro residencial más adecuado a sus necesidades.

Artículo 42. *Composición y funciones*

1. En cada centro se constituirá una Comisión Técnica de Seguimiento, que estará presidida por el Director/a del mismo e integrada, al menos, por dos miembros del personal, preferentemente del ámbito social y sanitario, asumiendo, uno de ellos las funciones de secretaría.

2. La Delegación Provincial de la Consejería para la Igualdad y Bienestar Social designará un representante para que esté presente en las reuniones desarrolladas por la Comisión.

3. La Comisión se reunirá al menos una vez al mes de forma ordinaria, siendo convocada por el Director/a del centro, al menos con una antelación mínima de setenta y dos horas, fijando el orden del día, en el que se detallarán los asuntos a tratar y los

expedientes individuales que sean objeto de dicha reunión, así como lugar, fecha y hora de celebración de la misma. Podrá convocarse a la Comisión Técnica de Seguimiento de forma extraordinaria tantas veces como sea preciso, respetándose la antelación mínima antes citada.

4. Se levantará acta de cada una de las reuniones que deberá ser firmada y entregada a todos sus miembros una vez finalizada la misma.

5. La Comisión Técnica constatará que la persona usuaria, a su llegada al centro residencial, cumple el perfil adecuado al servicio prescrito por su Resolución, y determinando el cumplimiento del período de adaptación al mismo.

6. Será también competencia de dicha Comisión ampliar, en su caso, el período de adaptación y observación y pronunciarse sobre la necesidad de traslado, tanto interno como a otros centros.

7. En ausencias temporales del centro, cuando así lo permitan las circunstancias de dicha ausencia, la Comisión Técnica de Seguimiento otorgará o no la conformidad previa al periodo solicitado.

8. Informar, a solicitud del Director del centro, a las personas residentes, en caso de expediente sancionador.

TÍTULO IX. Régimen disciplinario

CAPÍTULO I.

Faltas

Artículo 43. *Definición y clasificación*

1. Se considera falta disciplinaria por parte de las personas usuarias del centro cualquier incumplimiento de los deberes establecidos en el artículo 4 del presente Reglamento de Régimen Interior.

2. Las faltas se clasificarán en leves, graves y muy graves.

Artículo 44. *Faltas leves.*

Constituyen faltas leves las siguientes:

a) La inobservancia de las reglas recogidas en el Reglamento de Régimen Interior del Centro que genere una alteración o distorsión de escasa entidad en las normas de convivencia, respeto mutuo, solidaridad del colectivo y participación en el centro.

b) Utilización negligente de las instalaciones y medios del centro o perturbar las actividades del mismo.

c) No comunicar las ausencias a la Dirección del centro.

Artículo 45. *Faltas graves.*

Constituyen faltas graves las siguientes:

a) La comisión de tres faltas leves en el término de un año.

b) La sustracción de bienes o cualquier clase de objetos de propiedad del centro, de su personal o de cualquier persona usuaria.

c) Causar daños en las instalaciones y medios del centro o impedir las actividades del mismo.

d) Alterar de forma habitual las reglas de convivencia creando situaciones de malestar en el centro.

e) Promover o participar en altercados, riñas o peleas de cualquier tipo.

f) Falsear u ocultar datos relacionados con el disfrute de cualquier prestación o servicios propios del centro.

g) La demora injustificada de un mes en el pago.

h) Las coacciones, amenazas, represalias o cualquier otra forma de presión ejercitada sobre las personas en situación de dependencia o sus familias.

i) El consumo de sustancias tóxicas.

j) Fumar fuera de las áreas designadas para tal fin.

Artículo 46. *Faltas muy graves.*

Constituyen faltas muy graves las siguientes:

a) La comisión de tres faltas graves en el término de un año.

b) Promover, participar en altercados, riñas o peleas de cualquier tipo, cuando se produzcan daños a terceros.

c) Las actuaciones que generen un grave perjuicio para las personas en situación de dependencia o para el centro.

d) Falsear u ocultar declaraciones o aportar datos inexactos y relevantes en relación con la condición de persona usuaria del centro.

e) La demora injustificada de dos meses en el pago establecido.

f) Actuaciones que atenten gravemente contra los derechos fundamentales de la persona.

g) Fumar en las zonas destinadas a habitaciones de las personas usuarias.

h) La sustracción, de forma reiterada, de bienes o cualquier clases de objetos de propiedad del centro, de su personal o de cualquier persona usuaria.

Artículo 47. *Prescripción de las faltas*

1. Las faltas leves prescribirán a los dos meses, las graves a los cuatro meses y las muy graves a los seis meses.

2. El plazo de prescripción comenzará a contar desde el día en que la infracción hubiera sido cometida.

3.El plazo de prescripción se interrumpirá por la notificación a la persona usuaria y/o su representante legal de la incoación de expedientes disciplinario.

CAPÍTULO II.

Medidas cautelares

Artículo 48. *Medidas cautelares*

1. Iniciado el procedimiento, la dirección del centro, podrá adoptar las medidas provisionales que estime oportunas para asegurar la eficacia de la resolución que pudiera recaer, si existiesen elementos de juicio suficientes para ello.

2. Las medidas cautelares deberán ajustarse a la intensidad, proporcionalidad y necesidades de los objetivos que se pretendan garantizar en cada supuesto concreto.

CAPÍTULO III.

De las sanciones

Artículo 49. *Sanciones*

1. Sin perjuicio de las demás responsabilidades a que hubiere lugar, estas serán proporcionales a la infracción cometida y se establecerán ponderándose según los siguientes *criterios:*

a) Gravedad de la infracción.

b) Gravedad de la alteración social y perjuicios causados.

c) Riesgo para la salud.

d) Número de afectados.

e) Beneficio obtenido.

f) Grado de intencionalidad y reiteración.

2. Las sanciones que se podrán imponer a las personas usuarias que incurran en alguna de las infracciones mencionadas serán las siguientes:

a) Por infracciones leves.

1. Amonestación verbal o escrita por parte de la Dirección del centro.

2. Prohibición de disfrute de servicios lúdicos y de participación en actividades del centro, hasta dos meses.

b) Por infracciones graves.

Prohibición del disfrute de servicios lúdicos y de participación en actividades del centro, por un período de tiempo no superior a seis meses.

c) Por infracciones muy graves.

1. Traslado definitivo de la persona usuaria a otro centro.

2. Expulsión definitiva del centro.

3. Las personas sancionadas por faltas graves o muy graves no podrán participar como elegibles en los procesos electorales para la constitución del consejo del Centro mientras estas sanciones no queden canceladas en su expediente individual.

Artículo 50. *Prescripción de las sanciones*

1. Las sanciones reguladas en el presente Reglamento de régimen interior prescribirán:

a) A los seis meses, las impuestas por faltas muy graves.

b) A los cuatro meses, las impuestas por faltas graves.

c) A los dos meses, las impuestas por faltas leves.

2. El plazo de prescripción de las sanciones comenzará a contarse desde el día siguiente a aquel en que adquiera firmeza la resolución por lo que se impone la sanción.

CAPÍTULO IV

Del procedimiento

Artículo 51. *Procedimiento disciplinario para las personas usuarias de plazas con financiación por la Administración Pública.*

1. Los expedientes disciplinarios serán iniciados por la Dirección del centro, por propia iniciativa, o por denuncia, o bien por la Delegación Provincial de la Consejería para la Igualdad y Bienestar Social.

2. Denunciado un hecho que pudiera ser constitutivo de alguna de las infracciones tipificadas en el presente Reglamento de Régimen Interior del Centro, la Dirección del mismo llevará a cabo una primera comprobación a fin de conocer las circunstancias del caso concreto así como al objeto de calificar en principio su posible gravedad.

3. Los hechos denunciados serán trasladados por la Dirección del centro con todos los antecedentes a la Delegación Provincial, quien, una vez examinada la documentación aportada, acordará el inicio del expediente disciplinario designando a la persona instructora. Del acuerdo de inicio del expediente disciplinario se dará traslado a la persona expedientada, especificando las conductas imputadas y la designación de la persona instructora del procedimiento a fin de que en el plazo de diez días formule las alegaciones que se consideren convenientes y proponga las pruebas que estime oportunas. Transcurrido dicho plazo se podrá acordar la práctica de la prueba que se estime necesaria, requiriendo asimismo los informes que se precise, trámites que se realizarán en el plazo de diez días. Inmediatamente antes de redactar la propuesta de resolución al respecto, que será remitida junto con todo lo actuado al órgano competente para resolver en el plazo de un mes.

4. Corresponde a las Delegaciones Provinciales la competencia para imponer las sanciones por faltas leves, previstas en el artículo 44, y por faltas graves, previstas en el artículo 45, de este reglamento de Régimen Interior, y a la Dirección General de Personas Mayores la de imposición de la sanción por faltas graves previstas en la letra c) de dicho artículo, y las correspondientes a las faltas muy graves recogidas en el artículo 46.

5. El régimen de reclamaciones y/o recursos contra las sanciones impuestas, en virtud del procedimiento que se establece en este artículo, se ajustará a los dispuesto en la Ley 30/1992, de 26 de noviembre, de Régimen Jurídico de las Administraciones Públicas y del Procedimiento Común.

6. Las sanciones disciplinarias se ejecutarán en el plazo de diez días a partir del siguiente día al de su notificación.

Artículo 52. *Procedimiento disciplinario para las personas Usuarias con plaza no contemplada en el artículo anterior.*

Los expedientes disciplinarios que se instruyan a personas usuarias con plaza privada no contemplada en el artículo anterior deberán recogerse en el Reglamento de Régimen Interior, respetándose los principios de legalidad, irretroactividad, tipicidad, y audiencia.

DISPOSICIÓN FINAL

El presente Reglamento de Régimen Interior podrá ser modificado por la Entidad titular, previo conocimiento del Consejo del centro; dichas modificaciones será visadas por el órgano competente de la Consejería para la Igualdad y Bienestar Social de la Junta de XX.XX, XX de XX de 2010. El/La Alcalde/sa, Fdo.: D./Dña.

PROTOCOLO DE ACOGIDA

Para cualquier persona, cambiar de domicilio y de personas que le cuidan es un paso muy importante. Fácilmente, si no se hace con cuidado, se genera desconfianza, desorientación, depresión.

Debemos tener presente que, generalmente, hasta el momento de su llegada al centro, la persona mayor ha vivido sola en su casa, o cuidada por sus familiares, con los cuales tiene fuertes vínculos afectivos.

Para preparar el ingreso de las personas mayores en los centros asistenciales con el tiempo suficiente debemos dar el tiempo suficiente para elaborar el nuevo planteamiento de vida, y que la familia pueda también valorar tranquilamente las decisiones. Pero en realidad casi nunca es así. Cuando la familia y la persona mayor llegan al centro, se enfrentan a un componente de estrés y de culpa. Estrés porqué para la familia es muy difícil compatibilizar las atenciones a la persona mayor dependiente con una vida laboral y de familia. Culpa porque, pese a la situación, hay motivación para hacerlo, y el hecho de no poder siempre genera la duda de si se está haciendo todo lo posible.

Debemos pues plantear propuestas de acogida que tengan en cuenta las potencialidades de la familia y que permitan involucrarla en el proceso de acogida y de atención al/la nuevo/a residente. Definir un espacio y unas preguntas dirigidas a la familia en el protocolo de acogida es tan importante como, una vez realizado el Programa de Atención individualizado, transmitir a la familia cual es la situación de su familiar y definir cuales son las responsabildades de la misma en el proceso de atención.

En este estado de situaciones, una de las funciones importantes del centro es la de transmitir a la familia y a la persona mayor, entre otros, los siguientes *valores:*

- El centro es un nuevo hogar para la persona mayor. Por esto la ambientación de la casa es familiar y las relaciones que se establecen entre el personal y las personas mayores son:
  - Guía de documentación de www.Inforesidencias.com 1.

- Para más información info@inforesidencias.com cordiales, amables y respetuosas, persiguiendo o solo la individualización de la atención sino también la personalización de la misma.

- El centro está especialmente abierto a la participación de la familia con respecto a las atenciones a su familiar, las decisiones sobre él, que hace falta tomar, con la máxima flexibilidad de visitas y con espacios específicos para su participación (ver el programa de familia).
- El centro respeta y potencia la autonomía de cada persona mayor, trabaja con cuidado la personalización de la atención, genera tanto cómo puede espacios de privacidad.
- El centro facilita y potencia la salida de las personas al exterior.

Objetivos del programa

- Facilitar la adaptación de la persona mayor al centro.
- Trabajar con la persona mayor la elaboración de la pérdida de autonomía.
- Integrar la familia al centro como un elemento más de la atención a la persona mayor.

Profesionales

Todos los profesionales del centro deben velar, en la medida que su profesión lo permita, por la buena calidad de vida de las personas mayores en el centro, especialmente en sus primeros días. Son tan importantes los profesionales los de atención directa como los de atención indirecta.

Actuaciones

Diferenciaremos dos tipos de acogida dependiendo del facto cognitivo del residente, por tanto podemos diferenciar dos *tipos:*

Residentes sin deterioro cognitivo o con deterioro cognitivo leve

Fase pre-ingreso:

Diferenciaremos dos *fases* en la primera entrevista:

1º fase:

Lo prioritario es recibir información del futuro residente y su familia.

Intentaremos dirigirnos al nuevo residente para que sea él, el que efectúe su presentación, presente a los familiares, así como referir los motivos de su ingreso y todo lo referente a la decisión de ingresar en la residencia, nosotros nos mantendremos en posición de escucha activa y intentaremos dirigir mediante preguntas abiertas para que el residente nos informe de lo que queramos saber.

Así mismo intentaremos que la familia participe, pero en ningún caso el residente a de pasar a segundo plano, ya que esto podría acarrear malos entendidos dadas las diferencias de opiniones que existen entre determinadas familias.

Hemos de tener en cuenta que es muy importante tanto la comunicación verbal como la no verbal, por tanto hemos de mantenernos en una posición de observación constante.

Se procurará un ambiente agradable, es decir no se recibirán llamadas y se evitarán las interrupciones, creando así un espacio de intimidad que favorecerá la comunicación entre el residente y la persona que efectúa el ingreso.

Se explica al familiar que hay un periodo de adaptación que oscila entre 15 días y un mes, igualmente se les comenta que el trato que se da al residente, siempre es amable, cordial y familiar.

Siempre se tratará de usted al nuevo residente a no ser que pida lo contrario.

2º fase:

En primer lugar le explicamos el funcionamiento del centro:

- Horarios de visita de los familiares.
- Horarios de las comidas.
- Los diferentes tipos de dietas.
- Los servicios internos, como la lavandería y los servicios adicionales como la peluquería, podología.
- Horarios de visita de médico.
- Calendario de actividades recreativas y lúdicas.
- Se les informa de que existe un buzón de sugerencias y reclamaciones a disposición de los clientes.
- Ayudas y recursos que se realizan para la higiene del residente.
- Cuotas.

A continuación le damos la *hoja de pre-ingreso* en donde consta:

- La documentación necesaria: informe médico del estado de salud del residente, medicación actual, fotocopia del DNI, cartilla de la seguridad social (original).

- Enseres: neceser, dos toallas de baño, 1 toalla de baño o albornoz, ropa marcada.
- Datos personales del residente.
- Datos personales del responsable.
- Teléfonos de contacto.

A continuación se sugiere la importancia de traer objetos personales como fotos, recuerdos, etc.

Hay que dejar claro que pueden pedir ayuda cuando lo necesiten.

La persona que efectúe la entrevista se dirigirá a enseñar las instalaciones del centro, juntamente con el residente y su familia.

Tras la visita se volverá al despacho por si existe alguna duda, después de resolver las dudas que puedan haber aparecido, se fijará la fecha para el ingreso, se recogen datos y se procederá la despedida.

Este primer contacto que el residente y su familia tiene con el centro es determinante para una buena entrada en la residencia y marcará mucho la relación que tendremos con ellos.

Fase de ingreso

El día del ingreso hay que dar una atención especial al recién ingresado. La familia ha de ser consciente de que el residente se ha trasladado a un nuevo domicilio y nuestra labor va a ser que su estancia sea lo más agradable posible.

Se reitera en la importancia de recibir visitas por parte de los familiares y amigos, así como que pueden venir a comer dentro del centro, avisando siempre con antelación.

La persona que se ocupa del ingreso les atiende primero en su despacho, donde intentará averiguar el estado de ánimo del nuevo residente y como ha vivido la situación los días previos al ingreso.

Se les será asignada una persona de referencia al ingreso.

A continuación procederemos a la revisión de los datos dados para rellenar en el pre-ingreso y se revisa que todo lo que se pide esté correcto, a continuación se procederá a rellenar el contrato y entregaremos a la familia el reglamento de régimen interior y una copia del contrato para que se lo puedan leer con tranquilidad, evidentemente nos ofreceremos para que puedan preguntar cualquier duda que se puedan formular sobre estos documentos.

En todo momento habrá una gran permisividad con los sentimientos y recuerdos que puedan aflorar dado la ansiedad que produce esta nueva situación.

A continuación se les vuelve a enseñar las instalaciones del centro, les presentaremos a los demás residentes y a los trabajadores implicados en su cuidado.

Después de las presentaciones acompañaremos al residente y su familia a la habitación asignada, en caso de ser compartida se le presentará a su compañero de habitación, se les dejará a solas en la habitación para que puedan ordenar sus objetos personales, así como se les informa que cuando acaben avisen para proceder a la despedida y para acompañar al residente al lugar donde haya de ir.

Residentes con elevado deterioro cognitivo

En este caso el trabajo a realizar será diferente ya que toda la información necesaria será aportada por la familia y esta también será la que tomará las decisiones por el residente.

Fase preingreso

Casi con toda seguridad el residente no estará presente en la primera entrevista y será la familia la que nos proporcionará todo el conocimiento sobre la situación.

También se tratarán los sentimientos que producen esta nueva situación.

El resto de la fase del pre-ingreso se realizará igual que a una persona sin deterioro cognitivo pero dirigiéndonos a la familia en vez de al residente.

Fase de ingreso

En la acogida de ingreso nos presentaremos al residente y en la medida de lo posible le pediremos que nos presente a los que le acompañan, este primer paso nos informará del nivel cognitivo que tiene y nos orientará que tipo de comunicación debemos establecer con él.

Las frases han de ser cortas, breves, claras y en un tono de voz suave.

Se le tratará siempre por su nombre.

El resto de la fase se realizará igual a la que se realiza al residente sin deterioro cognitivo.

Seguimiento de acogida

Al ingreso, se le realiza una exploración física y cognitiva, se concierta la visita con el doctor que ha de visitarlo, como máximo en 24 horas.

El día del ingreso se recogen los siguientes *datos:*

- Los datos personales.
- Los datos sanitarios de interés, en donde constará las enfermedades actuales, las alergias y contraindicaciones,

la medicación prescrita, las atenciones sanitarias o de enfermería y el régimen dietético.
- Una valoración sobre la dependencia funcional.

En las próximas tres semanas se realizará la *valoración inicial* que incluye:

- Una valoración sobre la dependencia de las actividades de la vidadiaria mediante el test de Barthel.
- Una valoración cognitiva mediante el test de mini examen cognitivo o mec.
- Una evaluación psicomotora mediante el test de Tinetty
- Una evaluación sobre el posible riesgo de ulceras mediante el test de Norton.
- Datos sociales de interés.
- Una historia social.
- Un resumen sobre los datos de enfermería obtenidos.
- Un resumen sobre los datos funcionales físicos obtenidos.
- Una valoración sobre los aspectos relacionales.
- Una valoración de la motivación para las actividades de animación.

Los primeros días tras el ingreso son los más importantes para el nuevo residente. Se ha de sentir escuchado, apoyado, acompañado y querido. Se mantendrá una conversación a diario para conocer sus inquietudes, deseos, quejas o simplemente escucharlo.

Se le preguntará por sus aficiones, lo que le gustaría hacer y se le informa de las actividades que se hacen en el centro facilitándole y potenciando su participación en ellas.

Dentro de los primeros 60 días se efectuará el plan de atención personalizado interdisciplinario marcando objetivos y planificando actuaciones, mediante el estudio de los datos recogidos y una reunión interdisciplinaria.

Se fomentará, tanto al residente como al familiar, mantengan contacto telefónico lo más asiduamente posible, para que pueda sentir que su familia continua ligada a él y que nosotros vamos a facilitar en todo lo posible a que se mantenga en contacto, también se le ofrecerá la posibilidad de seguir en contacto con sus amigos y vecinos, que pueden venir a verle al centro a pasar un rato con ellos, a comer o incluso salir del centro.

Se mantendrán visitas post-ingreso con la familia para informarles del estado general de su familiar ingresado, por otra parte con el fin de conocer como viven ellos la situación, en esta fase la atención a la familia es muy importante, hay que saber escuchar, entender sus problemas e inquietudes, que aunque no giren alrededor del residente, seguramente revertirán en una mejor relación y una mayor atención hacia su familiar.

Se mantendrá informada a la familia de las actividades extras que se realicen, charlas, fiestas y actividades a las que serán invitados.

Antes del año se ha de realizar un estudio de opinión mediante una encuesta que se facilitará a los residentes en el caso de residente sin deterioro cognitivo o deterioro cognitivo leve o a la familia en el caso de residentes con elevado deterioro cognitivo.

Al año se realizará una evaluación de los objetivos e intervenciones planificadas se volverá a hacer un estudio cognitivo, emocional, y funcional del residente y se volverán a fijar objetivos con sus correspondientes actuaciones.

Fecha de realización:

Próxima evaluación.

Firma del/a director/a __

PROTOCOLO DE INGRESO ANTES DEL INGRESO

- *Departamento de asistencia social.*
  - Al tener conocimiento de la persona que va a ingresar, el asistente social iniciará las siguientes tareas:
    * Ponerse en contacto con el anciano.
    * Ponerse en contacto con sus familiares o personas responsables.
    * Visitar al anciano, en situaciones necesarias, en su lugar de residencia o domicilio.
    * Pedir recopilación de los informes médicos que se posean sobre el anciano.
    * Estimular a traer algunos recuerdos personales significativos para el anciano (fotografías...).
  - Ampliar el conocimiento si existen otras fuentes de información sobre la situación real del nuevo residente.
  - Con los datos recopilados elaborará un informe donde consten:
    * Los antecedentes personales, familiares y sociales del anciano: estudios que realizó, trabajos que desarrolló, lugares donde vivió, aficiones, acontecimientos familiares..., es decir, una sucinta biografía de la persona en cuestión.

* Datos personales y situación actual.
* Centro o lugar de donde procede.
* Motivo del ingreso.

- En la redacción del informe se tendrá en cuenta señalar el estado físico y psíquico que se haya percibido en el anciano en estos contactos previos; valorando asimismo la capacidad para la realización de las tareas diarias.
- Concertar y programar el día y la hora de ingreso con el anciano, su familia o las personas responsables (10 h, de lunes a viernes).
- Comunicar a todos los departamentos o unidades del centro que se tienen que hacer cargo del anciano, al menos tres días antes, por medio de la entrega del informe elaborado, todos los datos recopilados y día y hora del ingreso.
- Finalmente, el asistente social se preocupará de adquirir y tener preparadas las marcas con el nombre para la ropa del nuevo residente.

• *Distintos departamentos del centro.*
  - Estarán preparados, previa lectura del informe presentado por asistencia social, a brindar una adecuada acogida al anciano.
  - El Departamento de Enfermería, por medio del enfermero/a de la unidad, informará al personal de planta de la llegada del nuevo ingreso y de los datos que considere oportunos para la adecuada acogida.

• *Enfermero de la unidad.*
  - Comprobará que la habitación esté preparada: cama hecha, toallas en su lugar, jabón para la higiene, útiles ordenados y en buen estado...
  - Informará al residente que corresponda que va a tener un nuevo compañero de habitación.
  - Elegirá a alguno de los residentes antiguos, si puede ser el compañero de habitación, sino uno fijo por planta, para que se ocupe de acompañar e introducir al recién llegado en la dinámica de la residencia, durante los primeros días. También se asignará a un voluntario para que le acompañe.
  - Designará al auxiliar que se va a ocupar del recién llegado en los momentos de su primer contacto con el nuevo entorno.

Momento del ingreso

Departamento de asistencia social.

- Recibirá al recién llegado y sus acompañantes en la entrada de la residencia.
- Les invitará a que pasen a su despacho para completar datos, recibir los informes médicos anteriores, y conversar con el anciano y sus acompañantes según oportunidad.
- En este momento se rellenará la ficha social: datos personales, teléfono de contacto de los familiares. Se recogerá el D.N.I. y la Cartilla de Seguridad Social. Se subirá fotocopia de todo para la planta (de la Cartilla de la Seguridad Social 5 fotocopias para los traslados al hospital y consultas a especialistas médicos).
- Tanto al anciano como a los acompañantes se les entregará la *tarjeta de bienvenida.*
- La asistente social se pondrá en comunicación con el enfermero para que se haga presente, salude al nuevo residente y juntos lo acompañen a su planta.

Introducción en planta.

- Una vez en la planta el enfermero presentará al anciano a todo el personal: auxiliares, limpiadora, médicos; informándole de sus nombres, funciones y localización.
- Hará asimismo las presentaciones oportunas entre el recién llegado y los compañeros de habitación, de mesa y de planta.
- Tras acompañar al anciano a su habitación, y enseñarle las instalaciones de la misma, uno de los auxiliares, junto con la familia, colocará la ropa en el armario. Durante esta tarea tendrá en cuenta las carencias que puede presentar el vestuario del anciano, para comunicarlo inmediatamente a la asistente social.
- El enfermero colocará el adhesivo con el nombre del anciano en la entrada de la habitación antes del ingreso.
- El enfermero acompañará al médico en el diálogo-valoración-diagnóstico de la salud con el anciano.

Unidad de medicina.

- El médico, acompañado del enfermero, en diálogo con el anciano y su familia o acompañantes, recabará la siguiente información para la historia del nuevo residente:
  - Antecedentes patológicos.
  - Patología actual.

- Alergias.
- Dieta.
- Deambulación.
- Continencia.
- Pruebas complementarias: electrocardiograma, analítica de sangre y orina, comburttest, glucemia basal, constantes vitales, exploración física y psíquica.

• Notificará inmediatamente por escrito a Enfermería y Rehabilitación los tratamientos a seguir.
• El médico de la planta en el día del ingreso de un nuevo residente, si fuese preciso, contará con el refuerzo o ayuda de su compañero de otras plantas.
• El médico responsable presentará la historia clínica completa en la reunión del departamento médico.

Unidad de psicogeriatría.

• Realizar la entrevista personal con valoración psicogeriátrica.
• Incluir en un grupo de terapia de grupo.
• Programar terapia individual si lo precisa.

Unidad de enfermería.

• El enfermero de planta se ocupará de atender a las necesidades del anciano según el grado de dependencia en cuanto a:
  - Aseo personal.
  - Programación de duchas.
  - Grado de incontinencia: carro, pañales, colector, sonda vesical...
  - Sueño: a observar por el turno de noche.
  - Programación de curas, sonda vesical, sonda nasogástrica, inyectables, etc.
  - Valorar si necesita barandillas en la cama para preservar su seguridad.
  - Revisión de podología, anotándose si precisa nuevas revisiones.
• Rellenará la historia de enfermería.
• Se le pesará el primer día y se le tomará las constantes durante tres días seguidos: presión arterial, frecuencia cardíaca, temperatura y glucemia.
• Colocará el nombre, con los adhesivos oportunos, en las carpetas y vasitos de medicación.
• En la primera reunión interdisciplinar que corresponda a la planta del nuevo residente se estudiará el caso y se revisará el cumplimiento del seguimiento del protocolo.

Unidad de terapia ocupacional y fisioterapia.

- Uno de los terapeutas presentará al nuevo residente la unidad de terapia ocupacional.
- Al anciano se le hará una inmediata valoración del estado general, balance articular, balance muscular, actividades de la vida diaria (incluida la observación en planta).
- Se objetivará el tratamiento a aplicar.
- En la primera reunión de Actividades de la Vida Diaria se presentará la valoración sobre el nuevo residente.
- Proponerle y animarle a acudir a las labores.

Unidad de animación.

- Informarle de las actividades de ocio y esparcimiento: fiestas, coro, periódico, club, conoce mi pueblo...
- Proponerle las actividades que puede desarrollar y participar.
- Integrarle en las actividades de planta desde el inicio.

Servicio religioso.

- El capellán presentará al nuevo residente, poniéndose a su disposición en la medida de su interés; le informará brevemente de los servicios religiosos: rosario, horario de misas.
- Comunicará oralmente o por escrito a las personas del voluntariado el nuevo ingreso.
- El capellán, o el mismo residente, informará al personal de planta sobre su deseo de bajar a misa o al rosario, en caso de que el anciano no pueda deambular por sí mismo.

Introducción en la residencia

Unidad de enfermería.

- En el momento que el enfermero lo indique, las personas designadas (un auxiliar y el anciano introductor) acompañarán al nuevo residente a que conozca las dependencias de la casa: solarium, salón de actos, gimnasio, capilla, peluquería, despachos, podología, cafetería, teléfonos, correos...
- Le informarán asimismo de los horarios y actividades: levantarse, desayuno, rehabilitación, terapia de grupo, comida, terapia ocupacional, merienda, eucaristía, cena, acostarse, grupos de voluntariado, horario de consultas médicas.
- Comunicarle que ante una necesidad médica avise al enfermero de la planta.

Unidad de animación.

- En la primera fiesta después del ingreso se anunciará públicamente la incorporación del nuevo compañero y se le obsequiará con una atenta acogida.

Servicio religioso.

- El capellán realizará una entrevista personal para un conocimiento e información mutuos más extenso:
  - Conocer las costumbres y actitudes religiosas del anciano y sus deseos y expectativas sobre este servicio.
  - Prestarle toda la información detallada del servicio religioso.
  - Respecto a sus creencias religiosas.
  - Facilitarle los medios para el cultivo de su espíritu: libros, lecturas, catequesis, formación religiosa, grupos de diálogo...
  - Informarle de la existencia de voluntariado, tanto pastoral como social o de acompañamiento.
  - Informarle de las celebraciones litúrgicas comunitarias: penitencia (adviento, cuaresma), santa unción (una vez al año)...
  - Ofrecerle asistencia religiosa personalizada siempre que lo desee, en especial cuando se encuentre impedido o en cama.
- Se le darán al voluntariado la información y criterios a tener presentes en la relación con el nuevo residente. Los voluntarios hablarán con el psicoterapeuta, médico y enfermero de planta para recibir más información y pautas sobre el nuevo residente.

Conclusión

- Durante la primera semana se hará un seguimiento especial del anciano recién ingresado para ayudarle en su adaptación.
- El asistente social le visitará todos los días durante esta primera semana, para que la acogida y adaptación sea lo menos dolorosa posible y determinadas necesidades sean inmediatamente atendidas.

Resumen del protocolo de ingreso

Asistente social

Antes del ingreso:

- Contactar con el residente y/o familiares (visitarle en su domicilio si es necesario).
- Pedir informes médicos.

- Pedir álbum de fotos personales.
- Distribuir informe social tres días antes del ingreso.
- Pedir marcas de ropa a lavandería.

Al ingresar:

- Ingresar a las 10 h, de lunes a viernes.
- Entregarles la tarjeta de bienvenida.
- Presentar en dirección y recepción al residente y familia.
- Rellenar ficha social.
- Subir a planta 1 fotocopia de D.N.I. y ficha social y 5 de la cartilla de la SS.
- Visitarle en planta diariamente durante los primeros días.

Enfermera planta

Antes del ingreso:

- Informar al personal de la planta del nuevo ingreso.
- Informar al compañero de habitación.
- Designar al residente introductor.
- Designar al auxiliar introductor.
- Comprobar la habitación.
- Colocar el nombre en la habitación, historia clínica y tarros de medicación.

Al ingresar:

- Presentarle a todo el personal de la planta.
- Presentarle a los compañeros de habitación, mesa y planta.
- Llevar la ropa a marcar.
- Programar aseo y ducha.
- Valorar las necesidades en las A.V.Ds., sueño, barandillas.
- Revisión de podología.
- Rellenar historia de enfermería.
- Pesar el primer día y tomar las constantes vitales durante 3 días.
- Programarle para la primera interdisciplinar de la planta.
- Por la tarde o al día siguiente el auxiliar y el residente introductores le enseñarán la residencia y le informarán de los horarios y prestaciones.

Médico

- Conversar con la familia.
- Realizar la historia médica completa y presentarla al departamento médico.
- Notificar el tratamiento a enfermería.

- Hacer la petición de rehabilitación.
- Electrocardiograma.
- Analítica.
- Exploración física.

Psicoterapeuta

- Realizar la entrevista personal con valoración psicogeriátrica.
- Incluir en un grupo de terapia.
- Programar terapia individual si lo precisa.

Animador

- Informarle de las actividades de ocio y esparcimiento.
- Proponerle las actividades que puede desarrollar y participar.
- Integrarle en las actividades de planta desde el inicio.
- Presentarle públicamente en la primera fiesta.

Terapeuta ocupacional

- Valorar el estado general, balance articular y muscular y de las A.V.Ds. en planta.
- Presentarle en el departamento.
- Objetivar tratamiento.
- Valoración en la primera reunión de A.V.D.
- Proponerle y animarle a acudir a las labores.

Capellán

- Presentarse al nuevo residente.
- Tener una entrevista personal e informarle de los servicios religiosos.
- Comunicar al voluntariado el ingreso.
- Los voluntarios encargados del nuevo residente recibirán una información más exhaustiva por parte del psicoterapeuta, DUE y médico de planta.

PROTOCOLO DE INGRESO Y ACOGIDA DE PERSONAS USUARIAS (MINISTERIO DE SERVICIOS SOCIALES E IGUALDAD. IMSERSO)

Objeto

Este procedimiento tiene por objeto establecer la sistemática a seguir para llevar a cabo el preingreso, ingreso y acogida de una nueva persona usuaria en el Centro, además de la elaboración y seguimiento del PAI.

Alcance

Este procedimiento es de aplicación a todas las actividades encaminadas al preingreso, ingreso y acogida de la persona usuaria desde que se envía solicitud de lista de reserva a la Subdirección General de Gestión hasta que se da por concluida la acogida de la persona usuaria, además de las actividades de elaboración y seguimiento del PAI.

Definiciones

- PAI: Plan de Atención Individualizado.
- RAAR: Responsable Área Asistencial Residencial.

Responsables

- Director del Centro.
- RAAR.
- Equipo Multidisciplinar.

Descripición de actividades

Preingreso

La Lista de Reserva de la Subdirección General de Gestión de Servicios Centrales es elaborada con las solicitudes e información que disponen Servicios Centrales y con información recibida por el propio Centro.

El Centro, en algunos casos, recibida la solicitud realiza las siguientes actuaciones encaminadas a la inclusión de personas usuarias potenciales en la lista de Reserva de:

Servicios Centrales:

- Desde Servicios Centrales se recibe un Informe sobre la futura persona usuaria a ingresar que es analizado por la Comisión Técnica de Valoración y Observación, formada por el/la Trabajador/a Social, el/la Psicólogo/a y el/la Médico. Esta comisión junto con las observaciones que recibe del resto de los profesionales, emite un *Dictamen Técnico de la Comisión Técnica de Valoración y Observación* donde se indica si la futura persona usuaria es Apta o No para entrar en el Centro. En el caso en el que con el Informe que se recibe sea insuficiente para la valoración de Apta o No Apta se entrevista a la futura persona usuaria o se solicita documentación complementaria.
- El Dictamen es enviado al Director, quién lo remite a Servicios Centrales.

- El Dictamen es devuelto por los Servicios Centrales corroborando el Apto o No Apto de la persona usuaria.
- Si es Apta queda incluida en la lista de reserva.

El Director solicita, mediante oficio, e-mail o por teléfono, la Lista de Reserva a la Subdirección General de Gestión, Servicio de Centros Residenciales, cuando existen vacantes. Este oficio queda registrado en administración con número de registro de salida y se franquea para envío por correo.

Una vez recibida en el Centro (en Administración) la lista de reserva de posibles personas usuarias, se pasará copia de la misma a la Dirección, a los Responsables del Área Asistencial Residencial (en adelante RAAR) y a el/la Trabajadora Social. El original se queda en Administración archivado.

El RAAR se comunica con la persona usuaria por teléfono para comprobar que sigue *interesada*, si es así:

- El RAAR envía una primera notificación (siguiendo el orden de la Lista de Espera), certificada y con acuse de recibo, a los relacionados en la lista de reserva, incluyendo hoja de contestación por parte del interesado según formato "*Modelo 14 Lista de Reserva*". Si no se recibe contestación en el plazo de quince días se envía una segunda notificación.
- Puede ocurrir que no se reciba contestación, que la contestación sea negativa, o que sea positiva. En los dos primeros casos se archiva el expediente.
- En el último caso se envía notificación, según formato *Modelo 13. Reserva* a la futura persona usuaria, siguiendo el orden de la lista de reserva, con la fecha de ingreso y el documento: *Anexo de recomendaciones*.

Este anexo es diferente si el régimen es de internado, media pensión o de estancia temporal. En él se indica el número de expediente, anexo de recomendaciones, relación de documentación e informes relevantes, otros.

Ingreso y acogida

Comunicación de ingreso

El RAAR pasa nota a todos los departamentos informando de la fecha de ingreso de la nueva persona usuaria, número de expediente y número de habitación.

Al equipo multiprofesional, además, se le distribuirán los informes de la nueva persona usuaria que han sido enviados desde la Subdirección General de Gestión. Estos informes llegan directamente al Director que lo reparte al RAAR.

El RAAR registra en la base de datos de *Gestión del CAMF* (o similar), la ficha con el expediente de la nueva persona usuaria y se lo comunica al resto de los profesionales por correo interno.

Día de ingreso

La nueva persona usuaria junto con los familiares, en su caso, es recibida por el RAAR en su despacho, donde se coteja la veracidad de la información de la que dispone el centro con la que aporta la persona usuaria.

Se le informa sobre la *dinámica del centro* y *se le entrega:*

- Reglamento de Régimen Interior.
- Carta de servicios.
- Documento de medidas de emergencia.
- Horarios de los servicios.
- Horarios de visitas.
- Funcionamiento del timbre de llamada a los oficiales sanitarios asistenciales y demás elementos de la habitación.
- Número de mesa en la que comerá.

En esta entrevista la persona usuaria también es informada del ejercicio de los derechos que indica la Ley Orgánica 15/1999, de 13 de diciembre, de Protección de Datos de Carácter Personal. La persona usuaria, o su tutor legal, firman la *cláusula informativa para personas usuarias, nivel alto salud*, cumplimentando así el requerimiento que la propia Ley establece.

Se va a exigir con mayor exhaustividad a la persona que ingrese en los CAMF y a sus familiares o acompañantes, el cumplimiento de los requisitos exigidos, como el conocimiento y control de su pensión económica, ya que deben pagar parte de la cuota.

Se realiza una breve visita por las zonas comunes del Centro y se le enseña la habitación (en el caso de los internos).

Entrevistas con el Equipo Multiprofesional.

La persona usuaria realizará la entrevista de ingreso con los miembros del Equipo Multiprofesional. Con carácter general, en el orden de entrevistas será prioritario que el primer día sea recibido por: Médico, Enfermeras, Terapeuta ocupacional, Trabajadora Social.

Si no diera tiempo, en días posteriores se entrevistará por este *orden* con:

- Terapeuta ocupacional.
- Trabajador social.
- Psicólogo.

- Logopeda.
- Fisioterapeuta.
- Maestras de talleres.

Cada profesional dirigirá a la nueva persona usuaria hasta el despacho del que le sigue en la secuencia de entrevistas.

Durante las entrevistas se realizará la valoración inicial de la persona usuaria ayudada por los informes remitidos por los Servicios Centrales (ver procedimiento de actuación de cada profesional).

Alta de la nueva persona usuaria en el Sistema Informático

El día de ingreso el RAAR da de alta a la nueva persona usuaria en el sistema informático, indicando los siguientes *aspectos:*

- Datos personales de identificación.
- Datos del domicilio particular y teléfono.
- Datos de la persona/as de contacto y parentesco.
- Datos, si proceden, de situación jurídica de la persona usuaria (incapacidad legal, tutor legal, etc.).
- Régimen de estancia.
  Cada uno de los profesionales, a su vez, recoge en este sistema informático la situación en el momento de la admisión, indicando los siguientes aspectos:
- Situación a la admisión: datos médicos, atención de enfermería, situación social, datos psicológicos, datos de terapia ocupacional y talleres, datos de fisioterapia y datos de logopedia.

Se procede a darle el alta administrativa. En administración se anota en el libro de registro el nombre de la persona usuaria y el régimen de estancia. En este momento se firma el Modelo de compromiso de pago de liquidación de estancias.

A partir de ese momento se le indica que han finalizado los trámites de ingreso.

El RAAR presenta, en algún momento del proceso, a las personas usuarias representantes de las personas usuarias de la Junta de Participación.

Cada profesional del equipo multidisciplinar como el resto de profesionales del Centro, una vez realizado el ingreso seguirá lo indicado en cada uno de los procedimientos específicos.

Seguimiento

Durante la primera semana, diariamente el Equipo Multiprofesional se interesará por su adaptación. En un máximo de diez tras el ingreso, se analizará su adaptación al Centro en una reunión del Equipo Multidisciplinar y se elaborará el PAI.

A los tres meses, si no ha sido necesario hacerlo antes, se emitirá informe-propuesta sobre periodo de Adaptación y Observación a la Dirección General, proponiendo como apta o no apta a la persona usuaria.

Posteriormente, la Dirección General, enviará resolución confirmando o no la propuesta enviada por el Centro.

PAI (Plan de Atención Individual)

Cada uno de los profesionales del Equipo Multiprofesional elabora en los 10 primeros días después del ingreso el PAI. Para ello utiliza tanto los informes que han sido remitidos por SSCC como las entrevistas iniciales de valoración (Ver procedimiento de actuación de cada profesional).

El PAI se cumplimenta en el sistema informático a través del *Programa de rehabilitación* de la *Ficha de Personas usuarias del Centro*, u otro similar. En él se incluyen los objetivos fijados en el área correspondiente para la persona usuaria, los límites y el seguimiento.

La aplicación del PAI se realiza de manera continuada a lo largo de la estancia de la persona usuaria. Es revisado como mínimo una vez cada seis meses, valorando su idoneidad o incorporando los cambios surgidos en su caso. La revisión semestral se realiza de manera conjunta, reflejándose en el sistema informático las variaciones surgidas.

La revisión semestral del PAI se realiza mediante dos reuniones semanales del equipo multidisciplinar.

Cuando la persona usuaria no quiera recibir atención de un determinado Servicio o bien el profesional decida que no procede, se anotará esta circunstancia en el apartado del PAI del citado profesional.

Comunicaciones del centro al interesado y su familia.

En la fase de preingreso:

- *Solicitud de ingreso* recibida en el propio centro:
  El Centro comprobará que los informes recibidos sean los suficientes para la identificación y valoración de la futura persona usuaria antes de cursar a los SS.CC. la solicitud para su inclusión en la lista de espera.
  En su caso, el Centro se comunicará con la persona solicitante para completar la documentación que falte.

- *Recepción de la lista de reserva:*

El RAAR procederá como se establece en el punto 5.1.

En la fase de ingreso:

Confirmado el interés mediante el modelo 14, y ya en la fase de ingreso, el RAAR comunicará con el interesado o su familia para establecer la fecha y los detalles del ingreso.

El RAAR enviará al interesado y su familia el *Anexo de recomendaciones para el ingreso*. Este documento contiene información de utilidad para la persona usuaria: Su número de expediente en el Centro, la ropa y enseres aconsejables para su estancia en el mismo, etc...

A continuación, el RAAR comunicará a los servicios del Centro la fecha del nuevo ingreso, como se indica en el punto *Comunicación de ingreso.*

Registros asociados

Modelos de solicitud de admisión en Centros del Imserso (página web Imserso)

- Modelo 14. Lista de Reserva.
- Modelo 13. Reserva.
- Anexo de recomendaciones para el ingreso.

Normativa aplicable

- Ley Orgánica 15/1999, de 13 de diciembre, de Protección de Datos de Carácter Personal. Cláusula informativa a personas usuarias. Nivel alto salud.
- Reglamento de Régimen Interior.
- Carta de Servicios.
- Manual de Protección contra incendios y emergencias.

BIBLIOGRAFÍA

1. ORDEN de 21 de diciembre de 2007, por la que se aprueba el modelo de reglamento de régimen interior de los centros residenciales de personas mayores en situación de dependencia que formen parte del sistema de autonomía y atención a la dependencia en Andalucía. Normativa: autonómica andaluza. Consejería para la igualdad y bienestar social. Ayuntamiento de Granada.
2. Programa de acogida y adaptación de la persona mayor. Guía de documentación de inforesidencias. 2021.
3. Protocolo de ingreso y acogida de personas usuarias. Subdirección general de gestión. Ministerio de sanidad, servicios sociales e igualdad. 2015.